TEXTBOOK OF Vascular AND Interventional Radiography

Written by

The Korean Society of Medical Imaging Technology

CHUNG-KU Publisher

머리말

인간의 평균수명이 늘어나면서 대두되고 있는 성인병 중에서도 급증하고 있는 혈관질환 진단을 위해 엑스선 투시를 이용한 검사를 혈관조영술(angiography)이라고 하며, 혈관질환 치료에 응용되는 중재적 방사선과학을 중재적시술(interventional radiology, IVR)이라고 한다.

본 교재는 이와 같은 혈관조영 분야는 물론 새롭게 발전하는 중재적 방사선과학 분야를 망라하여 조영기법이나 특성들을 임상현장의 시술단계 그대로 집필하여 학생교육에 적용할 목적으로 전국대학(교) 방사선(학)과 교수협의회에서 정한 학습목표를 충분히 반영하여 집필하였다.

내용구성은 혈관조영검사 및 중재적시술의 중요성과 빈도가 높은 것은 상세하고 깊이 있게 다루었으며 빈도가 낮거나 임상에서 시행되지 않는 내용은 과감히 생략하거나 마지막 장에 간단히 소개하는 정도로 마무리 하였다.

또한 혈관조영실은 수술실에 준하는 멸균상태를 유지하여야 하므로 감염예방을 위한 교육과 훈련의 필요성을 강조하였으며, 혈관조영실에서는 단독부서나 개인적 의료행위가 아닌 팀 의료를 시행하고 있는데 본 교재는 방사선사 업무를 중점적으로 다루어 방사선사의 역할을 구체적으로 적시하였다.

본 교재의 특징은 혈관조영검사 및 중재적시술 중에서 해당 장기에 주로 발생하는 임상증례를 많이 수록하고자 하였으며 혈관조영술 및 중재적시술의 시행 전·후 처치 등 일일이 점검해야 하는 많은 사항들은 물론 촬영된 영상의 핵심평가항목들에 관해 점검할 수 있도록 구성하였다.

최근의 혈관조영실 업무가 컴퓨터단층촬영, 자기공명영상, 핵의학검사, 초음파검사 등의 발달로 인하여 혈관조영검사 보다 중재적 시술의 비중이 점차 증가하고 있어 각종 혈관질환의 치료기법들을 망라하여 비중 있게 다루었으며, 국가시험에 대비하고자 새의학용어를 사용하였으나 임상의 적응력을 높이기 위해 구 용어와 영어식 표기를 병행하였다.

본 교재를 집필함에 있어 원고의 작성과 교정을 위해 수고한 많은 분들에게 감사를 드리는 바이다. 특히 의료영상기술연구회의 혈관조영분과위원들의 각별한 노고와 그 외 집필에 도움을 주신 분들에게도 감사의 마음을 전한다.

끝으로 방사선학 분야의 양서출간에 수고하시는 청구문화사 이상태 사장님께 깊은 감사를 드리며 까다로운 사진작업과 여러 차례의 교정에도 불구하고 헌신적으로 편집에 전념해준 편집팀에게도 감사를 드린다.

의료영상기술연구회 편저자 일동

목 차

Chapter 1 총 론

Chapter 2 심장 및 폐혈관계

Chapter 3 뇌혈관계

Chapter 4 흉부·복부혈관계

Chapter 5 사지혈관계

Chapter 6 혈관계 중재적시술

Chapter 7 기타 혈관계 중재적시술

Chapter 8 비 혈관계 중재적시술

Chapter 1 총 론

학습목적

- 혈관조영술의 개념을 이해하고 영상해부학 및 병리학의 지식을 습득한다.
- 각종 혈관조영술의 종류와 방법 및 특성을 이해한다.
- 혈관조영 장비의 기본구성이나 디지털 영상획득 및 처리과정을 이해한다.
- 중재적시술은 투시, 초음파, CT 및 MR 등의 유도 하에 진단 또는 치료목적으로 사용되는 경피적 시술이며 이 분야의 시술개념을 이해하고 시술기법에 관하여 학습한다.
- 특히 조영제의 약리적 특성과 사용법 및 부작용에 대한 대처능력과 감염예방 및 피폭선량 경감을 위한 지식을 습득한다.
- 질병의 조기발견과 정확한 진단을 하기 위한 영상제공을 목표로 한다.

학습목표

- 혈관조영 분야의 개요와 특징을 설명할 수 있어야 한다.
- 혈관조영장치의 기본원리 및 사용상의 특징을 설명할 수 있어야 한다.
- 혈관조영실의 인원구성(진료팀)과 그 역할을 설명할 수 있어야 한다.
- 혈관조영에 사용되는 보조기구, 장비 및 물품들에 관하여 설명할 수 있어야 한다.
- 조영제 자동주입기의 종류와 기능에 대해 설명할 수 있어야 한다.
- 혈관조영에 사용되는 조영제의 종류와 사용법을 설명할 수 있어야 한다.
- 조영제의 부작용 및 부작용의 대처법을 설명할 수 있어야 한다.
- 각 검사의 전·후처치를 설명할 수 있어야 한다.
- DSA 장치의 기본구성과 특성에 관하여 설명할 수 있어야 한다.
- 중재적시술(interventional radiology, IVR)의 개념과 시술분야를 설명할 수 있어야 한다.
- 침습적 심장조영술(Invasive cardiography)을 통한 진단적 평가나 시술분야를 설명할 수 있어야 한다.
- 혈관조영 검사 중 환자피폭선량 경감에 관하여 설명할 수 있어야 한다.
- 혈관조영 검사 장비의 정도관리에 관해 설명할 수 있어야 한다.
- 병원감염 예방에 관하여 설명할 수 있어야 한다.
- 혈관조영 영상의 화질평가에 관하여 설명할 수 있어야 한다.

01 혈관조영술의 역사

혈관조영검사는 동맥조영술, 정맥조영술 및 림프관조영술을 포함하는 방사선영역에서 진단을 목적으로 시행되는 영상진단법이며, 맥관조영술이라고도 한다. 일반적으로 방사선을 이용하여 영상을 얻는 검사에서는 인체 투과 후 방사선량의 차이에 따른 대조도를 이용한다. 인체 투과후 방사선량의 차이는 두께와 물질고유의 밀도에 따른 흡수계수에 의해 결정된다($I = I_0e^{-\mu x}$). 인체에 방사선을 투과시키면 뼈와 폐는 높은 대조도를 얻을 수 있지만 혈관은 주위 조직과 차이가 나지 않아 조영제를 주입하여 인위적으로 혈관의 흡수계수를 높여 주위 조직과 구별된 영상을 얻는다.

혈관조영술은 1896년 1월에 잘려진 손의 혈관에 조영제를 주입하여 촬영한 기록이 있으며, 이것이 가장 오래된 혈관조영술로 기록되고 있다. 그러나 이때 사용된 조영제는 살아있는 사람에게는 사용할 수 없는 것이었다. 실제 살아있는 사람에게 조영제를 주입한 것은 1923년 무기요오드화합물인 sodium iodine이 사용된 것을 혈관조영제 사용의 시작으로 보아야 할 것이다. 혈관조영제는 어느 조영제보다도 안전성이 가장 큰 문제이며 초창기 조영제 사용으로 인한 부작용 피해가 심각했던 바 그 이후 비이온성, 저삼투압 조영제가 등장하기까지 많은 시행착오가 있었다.

혈관조영검사가 실제 임상에서 활발하게 이용된 것은 1953년 Seldinger에 의해 고안된 경피적 카테터 주입법(Seldinger method)이 도입되면서 부터이며, 1964년 Dotter에 의한 경피경관혈관성형술을 시작으로 혈관색전술(embolization) 및 여러 가지 치료재료의 혈관내 설치술인 중재적 시술(interventional radiology/IVR)의 발전으로 새로운 변화의 전기를 맞게 되었다. 중재적 시술의 도입으로 단순히 엑스선을 이용한 진단의 시대에서 방사선 시술이라는 「방사선 진단의 치료적 응용」의 새로운 장비(modality)가 등장하게 된 것이다.

최근 혈관조영술은 전자공학과 반도체 기술에 힘입어 고성능의 영상증배관이나 고화질 TV는 물론 digital radiography의 도입으로 영상처리가 가능하게 되었다. 혈관만을 선택적으로 볼 수 있는 DSA 기술이 크게 발전하고 있으며 여러 각도에서 회전하며 촬영한 결과를 3차원으로 재구성해 3D영상을 얻어낼 수 있게 되었다. 최근에는 비침습적인 초음파(USG), 컴퓨터단층촬영(CT), 자기공명영상(MR), 핵의학(RI) 등의 발전에 따라 혈관조영술의 진단적 의의는 많이 줄어들었으나 비침습적인 영상진단법의 한계로 인하여 혈관조영술의 이용은 증가될 것으로 전망된다.

앞으로 혈관조영술(angiography)은 중재적 시술(interventional radiology, IVR) 분야로 계속 발전할 것이며 외과적 수술을 대체하는 새로운 시술 분야로 발전할 것이다.

| 표 1-1 | 혈관조영검사의 대표적 인물

년도	인물	내용
1895	Roentgen	X선 발견
1896	Haschek, Lindenthal	잘려진 손의 혈관에 조영제 주입
1923	Berberich&Hirsch	최초 인간의 상지 동·정맥조영술 시행
1953	Svan Ivar Seldinger	Seldinger method
1964	Charles Dotter	PTA 시행, Stent 고안
1973	Portman	Latex balloon catheter
1974	Andreas Grunzig	Polyvinyl chloride balloon catheter

02 혈관조영검사의 감염관리

의료기관에서 가장 중요한 것은 감염관리 등 환자안전이다. 의료기관의 치료와 감염관리 방법의 발전에도 불구하고 병원감염은 여전히 현실적인 문제가 되고 있다. 병원감염의 가장 흔한 증상으로는 요로감염(UTI), 폐렴(Pneumonia), 패혈증(Sepsis) 등이 있다. 요로감염은 남자보다 여자에게서 더 흔하며 다른 부위에서의 감염은 남자에게 더 흔하다.

모든 병원감염은 수술하지 않은 환자보다 외과 환자에게서 3배 정도 많으며 특히 기계적 환기(mechanical ventilation)를 받거나 도뇨를 시행한 환자에게서 흔하게 볼 수 있다. 이런 감염의 위험은 나이, 수술기간과 총 입원기간, 수술기간과 수술부위에 관계가 있다. 또한 면역결핍이 있는 환자와 면역억제요법을 받고 있는 환자는 모든 예방조치 하에서도 감염이 일어날 수 있다. 질병은 감염에 대한 감수성을 증가시키거나 감염성 미생물에 대한 면역성을 저하시킨다.

혈관조영 검사실은 다른 진료부서와는 달리 수술실에 준하는 높은 청결과 감염관리가 요구되는 곳이다. 특히 혈관조영검사는 촬영과 투시가 빈번하고, 중재적 시술인 경우는 투시 관찰과 함께 시술을 병행해야하는 특수성 때문에 혈관조영 검사실의 엑스선 투시장치나, 부속기구 등의 청결이나 감염예방 조치를 혈관조영검사와 진료에 참여하는 의사, 방사선사 및 간호사는 감염예방 수칙을 준수하여야 한다.

1) 병원감염(hospital acquired infection)

병원감염 즉, 병원 내 감염(nosocomial infection)이란 입원 당시 환자에게 감염증상이 없거나 잠재되어 있지 않았으나 입원 후에 감염증상이 나타나거나 잠재되는 것으로 대개 병원에 입원한지 72시간 이후에 나타나는 감염증을 뜻한다. 병원감염증의 종류(표 1-2)에는 수술절개부위 감염증, 비뇨기계 감염증, 호흡기계 감염증, 혈액계 감염증, 소화기계 감염증. 정맥계 감염증 및 화상 감염증 등이 있다. 이러한 감염의 전신적 증상은 38℃ 이상의 고열이나 맥박의 상승(100회/min 이상), 혈중 백혈구의 증가(10,000/mm^3 이상) 등이 있게 된다. 그리고 수술부위감염의 경우 감염의 약 25%가 퇴원 후에 발생하는 것으로 알려져 있으며, 질병관리센터(CDC, center for disease control and prevention)의 정의에 의하면 수술부위감염에는 수술한 후 30일 이내에 발생하는 것까지도 포함된다.

| 표 1-2 | 병원감염의 종류 및 기준

병원감염종류	기 준
수술창상	농성 분비물이 생성되는 경우
비뇨기계	소변배양 검사에서 2회 이상 양성반응 또는 1회 검사에서 1,000,000 colonies/mL 이상 검출되는 경우
호흡기계	신체적 증상과 방사선검사 및 균배양 검사에서 양성반응을 보인 경우
혈액계	혈액배양검사에서 양성 반응을 보인 경우
소화기계	대변배양검사에서 양성으로 나타났거나, 설사가 2일 이상 계속되는 경우
정맥계	정맥맥관 부위가 발적되고 홍반이 나타난 경우
화상	농성 분비물이 생성되거나 조직 생검에서 106 organisms/gm이 검출되었을 때

2) 병원감염의 대상

병원감염의 대상은 병원 내에 있는 모든 사람을 대상으로 한다. 병원 내에는 많은 사람들이 한정된 공간에서 의료서비스의 공급자와 수요자로 이동하며 존재하고 있다. 즉 환자, 직원, 방문객 및 실습학생 등 병원환경에 노출된 모든 사람이 포함된다. 면역력이 상대적으로 낮은 환자가 감염될 확률이 높다고 할 수도 있으나 감염에 대해 교육이 안 된 방문객도 주의를 기울여야 한다.

3) 병원감염의 구분

(1) 내인성(endogenous) 감염

내인성 감염은 환자 자신의 구강, 장 등에 상주하고 있는 세균에 의해서 유발되는 감염이며, 이러한 세균들은 건강한 사람에서는 아무런 문제가 되지 않지만, 의식불명 환자로서 흡인성 폐렴일 때, 백혈병 환자나 항암요법 환자 등 호중구 감소증 환자일 때 패혈증의 원인이 될 수 있다. 이러한 감염은 환자 자신의 감염에 대한 저항력이 저하될 때 일어난다.

(2) 외인성(exogenous) 감염

외인성 감염은 외부에서 균이 들어와서 생기는 감염이며 의료진, 다른 환자, 오염된 의료기기 및 병원내의 주위환경 등이 직접 혹은 간접적인 원인이 된다. 이중에서도 의료진의 손관리는 매우 중요하다. 의료진이 보균하고 있는 균이나 다른 환자로부터 옮겨온 균들이 중요한 감염원이 될 수 있기 때문이다. 따라서 손씻기는 가장 간단하면서도 가장 중요한 감염 예방의 방법이다.

| 표 1-3 | 병원감염 기준

병원감염종류	기 준
감염(infection)	미생물이 인체내에 침입하여 증식하면서 침범부위에 병리학적 변화를 초래
균정착(colonization)	미생물이 인체내에서 단순히 서식하고 있는 현상이며, 정착부위에 아무런 병적 반응이 없는 상태
오염(contamination)	미생물이 인체 내·외에서 증식하지 못하고 일시적으로 생명을 유지하는 현상
염증(inflammation)	감염원이 아닌 것에 의한 조직 손상이나 자극에 대한 반응

4) 병원감염의 발생원인

생명과학과 더불어 의학지식의 진보는 감염질환의 예방과 진료에 큰 발전을 가져오게 하였지만, 한편으로는 취약한 노령 인구의 증가, 만성퇴행성 질환의 증가, 항암제 및 면역억제제의 사용으로 인한 면역부전 환자의 증가나 많은 약제 사용으로 인한 내성균의 증가와 각종 침습성 의료 처치의 확대 등으로 오늘날 원내감염은 여전히 세계 어느 나라에서나 중대한 국민 건강 문제가 되고 있다.

특히 병원 내에서 빈번하게 시행되는 정맥주사, 근육주사, 채혈, 중재적시술 등 단순하게 보이는 침습의 경우에도 피부를 통한 처치 또는 시술이어서 피부의 보호기능을 인위적으로 무력화시켜 감염의 경로가 될 수 있으므로 주의해야 한다.

피부의 기능

① 보호
② 감각
③ 열조절
④ 증발조절
⑤ 미적·사회적기능
⑥ 지질, 수분의 저장 및 합성
⑦ 땀 배출
⑧ 산소, 질소, 이산화탄소 흡수

5) 병원감염의 취약대상

(1) 환 자

피부 기능이 손상된 심한 화상환자나 신체 내 진단 또는 치료 목적으로 카테터, 내시경 등의 기구를 삽입한 환자, 영양 상태나 전신건강이 쇠약한 경우, 장기간 입원하고 있는 환자 및 면역력이 저하된 환자 등이 감염되기 쉽다.

(2) 직 원

많은 환자와 직접 접촉하는 의사나 간호사, 감염된 검체나 혈액을 다루는 검사실 직원, 오염된 직물이나 쓰레기 및 수술물품을 다루는 직물관리실 직원, 청소부서, 중앙공급실 직원 등 감염경로에 노출 기회가 많은 직원들이 병원감염의 취약대상이라 할 수 있다.

6) 소독과 멸균

적절한 소독과 멸균은 원내감염을 예방하기 위한 중요한 요소라 할 수 있다. 그러나 의료기관에서 사용되는 모든 기구나 물품을 멸균해야 할 필요는 없고 세척만으로도 가능한 경우가 있다. 적절하지 못한 소독 방법도 문제가 될 수 있으며 과잉 멸균이나 소독도 비용과 시간을 낭비할 수 있다. 또한 환경오염 등의 문제를 초래하게 된다. 그러므로 적절한 멸균방법을 준수하는 것이 병원 내에서의 감염을 감소시키고 자원의 낭비를 줄일 수 있는 방법이다.

| 표 1-4 | 멸균방법에 따른 구분

종류	방법	적용물품	주의사항
Steam 멸균	• 고온에서 압력을 이용하여 steam을 침투시켜 멸균 • 온도 : 121 ~ 134℃	• Stainless steel instrument • Cotton, Gauze류 • 린넨류	• 열에 약한 제품은 제외 • 건조한 후 소독 의뢰 • 유효기간 : 캔류 – 2주 일반포장 – 2주 밀봉포장 – 6개월
EO가스 멸균	• 프레온과 ethylene oxide의 혼합기체로 EO gas의 살균력을 이용하여 고온에 약한 물품 멸균 • 온도 : 45 ~ 55℃	• 카테터류 • Needle, 내시경류 • Rubber, 플라스틱류	• EO가스는 독성이 있으므로 12~16시간 이상 정화를 해야 한다. • 비닐은 투과를 못하므로 포장 시 비닐을 피할 것. • 유효기간 : 일반포장 – 2주 밀봉포장 – 6개월
포르말린 멸균	• 포르말린의 살균력을 이용포르말린이 분무되면서 물품에 침투하여 멸균 • 온도 : 65℃	• EO gas 소독물품과 동일(단, 음압에서 파손되는 물품, 직경 1.7~2.3mm 구경의 깊이 1.5 되는 튜브나 카테터는 부적합)	• 유효기간 : 일반포장 – 2주 밀봉포장 – 6개월
플라즈마/과산화수소 멸균	• 플라즈마 현상과 과산화수소의 산화과정을 이용해서 멸균 • 빠른 멸균이 장점이나 침투력의 한계와 포장재 호환 제한 • 온도 : 48 ~ 44℃	• 침투력 제한과 물을 흡수할 수 있는 제질에 대한 한계점이 있다.	• 유통기간 : 타이벡포장 – 1년 일반포장(종이재질) – 안됨

(1) 용어의 설명

① 세척(cleaning) : 토양, 각종 유기물 등과 같은 모든 종류의 이물질을 제거하는 것으로 일반적으로 물과 기계적인 마찰, 세제, 효소 등을 같이 사용한다. 일반적으로 세척은 멸균과 소독 이전에 반드시 선행되어야 한다.

② 소독(disinfection) : 병원성 미생물을 죽이는 것을 뜻하며 실제로 물체의 표면에 있는 세균의 아포를 제외한 모든 미생물을 죽이는 방법이다.

③ 살균(bactericide) : 세균을 죽이는 것, 살균제의 뜻으로도 쓰인다.

④ 멸균(sterilization) : 물리적, 화학적 방법으로 아포를 포함한 모든 종류의 미생물을 완전히 죽이는 것으로 병원에서 사용할 수 있는 멸균법에는 고압증기멸균법, 에틸렌옥사이드(ethylene oxide) 저온멸균법, 화학멸균제를 이용한 멸균법이 있다.

⑤ 화학멸균제 : 모든 종류의 세균을 죽이기 위해 사용되는 화학물질을 화학 멸균제라고 한다. 화학멸균제는 고단위소독제보다 짧게 노출시키는데 사용된다.

⑥ 소독제(disinfectant) : 소독을 위하여 활용하는 화학적 용액, 기체 또는 고체, 살균제의 일종으로 모든 병원성 미생물을 불활성시키지만 세균 아포에는 작용하지 못한다.

⑦ 피부소독제(antiseptic) : 피부나 조직에 있는 미생물을 살균시키는 목적으로 제조된 살균제로 물품소독에는 사용하지 않는다.

(2) 소독과 멸균 일반적인 지침

병원의 모든 환경에서 환자 접촉의 방법과 상황에 따라 멸균을 적용해야 할지와 단순한 청결의 개념만 필요한지에 따라 적절한 소독 방법을 선택하게 된다. 병원환경은 크게 환자의 진료가 행해지는 환경과 비진료 환경으로 나누어 생각할 수 있다.

① 멸균되어야 하는 경우(critical instrument)

수술기구나 주사 바늘, 혈관조영술에 사용되는 카테터, 정맥주사용액, 주사기 등 신체의 조직이나 혈관에 직접 접촉하는 품목들로서 멸균된 채로 구매하거나 고압 증기 멸균소독을 하고, 열에 약한 품목은 에틸렌옥사이드(ethylen oxide) 가스 소독이나 화학멸균제로 멸균한다. 화학멸균제로는 2% 글루타알데하이드, 6% 과산화수소, 과산화아세트산(peracetic acid) 등이 있다. 화학멸균제를 사용하는 경우에는 반드시 멸균할 물건을 완전히 세척하고, 정해진 사용법을 준수해야 한다. 사용 전에 포장 상태가 완전한지, 소독 상태를 나타내는 지시약의 색이 변했는지를 확인하고, 유효기간이 지나기 전에 사용하도록 한다.

내성이 강한 포자를 죽일 수 있는지를 정기적으로 소독기를 검사할 필요가 있으며, 포자 검사에서 양성이 나왔다면 그 소독기의 사용을 중지해야 한다(표 1-4). 기계 종류들은 제조회사에서 언급하거나 추천한 멸균 방법을 따르도록 한다. 외부에서 구입하는 경우는 사용 전에 포장 상태를 점검하여야 하고, 발생한 감염이 그 항목과 관련 있다는 의심이 되는 경우만 배양 검사를 실시하도록 한다.

② 멸균은 필요없지만 일반세균은 없어야 하는 경우(semicritical instrument)

높은 수준의 소독 개념을 이용하면 되는 경우로서 점막과 접촉하는 호흡치료 기구들이나 소화기 내시경과 같은 기구들이다. 저항성이 강한 포자는 액상 화학소독제를 사용한 이후에도 남아있을 수 있지만, 대부분 병원성으로 작용하지는 않는다. 그러나 점막을 뚫고 들어가는 처치를 시행할 경우에 사용되는 품목들은 멸균되어야 한다. 멸균이 불가능하면 높은 수준의 화학소독제나 저온 소독한다. 글루타알데하이드, 과산화수소, 과산화아세트산 등이 주로 사용된다. 염소 소독제는 높은 수준의 소독력을 갖지만 기구를 부식시키기 때문에 일반적으로 사용하지 않는다. 양호한 소독효과가 있는 소독제로 처리한 다음 멸균 증류수로 깨끗하게 헹군다. 이때 수돗물을 사용하면 항산균이나 레지오넬라 등에 의해 오염될 수 있으므로 주의해야 한다. 멸균 증류수를 사용할 수 없으면, 수돗물로 헹군 후 알코올로 씻고 강한 바람으로 기구를 말린다. 병원에 제공되는 물은 적절하게 처리되어야 하며, 저장되는 물은 미생물의 번식을 막기 위하여 염소 처리한다.

(3) 피부소독제의 종류와 특성

정상적으로 인체의 피부에는 많은 상주균들이 존재하므로 피부 침습이나 절개를 통한 검사와 치료는 상주균들이 침입할 수 있는 기회를 제공하게 된다. 의료인의 손뿐만 아니라 환자의 피부에서 이러한 상주균들을 줄이는 것도 중요하다.

① 비누(soap)

향균 및 살균효과는 전혀 없으나 오염물이나 미생물을 효과적으로 제거하는 일반비누와 비상재성 및 상재성 미생물 제거에 효과적인 항균비누(antimicrobial soap)가 있으며 항균비누를 사용할 경우에도 손 씻기는 자주해야 한다.

② 알코올(alcohol)

알코올은 주사부위, 채혈, 각종 침습적인 절차 시행 전에 환자의 피부소독에 사용한다. 75% 알코올에 적신 솜을 사용하며, 이때 사용하는 솜은 중앙공급실에서 멸균된 것으로 한다. 주사부위와 채혈 등을 위하여 일상적인 업무용으로 사용하는 경우는 멸균된 용기에 담아놓고 사용하며, 용기는 매번 사용 후 멸균하도록 한다. 침습적인 검사나 시술을 위한 피부소독은 알코올 스폰지를 트레이 안에서 만들어 바로 사용하고 점막에는 자극이 되므로 사용하지 않도록 한다.

③ 요오드 살균제(iodophor)

요오드는 미생물의 세포벽을 빠르게 투과하여 단백질과 핵산의 구조와 합성력을 저해시킴으로서 살균력을 나타낸다. 피부 소독제로 만들어진 iodophor는 물품 소독용보다 유리요도의 농도가 낮아 물품 소독제로는 효과가 적다. 결핵균, 곰팡이까지 살균의 범위가 넓으며, 작용시간이 빠르지만 부식방지 처리가 되어있지 않은 금속을 부식시킨다. 또한 고무나 플라스틱 제품을 손상시키고 착색이 된다. 유기물에 의하여 효과가 저해된다. 피부에 자극으로 화상을 입힐 수도 있다.

④ 클로르헥시딘(chlorhexidine)

피부에 존재하는 그람 양성균에 높은 소독력을 나타낸다. 결핵균에는 효력이 없으며, 바이러스와 아포에 대하여서도 살균력이 없다. 피부의 자극이 적고 요오드보다 피부에 잔재효과가 있으며 주로 알코올에 희석하여 피부와 점막의 소독제로 사용한다.

- 4% chlorhexidine gluconate(hibiscrub) : 손씻기에 사용한다. 중환자실과 신생아실, 인공신장실, 면역력 억제 병동 등 특수 부서에서 사용한다. 일반병실에서 침습적인 절차를 시행하기 전이나 접촉격리를 요하는 환자의 간호 후 사용한다.
- 5% chlorhexidine gluconate(hibitan) : 농도를 확인한 후 0.5% 수용액을 만들어서 사용한다.
- 0.5% chlorhexidine in 70% alcohol(hibisol) : 중환자나 면역 억제된 환자들을 간호할 때 손에 뿌린다.
- 0.05% 희석액(멸균증류수) : 점막 소독에 사용한다.

7) 무균술(asepsis)

병원내 감염을 줄이기 위해 병원 전체에서 수행되어야 하는 중요한 절차는 바로 무균법이다. 무균법에는 내과적 무균술과 외과적 무균술이 있다. 내과적 무균술은 일정 지역에 있는 미생물의 수를 줄이는 것과 현재 있는 곳에서부터 다른 곳으로 미생물이 확산되는 것을 막는 것이고, 외과적 무균술은 수술이나 시술 전, 중, 후에 감염으로부터 환자를 보호하는 것으로서 병원균이나 미생물이 전혀 없는 멸균상태를 유지하는 것을 의미한다.

외과적 무균법에는 수술실에서의 손씻기, 멸균지역의 준비 및 드레싱 교환 등이 포함된다.

(1) 내과적 무균술(medical asepsis)

내과적 무균법에는 개인 건강 및 위생, 손씻기, 환자위생, 쓰레기처리 및 격리 등이 포함된다.

개인건강 및 위생

의료인은 자신의 개인위생을 실천함으로서 감염으로부터 자신을 보호하고, 환자에게 감염원을 옮겨줄 위험도 감소시킬 수 있게 된다.

① 매일 샤워나 목욕을 하며 필요하면 더 자주 실시한다. 세척은 피부에 있는 미생물의 수를 감소시키고 성장을 억제시킬 수 있기 때문이다.
② 자주 머리를 감아 청결히 함으로서 머리카락과 두피에 있는 미생물의 수를 줄일 수 있다.
③ 자주 칫솔질을 하고 입안을 헹굼으로서 치아의 건강을 유지할 수 있다.
④ 손을 자주 씻고 적절히 간호한다. 피부가 트거나 갈라지면 세균이 정착하거나 감염되기 쉽다.
⑤ 손톱 밑에도 미생물이 모일 수 있으므로 가능한 손톱을 짧게 깍고 청결하게 한다.
⑥ 가운이나 신발을 깨끗하게 유지한다.

환자의 개인 위생관리

① 목욕을 하게 함으로써 환자의 피부에 있는 미생물을 제거하고, 이런 미생물이 다른사람에게 옮겨가는 것을 막을 수 있다. 건강한 피부는 감염을 방지하는데 중요한 역할을 한다.
② 회음간호는 매일 환자가 지켜야 할 중요한 부분이다. 회음부와 같이 따뜻하고 습기찬 부위에서 미생물은 쉽게 성장한다.
③ 목욕 후 혹은 환자 옷이 젖거나 더럽혀 졌을 때마다 환자는 옷을 갈아입어야 하며, 가능한 하루에 한 번 이상은 갈아입도록 한다. 상처분비물, 소변, 대변, 객담 혹은 물로 오염된 환자 옷은 세균의 성장배지가 될 수 있음을 명심하도록 한다.
④ 규칙적으로 환자의 구강 간호를 실시하도록 한다.
⑤ 곡반과 같은 물품들은 사용 후 철저히 세척되어야 한다.
⑥ 미생물의 전파를 막기 위해 더럽혀진 침구는 반드시 더러운 쪽이 안쪽으로 향하게 말아서 세탁물 통에 넣는다.

(2) 외과적 무균술(surgical asepsis)

병원균이나 기타 미생물이 전혀 없는 멸균 상태를 유지하는 것을 의미한다. 수술실과 같이 특수 영역에서 미생물이 전혀 접근하지 못하도록 하기 위하여 필요한 부분이다.

I

외과적 무균술의 3대 원래

① 멸균된 물품끼리 접촉할 때만이 멸균상태가 유지된다. 그러므로 멸균된 물품은 멸균된 장갑을 끼고 만지도록 한다.
② 멸균된 물품이 오염(contamination)되었거나 오염된 물품(contaminated object)에 접촉된 경우는 오염된 것으로 간주한다.
③ 멸균된 것인지 오염된 것인지 의심스러울 때에는 오염된 것으로 간주한다.

멸균법의 기본원리

① 멸균 지역과 주위가 모두 깨끗하고 건조된 상태인지 확인한다.
② 필요한 물품은 사전에 모두 준비해 놓아야 하며 다른 물품을 가져오기 위해 자리를 비우지 않도록 한다.
③ 멸균 물품을 사용하기 전에 포장 상태를 확인하도록 한다. 소독 테이프에 멸균 상태 표시가 안 되었거나 소독 유효기간이 지난 것, 구멍이 났거나 젖은 것 등은 오염된 것으로 간주한다.
④ 직원의 몸과 복장은 오염된 것으로 간주하며, 멸균된 물품이 몸이나 복장에 접촉되지 않도록 충분한 거리를 두어야 한다.
⑤ 소독 꾸러미를 적당하게 열면 멸균 부위가 된다.
⑥ 멸균부위의 가장자리는 오염된 것으로 간주하고 준비하는 동안 만지지 않도록 한다.
⑦ 멸균지역 안에서 소독 꾸러미들을 천천히 열면 공기에 오염되는 것과 오염된 물품에 접촉될 가능성을 감소시킬 수 있다. 멸균된 물품을 불필요하게 움직이지 말도록 한다.
⑧ 쟁반 밑으로 떨어진 부위나 테이블 밖으로 떨어진 부분은 오염된 것으로 간주한다.
⑨ 소독 장갑을 착용하기 전에 모든 필요한 물품들을 열어 놓도록 한다. 오염되지 않도록 주의한다.
⑩ 소독 장갑을 끼지 않은 손은 허리 위쪽에 있도록 한다. 손을 허리 밑으로 내린다면 손이 시야 내에 없으므로 오염된 것으로 간주한다.
⑪ 멸균 방법을 시행하는 동안 장갑을 착용한 손은 허리 위쪽에 있도록 한다. 손을 허리 밑으로 내린다면 손이 시야 내에 없으므로 오염된 것으로 간주한다.
⑫ 멸균 장갑을 낀 손으로는 멸균된 부분만 만지도록 한다.
⑬ 용액을 담을 용기는 멸균지역의 가장자리에 놓아서 용액이 다른 부분으로 튀지 않고 용액을 부을 수 있도록 한다.
⑭ 용액은 사용할 때 붓도록 한다. 미리 부어 놓으면 엎지르거나 젖을 염려가 있으며, 젖은 부분은 오염된 것으로 간주한다.

8) 손씻기(hand washing)

손은 병원환경에서 미생물의 전파에 가장 좋은 매개체이기 때문에 손씻기는 병원내 감염 관리중에서도 매우 중요하고, 기본적인 예방 및 관리 방법을 지켜야 한다. 감염관리에 있어 기본적인 과정인 손씻기가 잘 수행되도록 하기 위해서는 물리적, 행정적 뒷받침과 행동과학에 근거한 접근방법의 모색이 필요하다.

의료환경에서의 일반적인 손씻기

① 눈에 띄는 오염이 있을 때는 비누를 묻혀 흐르는 물에 씻는다.

② 비누나 소독제는 손 전체에 충분히 묻히도록 하며 10~15초간 문지른다. 손과 손가락의 모든 표면을 충분히 문지르도록 한다.

③ 일반적으로 소독제가 함유되지 않은 비누를 사용한다.

④ 손을 씻어야 하는 경우는 다음과 같다.
- 환자와의 접촉 전·후와 장갑을 벗은 후
- 체액이나 점막, 손상된 피부와 같은 미생물의 오염원과 접촉 후

⑤ 다음과 같은 경우는 소독비누나 소독제를 사용하도록 한다.
- 수술, 정맥 내 카테터 삽입, 유치 도뇨 삽입과 같은 침습적 시술을 수행하기 전
- 손을 소독 상태로 유지해야 할 때
- 일시적인 오염균 뿐만 아니라 피부 상재균까지 줄여야 할 때

⑥ 손씻기 시설이 용이하지 않은 곳이나 물의 공급이 어려운 상황에서는 물 없이 사용할 수 있는 알코올이 함유된 손소독제의 사용을 고려할 수 있다.

⑦ 혈액이나 기타 다른 유기물에 의해 손이 심하게 오염된 경우라면 우선적으로 손의 오염을 제거한 후 손소독제를 사용한다.

⑧ 일반적인 손씻기, 외과적 손씻기 및 손 관리를 위한 제품들은 각 제품의 사용 목적, 장·단점, 비용, 사용자들의 편이성 등을 고려하여 선택하여야 한다.

⑨ 씻은 손으로 물을 잠글때 오염되지 않아야 한다. 발이나 팔로 작동되는 잠금장치나 자동 감지 잠금장치가 없는 경우라면 종이수건을 이용하여 잠근다.

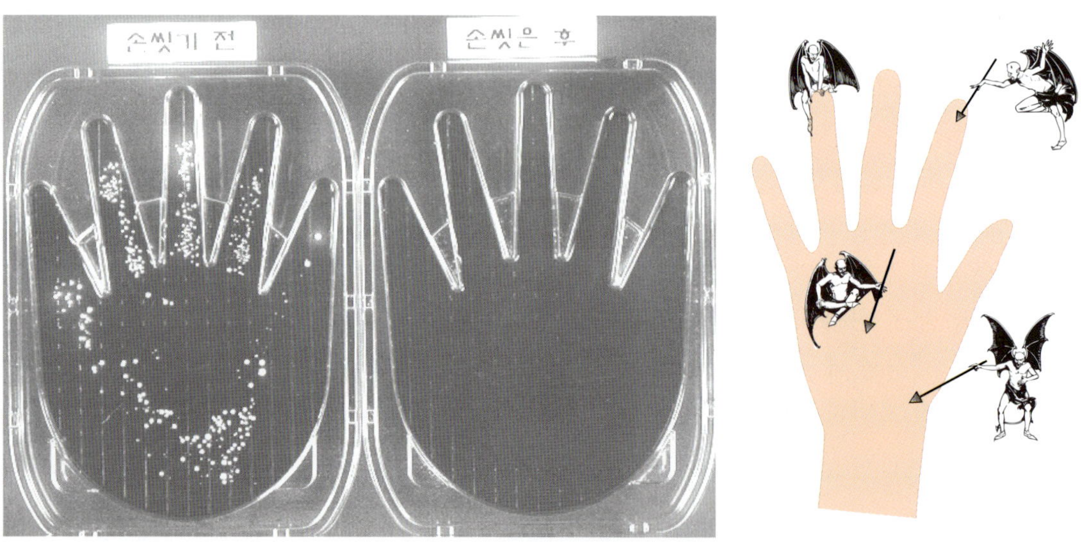

ㅣ그림 1-1ㅣ Washing hand before and after bacteria

| 표 1-5 | 목적에 따른 손씻는 법

	목적	방법
일반적인 손씻기	손의 오물과 일시적인 정착 균을 제거한다.	비누나 세제로 10~15초간 씻는다.
손소독제를 이용한 손씻기	일시적인 집락 균을 제거하거나 파괴시킨다.	소독비누나 소독세제 혹은 알코올이 주성분인 문지르는 소독제(handrub)로 10~15초간 씻는다.
외과적 손씻기	손의 일시적인 정착균을 제거하거나 파괴하고 상재균을 감소시킨다.	소독비누나 소독세제를 이용하여 솔로 적어도 120초 이상 문지르거나 알코올이 주성분인 소독제로 20초간 닦는다.

9) 격 리(isolation)

격리는 법정전염병, 검역전염병의 환자, 보균자, 의사환자 등으로 부터 타인에게 감염될 염려가 있는 경우 미생물의 전파를 예방하고 보호하기 위하여 일반적 사회생활환경에서 분리하는 것으로 격리의 방법은 표준주의(standard precaution)와 질병 전파양식별 주의(transmission based precaution)로 나뉜다. 표준주의는 모든 환자에게 적용되며, 질병 전파양식별 주의는 역학적으로 중요하거나 높은 전염력을 가진 병원균에 감염되었거나 집락된 환자에게 사용된다. 이것은 다시 공기매개주의(airborn precaution), 비말주의(droplet precaution), 접촉주의(contact precaution) 등으로 나뉜다.

(1) 격 리

격리란 감염원이 전파되는 것을 막는 공간적인 개념만이 아닌 총체적 방법이다.

(2) 격리의 종류

① 표준주의(standard precaution)

병원을 방문하는 모든 환자에게 적용하며 진단, 감염여부, 분비물, 혈액 섞임 여부와 상관없이 직원이 오염 될 가능성이 있을 경우에 한다. 환자의 혈액, 분비물, 배설물로부터 미생물이 전파되는 것을 방지하기 위한 1차적 전략이다.

■ 손위생

- 환자처치 후 즉시 손소독제로 손을 깨끗이 씻어 다른 환자에게 전염시키거나 자신이 보균자가 되는 것을 방지한다.
- 가장 중요하고 효과적인 감염전파 방지법이다.
- 손이 혈액, 체액, 분비물 등으로 오염되었을 경우 물을 사용해 씻는다.

■ 장 갑

- 라텍스 장갑 혹은 일회용 비닐장갑을 착용한다.
- 면역저하환자, 전염성환자 및 접촉감염환자를 다룰 때 착용한다.
- 균이 퍼져 나가지 않게 할 때 착용한다.
- 환자의 혈액, 체액, 분비물, 배설물과 접촉하거나 점막과 접촉 시 착용한다.

- 장갑 천공율 : 20%, 비닐장갑 : 34%
- 장갑을 착용했더라도 손은 미세한 균으로 감염될 수 있다.

■ 마스크, 보호안경
- 환자의 체액, 혈액, 분비물, 배설물이 얼굴이나 점막(눈, 코, 입)에 튈 가능성이 있을 때
- 수술용 일반 마스크 : 0.3㎛ 이상 크기의 비말 감염이 예상될 때 착용한다.
- 특수마스크(N 95 마스크)를 사용하는 경우도 있다.
- 착용시 안면을 단단히 고정(코, 입 유입 방지)한다.
- 병실에 들어가기 전 착용하고, 떠나기 전 벗도록 한다.
- 목에 걸고 다니거나 주머니에 넣었다 사용해서는 안된다.
- 마스크 앞면은 절대 손으로 만지지 않는다.

■ 가운착용
- 액체가 튀었을 때 스며들지 않는 재질이어야 하며 1회용가운을 사용한다.
- 전염성 질환자 격리를 위한 경우 일회용이 원칙이며, 반드시 멸균할 필요는 없다.
- 청결을 유지하고, 오염여부를 확인한다.
- 가운을 벗을 때는 반드시 바깥쪽이 안으로 가도록 말면서 벗는다.
- 가운이 환경을 오염시키지 않도록 안전 수거 용기에 버린다.

■ 환자방 배정
- 전염성이 높은 환자나 자가 간호가 어렵고, 환경오염가능성이 있을 때 1인실을 사용한다.
- 역학 조사시 같은 환자끼리 수용하며 룸메이트를 정하는데 세심한 주의가 있어야 한다.
- 환자의 이동을 최소화 한다.

② 질병 전파 양식별 주의

역학적으로 중요하거나 전염력의 강도에 따라 구분한다.

■ 공기매개주의
- 감염원을 포함한 5㎛ 이하의 작은 크기의 비말이나 먼지 입자에 의한 감염을 예방한다.
- 표준주의 이외에도 환자의 병실은 음압병실, 1인실 또는 같은 질병의 환자끼리 같은 병실을 배정해야 하고 호흡기계 보호구로 N95 마스크를 착용하고, 환자의 이동은 가능한 제한하고 부득이하게 나갈 때는 마스크를 착용시킨다.
- 해당질환 : 홍역, 수두, 결핵

■ 비말주의
- 환자로부터 발생한 5㎛ 이상의 큰 입자가 환자의 기침, 재채기, 대화 또는 다른 치료과정(기관지경검사와 흡인 등)을 수행하는 중 코와 입의 점막에 튀어서 옮아간다.
- 표준주의 이외에도 1인실 격리 혹은 1m 이상 간격을 유지하고, 마스크를 사용하며 환자의 이동을 자제시킨다.
- 해당질환 : 수막염, 폐렴, 인플루엔자, 백일해, 유행성이하선염, 풍진, 아데노바이러스, 성홍열 등

■ 접촉주의

- 미생물이 직접, 간접 접촉에 의해 전파되는 것을 방지하는 것을 말한다.
- 표준주의와 함께 격리 혹은 코호트관리를 하고, 물품의 사용을 규제하며 공동사용을 해서는 안된다. 병실 및 기구를 소독한다.
- 해당질환 : 세균성이질, 장출혈성대장균, MRSA(그람양성 구균으로 페니실린 내성을 보이는 것), VRE(반코마이신) 환자, 바이러스결막염, 옴, 로타 바이러스 등(설사질환)

번호	약어	명칭
1	VRSA	반코마이신 내성 황색포도상구균
2	MRSA	메티실린 내성 황색포도상구균
3	VRE	반코마이신 내성 장구균
4	MDR PA	다제내성 녹농균
5	MDR AA	다제내성 아시네토박터균
6	CRE	카르바페넴 내성 장내세균

ǀ 그림 1-2 ǀ Antibiotic resistant bacteria(6 kinds of legal infectious diseases)

10) 멸균기(sterilizer)

(1) 멸균기의 종류

균을 사멸시키는 방법은 크게 2가지로, 우선 100℃ 이상의 고온멸균기와 100℃ 이하의 저온멸균기로 나누어진다. 고온멸균기는 멸균 대상물건이 100℃ 이상 견디는 의포, 금속, 플라스틱 등의 제품에 사용하고, 100℃ 이상 견디지 못하는 비닐제품 등을 멸균할 때는 저온멸균기를 사용한다. 고온멸균기로는 스팀 멸균기와 건열멸균기가 주로 사용되고 저온멸균기는 EO gas멸균기, 과산화수소 플라즈마 멸균기, 포름알데히드 멸균기, 감마멸균기(방사능)가 주로 사용되고 있다.

(2) 국내 멸균기의 종류에 따른 이용율

고온멸균기는 스팀멸균기와 건열멸균기인데, 점유율로 따져보면 약 99.9% 대 0.01% 정도로 고온의 멸균에는 스팀멸균기를 대부분의 병원에서 사용한다. 저온멸균기 이용율은 EO gas멸균기가 95% 이상이며, 과산화수소플라즈마 멸균기가 3~4% 정도 되며, 포름알데히드 멸균기가 1% 미만, 감마멸균기가 0.1% 정도 된다.

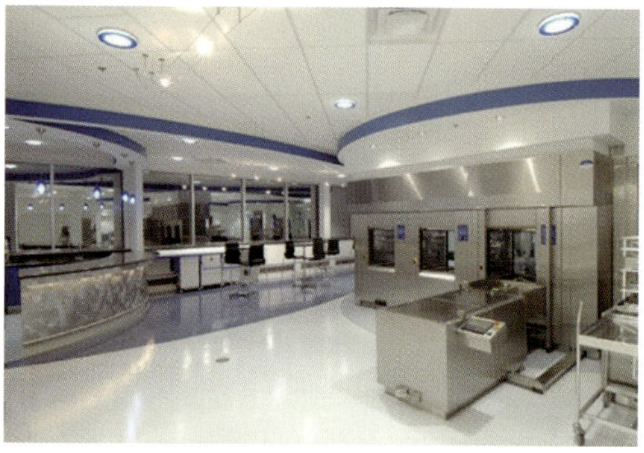

| 그림 1-3 | High temperature steam sterilizer

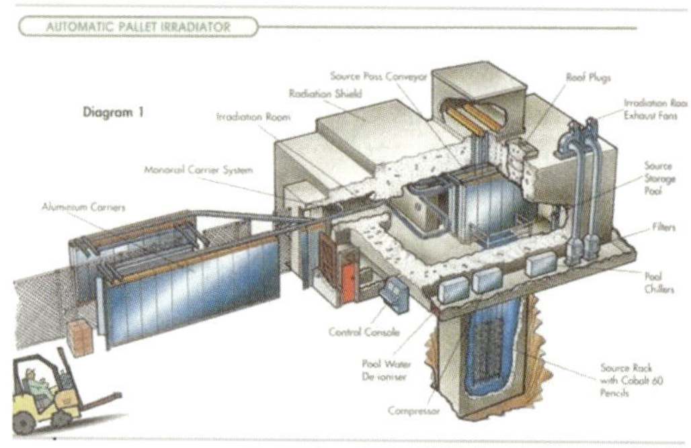

| 그림 1-4 | Gamma sterilization

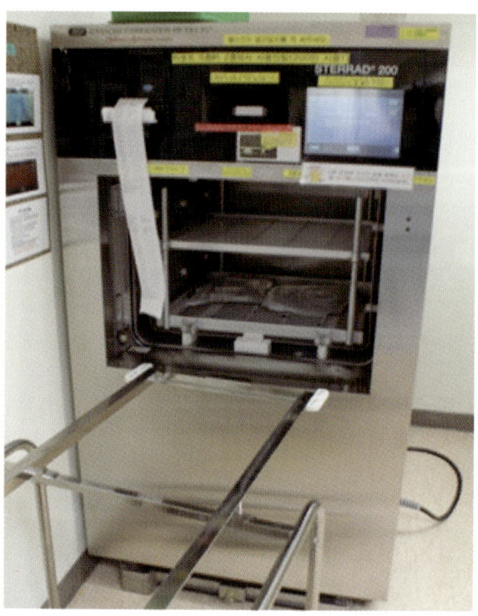

| 그림 1-5 | Plasma Sterilizer

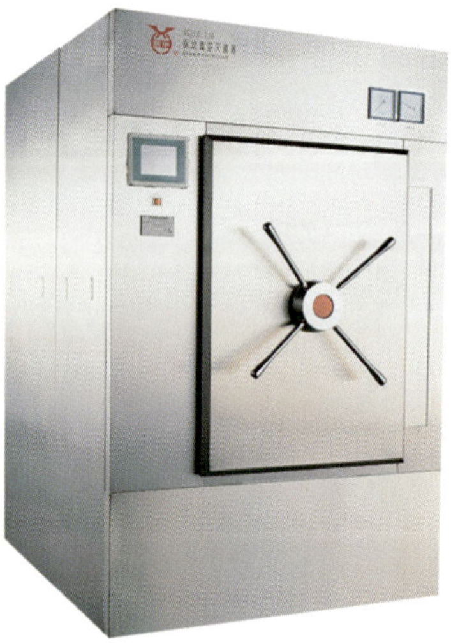

| 그림 1-6 | EO gas Sterilizer

03 혈관조영검사실 운영

1) 혈관조영검사 팀 구성

혈관조영 검사는 방사선사 단독으로 시행할 수 있는 검사가 아니라 팀에 의해 이루어지는 특성을 가지고 있다.

구성원은 대부분 의사, 간호사 그리고 방사선사이며 순환기 내과에서 심장 및 심장동맥의 검사와 시술이 이루어 질 경우 흉부외과 의사와 응급시스템이 Back Up되어야 한다.

2) 방사선사의 역할

(1) 장치 운용 전반에 관해 관리

장치의 원활한 운용을 위해 일일 점검과 월간 점검 및 응급 점검을 한다.

전원, 화질, 촬영조건, X-선 발생, 및 장비 작동상태는 매일 점검하여야 하고 장비의 청결, 출력의 적정성(관전압, 관전류 등) 여부는 월간점검계획을 세워 정기적으로 진행하여야 한다. 병원 내에서의 점검은 방사선사 단독으로 시행하는 경우도 있지만 의공학실과 장비회사의 엔지니어와 함께 시행하면 더욱 효과적이고 안정성이 높다.

(2) 영상처리 및 운영 System의 관리

검사 결과에 대해 기록하고 매월 검사 통계 및 관리, 조영제 통계, 각 검사 영상의 획득과 PACS System으로 전송 및 저장관리, 조회(verify), 시술재료의 관리 및 통계업무를 담당한다.

(3) 의료피폭 관리

검사목적을 달성하기 위한 의료피폭의 경우 피폭에 대한 손실보다 이익이 클 때, 환자의 적극적 이해와 협조 하에 방사선을 이용하게 된다. 혈관조영촬영 및 중재적 시술의 특성상 환자마다 검사시간 등이 일정하지 않으므로 피폭선량을 특정할 수 없으며, 피폭선량과 검사 및 시술의 성공의 관계에서 최적화가 필요하다.

① ICRP 권고 준수

ICRP는 의료방사선 이용시의 선량제한체계(system of dose limitation)를 방사선을 이용하여 검사나 시술을 할 경우 이익이 손실보다 크면 의료행위를 하는 정당화(justification), 그 행위가 아무리 정당화 된 경우라도 손실을 최소화해야 한다는 최적화(optimization), 그리고 피폭에 관한 선량한도(dose limit)로 정의하고 있다.

의료피폭일지라도 안전한 선량의 기준이라는 것은 없다. 확률적으로 보았을 때 어떤 방사선이라 하더라도 인체에 조사되면 장해가 초래될 가능성은 항상 있기 때문이다. 실제로 임상피폭을 줄이거나 제한하기 위한 여러 가지 대책이나 방법이 국제기구를 통해 권고되고 있다. 의료피폭 경감을 위한 여러 조치와 방법들이 있다. 그중에서도 사용 중인 발생장치의 품

질관리는 진단용 방사선 발생장치의 안전관리에 관한 규칙(보건복지부령)을 따라야 한다.

장치는 정기점검과 자율관리 체계를 갖추고 있으며 이 기준을 엄격히 지킬 수 있도록 지도하고 있다.

② 최적의 기술력을 발휘하여 검사 시행

혈관조영 검사부위에 따라 고안된 많은 촬영법들이 있으며, 어느 부위이건 기본(routine) 촬영이 있고, 특정부위와 병리적 구조를 보기 위해서 고안된 응용촬영법들이 있다. 방사선사는 의사의 소견서를 통해 정해진 부위를 촬영하되 불필요한 촬영을 해서는 안 된다. 촬영 횟수나 촬영 범위를 엄격히 제안할 필요가 있고, 촬영하기 전에 환자에게 촬영에 관하여 자세히 설명하고 촬영에 협조를 구하도록 한다.

촬영할 때는 환자의 병력이나 관찰목적에 합당한 촬영인지를 신중히 검토하는 등 환자에 대한 관찰과 의사소통(communication)을 중요시해야 한다. 촬영 중 환자에게 부착된 생명유지 장치와 시술 중인 장비나 기구가 잘 동작하도록 주의해야 한다.

시술 중인 환자의 자세는 움직임이 원활하지 않고 부자연스러울 수 있으므로 촬영에 방해되지 않는 한 응용자세로 촬영하는 것이 필요하다.

촬영 중 불필요한 방사선 피폭을 막기 위해 조사야를 제한하거나 생식선 방어를 위한 조치가 강구되어야 한다.

③ 촬영조건의 적정성 확보

혈관조영 촬영의 특징은 투시관찰과 촬영이 동시에 이루어지는 장치적 특성을 가지고 있다.

촬영조건의 요소는 관전압, 관전류, 조사시간과 촬영거리이지만 이 같은 장치측 인자뿐 아니라 환자 측 인자인 두께, 질병의 유형 및 부위 등에 따라 다르게 해야 한다.

촬영조건은 환자피폭선량이나 화질에 직접적인 영향을 미친다는 사실이 전제되어야 한다. 촬영조건의 결정인자는 장치의 종류, X선 발생방식, 부가필터나 격자의 사용 유무 등에 따라 달라진다.

④ 환자의 움직임과 위치 잡이의 정확성

혈관조영 촬영의 경우 촬영조건설정 이상으로 중요한 것이 환자의 위치잡이와 움직임의 여부이다. 혈관조영 촬영은 대부분 응급이거나 혼수상태 또는 마취상태에서 진행하는 촬영이므로 촬영 중 환자의 움직임에 대비하여 고정하는 경우가 많다.

혈관촬영에서 영상 실패의 가장 큰 원인은 환자의 움직임이며 이 경우 불선예도의 원인이 되고 촬영실패를 초래할 수 있다. 혈관조영 촬영의 대부분은 촬영의 신속성을 필요로 하기 때문에 촬영시점과 시간도 매우 중요하다.

촬영하기 전에 촬영과 관계된 장비의 점검이나 기구를 준비하고 촬영에 차질을 초래하지 않게 하는 것이 무엇보다도 중요하다. 촬영실패로 인한 재촬영은 환자와 방사선사는 물론 모든 의료팀에게 큰 부담요소로 작용하게 된다. 그러므로 정확한 위치 잡이를 실시하고, 움직임으로 인한 촬영실패를 줄이고, 철저한 준비로 촬영시간을 줄여야만 환자나 시술자의 피폭을 줄일 수 있다.

⑤ 환자의 피폭선량 파악

방사선 촬영 시 환자에게 얼마의 방사선으로 어떤 촬영을 하였고, 이 때 환자는 얼마만큼의 방사선에 피폭되었는지의 실제 선량치가 기록되어야 하고 환자에게 그 정보가 전달되어야 한다. 건강검진을 위한 단순흉부 촬영이라면 쉽게 피폭선량을 계측할 수 있을 것이나 혈관이나 소화기계, 간담도계, 비뇨기계 등의 조영촬영인 경우 실제 촬영에서의 피폭선량을 측정해서 기록한다는 것은 쉽지 않은 일이다. 특히 확정적 영향이 있을 수 있는 중재적 시술과 같은 검사에서는 장시간 엑스선에 노출되는 진단 특성상 선량관리는 매우 중요하다.

(4) 환자관리 철저

혈관조영실에서의 환자 관리란 매우 중요하다. 환자관리에서 가장 중요한 사항은 조영 전이나 조영 중 또는 후 까지도 지속적으로 환자를 관찰하는 것이다. 혈관조영실의 특수한 여건 때문에 감염관리 또한 매우 중요하다. 감염예방을 위한 혈관조영실에서 갖추어야 할 수칙이 있으며, 손씻기, 수술 장갑 끼우고 벗기, 수술가운 착용하기는 물론 발생장치 소독과 비닐 커버로 씌우는 등의 관리가 이루어져야 한다

촬영실에서는 검사관련 내용 및 주의사항을 설명해야 하고 촬영실 청결은 물론 점검표를 가지고 확인해야 한다. 촬영실에서는 환자를 빈번히 이동시켜야 하므로 안전하게 환자 이동이 이루어져야 한다.

(5) 검사의뢰서 확인 및 검사준비 철저

진료환자에게는 촬영자 ID 코드가 부여되며 검사명과 담당의사 진료일과 검사실 번호가 지정된다. 환자에게는 간호사를 통하여 검사와 관련한 전처치나 시간 계획은 물론 검사 전체과정에 관한 설명과 지킬 일 등이 전달된다. 혈관촬영실에는 많은 기구가 있다. 특히 혈관용 카테터를 비롯하여 조영제나 부속기구들은 적합한 상태로 관리되고 있어야 한다.

검사시행 전 기구와 용구들의 확보나 가동상태를 파악하여 검사에 차질이 없도록 한다. 검사 시작과 소요시간 및 종료시간을 예측하고 검사 테이블을 작성한다. 타진료 부서의 지원이 필요할 경우 사전에 통보하여 협력하여 팀 미팅을 통하여 최종적으로 준비를 한다.

(6) 교육훈련 강화

혈관조영 검사실에서의 업무를 성공적으로 수행하기 위해서는 직종별 업무를 정확하게 파악하고 있어야 한다. 의사나 간호사와 방사선사는 물론 순환기내과 의사나 임상병리사 등에게 방사선의 안전과 피폭경감을 위한 교육 훈련이 필요하며 이 교육의 역할을 방사선사가 담당하여야 한다.

이외에도 감염에 대한 교육이나, 조영제 부작용 등의 대처 훈련에 관한 교육은 물론이고, 혈관조영실에서의 업무지침, 교육 등 정기 또는 비정기적 교육과 훈련을 필요로 한다. 특히 응급구급팀 소집과 역할 분담에 관한 교육은 모든 교육에 앞서 매우 중요하다. 필요한 경우 외부 수탁 교육을 하는 경우도 있고, 교육 후 발급받은 수료증(certification)을 체계적으로 관리하는 것도 진료팀원의 자질향상에 매우 큰 도움이 될 수 있다.

04 혈관조영검사의 대상질환 및 종류

1) 혈관조영검사의 대상질환

(1) 동맥질환

동맥계의 주된 질환 : 동맥경화증, 동맥혈전증, 동맥색전증, 동맥자루, 동정맥샛길, 결혈행, Buerger병, Raynaud병 등

① 동맥경화증(arteriosclerosis)

a. 죽상경화증(atherosclerosis) : 동맥내막에서 혈관중간막에 걸쳐 혈반(plaque)이 생김으로써 혈전을 일으켜 전신의 비교적 굵은 혈관이 침해 당한다.
질병이 나타나는 주된 혈관은 엉덩동맥, 넙다리동맥, 무릎오금동맥, 배대동맥, 콩팥동맥 등을 들 수 있는데 팔에는 비교적 적다.

b. 동맥중간막경화증(medial arteriosclerosis) : 혈관중간막의 손상과 석회화 성분이 원인이 되며 그 외에 감염증, 선천성매독, 콩팥질환, 비타민 D 과잉증 등을 생각할 수 있다. 윗팔에서 다리에 증상이 나타나며 동맥은 굵고 길어져 구불구불해지고 혈관벽이 얇아져 동맥자루를 형성한다.

c. 세동맥경화증(arteriolosclerosis) : 세동맥벽의 비후를 일으키며 고혈압을 동반하고 있을 때가 많다. 콩팥, 근육, 뇌, 망막의 동맥, 심장동맥에 영향이 나타난다. 이 병은 동맥의 폐쇄를 일으키기 때문에 폐쇄성동맥경화증(arteriosclerotic obliterans, ASO)이라고도 한다(그림 1-7).

② 동맥혈전증(arterial thrombosis)

혈전형성의 요인은 동맥의 내막변화, 혈중섬유소의 증가, 혈중글로불린의 증가나 점조도의 증대 및 혈액의 농축 등을 들 수 있다.

③ 동맥색전증(arterial embolism)

색전의 주된 원인은 심장판막증, 동맥경화, 외상 등을 생각할 수 있고, 뇌동맥, 사지동맥, 복강동맥분기부에 일어나기 쉽다. 폐동맥색전증은 혈전정맥염이나 정맥혈전증, 심장판막증 등이 주된 원인이 된다.

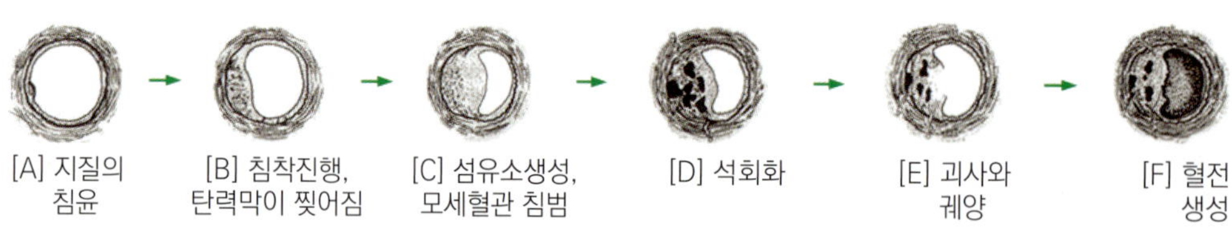
[A] 지질의 침윤
[B] 침착진행, 탄력막이 찢어짐
[C] 섬유소생성, 모세혈관 침범
[D] 석회화
[E] 괴사와 궤양
[F] 혈전 생성

그림 1-7 Development of arteriosclerosis

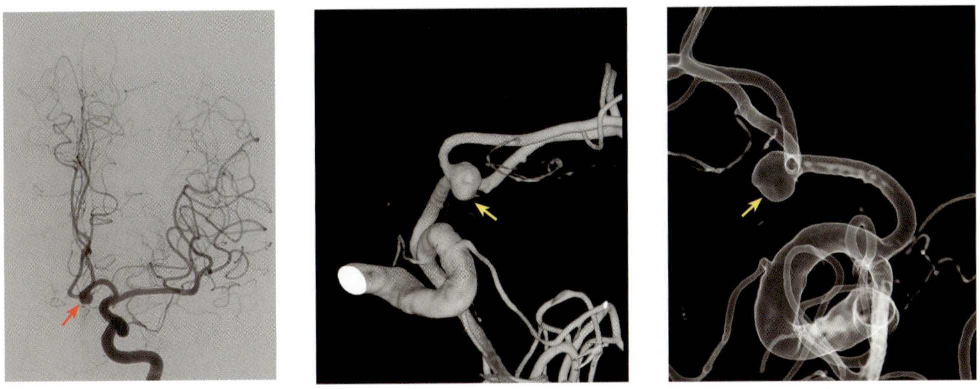

ı 그림 1-8 ı Aneurysm

④ 동맥자루(aneurysm)(그림 1-8)

동맥자루는 진성, 거짓, 해리성 그리고 후천성과 선천성으로 나뉜다.

동맥자루의 발생 원인은 동맥굳음, 매독, 외상당뇨병, 진균감염, 동맥혈관중간막의 괴사, 동맥염 및 선천성 요인 등을 들 수 있다.

⑤ 동정맥샛길(arteriovenous fistula / AVF)

동맥과 정맥의 직접 연결로 생기는 질환으로 선천성과 후천성이 있으며 팔·다리에 많다.

⑥ 곁혈행(collateral)

곁혈행은 동맥의 폐쇄나 협착이 일어난 경우에 발생하며 급성폐쇄에서는 별로 볼 수 없고 만성폐쇄증에서 현저히 보인다. 통상 곁혈행은 혈관의 폐색으로 인해 혈류가 느려지며 혈압이 상승할 때, 주변의 말초혈관으로 혈액이 유입되어 말초혈관의 내경이 점점 커져 혈류가 증가하여 형성된다.

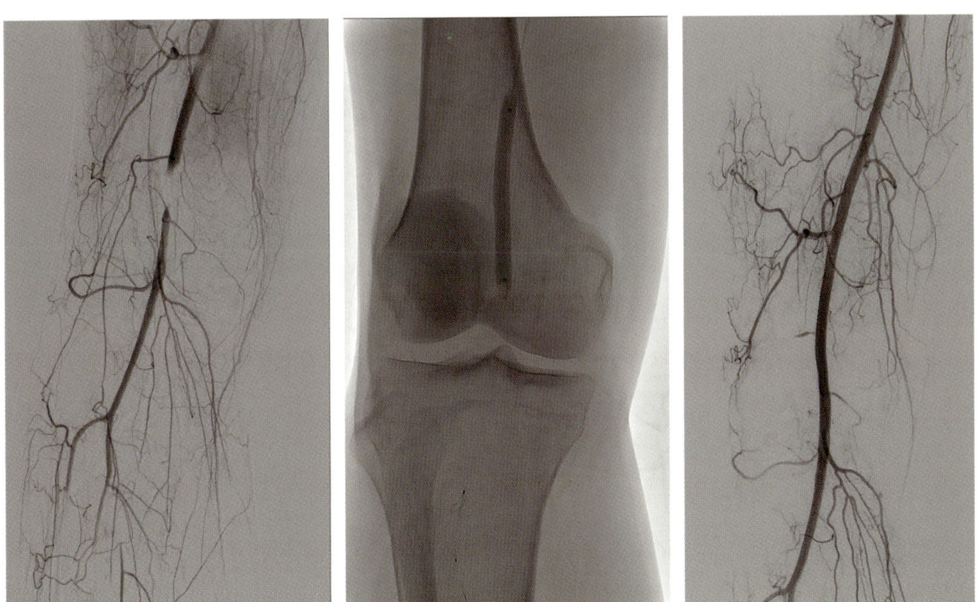

ı 그림 1-9 ı Collateral image

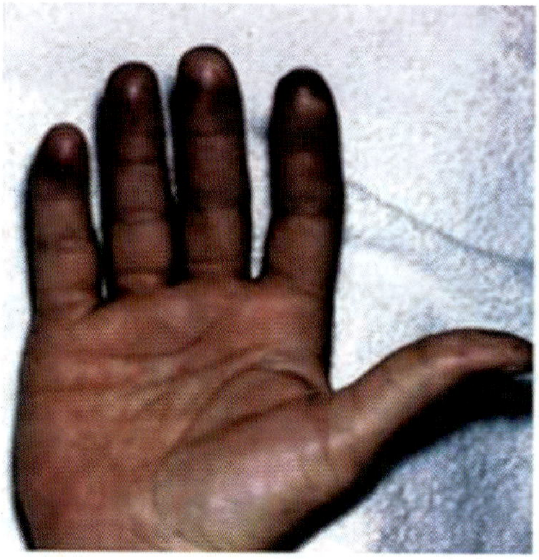

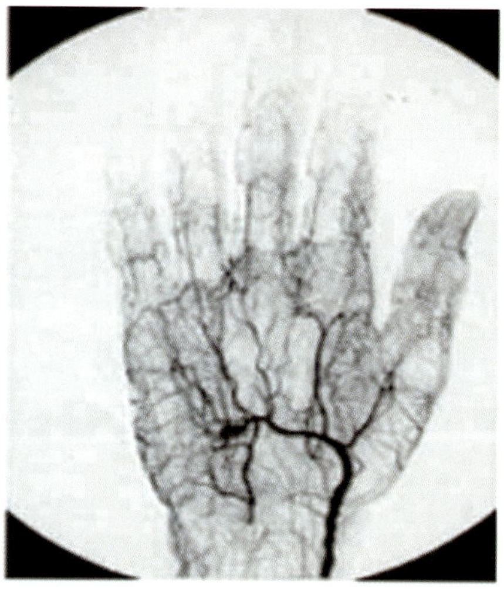

ㅣ그림 1-10ㅣ Thromboangitis obliterans

⑦ Buerger병(폐쇄성 혈전혈관염, thromboangitis obliterans)(그림 1-10)

이 질환은 동맥뿐만이 아니라 정맥이나 신경도 포함한 육아형성성 염증성질환이지만 통상 폐쇄성 혈전동맥염을 의미한다. 특징은 남성에 많고, 대혈관에서 발생하는 일은 없으며 거의 팔·다리 동맥에 나타난다.

⑧ 레이노병(Raynaud disease)

기능적 혈관 경련을 일으키는 병으로 건강한 젊은 여성의 팔다리 작은 동맥을 침범한다. 프랑스 의사 M.레이노(1834~1881)가 보고한 것으로 이 병은 주로 손가락, 손, 때로는 코끝이나 발등, 몸의 말단부 소동맥을 침범한다. 한냉과 감정자극에 의하며 손가락은 백색으로 다음은 청색으로, 그리고 적색으로 변한다. 여성에게 호발한다.

(2) 정맥질환

정맥 질환에는 혈전정맥염, 정맥혈전증, 정맥류, 정맥확장, 정맥경화증 및 동정맥샛길 등이 있다.

① 혈전정맥염(thrombophlebitis)

이 질환은 정해진 원인도 없이 일어나는 일도 적지 않지만 외상이나 임신, 염증성질환, 다혈증 등에 많이 발생한다. 이 질환은 빗장밑정맥, 겨드랑정맥, 넙다리정맥 및 무릎오금정맥 등에서 많이 발생한다. 또 근방에 종양이나 염증이 있는 경우 위대정맥, 아래대정맥과 같은 대혈관에서도 자주 일어나는 일이 있어 완전폐쇄되는 경우도 있다.

② 정맥혈전증(phlebothrombosis)

장기간에 걸쳐 진행되는 질병으로 정맥의 단순한 혈전이다. 조영상은 협착에서 폐쇄까지 다양한 변화를 볼 수 있다.

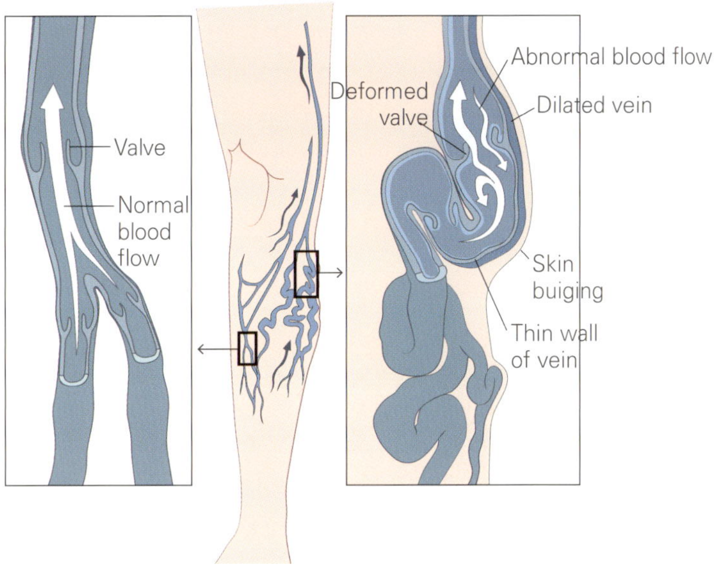

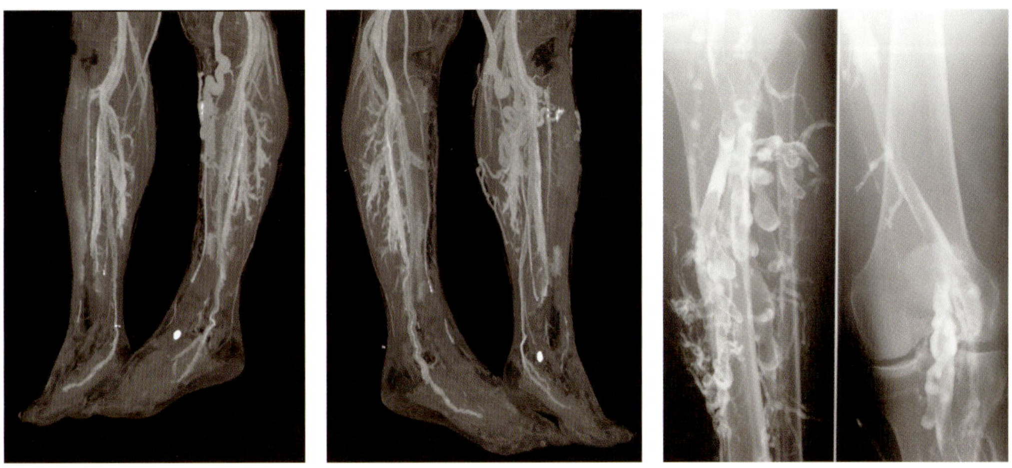

ㅣ그림 1-11ㅣ Varicose veins

③ 정맥류(varix)

다리 정맥에서 자주 볼 수 있고, 혈전이나 판막의 기능부전이 없어도 일어날 수 있지만 판막부전의 경우에 많다. 본태성(essential)의 정맥류는 정맥판막의 형성부전이나 판막이 없는 경우 등의 선천성인 것으로 여성에게 많이 볼 수 있는 질환이다. 그밖에 외상, 임신, 골반내종양, 동정맥샛길 등에 의해서도 생긴다.

④ 정맥확장(venectasia)

정맥이 어떤 원인으로 넓어지거나 정맥벽이 약해져서 나타난다.

⑤ 정맥경화증(venosclerosis)

정맥의 일부가 굳어지는 병이며 혈관의 내막이 유리처럼 굳어지는 것으로 하지정맥, 문정맥, 허파정맥 부위에 많이 나타난다.

⑥ 동정맥샛길(arteriovenous fistula)

동맥과 정맥이 모세혈관의 관여 없이 직접 연결된 비정상적인 통로를 말하며 혈액이 동맥에서 정맥으로 빨리 순환하여 오른쪽 심장에 과도한 부하를 주어 심장기능 상실을 야기할 수 있다.

(3) 종양

① 동맥

종양 진단을 위한 동맥조영의 목적은 종양의 존재, 부위, 종류, 악성도 크기, 가장자리 등의 형태, 진전상태, 혈관지배, 주변조직과의 관계, 수술가능성 등의 진단에 있다. 또 종양에 보이는 혈관조영의 이상영상은 종양혈관의 증상, 종양농염(tumor stain), 동맥직경의 부정이나 단절 및 협착, 동정맥샛길 또는 정맥의 조기조영, 주행의 부정확한 혈관, 장기실질상의 불균등조영이나 결손 및 변형 등이 있고 이것을 관찰할 수 있는 혈관조영검사를 시행하는 것이 필요하다.

② 정맥

악성종양과 양성종양으로 인해 받는 정맥의 영향은 다르다. 악성종양인 경우 정맥의 가장자리는 딱딱하고 불규칙한 결손이나 협착 또는 폐쇄가 일어난다. 이것에 비해 양성종양에서는 정맥의 압박변위가 있고 협착이 있다고 해도 그 가장자리는 매끈한 경우가 많다.

2) 혈관조영 관련용어

① 혈관조영술(angiography) : 엑스선 투시장비를 이용한 혈관검사이며 피부를 통하여 바늘 천자 후 카테터로 조영제를 주입하여 혈관과 조직의 대조도를 높여 영상을 얻는 것
② 혈관조영검사실(cardiac-vascular catheterization laboratory) : 혈관조영술 및 중재적시술이 이루어지는 공간
③ 폐쇄(occlusion) : 혈관이 완전히 막혀 혈액이 흐르지 않는 상태
④ 협착(stenosis) : 혈관이 좁아져서 혈관을 통과하는 혈류량이 감소하며 계속 진행되면 폐쇄상태로 발전한다.
⑤ 허혈(ischemia) : 혈관의 폐쇄나 협착으로 조직과 장기의 산소수요에 비하여 혈류가 절대적 또는 상대적으로 부족한 상태
⑥ 혈관연축(angiospasm/vasospasm) : 불수의적으로 일어나는 수축이고 경련 또는 발작이라고하며 심전도검사에서 S-T elevation의 경우 variant angina에서 볼 수 있다.
⑦ 혈관수축(vasoconstriction) : 혈관벽이 수축됨에 따라 대동맥, 소동맥, 정맥 등의 혈관이 좁아지는 현상
⑧ 혈관확장(vasodilatation/angiectasis) : 혈압상승, 혈관벽의 약화 등으로 혈관의 내경이 커지면서 탄력성이 줄어드는 현상
⑨ 색전증(embolism) : 혈류나 림프류에 의해 혈관계속으로 운반되어 온 여러 부유물이 가는 혈관강(血管腔)의 일부 또는 전부를 막은 상태
⑩ 혈관성형술(angioplasty) : 혈관조영술의 검사결과 혈관의 내경이 좁아지거나 폐쇄되어 혈류가 낮아진 경우 체외에서 장비나 기구를 사용하여 혈류를 정상화하는 중재적시술

3) 혈관조영 검사의 종류

혈관은 단순 엑스선 촬영으로는 보이지 않기 때문에 체외에서 혈관에 카테터를 삽입하여 조영제를 주입하면서 혈액의 주행에 따라 혈관을 볼 수 있게 하는 검사이다. 조영제 주입 후 조영제가 혈류를 따라 검사부위까지 도달하려면 지연시간(delay time)이 필요하며 일정시간이 지난 후에 촬영하는 것을 지연촬영(delayed radiography)이라 한다. 촬영 중 또는 촬영된 영상을 보면서 혈류의 흐름, 병변이나 병소의 위치 및 병의 진행정도를 평가할 수 있다.

혈관조영 방법에는 동맥을 천자하여 동맥을 보는 동맥조영술(angiography), 정맥을 천자하여 정맥을 보는 정맥조영술(venography)이 있다. 또한 정맥을 천자하여 조영제 주입 후 일정시간이 지난 후 동맥을 관찰하는 정맥성 동맥조영술, 동맥을 천자하여 조영제 주입 후 일정시간 지난 후 정맥을 관찰하는 동맥성 정맥조영술 등이 있다.

(1) 셀딩거법(Seldinger method)

1953년 스웨덴의 Seldinger는 피부경유로 동맥천자(arterial puncture)를 시행한 후 천자 침(Seldinger needle) 안으로 가이드와이어(guide wire)를 통과시켜 혈관 내에 와이어를 삽입한 후 천자 침을 제거하고 와이어에 따라 카테터를 삽입하는 방법을 고안했다. 이는 피부를 절개하지 않고 직접 혈관을 천자(puncture)하는 방법으로 감염이나 합병증의 발생을 방지할 수 있는 장점이 있다. 이런 방법을 Seldinger법 또는 피부경유 카테터법이라 하며 현재에도 널리 사용되고 있다

〈셀딩거 천자법(Seldinger technique)의 시술순서〉

① 천자할 부위를 소독 후 리도카인으로 국소 마취한다.
② 천자바늘로 동맥을 천자(초음파를 이용하기도 함)한다.
③ 짧은 가이드와이어를 혈관으로 넣고 천자바늘을 제거한다.
④ 짧은 가이드와이어를 따라 sheath를 삽입한다.
⑤ 카테터로 검사하고자 하는 동맥까지 도달시킨다.

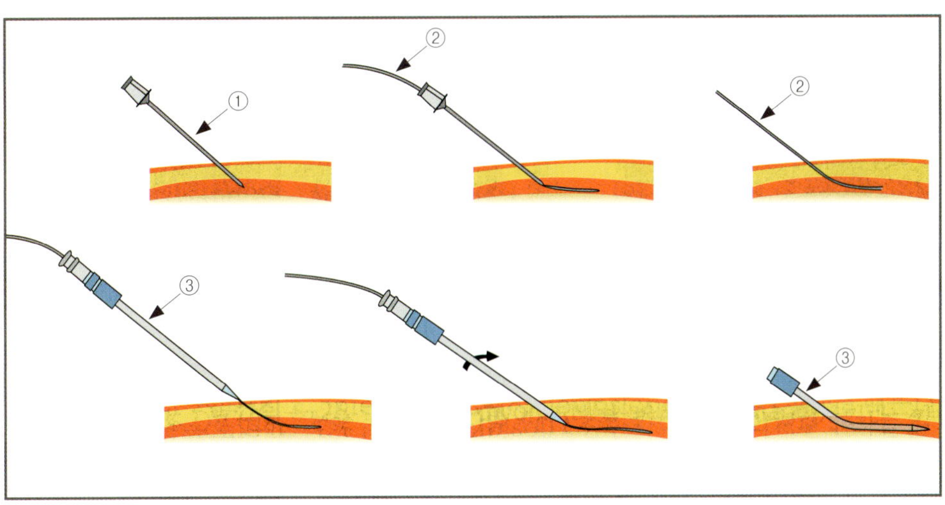

Ι 그림 1-12 Ι Seldinger technique

① puncture needle ② guide wire ③ sheath

(2) 연속촬영술(dynamic study)

조영제의 흐름을 연속적으로 촬영하는 것으로서 엑스선 조사와 함께 필름이 빠르게 이동하여 혈액의 흐름을 정지영상으로 표현하는 것이다. 초기에는 필름고속 연속장치(serial film changer)를 사용하였으나 현재 대부분의 병원에서는 필름 대신 디지털 검출기를 이용하여 연속신호를 샘플링한 후 영상처리과정을 거쳐 원하는 영상을 저장한다. 디지털검출기를 이용함으로 PACS와 연동하여 HIS(Hospital Information System)를 구현한다.

(3) 동맥조영술

① 동맥 경피 카테터법

가장 많이 사용하는 조영 방법으로 주로 오른쪽 넙다리동맥(right common femoral artery)을 천자하나 경우에 따라서 겨드랑동맥(axillary artery)이나 위팔동맥(brachial artery)을 천자하기도 한다. 선택적 혈관조영술이 가능하고 카테터의 교체가 용이하기 때문에 중재적 시술시에도 적합하다.

② 경정맥성 동맥조영술

정맥을 천자하여 조영제 주입 후, 일정시간이 경과한 후 동맥을 보는 방법으로 동맥을 직접 천자하는 것보다는 안전한 장점이 있으나 정맥에 주입된 조영제가 심장을 거치는 순환과정에서 혈액과 희석되기 때문에 선명한 영상을 얻기 어려우며 많은 양의 조영제를 주입하는 부담이 있으므로 특별한 경우를 제외하고는 거의 사용되지 않는다. 컴퓨터단층촬영의 조영 방법으로 많이 사용되며 혈관조영술에서는 폐동맥조영술 등에서 사용된다.

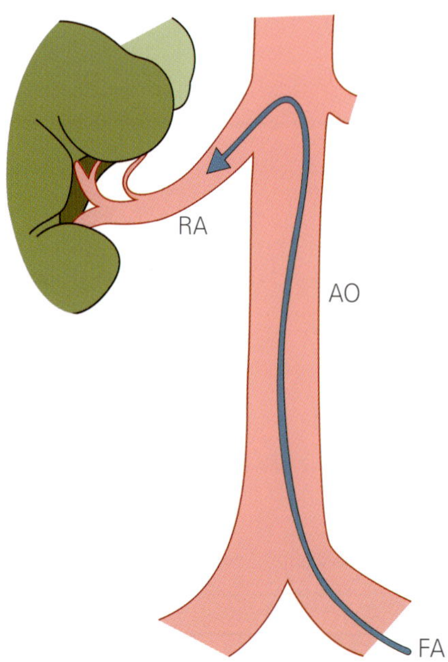

ㅣ그림 1-13ㅣ Method of Percutaneous arterial catheter

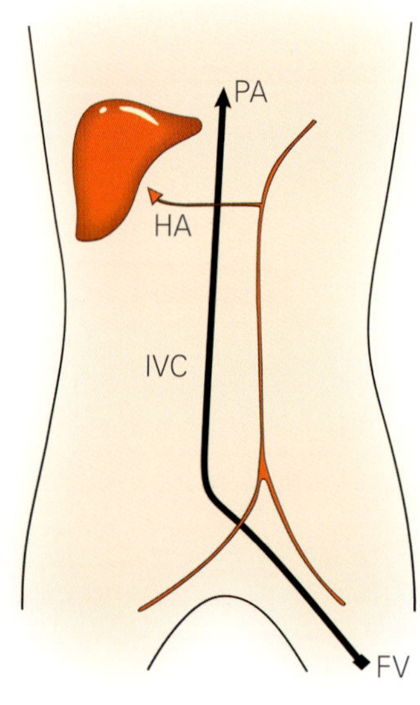

ㅣ그림 1-14ㅣ Schematic drawing vonoarterial angiography

③ 경피적 동맥주입법

천자 침으로 검사하고자 하는 동맥을 직접 천자하는 방법으로 출혈과 혈종의 위험성이 크고 선택적 혈관조영술을 할 수 없어 거의 사용되지 않는다.

④ 동맥 절개법(cut down)

천자가 잘되지 않아서 같은 부위에 반복적으로 천자를 시도하면 혈관이 수축되어 천자가 힘들어 지거나 불가능해질 경우 stent graft와 같은 중재적시술을 목적으로 피부를 절개하여 동맥을 직접 보면서 천자를 하는 방법이다. 이 방법은 동맥손상의 위험이 크기 때문에 더욱 신중을 기해야 하며 사용빈도는 매우 낮다.

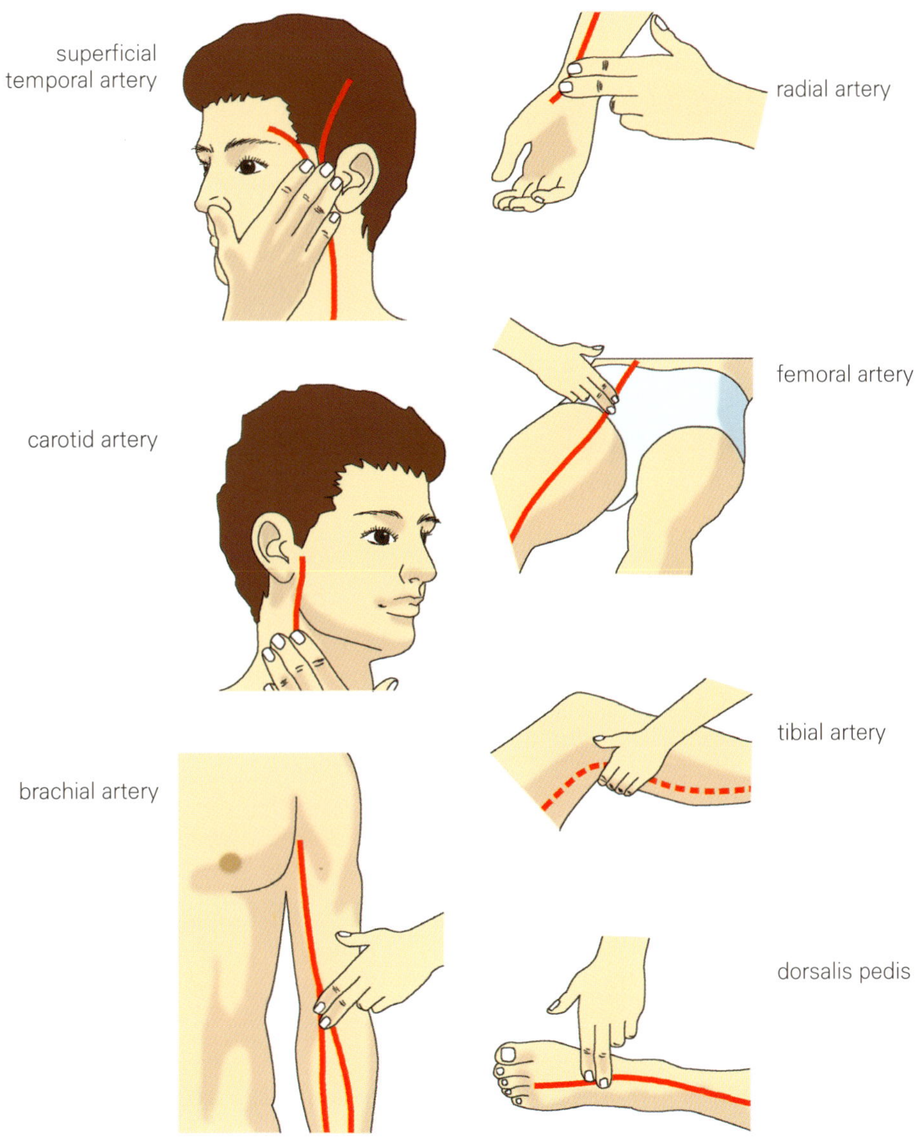

ı 그림 1-15 ı Pulse position

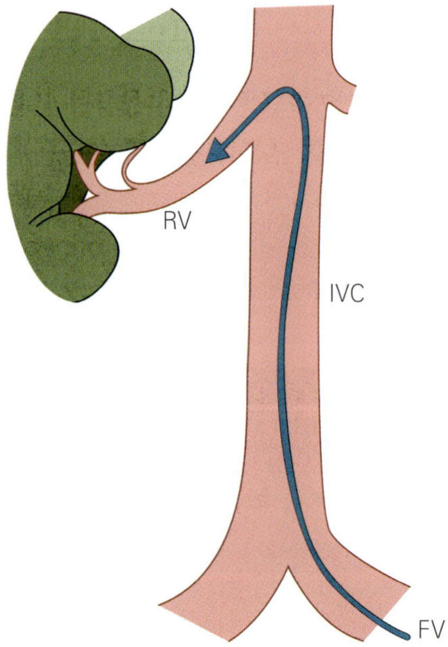

ㅣ그림 1-16ㅣ Method of Percutaneous intravenous catheter

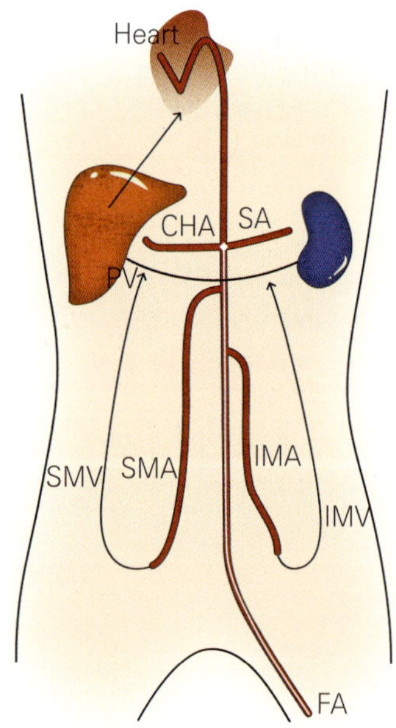

ㅣ그림 1-17ㅣ Schematic drawing arteriovenous angiography

(4) 정맥조영술

① 정맥 경피 카테터법

정맥을 천자한 후 안내 철심과 카테터를 사용하여 보고자 하는 장기의 정맥에 위치시켜 선택적으로 혈관조영을 하는 것이다.

천자부위는 오른쪽 온넙다리정맥(Rt. commom femoral vein), 겨드랑정맥(axillary vein), 위팔정맥(brachial vein), 속목정맥(internal jugular vein)을 주로 천자한다.

② 경동맥성 정맥조영술

동맥을 천자하여 조영제 주입 후 정맥을 보는 방법이며 문맥(portal vein)의 개통여부를 보기위해서 현재에도 쓰고 있는 방법이다.

③ 경피적 정맥주입법

천자 침으로 검사하고자 하는 정맥을 직접 천자하는 방법으로 피부경유 카테터법이 발달된 후 거의 사용하지 않는다. 그러나 표재정맥에 천자하여 조영제를 주입하는 사지정맥 조영술에 사용된다.

④ 정맥 절개법

천자가 잘되지 않아서 반복적으로 천자를 시도하면 혈관이 수축되어 천자가 힘들때 피부를 절개 하여 정맥을 직접 보면서 천자를 하는 방법으로 동맥절개법 보다는 안전하나 정맥의 손상에 대한 위험이 있어 거의 사용하지 않는다.

05 혈관조영검사용 엑스선 장치의 특성 및 기구

혈관은 주변 조직과 비교해 엑스선 흡수차가 없기 때문에 조영제를 주입하면서 검사가 이루어진다. 동맥계에 있어서는 혈류속도가 빠르고 주입된 조영제는 동맥, 모세혈관, 정맥을 거치면서 조영상이 변화한다. 따라서 이러한 조영상을 촬영하기 위해서는 연속촬영이 가능한 장치가 필요하게 된다. 또 촬영부위의 미세한 혈관을 상세히 촬영할 경우나 작은 촬영부위에서는 확대촬영이 행해지고 그 중에서도 특히 심장혈관촬영에서는 연속적으로 변화하는 혈관상이 모니터에 나타난 상태에서 촬영하기 때문에 연속적으로 신호를 얻을 수 있는 장치가 요구된다.

혈관촬영은 항상 촬영대상 부위가 동적이고 엑스선흡수가 시시각각으로 변하는 촬영이기 때문에 일정한 밝기와 농도를 유지하기 위한 자동노출제어장치가 필요하게 된다. 또 촬영부위에 따라서 혈관의 위치관계를 3차원으로 관찰하기 위해 입체촬영과 회전촬영이 행해진다. 이와 같이 혈관촬영은 목적에 따라 다양한 촬영법이 필요하다는 점에서 촬영기술 및 검사목적에 적합한 엑스선장치가 요구된다. 촬영대상부위는 전신의 모든 혈관이고, 촬영방법에는 고속필름 체인저를 사용한 필름촬영과 엑스선 영화촬영이 있었으나 최근에 디지털 엑스선장비의 보급으로 사용되지 않는다.

1) X-선발생장치

(1) 엑스선 발생장치

① 엑스선 고전압장치

엑스선 고전압 장치는 고전압 발생 장치와 엑스선 제어장치의 조합으로 되어 있다. 과거에는 엑스선 고압장치의 대부분은 엑스선의 개폐를 고압측에서 행하는 2차측 제어장치였는데, 현재는 종래의 3상장치에 비해 소형이고, 중량이 1/10~1/30 정도로 경량이며, 대 전력용 스위칭 소자 IGBT(절연게이트형 바이폴라 트랜지스터)의 개발로 고주파 대출력으로 정도가 높은 엑스선제어가 가능한 인버터식 엑스선장치로 바뀌어가고 있다.

혈관촬영은 동태촬영과 동시에 대조도가 좋은 영상이 요구되기 때문에 저관전압, 대관전류에 의한 연속촬영이 행해진다. 따라서 관전압 맥동률이 적고 장시간 안정된 엑스선출력을 얻을 수 있는 장치가 필요하게 된다. 고속필름 체인저를 사용한 촬영에서는 자동노출제어장치의 사용으로 엑스선출력의 불안정은 다소 보충할 수 있지만, DSA에서는 모니터 화면에서 깜박거리는(flicker) 원인이 된다.

② 제어 장치

엑스선 고전압장치 중에서 엑스선을 제어하기 위해 필요한 모든 회로구성 부품으로 이루어진 장치를 엑스선 제어장치라고 하지만, 현재의 제어장치는 관전압, 관전류, 촬영시간과 같은 촬영조건 제어는 물론 가동조리개, 보상필터와 같은 제어도 모두 포함하게 되어 있다.

자동노출제어장치는 촬영조건을 용이하게 하는 시스템으로 수동조작에 따른 오차에 의한 노출의 과부족을 없애고 적정노출을 얻기 위한 장치이다. 조영제를 사용하는 혈관 촬영은 일련의 촬영 중에 엑스선흡수가 시간과 함께 바뀌는 점 등에서 자동노출제어장치는 없어서는 안될 중요한 장치이다. 주로 사용되고 있는 자동노출제어장치는 촬영시간을 제어하는 포토타이머로 구성되어 있다.

엑스선의 kV, mA 등 세부 파라미터 제어뿐만 아니라 현재 작업 상황을 여러 개의 창으로 나타내어 진단이 용이하도록 한다.

③ 엑스선관

엑스선관 장치에 엑스선 가동조리개를 붙인 장치를 말하며 방호형 엑스선관 용기에 엑스선관을 봉입한 것을 엑스선관 장치라고 한다.

고속필름체인저를 사용한 촬영에서는 엑스선관의 최대양극열용량이 142 kJ(200 kHU) 정도로 촬영이 가능하지만 DSA 장치에서는 필름촬영에 비해 반복해서 장시간 촬영이 행해지기 때문에 284 kJ(400 kHU) 정도의 대용량의 엑스선관이 필요하게 된다.

엑스선관 초점은 영상의 선예도를 고려한다면 소초점일수록 좋지만, 엑스선관 장치 최대연속 입력 등으로 제한된다. 엑스선관의 냉각방법은 최근 수냉식을 많이 사용한다.

④ 엑스선관 가동조리개

엑스선관 조사야의 크기를 연속적으로 조정하는 수단을 갖춘 조리개 장치로 확대촬영이 행해지기 때문에 각 촬영에 적합한 장치가 필요하게 된다. 또 DSA를 사용하기 때문에 조리개에 보상필터를 갖춘 것이 일반적이다.

(2) 엑스선 지지장치

엑스선을 이용하여 진단이나 치료를 행하기 위해서 사용하는 엑스선 투시촬영대, 유지장치, 치료대 등을 총칭하는 것이며 다음과 같은 것을 들 수 있다.

① 유지장치

1회 조영제 주입으로 한 방향 또는 양방향의 촬영을 할 수 있고, 유지장치에는 천장 주행식 유지장치, 바닥고정식 유지장치가 있다. 양방향 동시촬영에 사용되는 유지장치는 머리 C-arm의 엑스선빔 중심에 촬영부위를 두는 것으로 촬영 각도를 바꿔도 중심이 바뀌지 않은 아이소센터(isocenter) 방식이 많이 사용되고 있다. 머리촬영에서는 양방향 동시촬영이 통상 행해지기 때문에 아이소센터 방식의 유지장치가 유용하다.

② 엑스선 투시촬영대

엑스선 영상장치를 갖추어 엑스선 투시나 엑스선촬영을 하기 위해 인체를 위치시키는 장치를 말한다. 양방향에서 투시촬영하기 때문에 영상검출기(detector), 엑스선관장치 등의 간섭이 없고 응급상황이 발생할 때 심장마사지 등에 대응할 수 있는 안전장치가 필요하다.

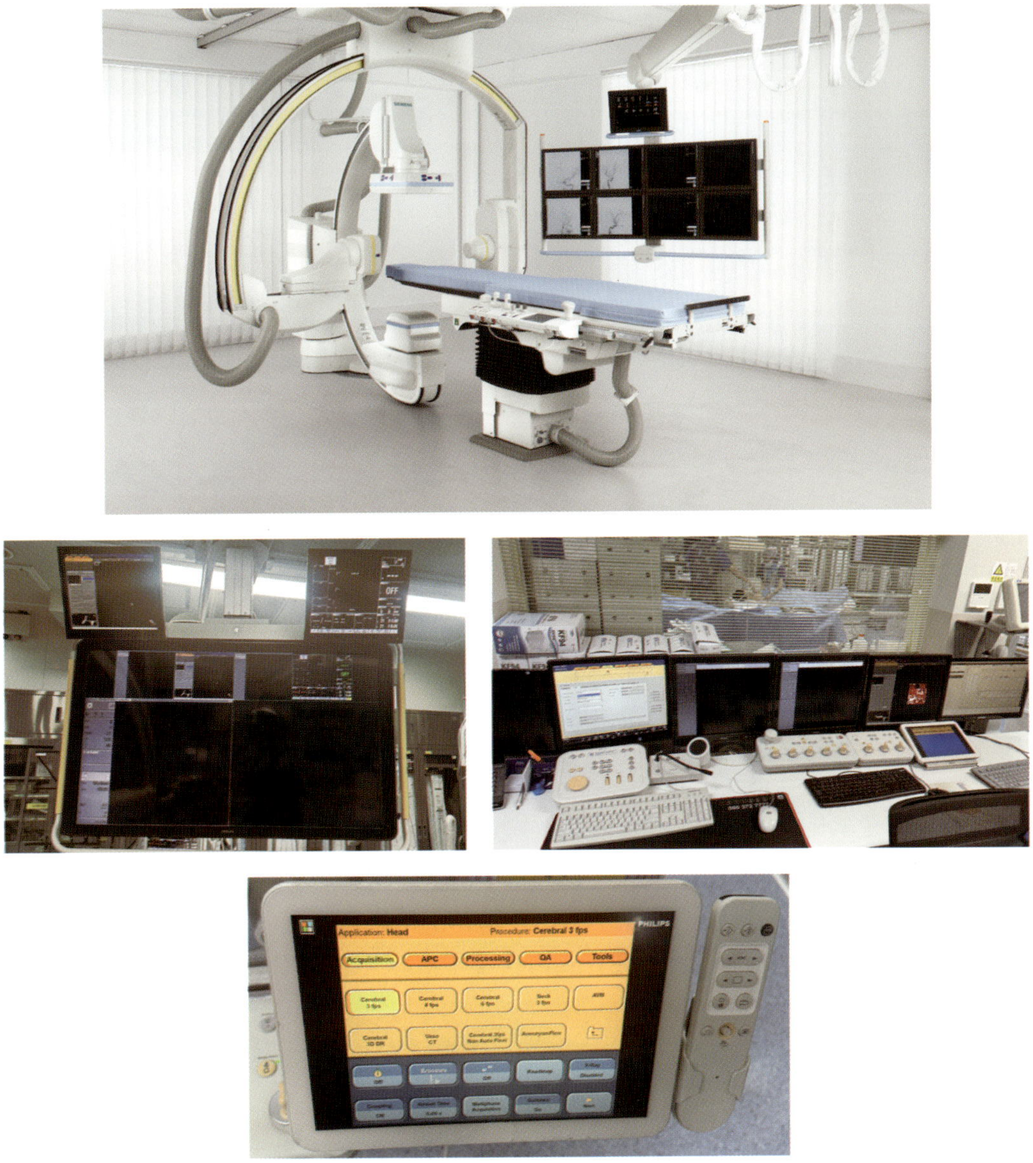

ㅣ그림 1-18ㅣ Angiography devices and system

(3) 엑스선 영상장치

인체의 엑스선상을 관찰 또는 기록하는 장치 및 기구의 총칭을 의미한다. 영상장치의 발전에 따라 과거에 사용하던 필름/스크린 시스템이나 영상증폭기(Image intensifier) 등은 사라지고 디지털시스템이 모든 병원에서 이용하고 있다. 디지털검출기의 종류로는 a-Se+TFT방식과 a-Si(CsI)+TFT방식이 사용된다.

① a-Se+TFT 방식

엑스선을 전기적 신호로 변환하여 TFT에서 수집 변환하는 엑스선 에너지를 전하로 직접 변환하려면 비결정셀레늄(amorphous selenium, a-Se)과 반도체를 이용한다. 직접변환 방법은 엑스선 에너지를 검출하기 위해 증감지 등을 이용하지 않아 중간 매개 또는 추가 처리과정이 생략됨이 특징이다. 엑스선 필름과 같이 일정한 크기를 가진 검출시스템 모양을

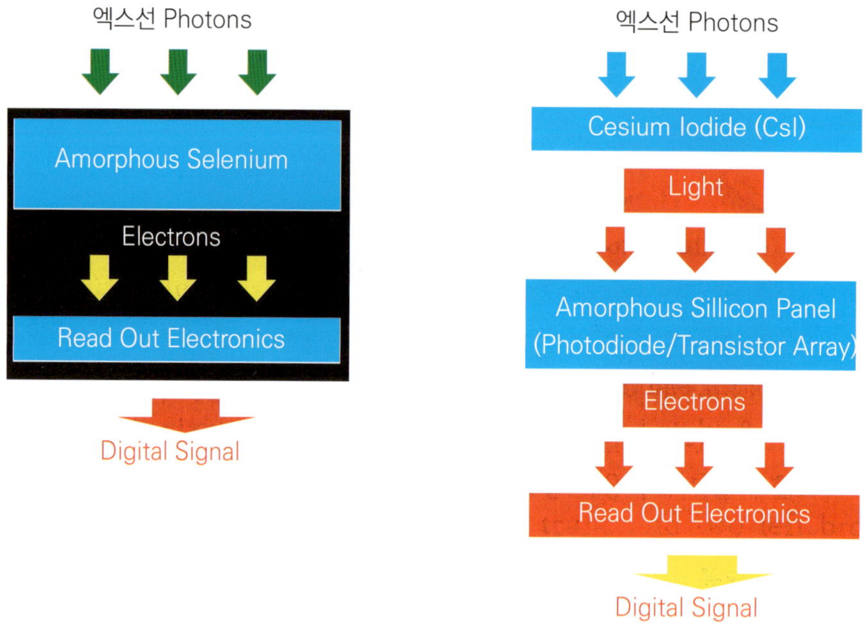

| 그림 1-19 | Signal acquisition process

평판형검출기(flat-panel detector)라 한다. 직접변환 방법의 평판형 검출기는 특정한 크기에 a-Se의 검출소자를 조밀하게 배열하였다.

중간과정이 없이 직접적인 에너지 변환이 일어나므로 에너지변환효율이 우수하며 해상특성도 뛰어나다. 에너지변환효율이 높다는 것은 그만큼 적은 엑스선 조사량으로 우수한 영상을 얻을 수 있다는 것을 의미한다. TFT matrix에서 전하 수집을 할 수 있기 때문에 구조가 간단하다.

단점으로는 감응물질로 주로 사용되는 비결정셀레늄의 감응회복특성으로 인해 촬영간에 일정시간 간격이 필요하다.

② a-Si(CsI)+TFT 방식

증감지·필름 시스템과 같은 증감지 형광체를 이용하면 입사 엑스선 에너지를 흡수하여 빛으로 변환한 뒤 비결정실리콘(amorphous silicon, a-Si)을 사용하여 이를 다시 전기신호로 변환하는 방식이어서 간접변환이라 한다. 형광체(증감지)에서 발생한 빛은 산란도가 높아 영상의 선예도(sharpness)를 감소시킨다. 이 빛은 필름에 잠상을 형성하고 이를 현상과 정착과정을 거치면 우리들이 관찰할 수 있는 영상을 제공하듯이 간접변환을 채용한 시스템은 2단계 과정을 거치게 된다. Cesium iodide(CsI)와 같은 섬광체(scintillation material) 또는 gadolinium oxysulfide(GaOS)와 같은 형광체(phosphors)가 엑스선 에너지를 흡수한 다음 간접검출기가 검출할 수 있도록 빛으로 변환하면 초박형다이오드(thin film diode, TFD)가 이 빛을 받아 다시 전기신호로 바꿔준다.

③ 영상표시장치

엑스선 투시장비의 검사 영상을 관찰하는 것으로 최초에 고화질 CRT 모니터를 사용하였으나 이후 LCD 모니터, PDP 모니터, 빔프로젝터 등 여러 종류의 영상표시장치가 사용되었다. 최근에는 고화질 LED 모니터를 주로 사용한다.

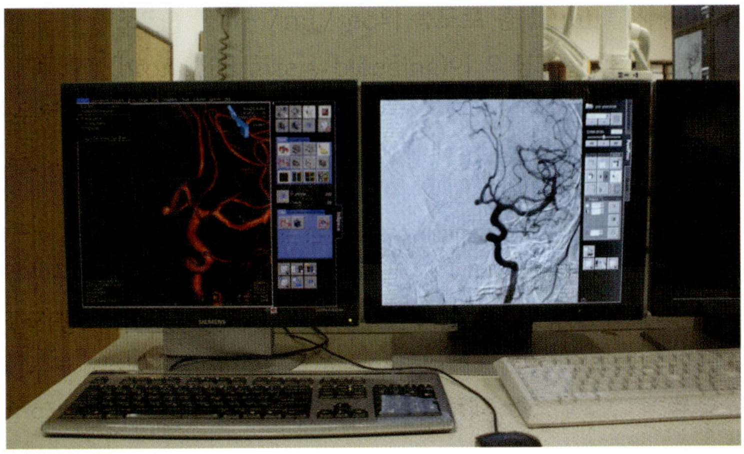

ㅣ그림 1-20ㅣ image display

(4) 엑스선영상처리장치

디지털 방사선 촬영장치(digital radiography, DR)는 영상데이타를 실시간(real-time)으로 영상강조처리하는 장치를 말한다. 감산처리를 행하여 혈관상을 나타내는 디지털감산조영술(digital subtraction angiography, DSA)과 디지털영상을 그대로 나타내는 디지털 혈관조영촬영장치(digital angiography, DA) 등은 모두 여기에 포함된다.

(5) 기 타

침습성이 높은 혈관촬영에서는 환자감시장치가 필요하며, 이들 장치로 혈압, 맥박, 심전도 모니터 등과 제세동장치를 들 수 있다. 그 밖에 산소, 흡인, 공기, 이산화질소(소화기) 설비 및 비상용 전원설비, 독립된 접지단자 등이 필요하게 된다.

2) 혈관조영장치의 정도관리

(1) 투시장치(Fluoroscopic X-ray system)

투시장비는 일반적인 진단용 방사선 발생장치에 비하여 많은 선량을 필요로 하고 있다. 따라서 엑스선 장치의 사용기간 중 최초의 성능을 유지하면서 최상의 화질을 제공하고, 환자에 대한 피폭선량을 감소시키면서 엑스선 장치가 안전하고 정상적인 동작을 하는가를 평가하는 것은 매우 중요하다.

투시장비는 공간분해능과 장비의 엑스선 조사야와 영상수용체의 크기 일치성을 측정하여 성능평가를 할 수 있다. 투시장비의 공간분해능 측정은 test tool과 phantom을 이용하여 측정할 수 있다.

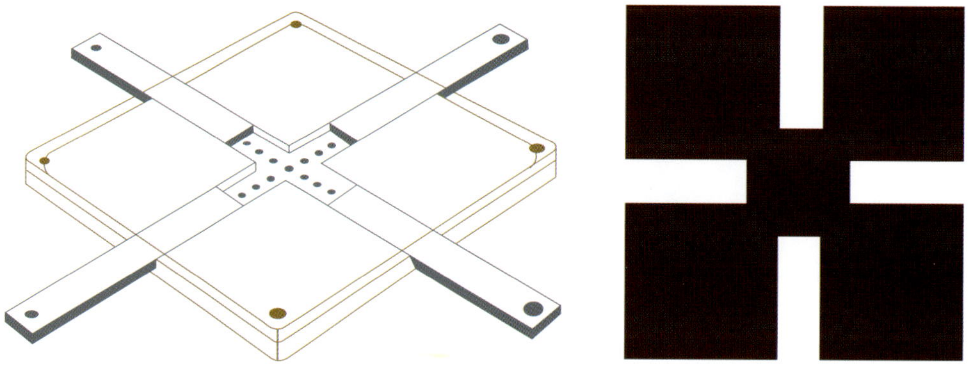

[A] [B]

ㅣ그림 1-21ㅣ Fluoroscopic beam alignment test tool(A) and exposure image(B)

① 엑스선 조사야와 영상수용체 크기 일치성 평가

투시장비의 엑스선 조사야와 영상수용체 크기 일치성은 산란선 발생과 화질 및 환자의 피폭선량을 물론 방사선 관련 종사자의 피폭을 경감시키는데 매우 중요한 역할을 한다. 이를 위해 fluoroscopic beam alignment test tool를 이용하여 평가할 수 있다(그림 1-21).

② 고대조도 영상의 공간분해능 평가(high contrast resolution test tool)

투시장비에서 고대조도분해능 평가가 중요한 척도로 사용되고 있다. 이를 평가하는 test tool로서 부채꼴모양의 구리 mesh를 8가지 패턴으로 나누어 시각화를 통하여 평가한다.

평가기준으로는 영상증배관이 6 inch인 경우 중심부 30 mesh/inch 이상, 가장자리 24 mesh/inch 이상이고, 영상증배관이 9 inch인 경우 중심부 24 mesh/inch 이상, 가장자리 20 mesh/inch 이상이 나타나야 한다(그림 1-22).

③ CDRH phantom을 이용한 평가

투시장비에서 고대조도 분해능과 저대조도 분해능을 모두 평가할 수 있는 공인된 팬텀인 CDRH(center for devices and radiological health) 07-649는 내부와 외부에 각각 8개씩 구성되어있고 내부에는 두께가 다른 8개의 원으로 저대조도(0.0063, 0.0091, 0.0126,

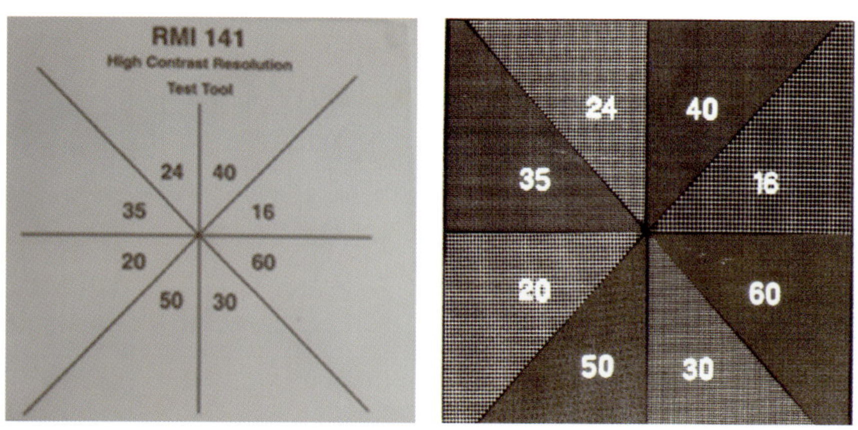

[A] [B]

ㅣ그림 1-22ㅣ High contrast resolution test tool(A) and exposure image(B)

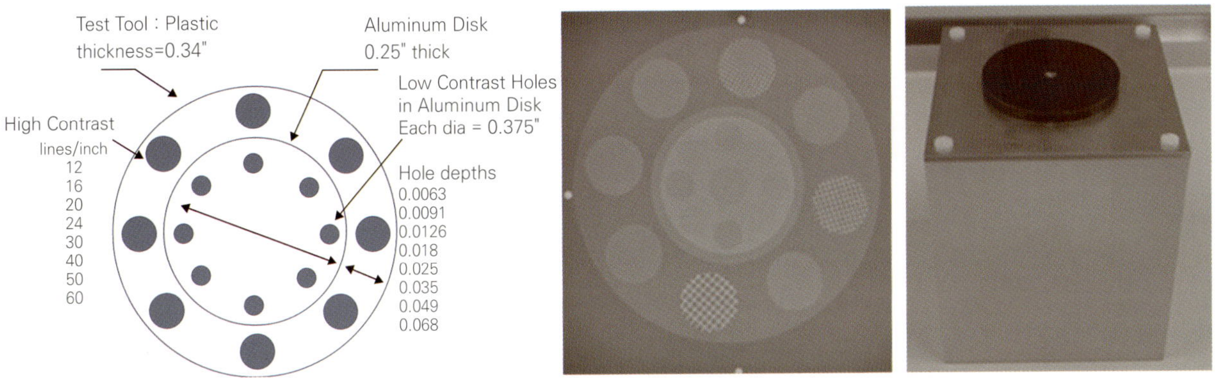

[A] [B] [C]

ㅣ그림 1-23ㅣ CDRH Phantom

0.018, 0.025, 0.035, 0.049, 0.068 inch 깊이)를 평가하며 외부에는 격자의 간격이 서로 다른 8개의 원으로 고대조도분해능(12, 16, 20, 24, 30, 40, 50, 60 wire/inch)을 평가한다.

평가기준으로는 순간촬영상에서 최소 5개 이상의 격자형태(고대조도분해능)와 6개 이상의 원형(저대조도분해능)의 구별이 가능해야 한다.

(2) 혈관조영장치(Angiographic system)

중재적 방사선 시술(Interventional Radiology, IVR)장치의 성능평가 항목은 장치의 성능, 화질, 선량으로 구분할 수 있으나 화질 및 선량은 표준팬텀을 이용하여 평가한다. IVR은 미세한 카테터과 가이드와이어를 체내에 삽입하고 시술하는 특성상 시술의 효과와 안전성을 높이기 위해서는 화질이 우수해야 하지만, 화질을 높이기 위해서는 환자와 시술자의 방사선 피폭이 증가하는 양면성을 가지게 된다. 따라서 혈관조영검사와 중재적시술에 사용되는 장치의 성능평가나 안전관리의 필요성이 점차 증대되고 있다. 이를 위하여 공인된 표준 팬텀인 NEMA Standard XR-21 Phantom을 이용하여 화질 및 선량을 평가한다(그림 1-24, 25).

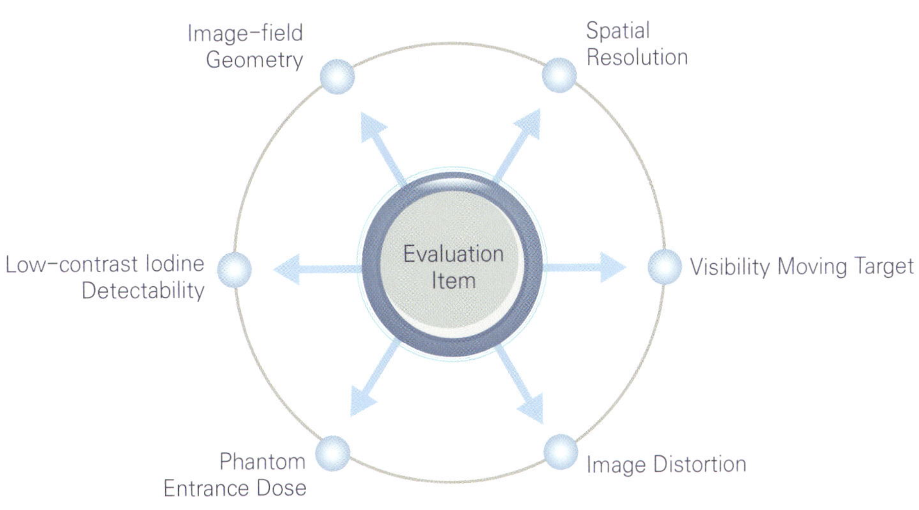

ㅣ그림 1-24ㅣ Angiography evaluation items

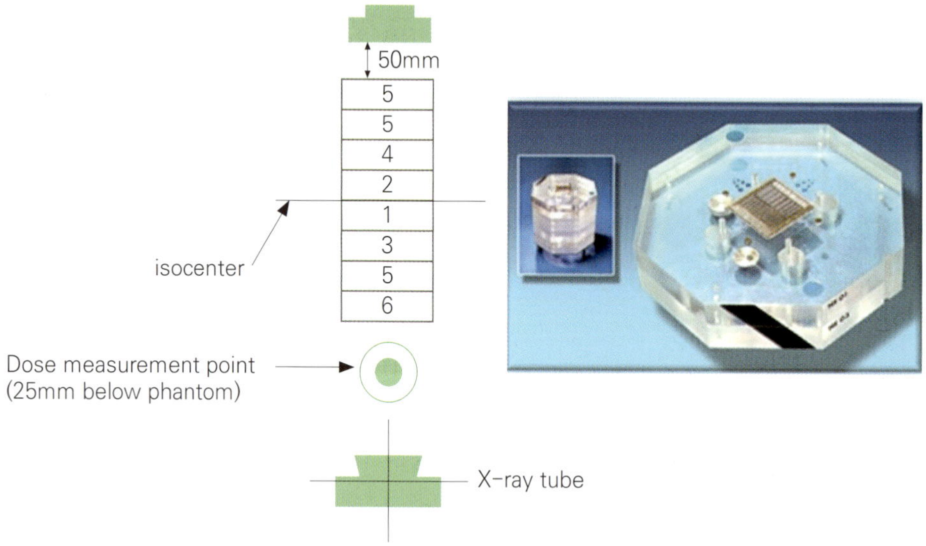

ㅣ그림 1-25ㅣ NEMA Standard XR-21 Phantom set up

ㅣ표 1-6ㅣ 혈관조영 정도관리 측정주기

주기	검사 항목
매일	1. 테이블 이동점검 2. C-arm 및 L-arm(biplane) 작동점검 3. 데이터 저장장치 작동점검 4. 조영제 자동주입장치 작동점검 5. 항온 항습기 작동점검 6. 환자 Monirot 장치 작동점검 7. Emergency kit 상태점검 8. Wall suction 및 산소 공급장치 작동점검
매주	1. 조영제 보관온도 점검(35~39°) 2. IVR 시술 약품 점검
3개월	1. 임상 영상평가 2. 영상에서의 측정치와 실측정치의 비교 평가
6개월	1. 관전압 시험 2. 관전류 시험 3. 반가층 시험 4. 표준 팬텀을 이용한 시험
1년	방호용구 상태점검(Apron 등의 균열 정도를 투시장치로 점검)

① 표준 팬텀의 평가항목

ㄱ. Image field geometry

복부의 두께를 기준으로 하기 위하여 20 cm 두께로 팬텀을 올려놓고 팬텀의 번호를 확인하여 6-5-3-1-2-4-5-5번 순서로 하고, Field size plate를 팬텀의 위쪽에 위치시킨 후 방사선 불투과성의 점 모양이 들어있는 plate를 팬텀의 바닥 부분에 위치시켜 두 개의 cross wire가 서로 교차되도록 gantry 또는 table을 움직여 영상을 평가한다(그림 1-26).

ㄴ. Spatial resolution 및 Low contrast iodine detectability

팬텀 중 Plate 1번 안에는 해상력 차트와 크기와 깊이가 다른 4개의 hole group이 들어 있으며 이 hole group들은 4가지 패턴(200, 100, 50, 25 mg/cc)으로 이루어져 있다. Central plate(01)를 이용해서 공간해상력과 저 대조도 분해능을 구하여 3인 이상이 1.2 m 거리에서 확대율에 따라 영상을 평가한다. 해상력은 해상력 차트를 확대율에 따라 기록하며 저 대조도 분해능은 각 단계에서 1개라도 보이면 측정이 가능한 것으로 인정한다(그림 1-27).

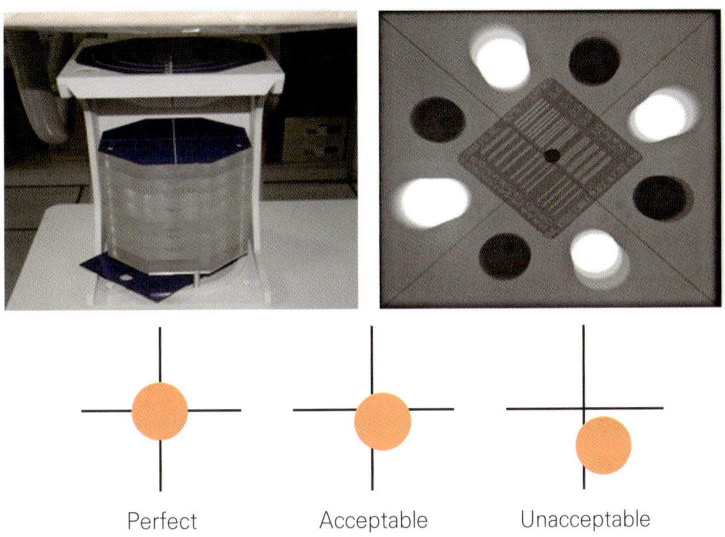

| 그림 1-26 | Alignment Tool and Test image

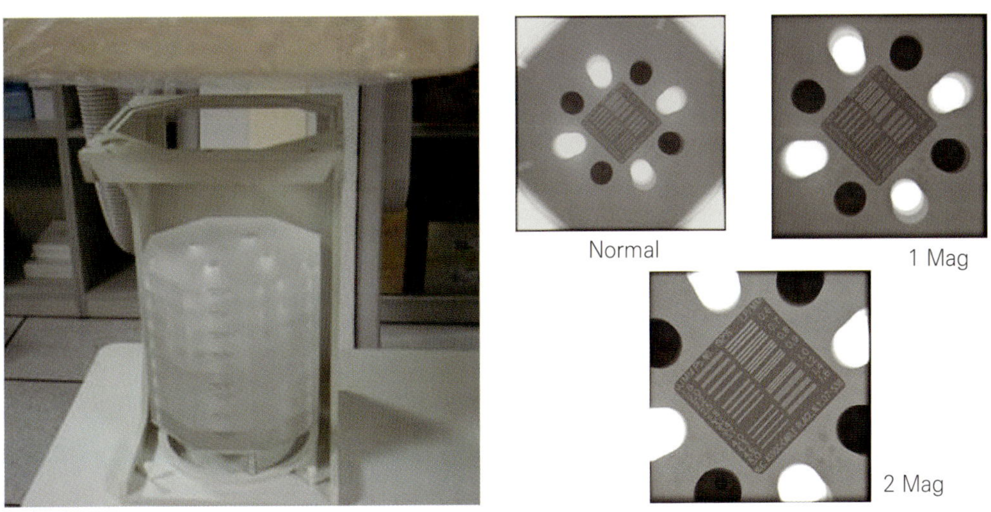

| 그림 1-27 | Spatial resolution and Low-contrast iodine detectability test image

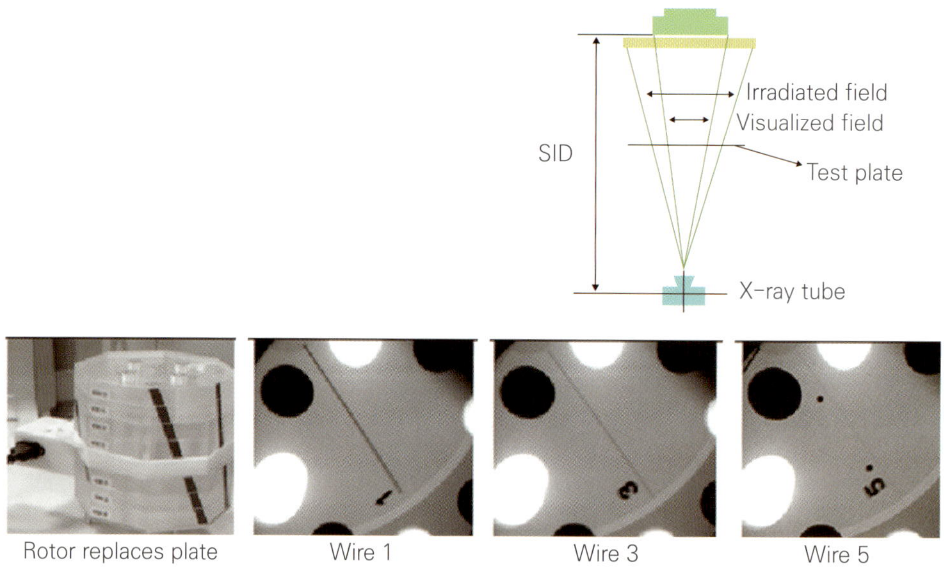

ㅣ그림 1-28ㅣ Visibility moving target

ㄷ. Wire resolution test

회전바퀴장치(rotating spoke device)를 이용하여 wire resolution을 평가한다. 이 장치는 두께가 다른 5개의 steel piano wire(0.022, 0.016, 0.009, 0.005 inches)와 drive motor로 구성되어 있다. 3명의 관찰자가 4 feet 거리에서 확대율에 따라 영상을 평가하며 합의 의견으로 한다(그림 1-28).

ㄹ. Phantom entrance dose

Ionization chamber는 일차선을 측정하기 위하여 60 cc 이하를 사용한다. 측정기는 전원을 연결한 후 자체 calibration을 실시한 후 스위치를 on 위치에 놓은 후 온도 및 기압에 적응하기 위하여 20분 후에 측정을 실시한다. Ionization chamber는 팬텀 바닥부분에서 25 cm 아래에 위치시키고 확대율에 따라 선량률(R/min)을 측정한다(그림 1-29).

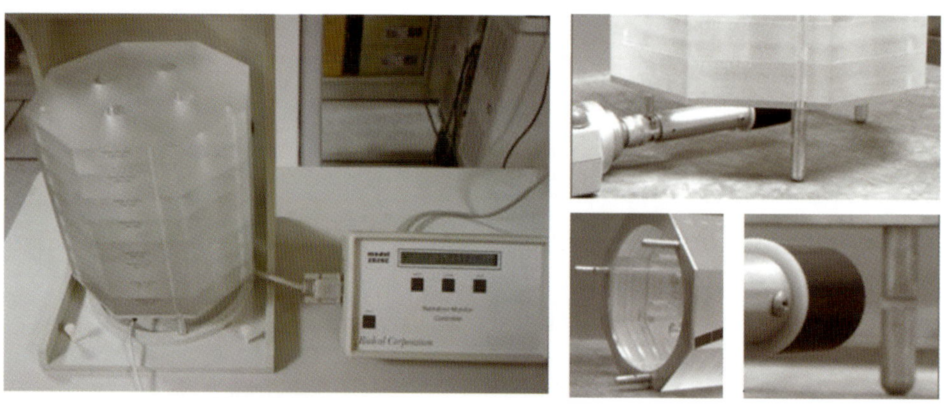

ㅣ그림 1-29ㅣ Phantom entrance dose test

② 허용범위

| 표 1-7 | 부위별 조영제 주입조건

<table>
<tr><th>항목</th><th colspan="3">적합기준</th></tr>
<tr><td>Beam alignment</td><td colspan="3">최소 Acceptable이 나와야 함</td></tr>
<tr><td rowspan="10">Spatial resolution</td><td rowspan="5">I.I type
field size(cm)</td><td>34~40</td><td>0.8(lp/mm)</td></tr>
<tr><td>28~33</td><td>1.0(lp/mm)</td></tr>
<tr><td>22~27</td><td>1.2(lp/mm)</td></tr>
<tr><td>16~21</td><td>1.4(lp/mm)</td></tr>
<tr><td>10~15</td><td>1.5(lp/mm)</td></tr>
<tr><td rowspan="5">F.D type
field size(cm)</td><td>45 이상</td><td>0.8(lp/mm)</td></tr>
<tr><td>40~45</td><td>1.0(lp/mm)</td></tr>
<tr><td>28~33</td><td>1.2(lp/mm)</td></tr>
<tr><td>22~27</td><td>1.4(lp/mm)</td></tr>
<tr><td>16~21</td><td>1.5(lp/mm)</td></tr>
<tr><td>Low contrast
iodine detectability</td><td colspan="3">최소 농도 200 mg/cc까지 보여져야 함</td></tr>
<tr><td>Phantom
entrance dose</td><td colspan="3">10 R/min을 초과해서는 안 된다.</td></tr>
<tr><td rowspan="2">Wire resolution</td><td>Static</td><td colspan="2">최소 0.012"까지 보여져야 한다.</td></tr>
<tr><td>Moving</td><td colspan="2">최소 0.022"까지 보여져야 한다.</td></tr>
</table>

3) 디지털 감산 혈관조영술(DSA)의 원리 및 기능

(1) DSA 원리

영상의 농도를 계수적으로 디지털화하여 뼈와 연부조직을 소거하고 혈관 영상만을 나타나게 하는 방법이다.

DSA는 과거에 주로 사용되던 필름 혈관조영술보다 재현성이 뛰어나고 농도 변화를 자유롭게 할 수 있어 적은 양의 조영제를 사용해도 일정한 농도의 영상을 얻을 수 있으며 실시간 촬영과 영상의 저장, 후처리 과정으로 영상의 변경이 가능하다. 아날로그 신호를 디지털 신호로 바꾸는 아날로그/디지털 변환기(A/D converter), 영상을 처리하고 변화시키는 영상처리기(image processor), 영상을 기억하고 저장하는 영상 기억장치(image memory)와 저장장치(digital storage), 영상 모니터(display) 등이 필요하다. 최근에 혈관조영검사에 이용되는 기기는 디지털검출기를 사용하여 출력이 디지털신호여서 아날로그/디지털 변환기(A/D converter)가 필요 없이 디지털신호를 획득하여 후처리 및 영상을 저장한다.

① 순차모드(serial mode)

펄스감산법(pulse image mode), static mode로 불리기도 하는 순차모드는 조영제 주입 후 촬영까지의 지연시간에 영상을 디지털처리하여 마스크상(mask image)을 저장한 후 엑스선이 조사되면 샘플링되는 조영상에서 마스크상을 감산하여 혈관조영상만 얻는 방법이다. 움직임이 적고 조영제 주입 후 지연시간이 긴 머리촬영, 사지촬영, 복부촬영 등에 이용된다.

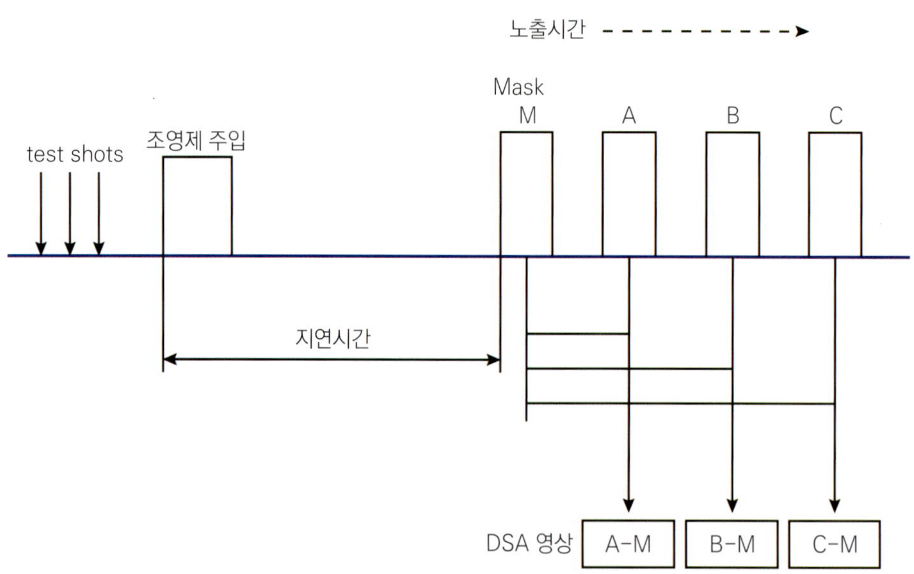

ㅣ그림 1-30ㅣ Serial mode

② 연속모드(continuous mode)

마스크감산법(mask subtraction mode)으로도 불리는 연속모드는 순차모드와 달리 마스크영상획득시간이 조영제 주입 전에 얻어 영상을 기억시키고 조영제 주입 후 획득한 영상과 감산처리하는 방법이다. 심장처럼 움직임을 보정하기 위하여 초당 30frame 이상으로 영상을 획득하는 검사에 이용된다.

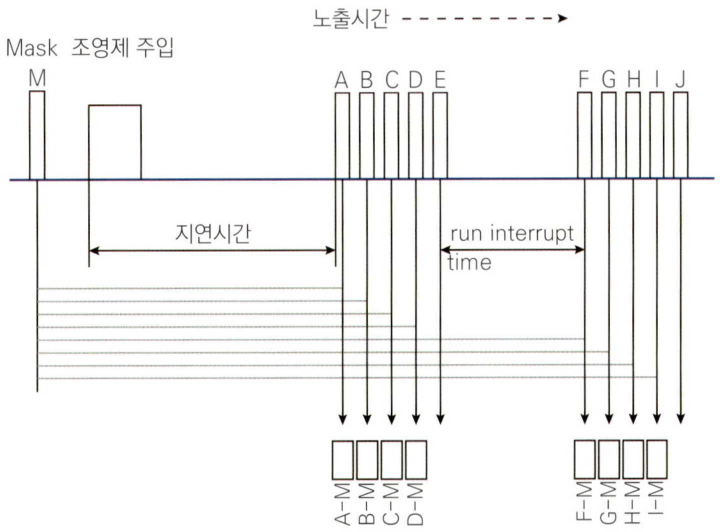

| 그림 1-31 | Continuous mode

③ 위상차모드(phase mode)

마스크상을 일정간격으로 변환시키는 방법으로 심실, 심방벽등의 관찰에 적합하다. 마스크상과 혈관조영상을 일치시키기 위하여 마스크상을 변환시키면서 조영제의 흐름을 연속적으로 관찰하는 방법이다. 변화량 감산법(time interval difference ; TID)이라고 불리기도 한다.

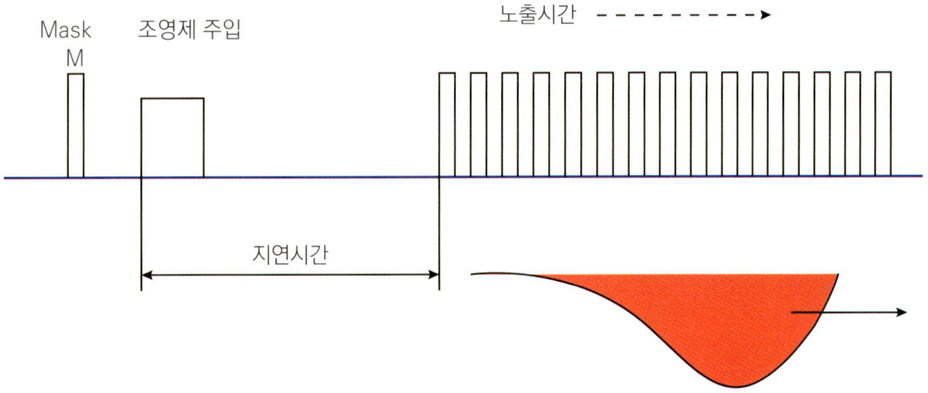

| 그림 1-32 | Phase mode

(2) DSA의 주요 기능

① 감산 기법(subtraction)

엑스선영상에서 원하지 않는 음영을 없애기 위한 방법으로 영상정보를 추가 하는 것이 아니라 보고자 하는 부분만 나타내는 기법이다

조영전 영상(scout image)에서 흑백이 반대인 영상(mask image)을 만들고 조영제를 주입한 영상과 mask 영상을 중복한 음영의 농도가 균일화 되면서 혈관이외의 불필요한 뼈와 연부조직의 음영이 제거된 혈관상 만을 만들 수 있다. 즉 혈관부분만 조영상이 남으며 나머지 영상은 지워진 감산 영상이 된다.

현재 사용되고 있는 감산방법은 시간차에 기준을 두고 조영제 주입 후 영상에서 주입 전의 영상을 감산시켜 비교하는 시간감산법을 이용하고 있다.

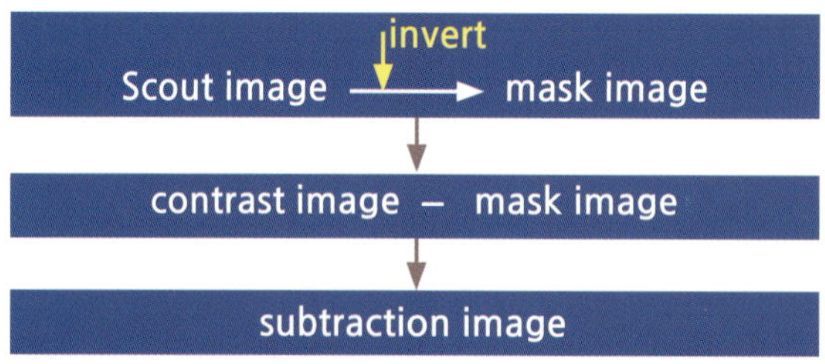

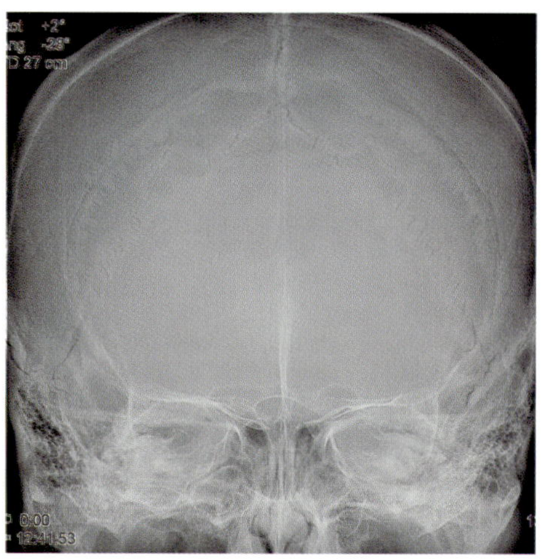

[A] scout image

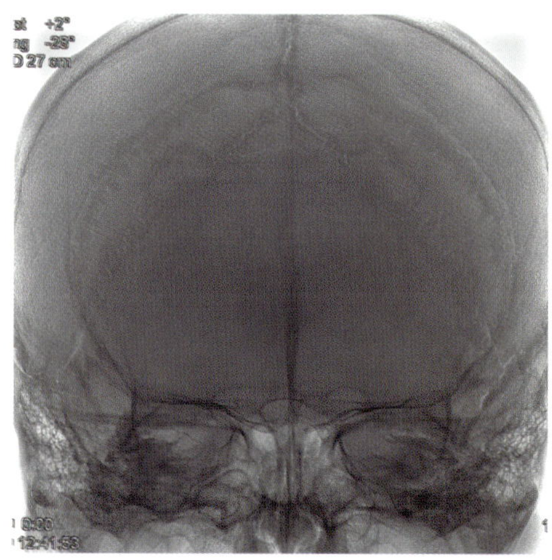

[B] mask image

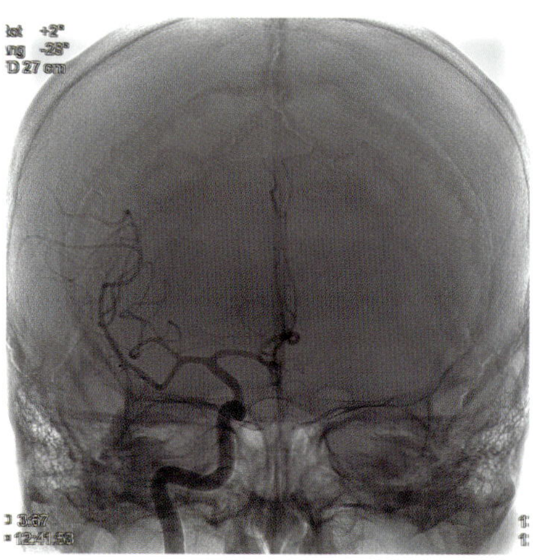

[C] contrast image

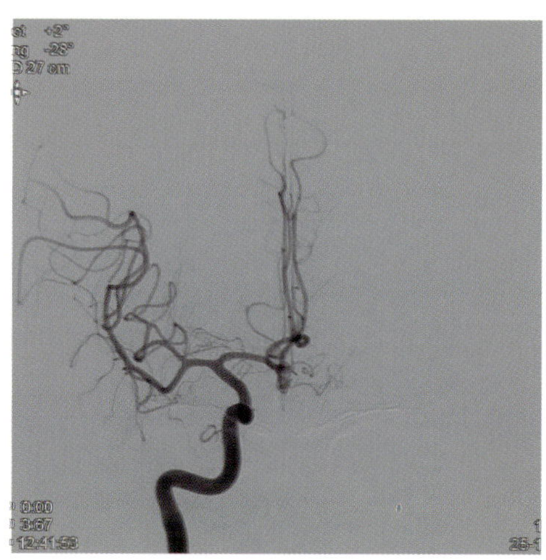

[D] subtraction image

Ι 그림 1-33 Ι Subtraction process

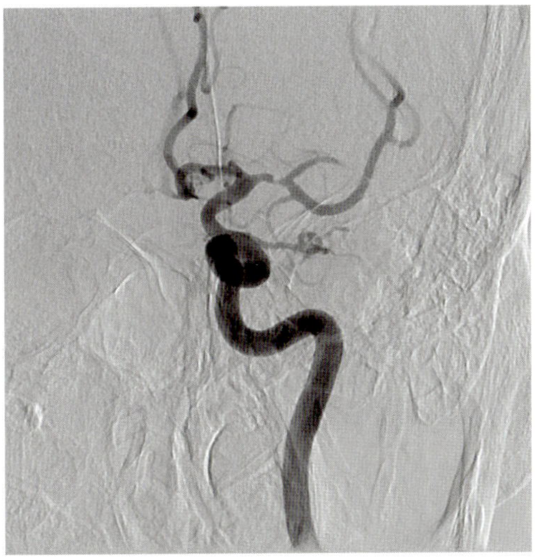

[A] replace mask 전 영상

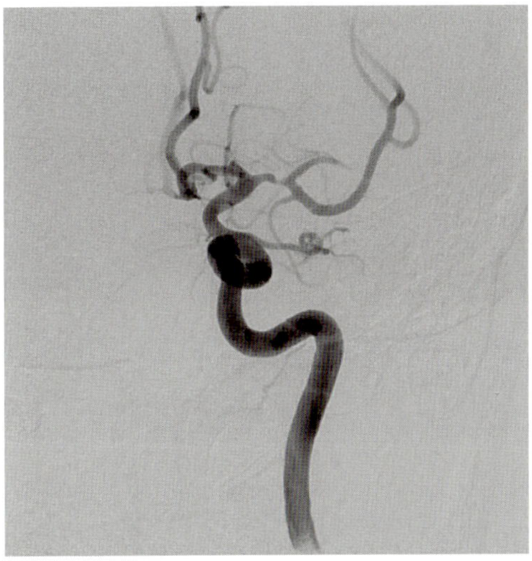

[B] replace mask 후 영상

| 그림 1-34 | Replace mask

② 마스크 이동처리(remasking)

마스크상을 정하여 감산을 시작한 후 환자가 움직이거나, 장기의 움직임이 생기면 움직임이 발생한 후의 영상은 마스크상과의 영상 차이가 발생한다. 이 경우 조영제가 있는 혈관상 및 장기의 위상차이에 의하여 겹쳐진 영상이 나타나게 되는데 이러한 아티팩트를 보정하기 위해 위상차이가 발생한 후의 영상에서 새로운 마스크 상을 선정하고 감산처리를 시행하여 더 좋은 영상을 만드는 것이다.

이 방법은 검사 중 보정을 할 수 있는 방법으로 사용자가 콘솔을 조작하여 빠른 시간 내에 처리할 수 있다.

③ 혈로지도화(road mapping / trace subtraction)

투시영상을 마스크상으로 하여 조영제가 주입되는 혈관 이외의 영상을 감산하여 혈관의 정보를 얻는 것으로 조영제를 주입하면서 각각의 영상을 획득하여 저장한 다음 각각의 영상에서 최대의 화소값들만 보여주는 방식이다.

혈관의 길을 작성하여 놓고 길을 따라 카테터나 가이드와이어를 조작하는 것이다.

투시하에 조영제를 주입하여 정지 혈관상을 만들고 영상을 보면서 카테터를 목적하는 혈관에 위치시키는 것이다.

혈로지도화(로드 매핑) 기능을 이용하면 조영제 사용량의 감소, 피폭 감소, 검사시간 단축 및 선택적 혈관삽입이 가능하다.

[A] 조영제 주입 전

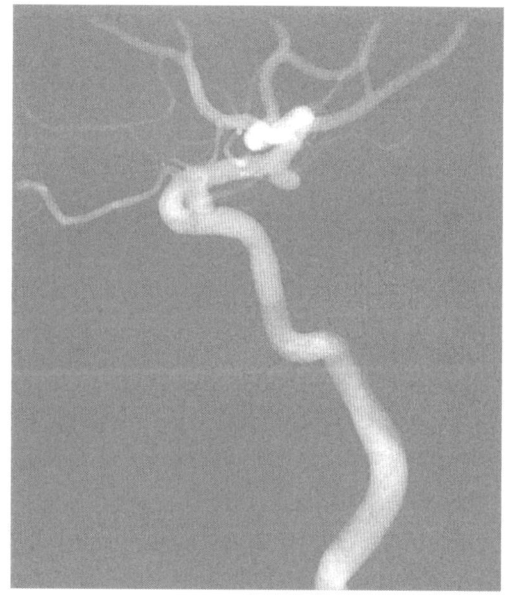

[B] 조영제 주입 후의 정지혈관상

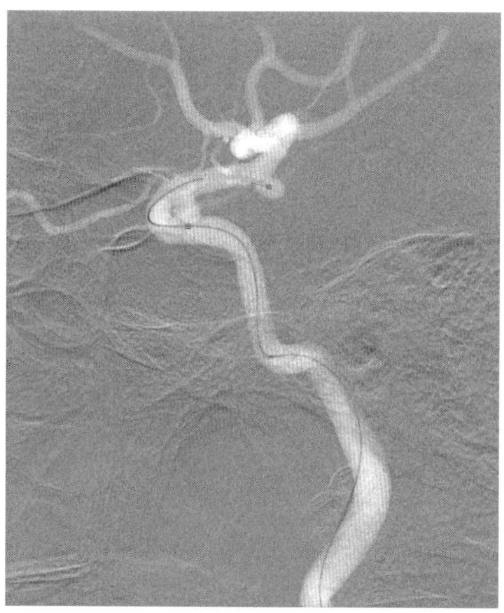

[C] 마이크로 카테터로 목적한 동맥자루를 선택한다.

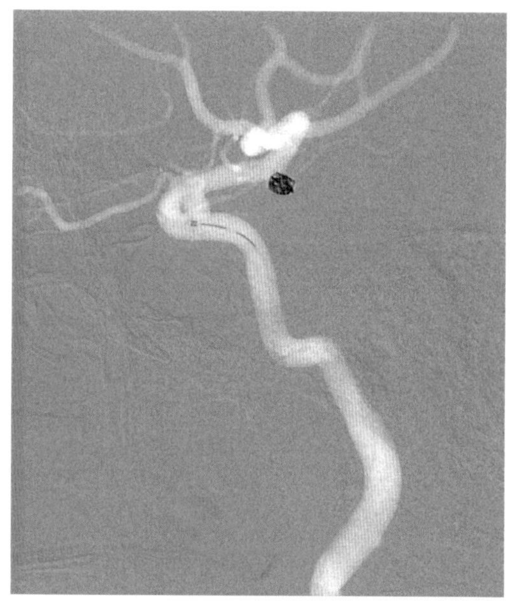

[D] 동맥자루 코일 색전을 시행한 영상

| 그림 1-35 | Road mapping / trace subtraction

④ 픽셀 이동처리(pixel shift)

환자의 움직임 또는 장기의 움직임에 의하여 mask 상과 조영상의 불일치로 흐려진 영상(blurred image)이 얻어지는데 이것을 보상하는 것이다. 환자 및 조영상이 움직인 만큼 mask 상을 조영상에 대하여 상하, 좌우 방향으로 이동시켜 움직임에 의한 불선예도를 감소시킬 수 있다.

픽셀 이동처리는 후처리과정에서 환자의 움직임에 대해 보상하는 기능으로 재검사를 시행하지 않아도 되는 장점이 있다.

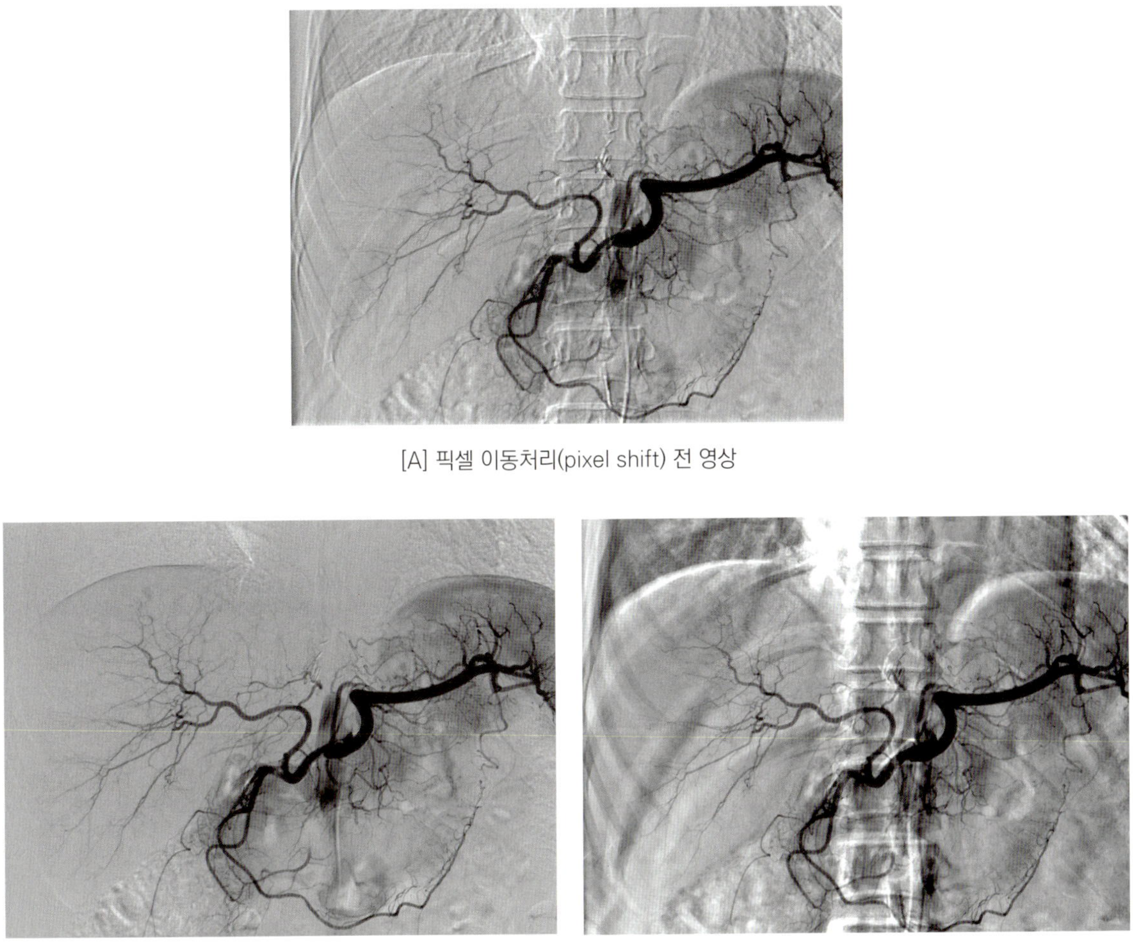

[A] 픽셀 이동처리(pixel shift) 전 영상

[B] 픽셀 이동처리 후 영상

[C] 잘못된 픽셀 이동처리

| 그림 1-36 | Pixel shift

⑤ 회전 영상(rotating DSA)

엑스선관과 검출기(detecter)가 병소중심으로 240°~270° 회전하면서 촬영을 하는 것이다.

검사시간 단축과 조영제 사용량 감소 및 입체영상을 볼 수 있다는 장점이 있다.

뇌동맥자루(cerebral aneurysm) 및 복잡한 혈관의 기시부를 볼 때 3D 재구성에서 유용하게 이용된다. 주로 신경계 중재적 시술에 사용된다.

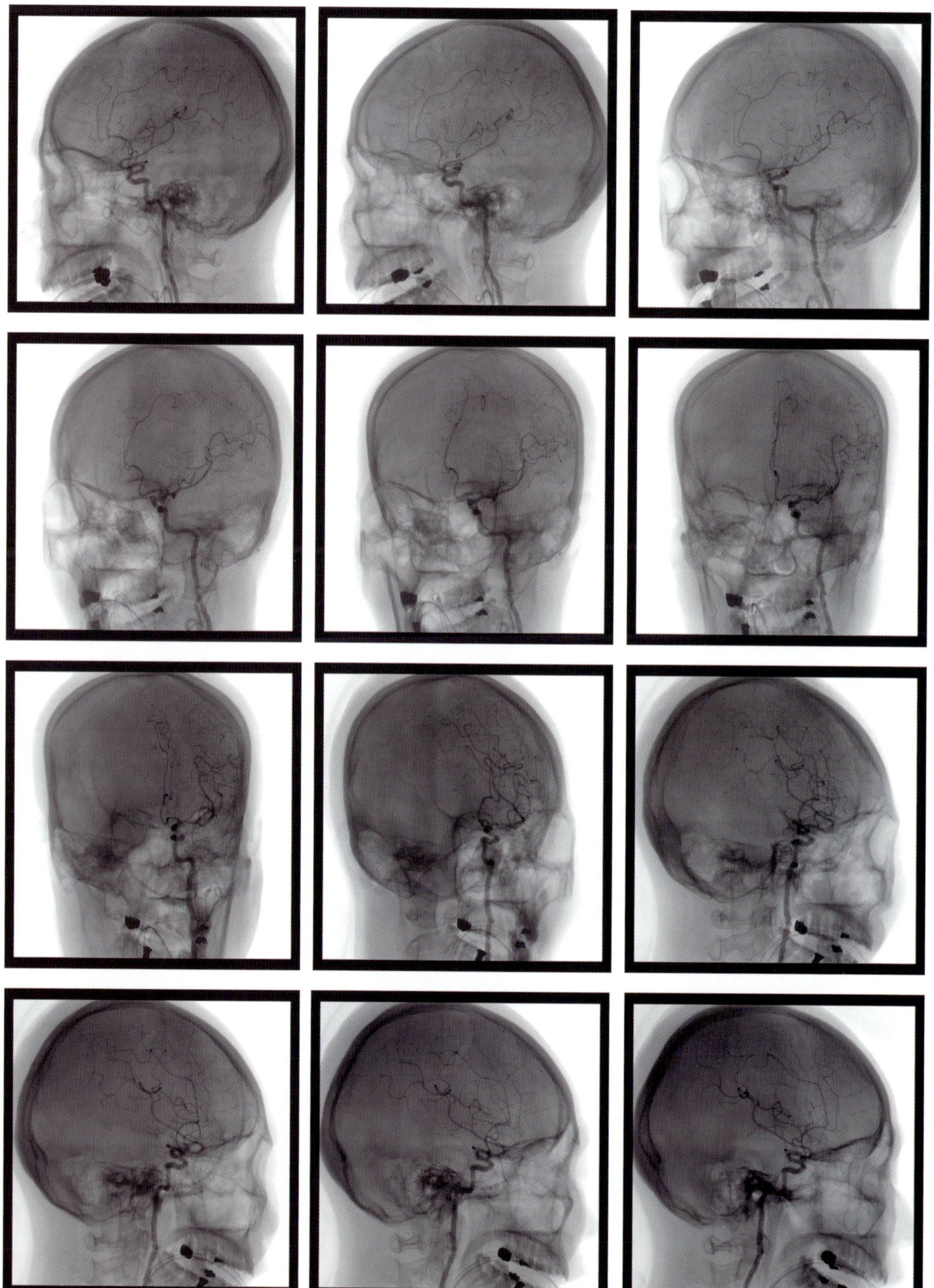

그림 1-37 Rotating DSA image

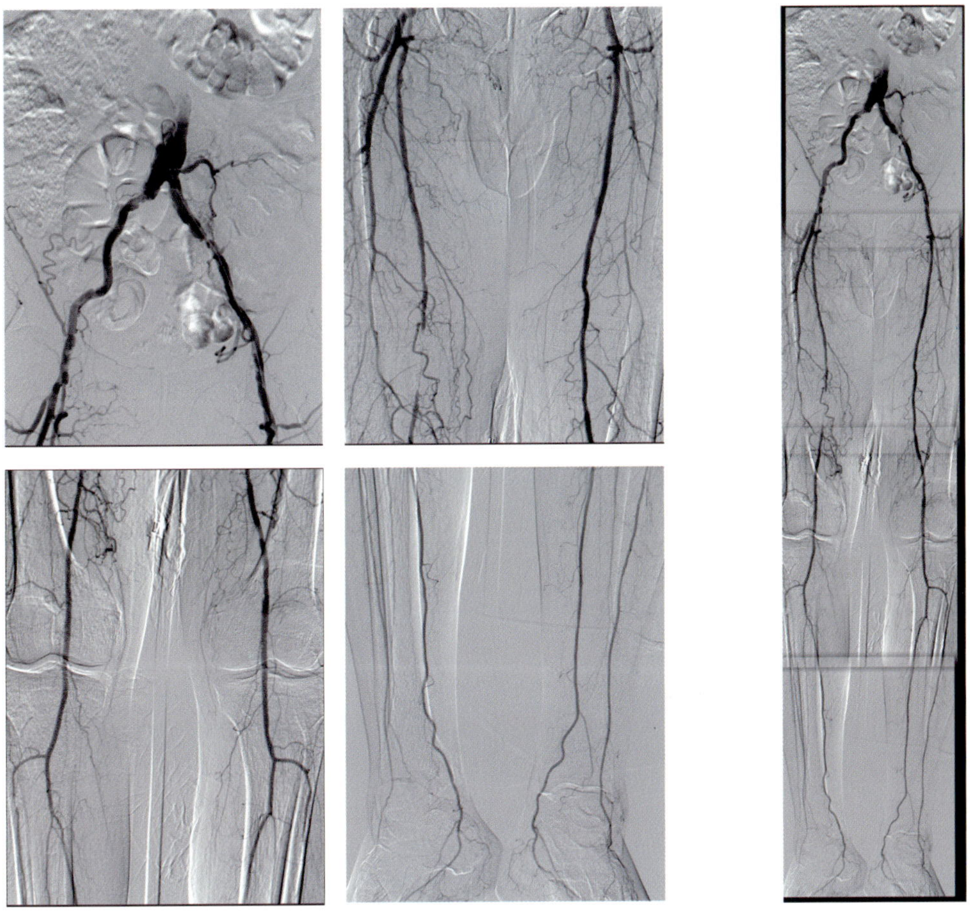

split image perivision

| 그림 1-38 | Comparing images of the split and perivision

⑥ 보루스체이싱(bolus chasing / perivision)

긴 부위, 팔, 다리 혈관조영술에서 촬영대나 엑스선관을 연속 이동해 DSA를 함으로써, 혈액 흐름을 추적해 검사한다. 분할 검사가 아닌 1회 검사로 조영제 양 감소, 검사시간 단축, 피폭 경감이 된다.

⑦ 혈관 직경 및 길이(vessel diameter & length) 계산

혈관조영상에서 혈관의 직경과 길이를 정확히 구해야만 중재적시술에 이용할 수 있다. 직경과 길이를 측정하려면 영상을 구성하는 픽셀사이즈를 알아야 하는데 영상획득과정에서 확대와 왜곡을 동반하여 픽셀사이즈를 정확히 알 수 없다. 그래서 실제 직경이나 길이를 알고있는 카테터나 다른 기구를 이용하여 비례식으로 구한다

06 혈관조영검사 부속기구

1) Introduce set

천자를 여러 번 반복하거나 굵은 카테터를 사용할 경우 또는 검사시간이 길면 천자부위에 장애를 일으키며 환자에게 고통을 주고 피가 역류되어 나오므로 혈관과 외부 사이에 뚫려 있는 길을 고정적으로 통하게 하는 기구이다. 쉬스(피포, sheath), 확장기(dilator), 가이드 와이어(안내철심, guide wire), 천자 바늘(puncture needle)로 구성되어 있다.

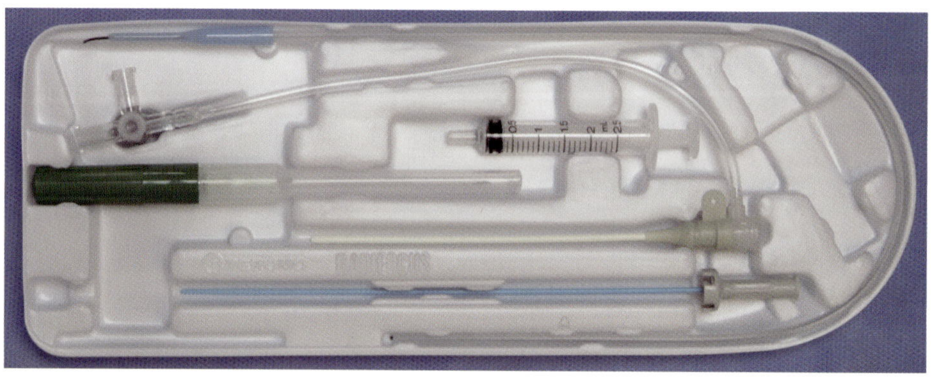

| 그림 1-39 | Introduce set

① 천자 바늘(puncture needle)

바늘의 종류는 사용목적에 따라 혈관 천자용, 배액용, 생검용 등으로 구분한다, 통상적으로 혈관조영검사에 사용되는 것은 셀딩거 기법을 이용함으로 셀딩거 니들이라고 한다. 피부를 통하여 혈관을 천자하여 0.035"가이드외이어를 삽입하는 목적을 가진다. 여러형태의 모양을 사용하지만 최근에는 출혈이 적은 18게이지 젤코바늘(jelco needle)을 주로 사용한다.

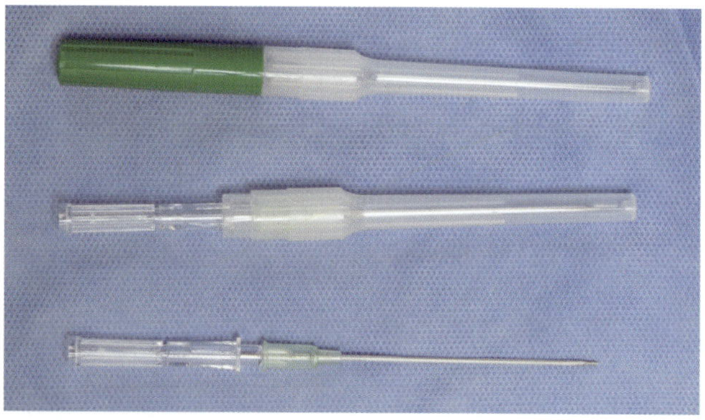

| 그림 1-40 | jelco needle

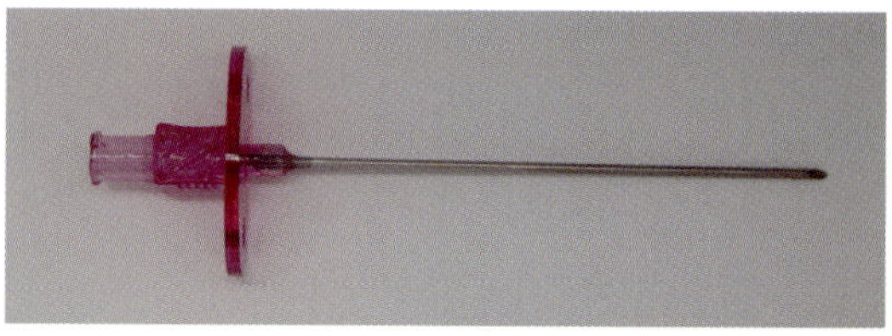

| 그림 1-41 | seldinger needle

| 표 1-8 | **게이지(G, Gauge) 단위 및 용도** : 숫자가 커질수록 얇아진다(ISO 규격).

게이지(G)	용도
16G	응급상황 또는 수술 시 대량 수혈, 약물 투약, 수액 주입용
18G	조영제 사용 CT 검사 시, 수술 시 약물 투약용, 응급상황 대비
20G	조영제 사용 CT 검사 시, 시술 및 검사 준비용, 응급상황 대비
22G	약물 투약, 말초 정맥 유지용
24G	약물 투약, 말초 정맥 유지용(소아), 채혈용 나비바늘

I

② 쉬스(피포, sheath)

사전적 해석으로는 '칼집'이다. 혈관에 삽입된 짧은 가이드와이어를 따라 검사 도입부에 고정되는 카테터의 일종이다. 검사나 시술목적의 기구들이 통과할 때 혈관벽을 보호하고 쉬스의 근위부에 혈액의 역류를 방지하는 밸브가 있어서 출혈을 줄여준다. 또한 구조적으로 사이드 라인(side line)이 있어 시술 초기에 헤파린 등의 약물 주입, 조영제 주입으로 위치 확인 등이 가능하다. 검사나 시술에 사용되는 카테터의 직경에 따라 사용하는 쉬스의 직경이 결정되며 단위는 'french'로 사용한다.

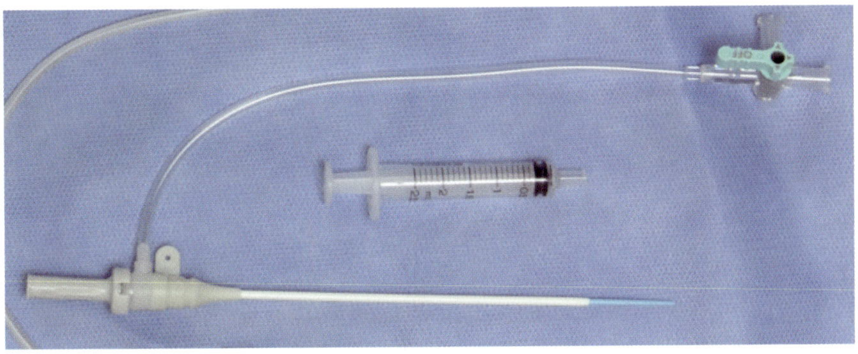

| 그림 1-42 | **sheath**

③ 가이드와이어(안내철심, guide wire)

가이드와이어는 여러 종류의 카테터를 안내하며 카테터의 내강에 삽입해서 사용하는 극히 가는 강선이다. 구조는 강선을 중심으로 해서 극히 가는 스프링강선이 나선상으로 심을 뒤덮고, 안전을 위해 끝에는 대단히 탄력성과 유연성이 풍부한 반원구의 강선이 용접되어 있다. 와이어 전체에는 테프론 가공이 되어 있고 그 때문에 매끄럽고 부드러워 검사 중 혈관 내에서 부러지거나 휘거나 해서 혈관을 상하게 하는 일이 적다. 가이드와이어는 인치 단위로 표시하며 보통 0.035인치를 주로 사용한다. 종류에는 0.018인치, 0.025인치, 0.035인치, 0.038인치 등 여러 가지가 있으나 얇을수록 선택력은 좋으나 힘이 약하여 일그러지기 쉬워 카테터를 유도하는데 어려움이 있다. 즉 넙다리동맥을 천자하여 검사할 경우 셀딩거 침으로 천자한 후 짧은 가이드와이어를 사용하여 쉬스(sheath)를 설치하고 긴 가이드와이어와 카테터를 삽입하여 촬영부위에 카테터 끝부분(catheter tip)을 고정시키고 가이드와이어를 제거하고 검사하고자 하는 혈관 내에 카테터를 위치시켜 조영제를 주입하면서 검사하는 것이다.

가이드와이어는 항 혈액응고제인 헤파린이 코팅되어 있으며 일반적으로 150 cm를 주로 사용하고 경우에 따라 카테터를 교체하기 위해서 260 cm 이상의 가이드와이어를 사용하기도 한다. 가이드와이어의 끝모양은 J-type, angle type, straight type 등이 있으며 표면의 재질은 헤파린 코팅이 되어 있어 물에 닿으면 미끄러운 성질로 변하여 마찰력을 최소화 시킨다.

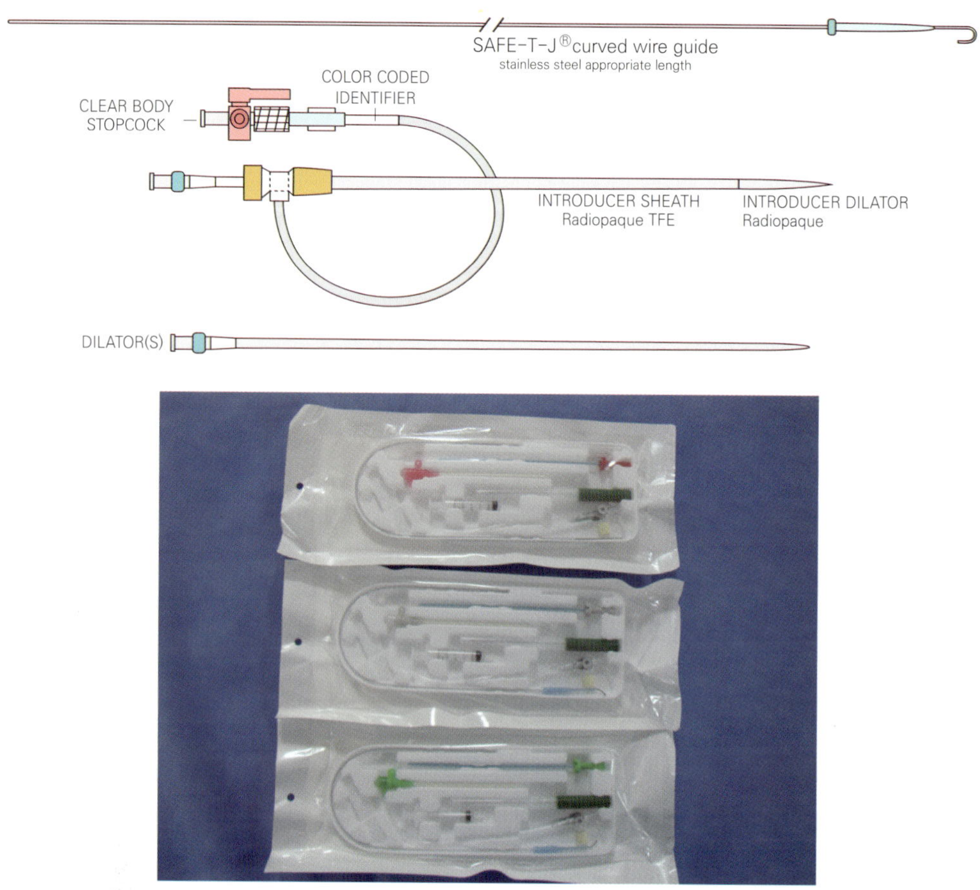

| 그림 1-43 | Schematic diagram of the sheath, Color classification by size

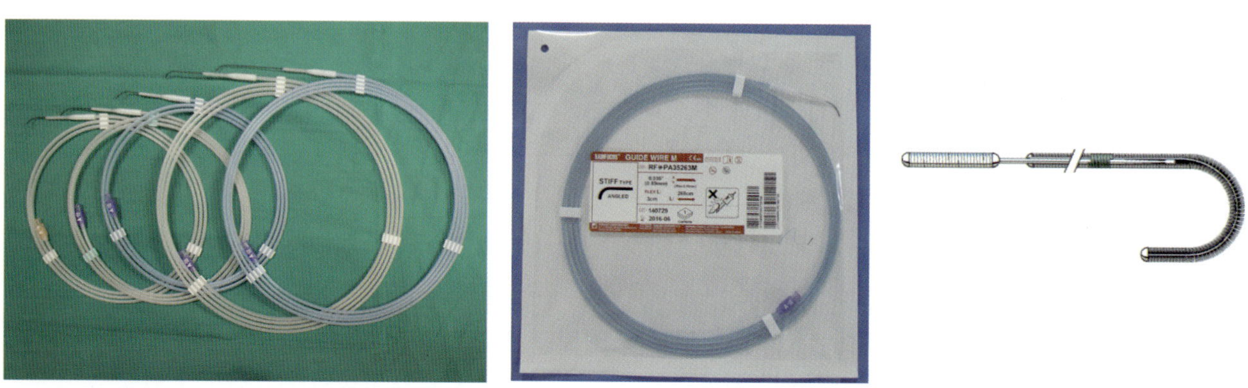

| 그림 1-44 | Guide wire type

④ 확장기(dilator)

검사나 시술에 사용하는 확장기의 종류는 매우 다양하며 혈관조영 및 중재적시술용 쉬스와 함께 사용하는 확장기는 쉬스를 삽입할 때 피부나 혈관이 찢어지지 않고 늘어나도록하여 2차적인 손상을 최소화하며 쉬스를 삽입 할 목적으로 사용된다. 통상적으로 쉬스의 부속기구로 보는 경우도 있다. 또한 배액용 카테터 등을 사용할 때는 조직의 손상을 줄이기 위하여 카테터 삽입 전에 굵기가 가는 확장기부터 순차적으로 사용하여 목적장기의 손상을 최소화한다. 단위는 쉬스와 동일한 'french'로 사용한다.

2) 카테터(Catheter)

카테터는 폴리에틸렌, 폴리우레탄, 테플론, 나일론 재질로 만든 도관으로서 셀딩거법을 이용한 혈관조영술이 시행되면서 카테터의 사용이 시작되었으며 카테터 없이는 선택적 혈관조영술을 할 수가 없다. 카테터는 목적하는 부위에 조영제를 주입하는 기구로 검사목적과 부위에 따라 다양한 카테터를 이용할 수 있다. 검사목적 부위에 따라 카테터 끝부분의 모양이 다르며 같은 모양의 카테터라도 제조회사에 따라 길이와 직경, 재질이 다를 수 있으므로 검사부위에 적합한 카테터를 선택하여 혈관조영을 해야 한다. 초창기의 혈관조영용 카테터는 시술자가 조영목적에 따라 모양을 만들고 잘라 사용하였는데 현재에는 검사 목적 부위에 적합한 카테터가 생산되고 있다. 카테터의 외경은 4 French에서 8 French, 길이는 50 cm에서 125 cm가 주로 사용된다. 카테터의 종류를 사용목적에 따라 분류하면 혈관조영용 catheter, balloon catheter, guiding catheter, microcatheter 등이 있다. 카테터 사용으로 인한 합병증으로 혈관 천공, 심장천공, 사지 허혈, 삽입 부위의 출혈, 혈종, 감염, 대동맥 박리, 혈전증, 색전증, 뇌졸중 등이 발생할 수 있으므로 사용 시 주의 관찰이 필요하다.

(1) 혈관조영용 카테터(angiography catheter)

관찰하고자하는 혈관으로 조영제를 이동시키는 목적으로 사용함으로 혈관선택을 쉽고 정확하게 하기 위하여 카테터 끝부분이 다양하게 사용되며 조영제 주입량에 따라 사이드홀의 카테터를 사용하기도 하지만 심장과 대동맥을 제외한 혈관은 통상적으로 end hole 카테터를 사용한다. 혈관 벽의 손상을 최소화하기 위하여 반드시 가이드와이어를 따라서 삽입 및 제거하여야 한다. 통상적으로 4 French나 5 french를 사용한다.

1french = 0.0131 inch, (1mm = 3Fr = 0.0394 inch = 19G)

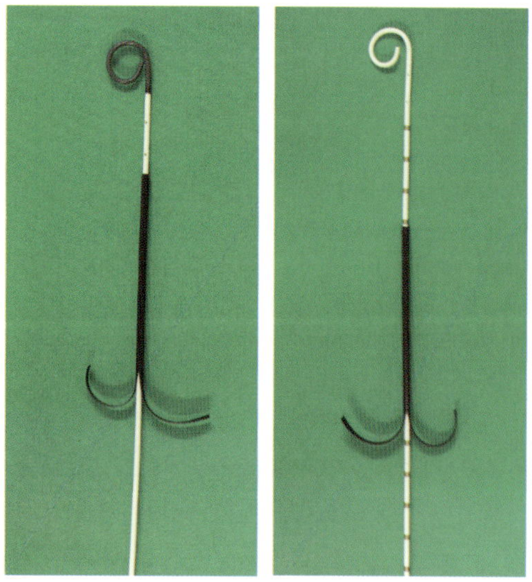

| 그림 1-45 | Pigtail & sizing pigtail catheter

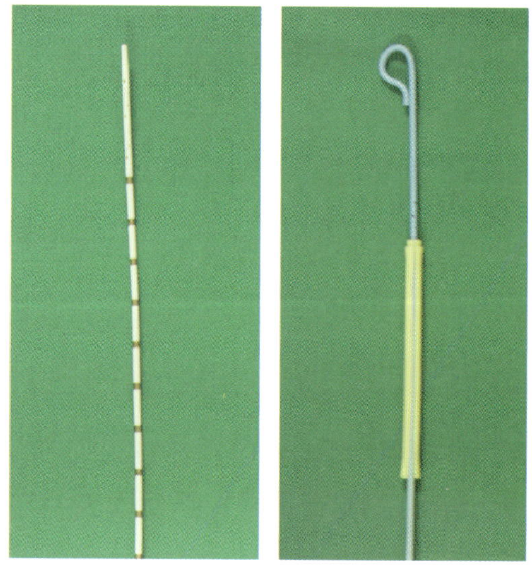

| 그림 1-46 | Sizing stragiht & tempo catheter

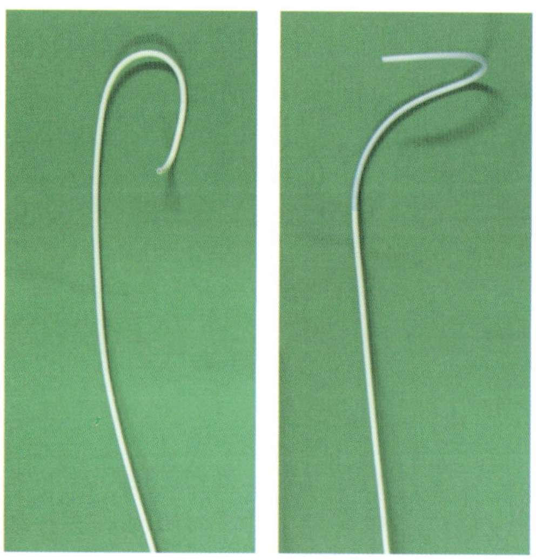

| 그림 1-47 | RH & RHR catheter

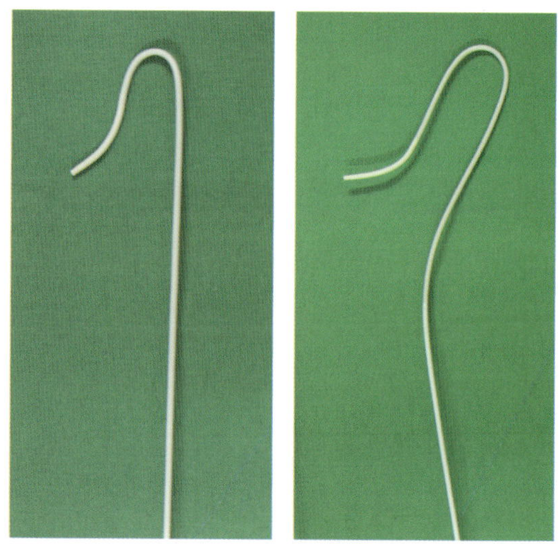

| 그림 1-48 | Simmons 1 & simmons 3 catheter

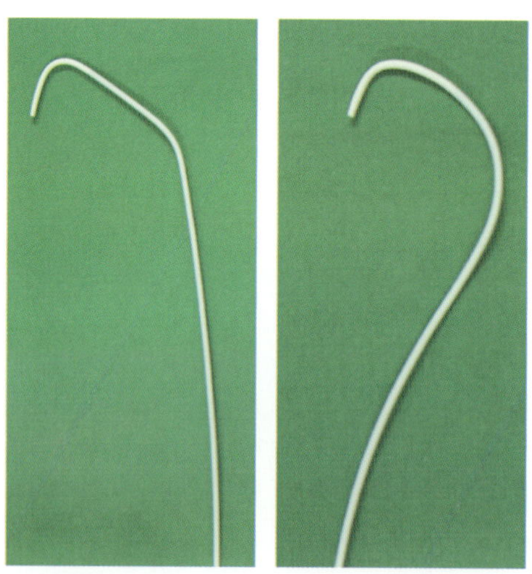

| 그림 1-49 | RDC & cobra catheter

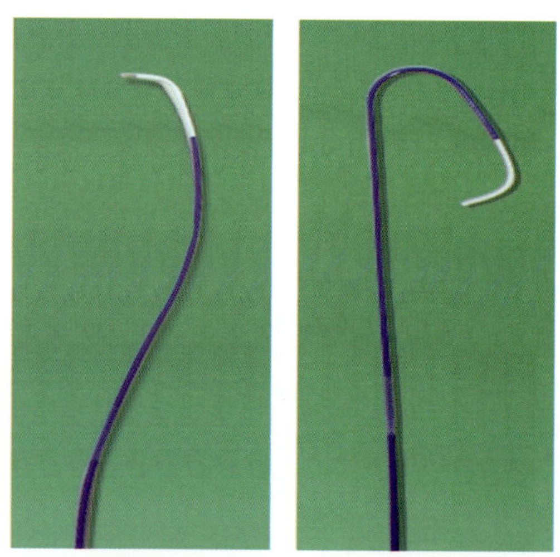

| 그림 1-50 | JR & JL catheter

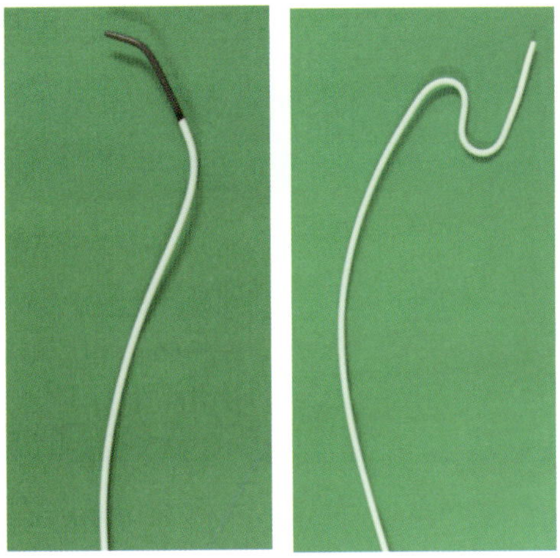

ㅣ그림 1-51ㅣ Headhunter, HN catheter

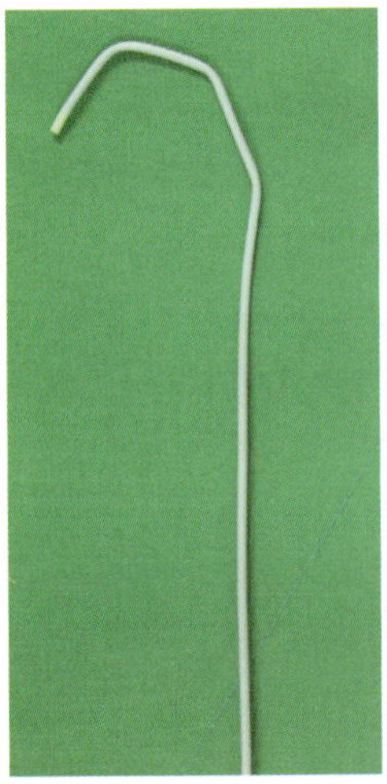

ㅣ그림 1-52ㅣ Bronchial catheter

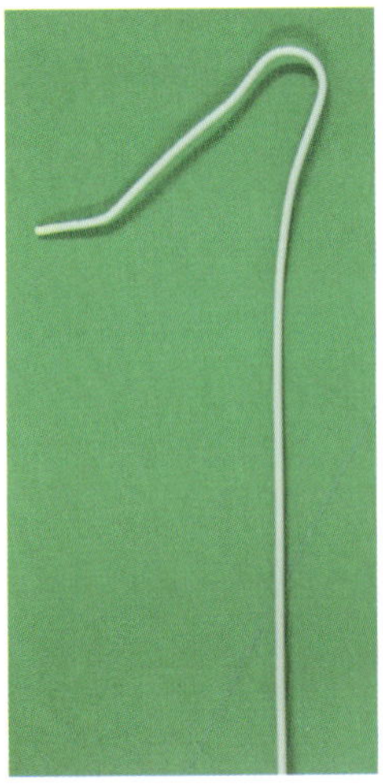

ㅣ그림 1-53ㅣ Adrenal catheter

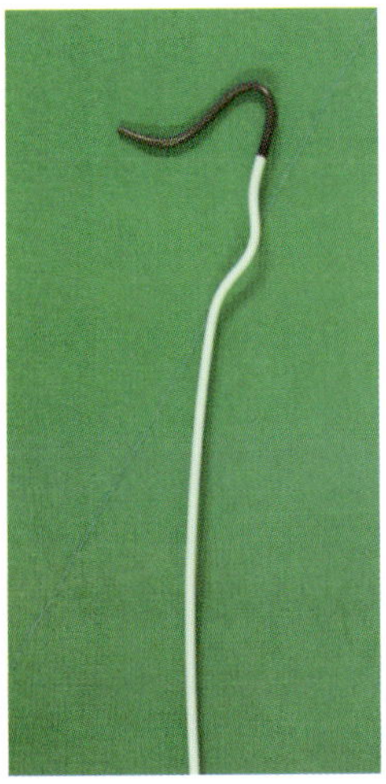

ㅣ그림 1-54ㅣ MIK catheter

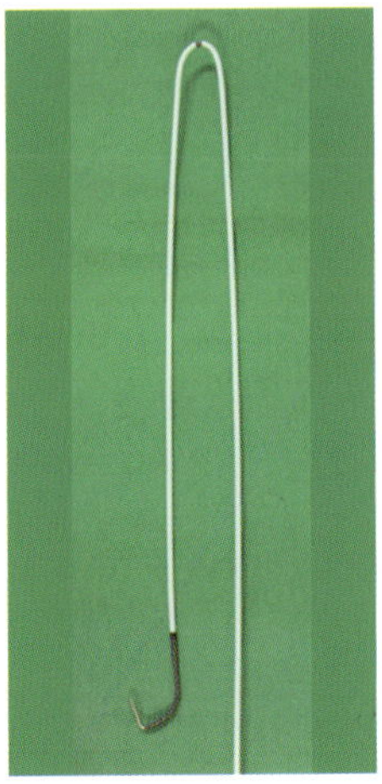

ㅣ그림 1-55ㅣ RUC catheter

(2) 안내 카테터(guiding catheter)

혈관성형술에서 주로사용한다. 내경이 큰 카테터로 미세카테터나 다른 혈관조영용 카테터를 가는 혈관까지 접근시키는 목적으로 내경이 가는 카테터를 고정하기 위하여 굵은 혈관까지 접근하여 지지하는 역할을 한다.

(3) 풍선카테터(balloon catheter)

풍선카테터의 종류는 목적에 따라 혈류를 증가시키는 혈관성형술용(angioplasty balloon catheter), 일시적으로 혈류를 차단하는 데 사용되는 폐색용 풍선 카테터(occlusion balloon catheter), 혈류를 영구적으로 차단하는 분리형 풍선 카테터(detachable balloon catheter)로 구분된다.

① 혈관확장용 풍선(angioplasty balloon)

혈관확장용 풍선 카테터는 마이크로카테터와 마찬가지로 혈관에 손상을 주지 않아야 하며 협착 부위를 쉽게 통과할 수 있게 부드러움을 유지하여야 한다. 또한 카테터 자체의 굵기가 작은 것이 유리하며 협착 부위에서 풍선을 확장하였을 때 파열되지 않는 안정성을 가지고 있어야 한다. 풍선 카테터는 가이드와이어의 진입 방법에 따라 monorail type과 over the wire type으로 구분되며 monorail type이 카테터의 굵기가 조금 가는 장점이 있다.

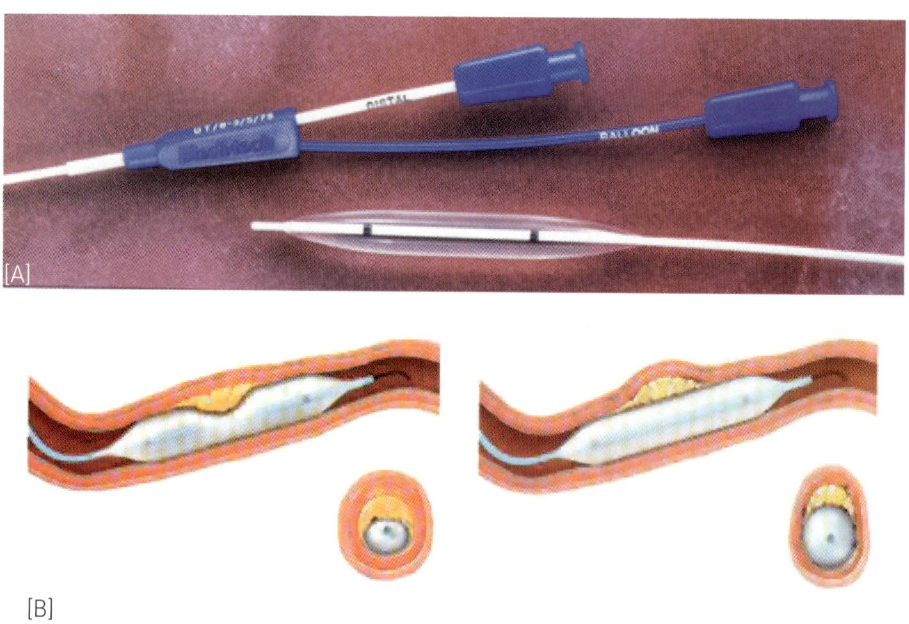

| 그림 1-56 | Angioplasty balloon[A] and Using a balloon dilatation[B]

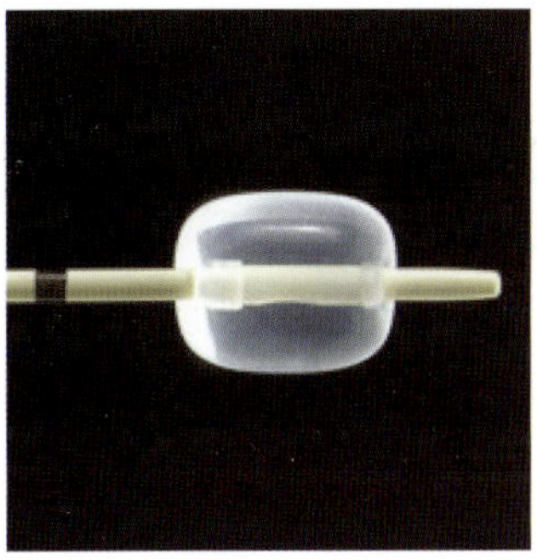

ㅣ그림 1-57ㅣ Occlusion balloon tip

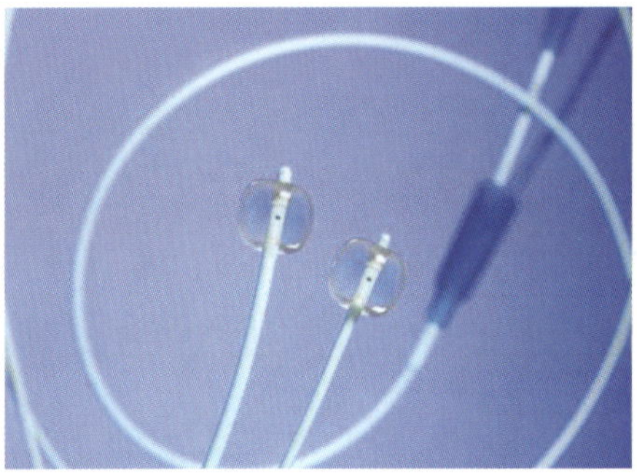

ㅣ그림 1-58ㅣ Occlusion balloon catheters

② 폐색용 풍선(occlusion balloon)

폐색용 풍선은 영구적인 폐색을 목적으로 할 경우 분리형 풍선을 사용하고, 일시적인 폐 색을 목적으로 사용할 경우에는 비분리형 풍선을 사용한다(그림 1-57, 58). 분리형 풍선은 latex 또는 silicon으로 만들어지며 hand-tied balloon과 self sealed valve가 있는 balloon으로 구분할 수 있다. Hand-tied balloon은 delivery 카테터에 얇은 고무줄을 감은 후 폐색하고자 하는 혈관에 삽입하는 방식이고, self sealed valve의 경우는 valve에 delivery 카테터(coaxial catheter)의 끝을 끼워서 사용하는 방식이다. 혈관을 풍선으로 폐색한 후 완전히 색전이 되기까지는 대개 48시간 정도 소요되며 큰 혈관에 코일만으로 색전할 경우에 코일을 넣는 과정에서 코일 사이에 부착된 fiber에서 발생된 혈전이 이탈되어 혈전증을 일으킬 수 있으므로 큰 혈관의 경우에는 폐색용 풍선 또는 폐색용 풍선과 코일을 병행하여 사용하는 것이 바람직하다. 비분리형은 카테터에 풍선이 부착되어 있다. 사용목적은 일시적으로 혈류를 차단하여 그 후의 기능을 검사함으로써 영구적인 폐색의 가능여부를 확인하기 위하여 사용된다.

③ 분리형 풍선(Detachable balloon)

과거에 많은 시술자들이 분리형 풍선을 주요한 색전물질로 사용하였다. 하지만 최근에는 다양한 종류의 영구 색전물질이 나와 detachable balloon의 사용이 줄고 있다. 분리형 풍선은 영구적인 색전을 일으켜 그 몸쪽과 먼쪽에 혈전을 생성하여 혈관의 영구적인 색전을 목적으로 사용하며, 재질은 라텍스 또는 실리콘이다. 주로 목동맥-해면정맥굴 샛길(carotid cavernous fistula, CCF) 등의 비교적 큰 혈관에 사용한다.

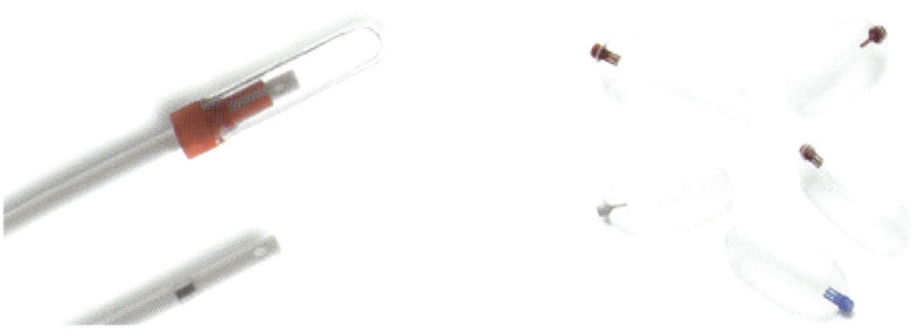

ㅣ그림 1-59ㅣ Detachable balloons

(4) 미세카테터(microcatheter)

안내카테터 안으로 가이드와이어를 따라서 주행하여 미세혈관에 최종적으로 안전하게 접근하여 검사 및 약물, 색전물질 주입 등 중재적시술을 시행하는 역할을 한다. 통상적으로 미세카테터의 직경은 3french 이하이며 굵은 카테터 안으로 가는 카테터가 1개 이상 삽입되어 검사나 중재적시술을 하는 것을 동축기법(Coaxial technique)이라 한다.

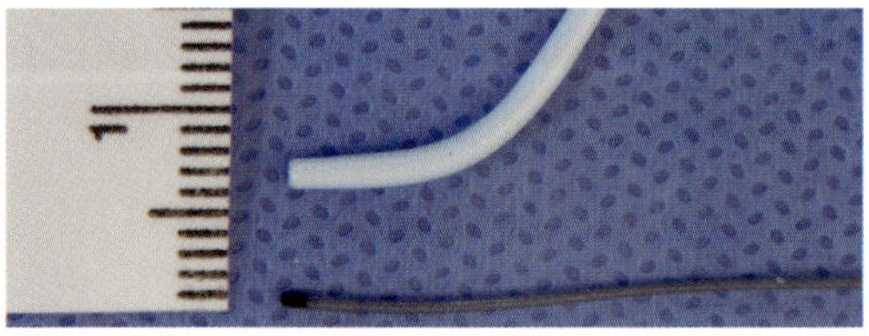

| 그림 1-60 | angio catheter 와 micro catheter 비교

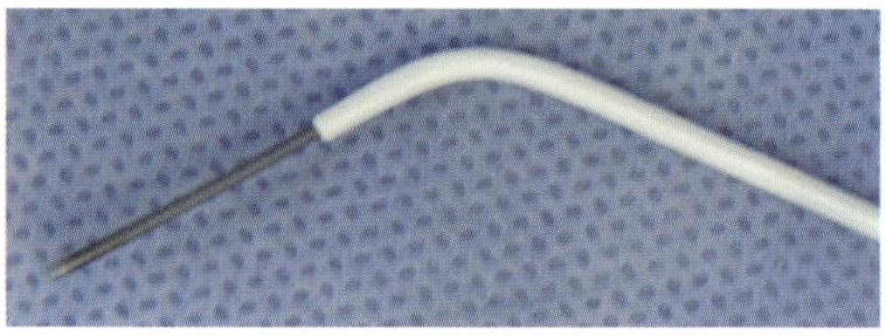

| 그림 1-61 | Coaxial technique

(5) 배액용카테터(Drainage catheter)

인체내에 비정상적으로 고여 있는 액체를 외류법을 시행하여 배액할 때 사용하는 기구로서 중재적시술의 대상이 되는 액체의 점도에 따라 카테터의 직경을 선택하며 원활한 배액을 위하여 카테터 끝 부분에 사이드 홀이 있는 것을 대부분 사용한다. 배액용 카테터가 사용되는 대표적인 시술로는 PTBD, PCD, PCN 등이 있다.

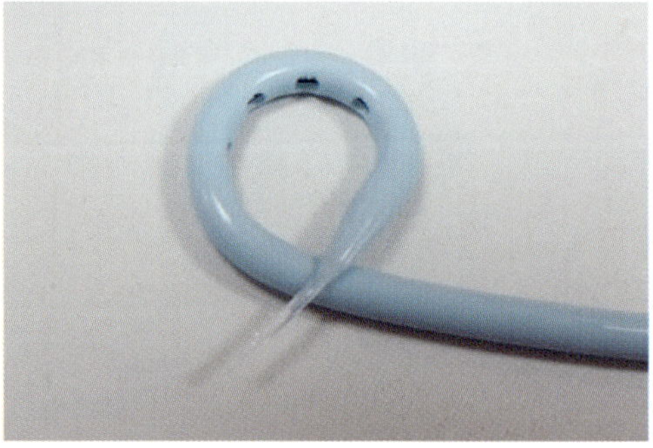

| 그림 1-62 | drainage catheter tip

3) 스텐트(Stent)

스텐트를 구분하는 것은 크게 스텐트의 분리방식과 제작과정에 따라 구분할 수 있다. 분리하는 방식에는 스텐트 자체가 스스로 팽창하는 자가팽창형(self expandable)(그림 1-63)과 풍선 카테터를 이용하는 풍선확장형(balloon expandable)(그림 1-64)으로 나눌 수 있고 제작하는 방식의 분류는 얇은 wire를 엮어서 제작하는 wire construction type과 얇은 금속 튜브를 레이저로 cutting하는 방식으로 구분할 수 있다. 자가팽창형 스텐트는 팽창력이 우수한 장점이 있고 풍선확장형은 정확한 위치에 스텐트를 분리할 수 있는 장점이 있

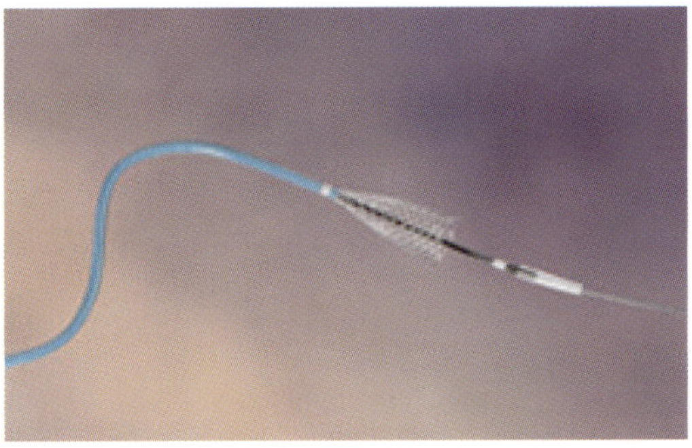

ㅣ그림 1-63ㅣ Self expandable stent

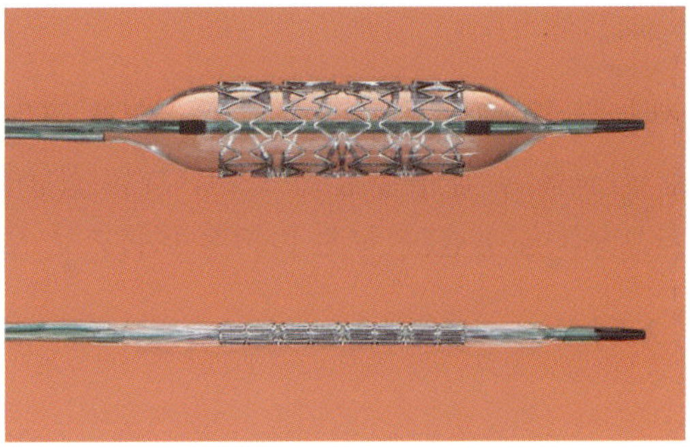

ㅣ그림 1-64ㅣ Balloon expandable stent

는 반면 자가팽창력이 없어 표피에서 촉지되는 혈관에 삽입하 는 것은 매우 위험하다. Wire construction type은 부드러움이 좋아 굽힘이 있는 혈관에 삽입이 용이하고, slotted tube type은 스텐트를 분리할 때 shortening이 적어 보다 정확하게 스텐트를 삽입할 수 있다. 스텐트의 재질은 대부분이 stainless steel과 형상기억합금인 nitinol(nickel + titanium)을 사용한다.

① 약물용출형 스텐트(Drug Eluting Stent, DES)

혈관에 삽입되어 신생내막의 증식을 억제시켜 재협착을 줄이는 역할을 하며 혈관의 병변을 혈관 벽에 붙여 혈류를 원활하게 유지시키는 스텐트(stent), 스텐트에 코팅되어 혈관 안에서 일정기간 약물이 서서히 방출되도록 조절하는 고분자화합물(Polymer), 재협착에 관여하는 내막증식의 세포 분열과정을 중간에서 차단하여 세포증식을 억제하는 약물(drug)로 구성되어 있으며 사용되는 약물로는 항암제(Paclitaxel), 면역억제제(Sirolimus), 세포안정성제제(Zotalimus)가 복합적으로 사용된다.

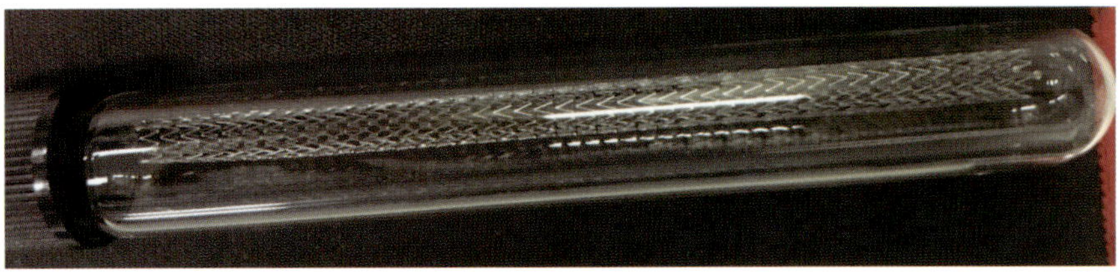

ㅣ그림 1-65ㅣ Drug Eluting Stent

② 생체흡수형 스텐트(Bioresorbable Vascular Scaffold, BVS)

스텐트는 혈관내에 삽입되어 혈류를 증가시키는 긍정적인 역할을 하지만 그 자체로서도 이물질인 생체재료이다. 생체재료의 특성은 생체삽입 목적외의 염증반응, 독성반응, 열반응 등 아무런 반응을 일으키지 않아야 한다. 생체재료의 종류는 생체불활성화재료, 생체활성화재료, 생체흡수형재료로 구분된다. 젖산을 중합체로 만들어 체내에 완전히 흡수되는 생체흡수형스텐트는 생체재료로서의 부작용을 없애기 위해 개발되었다. 그러나 혈전증 등 또 다른 부작용에도 유의해야 한다.

스텐트의 단점

- 설치후 제거 불가능
- 재협착
- 스텐트 골절
- 혈전증
- 기타

4) 색전물질

색전술은 주행이상의 혈관에 치료를 목적으로 카테터를 통하여 색전물질을 주입하여 대상혈관을 막는 것을 의미하나 반드시 색전물질을 사용하지 않더라도 혈관벽의 증식을 유도하여 혈관이 폐쇄되도록 하는 것도 포함된다. 동·정맥기형(arteriovenous malformation, AVM), 동·정맥샛길(arteriovenous fistula, AVF), 동맥자루(aneurysm), 위장관출혈(bleeding), 객혈, 수술이나 조직생검에 의한 과다출혈, 고환 및 난소 정맥류, 암종에 의해 곁혈로(collateral vessel)가 생긴 경우에 그 부위에 색전물질(embolic agents)을 주입하여 혈류의 공급을 감소시키거나 차단시키는 시술방법을 색전술(transcatheter artery embolization, TAE)이라고 한다.

색전술을 시행하기 위해서 색전물질이 사용되며 그 효과의 지속시간에 따라 단기, 장기, 영구 색전물질로 나누어지고 색전물질의 주입시 조영제 또는 항암제와 혼합 주입함으로써 그 효과를 높일 수 있다.

색전술의 임상적 응용은 1930년대 CCF(carotid cavernous fistula)환자에서 외과적으로 바깥목동맥에 muscle, fat, fascialata, dura 등을 사용해서 색전술을 시행한 기록 이후에 1968년 Doppman이 spinal AVM에 autologus clot을 사용하면서 그 이후 GI bleeding, pelvic traumatic bleeding 및 renal AVF 등에 급속히 응용되어왔다.

(1) 색전물질의 구비조건

① 인체에 독성이 없어야 한다.
② 우수한 색전효과를 나타내야 한다.
③ 모세혈관을 통하여 통과되지 않아야 한다.
④ 보편적인 임상 이용을 위해서 취급 및 주입이 용이해야 한다.
⑤ 방사선 비투과성이 높아 투시 하에 잘 관찰할 수 있어야 한다.
⑥ 치료부위의 조직반응 때문에 생체 적합성(bio compatibility)이 우수한 물질로 이루어져야 한다.
⑦ 병변의 목표부위에 효과적으로 도달해 우수한 치료효과를 나타내고 그의 예측이 가능 하도록 재료의 물리적 크기 및 크기의 분포가 규격화되어야 한다.

(2) 색전물질의 분류

| 표 1-9 | 색전물질 분류

구 분		종 류
흡수 (일시적 색전)		Autologous blood clot Gelatin sponge(Gelfoam) Microfibrillar collagen(Avitene) Starch micrisphere(Spherex)
비흡수 (영구적 색전)	입자	contour
	기계적 색전물질	coil Detachable balloon Vascular plug
	액체	Absolute ethanol (95% 이상) NBCA(n-butyl cyanoacrylate, sugical glue) EVOH copolymer (Onyx)
	투열법(열요법)	Radiofrequency ablation Laser ablation

(3) 대표적 색전물질

색전물질은 병변의 양상, 부위, 혈류 등에 따라 여러 형태의 색전물질이 사용되고 있다.

① polyvinyl alcohol(PVA)

PVA는 폴리비닐알코올(polyvinyl alcohol, PVA)로서 오랫동안 가장 많이 사용되어 온 입자 색전물질이다(그림 1-66, 67). PVA particles은 반영구적인 색전 물질로서 주로 동정맥 기형이나 종양의 수술전 색전술에 사용되며 기관지동맥 색전술이나 자궁근육종의 자궁동맥 색전술 등에도 사용되고 있다. 크기는 50~1,200㎛까지 다양하여 색전하고자 하는 혈관의 크기에 따라 선택하여 사용한다.

단점으로는 PVA의 입자는 거칠며 잘 엉기는 성질이 있어 실제입자의 크기보다 큰 몸쪽부의 혈관을 막게 되거나 마이크로 카테터의 내강을 막을 수 있다. 한 크기의 분획 내에서 크기 범위가 넓어서 작은 입자에 의하여 원치 않은 부위가 색전될 위험도 있다. 요즘에는 이러한 문제점들을 미세구(microsphere)들이 많이 보완해 주고 있다(그림 1-70).

② Polyvinyl alcohol microspheres

Polyvinyl alcohol microspheres의 크기는 500~700㎛, 700~900㎛, 900~1,200㎛의 세 가지 크기의 제품이 있고 상품화된 것은 5mL 생리 식염수에 들어있으며, 개봉하여 5mL 생리 식염수와 10mL 조영제와 섞어서 총 20mL를 만들어 사용한다.

모양은 미세한 원형 모양으로 응집되지 않아 색전하고자 하는 혈관의 먼쪽에서부터 색전이 가능하다.

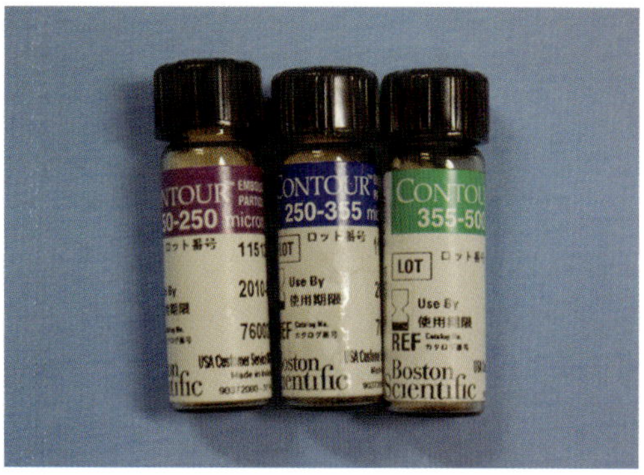

ㅣ그림 1-66ㅣ Polyvinyl alcohol(PVA)

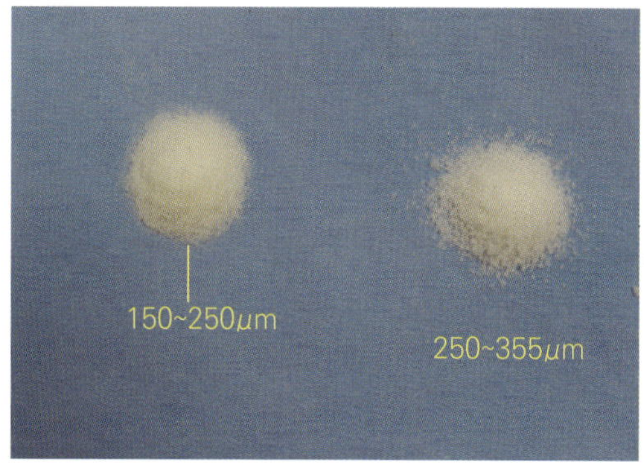

ㅣ그림 1-67ㅣ PVA particles

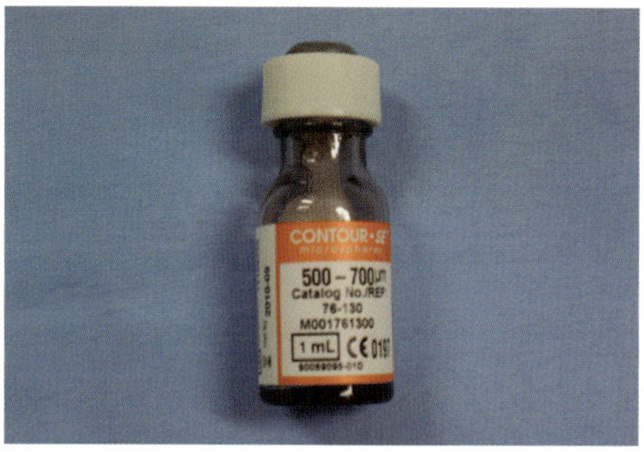

ㅣ그림 1-68ㅣ 500~700μm Polyvinyl alcohol microspheres

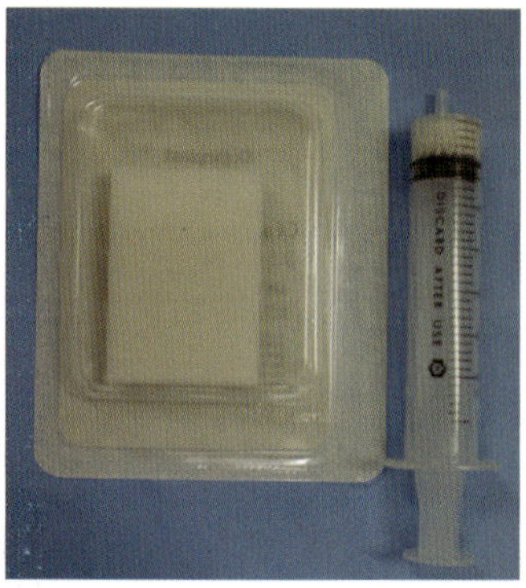

ㅣ그림 1-69ㅣ Gelatin sponge

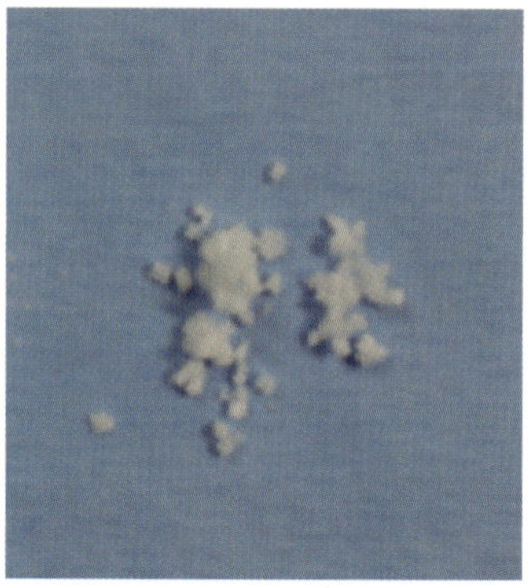

ㅣ그림 1-70ㅣ Gelfoam cut the shape with scissors (1~2 mm)

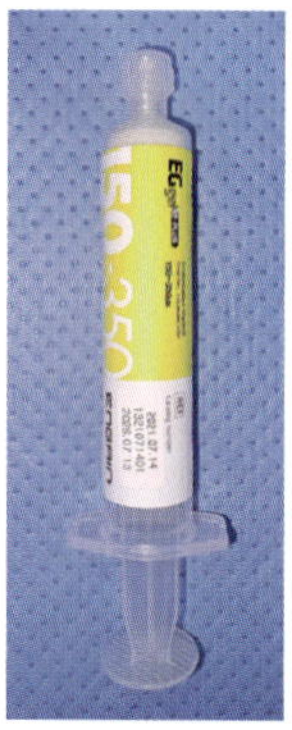

ㅣ그림 1-71ㅣ Gelatin sponge of syringe type

단점으로는 미세구 내강이 다공성(porous)이어서 압축에 쉽게 미세구 형태가 허물어지는 경향이 있으며, 색전후에 위치가 이동하는 경향이 있다.

③ Gelatin sponge

Gelatin sponge는 동물의 피부, 근육, 뼈를 이루는 콜라겐을 산이나 알칼리로 처리하여 얻어지는 유도 단백질의 일종인 젤라틴과 물을 끓여서 얻는 동물성 수용성 고분자이며, 생체 내에서 가수 분해된다. 가장 널리 사용되어지는 흡수성 색전 물질로서 일시적으로 혈류를 차단할 경우에 사용되며, 형태는 powder form과 sheet form이 있다.

간암환자의 간동맥 화학색전술에 가장 많이 이용되며, 출혈이나 외과적 수술 전에 출혈을 방지하기 위한 색전술 등에 광범위하게 쓰인다. 색전효과는 약 2~4주 정도이며, 약 4~6주 후에 혈관은 완전히 재개통 된다.

Gelfoam sheet는 색전할 혈관의 크기에 맞게 적당히 잘라서 사용하고 gelfoam powder는 40~60 microns의 크기를 가지며 모세혈관의 폐색을 초래하여 조직의 경색과 괴사를 초래한다. 따라서 특정한 종양이나 기관의 수술 전 색전 등에서만 제한적으로 사용된다.

④ Coil

가. 분리형 코일(detachable coil)-GDC®(guglielmi detachable coil)

코일은 영구적 색전물질 중에서 가장 많이 사용한다. 분리형 코일(detachable coil) 재질은 백금(platinum)으로 되어 있으며, 백금은 방사선 비투과성이 있어서 투시영상 하에서 잘 보인다. 또한 백금코일은 stainless steel보다 부드러워 혈관 내에서 조밀하게 접히기 때문에 혈관의 손상을 줄일 수 있다.

분리형 코일의 종류에는 전기적 분리작용을 이용하는 GDC®(guglielmi detachable coil), Morpheus £ó MicroPlex coil system®과 수압(hydraulic pressure)을 이용하는 Trufill DCS®, screwsystem을 이용하는 detach coil system 등이 있으며, 주로 뇌혈관의 동맥자루(aneurysm)에 사용된다.

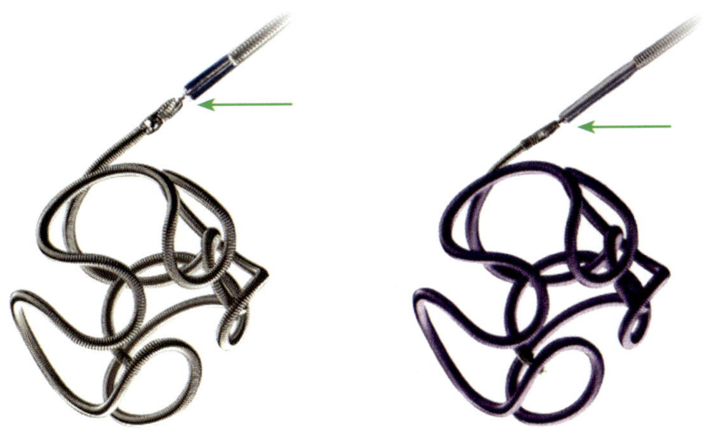

그림 1-72 Detachable coil

나. Pushable coil

Pushable coil은 펴진 채로 금속관 속에 착용되어 있어서 생리식염수나 가이드와이어 등으로 밀어서 사용하며, 백금이나 스테인레스 합금(stainless steel), 나이티놀 등의 재질로 되어 있다. 이러한 재질에 fiber를 부착해서 혈전형성을 촉진하여 혈관폐색을 초래한다. 주로 출혈혈관이나 지라동맥자루 등에서 사용된다. 코일의 선택은 폐쇄할 혈관의 크기와 위치 등에 따라 결정된다.

적절한 크기의 코일을 선택하는 것이 매우 중요한데, 만약 폐쇄할 혈관보다 작은 코일을 사용할 경우 원치 않는 먼쪽혈관을 막게 되거나 동정맥샛길이 있을 경우 코일이 이를 통과

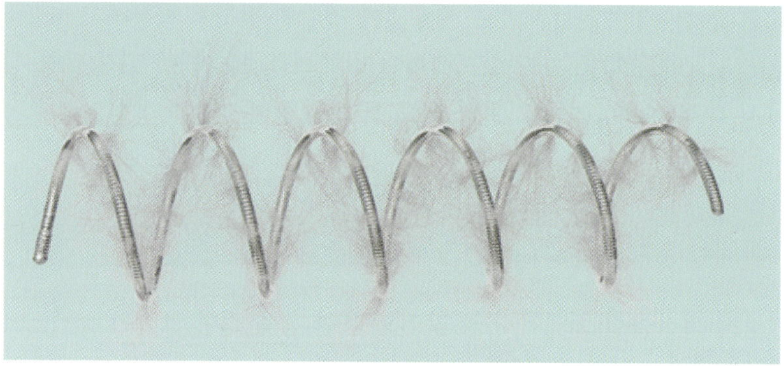

ㅣ그림 1-73ㅣ Pushable coil(nester coil)

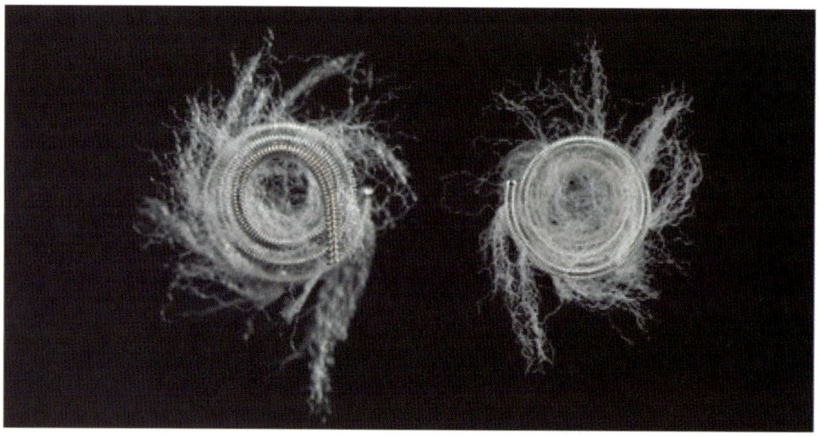

ㅣ그림 1-74ㅣ Pushable coil(tornado coil)

하여 정맥혈류로 이동할 수도 있다. 이와 반대로 폐쇄할 혈관보다 큰 코일을 사용할 경우 혈관 내에서 코일의 모양이 형성되지 않아 색전효과가 떨어질 수 있으며 코일이 몸쪽 혈관 내로 돌출해 혈전색전증을 유발할 수도 있다.

⑤ NBCA(N-butyl-2-Cyanoacrylate)-Histoacryl

NBCA는 액체 색전물질로써 흔히 glue라고 하며 액체상태인 단일분자 상태에서 이온성 용액(조영제, blood, 식염수)과 접촉하면 고분자화(polymerization)가 일어나 굳어짐으로써 영구적인 색전을 일으킨다. 이온성 용액과 접촉하면 고형화가 즉시 일어나기 때문에 리피오돌과 같은 지용성 조영제와 혼합함으로써 고형화되는 시간을 적절히 조절하여 사용해야 한다.

리피오돌은 중합반응을 느리게 하고 방사선 투시에서 잘 보이게 한다. NBCA와 리피오돌은 보통 1 : 1에서 1 : 4의 비율을 주로 사용한다. 색전술 중 마이크로 카테터가 혈관 내에서 유착될 가능성이 있으므로 미세도뇨관을 이용한 coaxial catheter system을 사용해야 하며, 가능한 한 3F 마이크로 카테터를 이용하여 병변혈관을 선택한 다음 카테터의 내부에 dextrose 물(주로 5% 포도당 용액)을 2 cc 정도 주입한 다음에 적절히 혼합한 NBCA를 주입한다.

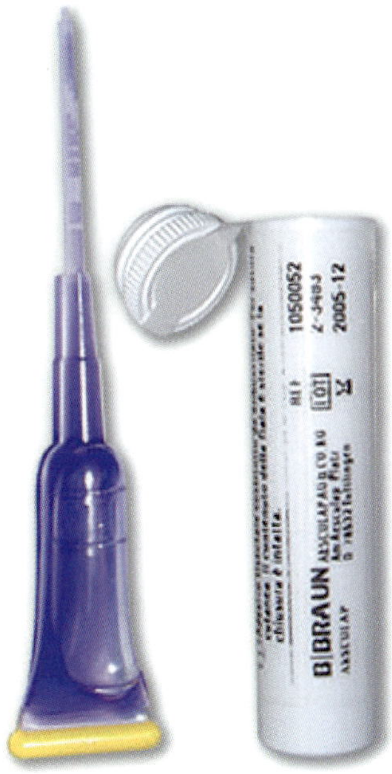

ㅣ그림 1-75ㅣ Histoacryl glue

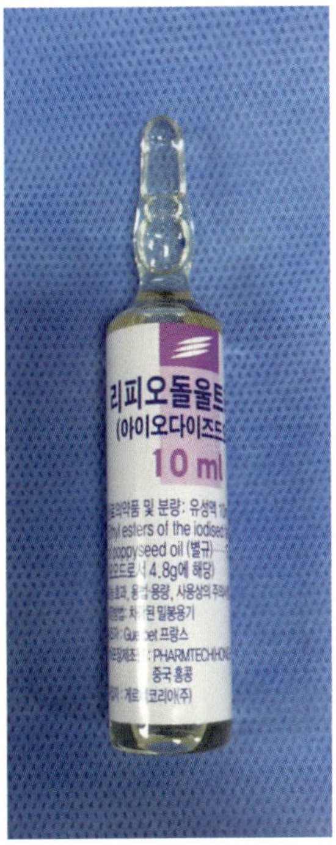

ㅣ그림 1-76ㅣ Lipiodol

⑥ Lipiodol

리피오돌은 양귀비 씨에서 추출한 지방산을 요오드화한 에틸에스테르로 구성되어 있고, 지방산은 리놀레산과 올레산이다. 리피오돌은 유용성 조영제로서 과거에는 림프 조영제에 사용 되었지만, 간동맥에 주입할 때 간암과 같은 과혈관성 종양에 선택적으로 많이 분포되며, 한 번 도달한 리피오돌은 종양혈관에 오래 머물러 있게 됨을 알게 되었다.

리피오돌 주입의 효과는 정상 간조직의 3.6~4.6배의 비율로 간세포암에 침착되며 암조직에 정상보다 장시간 머물고 있을 뿐 아니라 종양세포에 침투해 들어간다는 점이다.

⑦ Ethanol

에탄올은 99% 액상 무수에탄올을 보통 사용하며 가격이 저렴하고 다루기가 편할 뿐만 아니라 색전효과도 강력하다. 혈관 내에서 혈전을 생성하고 혈관 내막을 손상시키며 광범위한 조직괴사를 유발하기 때문에 혈관의 색전과 조직괴사를 일으키는 물질로 사용되고 있다.

주로 팔·다리의 동정맥 기형 등에서 피부 경유(percutaneous puncture)를 통해 주입하며, 최대용량은 0.5~1 mL/kg을 넘지 않도록 한다.

에탄올 주입 시 환자의 통증 때문에 전신마취를 하기도 하며, Swan-Ganz catheter를 설치하여 폐동맥의 압력을 관찰하면서 주입하여야 한다.

⑧ Autologous blood clot

자가 혈전은 용해와 흡수가 빠르며 단기 색전물질로서 환자의 혈액을 채취하여 멸균용기에서 응고혈액을 만들어 색전술에 이용하는 것으로 혈액응고에 방해가 되는 헤파린과 같은 항혈액 응고제를 주입하기 전의 혈액을 이용한다. 응고혈액을 빠르게 만들려면 thrombin or e-aminocaproic acid을 첨가한다. 색전술 시행 후 1~2일이면 용해되므로 부작용이 낮다. 주로 비뇨기과적 색전술에 사용된다.

⑨ Microfibrillar collagen(Avitene)

소의 가죽에서 얻은 콜라겐 섬유로 만들며 섬유직경이 5 ㎛, 길이가 70~120 ㎛이다. Microfibrillar collagen(Avitene)가 사용되는 혈관은 직경이 25~250㎛인 경우 혈관을 폐색시킨다. 혈관의 재 개통은 1주일부터 시작되며 1~2개월이 소요되기도 한다. 경제적으로 젤라틴보다 비싸서 색전술에 이용되는 빈도는 낮다.

⑩ Starch microsphere(Spherex)

Spherex는 감자의 녹말로 만든 degradable starch microsphere이다. 녹말은 아밀라아제에 의하여 빠르게 대사되기 때문에 몸 밖에서의 반감기는 25분으로 짧다. 일시적인 색전 효과와 더불어, 녹말이 분해되면서 약물을 지속적으로 방출하므로 높은 농도의 약물을 병소에 보내기 위한 화학색전술에 적당하다.

⑪ EVOH-DMSO(ethylene vinyl alcohol) copolymer(Onyx)

에틸렌 비닐 알코올(EVOH, ethylene vinyl alcohol copolymer(Onyx))은 에틸렌과 비닐 알코올의 합성물질(폴리머, 공중합체)로서 디메틸 슬프옥시드(DMSO, Dimethyl sulfoxide solvent)를 먼저 통과시켜 혈관의 유착을 방지한다. 고형화되는 시간이 다소 걸리므로 순차작으로 고형화 시키면서 주입한다.

EVOH copolymer(Onyx)의 사용이 시작되면서 N-butyl Cyanoacrylate(NBCA)의 사용이 감소하였다.

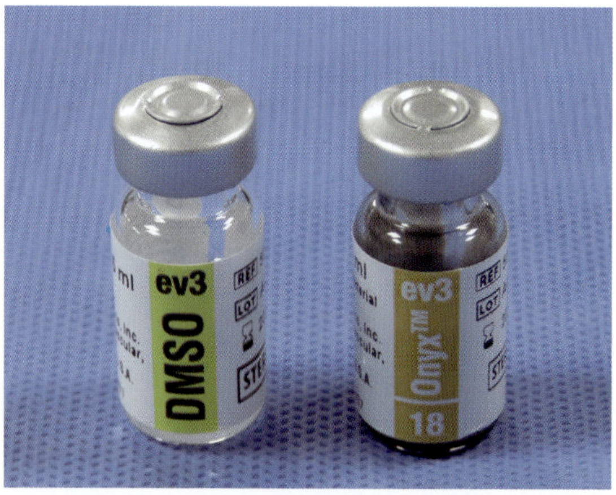

| 그림 1-77 | EVOH-DMSO copolymer

5) 조영제(contrast media)

뢴트겐에 의해 엑스선이 발견된 이듬해부터 조영제가 사용된 기록이 있다. 조영제는 일반 촬영으로는 관찰이 어려운 소화기계나 혈관계 내에 인위적으로 음성 또는 양성 조영제를 주입시켜 촬영함으로서 주변장기와 조직을 식별할 수 있도록 영상대조도를 증가시킬 수 있는 화합물이다. 조영제는 매우 뛰어난 조영능력을 가지고 있으며 영상의학 분야 발전에 기여한 바가 크다. 조영제의 사용에는 부작용이 따르므로 종류의 선택과 용량 결정에 유의해야 한다. 안전성이 좋은 비이온성, 저 삼투압, 적절한 점도의 조영제를 선택하여야 한다. 조영제의 대표적 약리작용으로는 혈관에 대한 작용, 적혈구에 대한 작용, 뇌 중추혈관계에 대한 작용, 혈관의 내피세포에 대한 작용, 심장에 대한 작용, 콩팥의 작용, 알레르기(allergy) 반응이 있다. 조영제의 배설은 비뇨기계, 간·담도계 등을 통하여 이루어 진다.

(1) 엑스선 흡수에 따른 분류

① 음성 조영제(negative contrast media)

음성조영제는 공기, 산소, 이산화탄소, 질소 가스 등으로 주위조직과 비교하여 엑스선의 흡수가 없으므로 많은 양의 엑스선이 사진작용을 하여 영상은 검은 음영을 나타낸다. 위장관의 이중 조영에 사용되나 음성조영제가 혈관 내에 주입되면 공기방울이 혈관폐쇄를 유발하므로 혈관조영검사에는 사용되지 않으며 실수로 주입해서도 안 되므로 주의해야 한다.

② 양성 조영제(positive contrast media)

양성조영제는 수용성조영제, 유용성조영제, 황산바륨현탁액으로 분류되고 수용성조영제는 이온성조영제와 비이온성조영제로 나누어지며 또 구조적으로 mono구조와 dimer구조

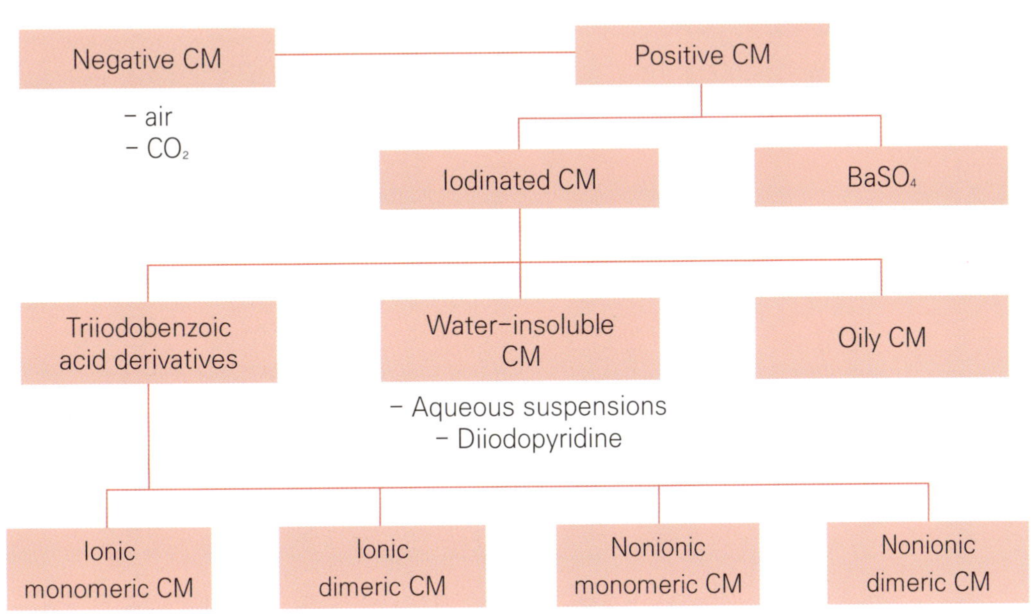

| 그림 1-78 | Classification of contrast media

로 나눈다. 주위 조직보다 엑스선 흡수가 많아 영상은 흰 음영을 나타낸다. 혈관조영검사에서는 수용성조영제를 사용하며 중재적시술에서 유용성조영제인 리피오돌을 색전물질로 사용한다.

(2) 물의 용해(dissolve) 정도에 따른 분류

① 수용성 조영제

- 비뇨, 혈관계 조영제 : Conray, Telebrix, Hexabrix, Ultravist, Isovist, Omnipaque, Xenetix
- 위, 장관계 조영제 : 황산바륨(barium sulfate), Gastrografin
- 호흡기계 조영제 : Hytrast

② 유용성 조영제

림프절 조영 : Lipiodol

(3) 용량과 용법

① 용 량

이온성 요오드계 조영제의 용량은 4~5 mL/kg 한도로 되어 있다. 조영제의 농도에 따라서도 다르지만, mL 단위로 기준을 삼는다. 요로조영촬영인 경우 콩팥기능이 정상범위 내라고 생각되며, 일반적으로 성인에서는 1 mL/kg, 영·유아에서 2~4 mL/kg 정도를 사용한다.

배설성 요로조영촬영의 조영제 사용량은 2세 이하(체중 9 kg 이하) 4 mL/kg(20 mL까지), 2~6세(10~19 kg) 2 mL/kg(30 mL까지), 7세 이상(20~29 kg) 1.5 mL/kg(40 mL까지), 30 kg 이상 40~50 mL가 적용되기도 한다.

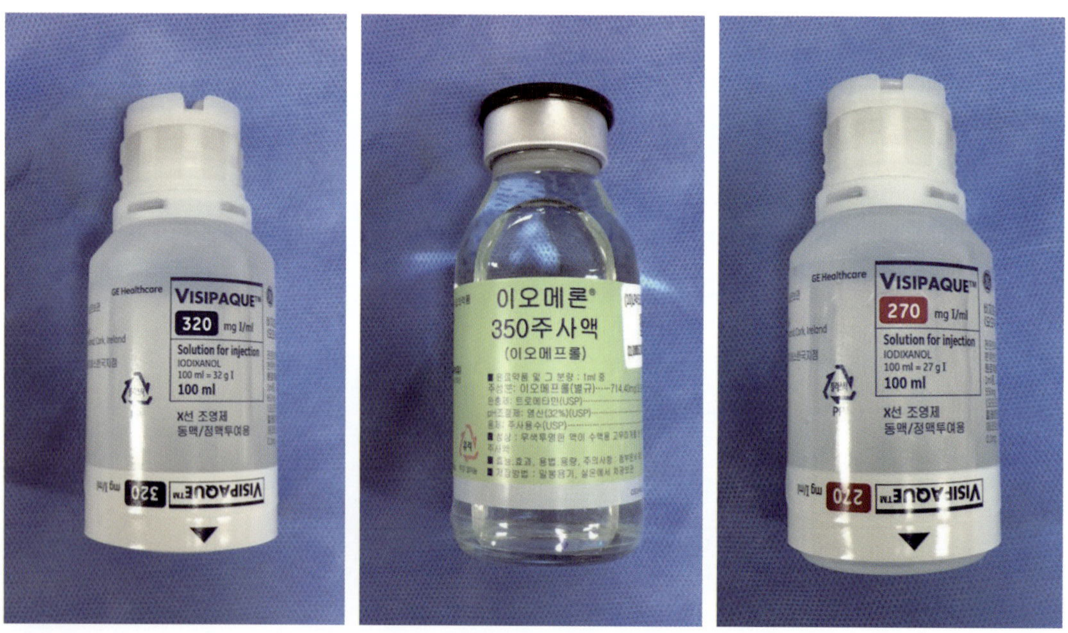

| 그림 1-79 | Contrast media of angiography

② 용법

정맥에 투여하는 방법은 보통의 정맥주사(5분 정도), 급속정맥주사(rapid injection, 1분 이내) 및 점적정맥주사법으로 크게 나눌 수 있다. 급속정맥주사법은 수동주입(hand injection) 법과 주입기(injector)를 사용하는 방법이 있는데, 18G 이상의 굵은 주사침을 사용할 필요가 있다. 조영제자동주입기를 사용하면 수초 이내에 주입할 수 있다. 급속주입은 고혈압 요로조영촬영, 콩팥단층촬영(reanl CT) 등에서 시행하며 최근에는 일반 요로조영촬영에도 급속히 주입하는 일이 많아졌다. 점적정맥주사법은 대량의 조영제(100mL 또는 그 이상)를 비교적 신속하게(5분 정도) 주입하는 경우에 사용된다. 주사기에 힘을 주어 누를 필요가 없으며 정맥확보의 의미에서도 유리하므로 필요에 따라 시행하고 있는 주입법이다. 점적법은 요로계의 조영능이 향상되지만, 불필요한 대량의 조영제를 투여할 가능성이 크다.

동맥조영촬영에서는 급속주입법을 사용한다. 자동주입기(automatic injector)로 미리 조정된 프로그램에 따라 수초 이내에 대량의 조영제를 조입할 수 있다. 때로는 종양 영상을 잘 보기 위하여 서서히 주입(slow injection)한다. CT angiography에서는 급속정맥주사법을 사용한다.

(4) 조영제의 부작용과 대책

조영제의 부작용은 오심이나 발적 또는 두드러기 정도의 가벼운 증상에서 심하면 호흡곤란, 심정지 등으로 사망에 이르는 중증에 이르기까지 다양한 증세를 보인다. 조영제가 인체에 주입되는 순간부터 높은 수준의 주의와 관찰이 필요하며 부작용 발생에 대응하여 교육훈련이 반드시 필요하다. 조영제 주입 전 음식 및 약물에 대한 알레르기 여부 확인, 과거 조영제 사용 검사 시 부작용 여부 확인, 심장 및 콩팥의 질환력 확인 및 의심이 가는 환자의 경우 맥박과 호흡을 확인하는 등의 주의가 필요하며 부작용 발생 시 대처방안도 메뉴얼화하여 지속적인 교육을 실시하여야 한다. 따라서 검사실 내에 아드레날린, 산소 및 산소마스크, 혈압계, 제세동기, 흡인기, 처치팀 호출시스템 등이 구비되어야 한다. 무엇보다 부작용을 줄이는 방법은 검사 전에 환자의 표정, 태도 등 상태를 관찰하여야 한다.

| 표 1-10 | 조영제의 부작용 및 처치

증 상	처치내용
구역/구토	- 환자를 안심시킨다. - 정맥도관을 그대로 유지하고 계속 관찰한다. - 필요한 경우 항구토제를 투여한다.
경미한 두드러기	- 특별한 처치는 없다. - 정맥도관을 그대로 유지하고 계속 관찰한다. - 필요한 경우 항히스타민제를 투여한다(ex. Chlorpheniramine maleate 10~20mg Promethazine HCl 25~50mg을 IV한다).
심한 전신 두드러기	- 정맥도관을 그대로 유지하고 계속 관찰한다. - 항히스타민제를 투여한다. - hydrocortisone 100mg을 IV한다.
느린맥을 동반한 저혈압	- 환자의 발을 높게 한다. - 100% 산소를 공급(10~15L/min)한다. - 14~16 게이지의 케뉼러를 연결한다(소아는 21~25 게이지) - ECG와 산소농도를 측정한다. - 혈압유지를 위해 콜로이드 수액을 빠르게 점적주사 한다(ex. Gelofusine 10~15mL/kg) - 느린맥 시 atropine 0.6mg을 IV하고 5분 간격으로 반복하며 최대용량은 3mg까지이다(소아는 0.02mg/kg, 최소 0.1mg) - 마취과에 긴급자문을 요청한다.
아나필락시스 반응없이 저혈압만 있을 때	- 100% 산소를 공급(10~15L/min)한다. - 혈압유지를 위해 콜로이드 수액을 빠르게 점적주사한다(ex. Gelofusine 10~15mL/kg). - 혈압을 점검한다. - ECG, 산소농도를 측정한다. - 효과가 없을 시 마취과에 긴급자문을 요청한다(ex. Dobutamine 2.5~10㎍/kg/min 또는 Dopamine 2~5㎍/kg/min 투여).
혈관부종/두드러기/기관지경련/저혈압	- 14~16 게이지의 정맥도관을 연결한다. - 혈압유지를 위해 수액을 빠르게 점적주사(ex. Gelofusine 10~15mL/kg)한다. - 100% 산소를 공급(10~15L/min, 소아는 6~10L/min)한다. - $\beta 2$ agonist 투여(ex. Salbutamol 5mg + saline 2mL 분무)한다. - Hydrocortisone 500mg를 IV(소아 4mg/kg)한다. - ECG, 혈압, 산소농도를 측정한다. 저혈압 시 adrenaline 1: 10,000 0.5~1.0mL IV(소아는 0.1mL, 최대 1.0mL) - 심한 경우 adrenaline을 추가 IV(최대 총량 1mg)한다. - 마취과에 긴급자문을 구한다.
발 작	- 저혈압이 원인일 수 있으므로, management of AE(2)~(4) 대로 1차 처치를 한다. - 100% 산소를 공급(10~15L/min, 소아는 6~10L/min)한다. - 발작이 계속되면, 항경련제를 투여한다(ex. Diazemuls 5~10mg IV, 소아는 Diazemuls 0.2~0.3mg/kg 또는 Diazepam 0.4mg/kg) - 필요한 경우 2차 선택약(ex.Phenytoin)을 투여한다.
혈관외 유출 (extravasation)	- 특별한 처치 없이 관찰한다. - 온찜을 한다. - 영향부위를 마사지하고 높게 올린다. - 필요한 경우 그 부위를 고정시킨다. - 3일 안에 부종이 해결되지 않거나 더 악화되면 성형외과 수술을 의뢰한다.

6) 조영제 자동주입기

체내 혈관에 조영제를 주입하는 방법에는 두 가지가 있다. 주사기(syringe)를 이용하여 손으로 주입하는 방법과 조영제 자동주입기를 이용하는 방법이다. 손으로 조영제를 주입하는 방법은 자동주입의 반대 의미로 수동주입(hand injection)이라고 표현하기도 하는데, 이는 혈관조영술을 하는 과정에서 조영제 자동주입기를 사용하기 전에 검사대상혈관에 조영제를 조금 주입해서 혈관분포를 파악하고 지연시간을 측정하여 자동주입기로 주입할 조영제의 양을 결정할 목적으로 이용한다.

손으로 조영제를 주입할 수 있는 압력은 보통 20~150 psi(pound per squre inch) 정도이다. 그러나 수동주입은 정확한 시간에 정확한 양을 주입할 수 없다. 더구나 내부 압력이 높은 심장이나 대동맥 등은 그보다 더 높은 압력으로 주입해야 체내로 조영제가 유입되기 때문에 기계적인 힘이 필요하다. 그러므로 다량의 조영제를 일정한 압력으로 정해진 시간에 혈관에 주입하기 위해 고안된 것이 조영제 자동주입기(automatic injector)이다. 또한 이 방법은 수동주입처럼 환자 옆에서 직접 조영제를 주입하지 않아도 되므로 시술자의 엑스선 피폭선량을 감소시킬 수 있다.

과거에는 주입압력을 증가시키기 위해서 지렛대 원리를 이용한 레버 수동식이나 압력 가스식 조영제 자동주입기를 사용하기도 했으나 근래에는 모두 전동식 조영제 자동주입기를 이용한다. 전동식은 pressure control 방식과 flow control 방식으로 구분한다. 이들 방식은 전기적으로 주사기의 내관을 압축시킴으로써 일정 시간과 일정 양의 조영제를 검사부위에 정확히 분사할 수 있다. 또한 자동으로 분할하여 주입하기도 한다.

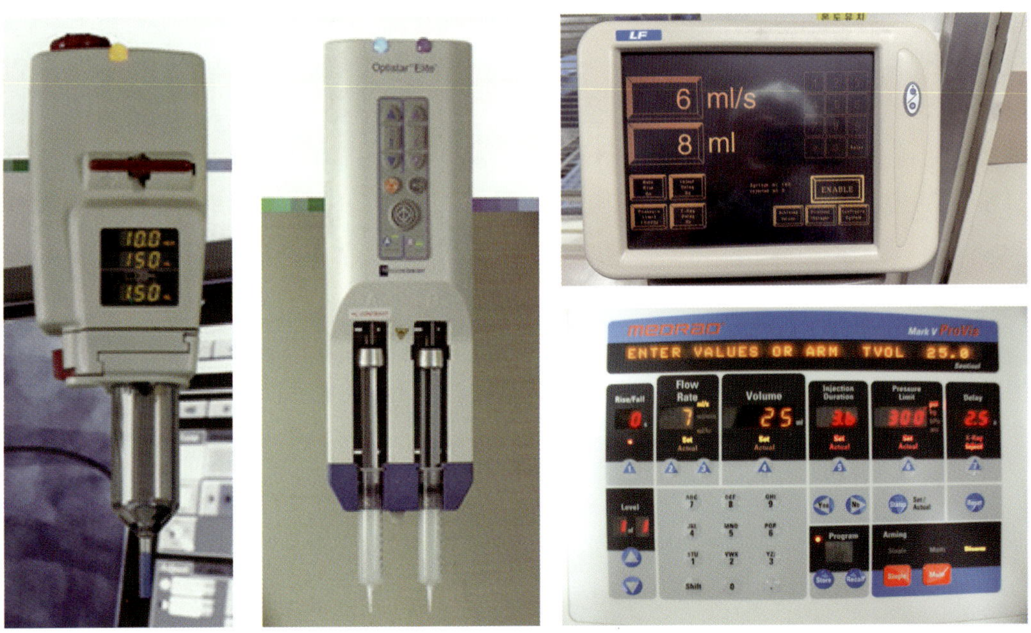

I 그림 1-80 I Single, dual, control board(automatic injector)

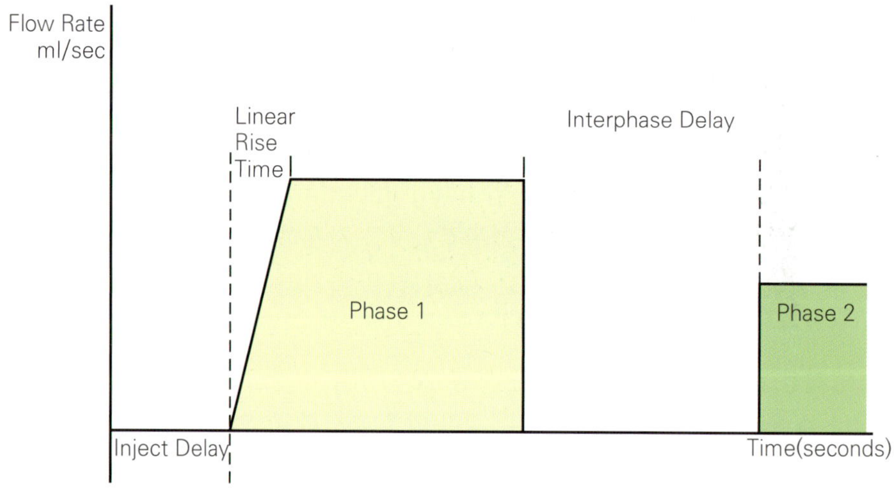

| 그림 1-81 | Relationship between flow rate and injection time

(1) 조영제 자동주입기의 선형증가시간(linear rise time / transition time)

인체 장기의 혈관은 각각 직경, 혈류 속도, 혈류량 등이 달라 조영제를 주입할 때는 혈관의 특성에 맞는 카테터를 선별하여 조영제 양을 결정하여야 한다. 카테터도 직경과 재질에 따라 주입량이 결정된다. 따라서 촬영부위에 따라 초당 주입할 조영제 양과 총 주입량을 결정하고 이에 적합한 카테터를 선택한 후 자동주입기의 압력, 조영제의 양, linear rise time 등을 결정하여 주입하면 원활한 조영효과를 얻을 수 있다.

과도한 양의 조영제를 짧은 시간에 주입하면 압력이 높아지고 와류가 형성되어 혈류의 진행을 방해하며, 주입압(injection pressure)이 높으면 카테터 끝(catheter tip)이 선택한 혈관(vessel selection)에서 이탈하여 조영제가 원하는 혈관 부위에 주입되지 않는다. 그래서 주입 초기에 조영제가 급격히 주입되어, 그 압력에 의해 선택된 혈관으로부터 카테터가 이탈되는 것을 방지함과 동시에 혈관 벽을 보호하기 위해 linear rise time(transition time)을 설정한다. 마치 방사선 조사시 rpm을 일정 수준까지 높여주기 위해 예비시간(ready)이 필요한 것처럼 주입 초기에 혈관에 조영제 양이 급속히 유입되는 것을 방지하기 위한 수단으로 주입 초기에 조영제가 서서히 주입되는 예비시간을 갖은 후 나머지 조영제가 분사되게 하는 것이다.

Linear rise time의 설정은 검사부위에 따라 다르다. 좁은 혈관에 많은 양의 조영제를 주입하려면 linear rise time을 연장하여야 한다.

(2) 조영제 자동주입기의 구비조건

① 조영제가 적정하게 주입 가능하게 주입량과 압력, 시간을 통제와 조절이 가능하여야 함으로 조영제 양 표시 기능(total injection volume, PSI, volume/second)을 갖추어야 한다.

② 인체에는 전기적 안정성이 높은 기기를 사용하여야 한다. 조영제 자동주입기와 인체는 컨넥트(connecter)와 카테터로 연결되어 있어 만약 마이크로 전기나 마크로 전기가

환자의 몸에 흐를 경우 심각한 부작용 및 사고를 유발할 수 있으므로 과부하시 배선차단 기능이 필요하다. 또한 전기적 안전성은 수시로 점검하여야 한다.

③ 조영제주입시 검사나 시술팀의 방사선피폭을 경감시키고 의료행위의 효율성을 높이기 위하여 원격조정기능이 있어야 하며 조영제의 부작용을 최소화하기 위하여 조영제 온열작용 캡이 필요하다.

(3) 조영제 주입량

조영제 주입량은 환자의 나이, 체중, 장기의 크기, 혈류속도, 병변의 유무에 따라 차이가 있으므로 적절한 카테터의 종류와 크기를 선택하여 사용한다. 방사선과 조영제는 검사에 유용하게 사용되지만 그에 따른 피해도 클 수 있으므로 획일적으로 적용해서는 안되며 정당성과 적정성을 반드시 확보해야 한다. 이에 보고자하는 장기의 조영상을 얻기 위해서는 일정한 양과 주입속도가 필수적이다. 검사조건에 따라 주입량이 달리 결정되지만 일반적으로 표 1-11과 같다.

| 표 1-11 | 부위별 조영제 주입조건

검사부위	flow rate(㎖)	injection time(sec)	total volume(㎖)
aorta	10~20	2	20~40
celiac trunk	4~6	5	20~30
SMA	3~5	6	20~30
IMA	2~3	4	8~12
renal artery	3~5	3	12~15
Pelvic artery	10~15	2	20~25
SFA	3~4	3	9~12
Brachial artery	2~3	4	8~12

7) 환자감시 장치(patient monitor)

혈관조영실에서 행해지는 검사와 시술들은 대부분 국소적이지만 침습적인 방법을 사용하고 있다. 따라서 검사나 시술 중에는 환자의 상태를 잘 파악하고 모니터링 하여야 하며 응급상황에 잘 대처할 수 있는 장비와 전문 인력을 갖추고 있어야 이상 징후가 발견될 때 즉시 대처 할 수 있으므로 환자의 조기회복이 가능하다. 환자감시장치는 환자의 생명유지를 위한 맥박, 혈압, 산소포화도, 호흡수, 체온 등 활력징후의 상태를 연속적으로 감시하는 기기로서 환자에게 부착된 각종 센서로부터 여러 종류의 생체신호를 측정한다. 수술실에서는 마취통증의학과 의사와 간호사가 환자상태를 지속적으로 감시하지만 혈관조영술 및 중재적시술의 경우 담당전문의, 간호사, 방사선사 모두 같이 환자의 활력징후를 감시하여야 한다. 또한 환자감시장치는 알람이나 진동 등 알림 장치를 구비해야 된다.

환자감시장치의 측정항목

① 맥박(heart rate)

심장이 수축하면 혈액이 좌심실에서 대동맥으로 이동하여 혈관벽이 팽창되며 팽창된 동맥벽은 탄성으로 진동하게 된다. 그 파동이 말초혈관까지 전파되면서 맥박으로 촉지된다. 맥박은 1분당 심장이 박동하는 수를 말하며, 건강한 성인에서 맥박은 1분당 약 60~100회가 정상으로 간주된다. 맥박수가 성인일 때 1분에 100회 이상이면 빈맥이라 하고 1분에 50회 이하가 되면 서맥이라 한다.

② 혈압(blood pressure)

심실이 수축할 때에 대동맥으로 박출된 혈액이 일시에 말초혈관까지 가지 못하고 많은 양의 혈액이 대동맥 및 동맥 내에 그 자체의 용적 이상으로 수용되기 때문에 생기는 압력을 말한다. 좌심실이 수축시에 형성되는 압력이 가장 높은데 이점을 수축압(systolic pressure)이라 하며, 심장의 이완기에 생기는 압력을 이완압(diastolic pressure)이라 한다. 수축압과 이완압의 차이를 맥압(pulse pressure)이라 하며 수축압과 이완압의 평균치를 평균압(mean pressure)이라 한다. 정상 성인에서 120/80 mmHg을 정상혈압, 140/90 mmHg를 넘는 것을 고혈압, 90/60 mmHg 이하인 경우를 저혈압이라 한다. 측정방법으로는 간접법과 직접법이 있으며 환자감시장치에서는 두 가지 방법 모두를 사용할 수 있다.

③ 산소포화도(SpO_2)

혈액 내에 산소가 녹아있는 정도를 나타낸다. 95~100%가 정상범위이다. 엄지손가락에 끼우는 SpO_2 센서는 LED 발광을 통해 적외선과 붉은 빛을 동시에 방출하는 발광부와 방출

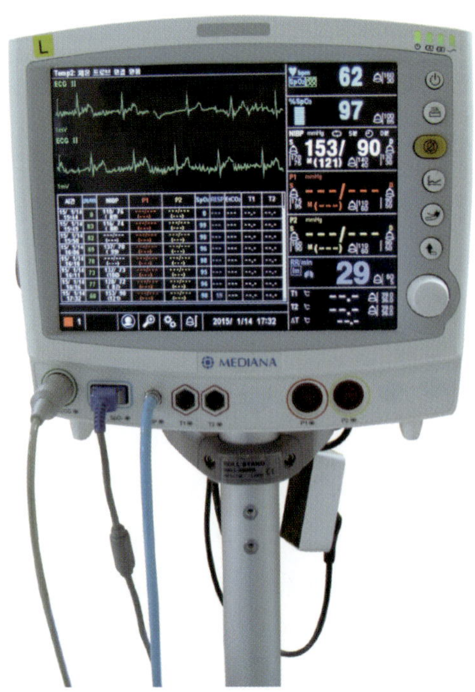

ǀ 그림 1-82 ǀ Patient monitor

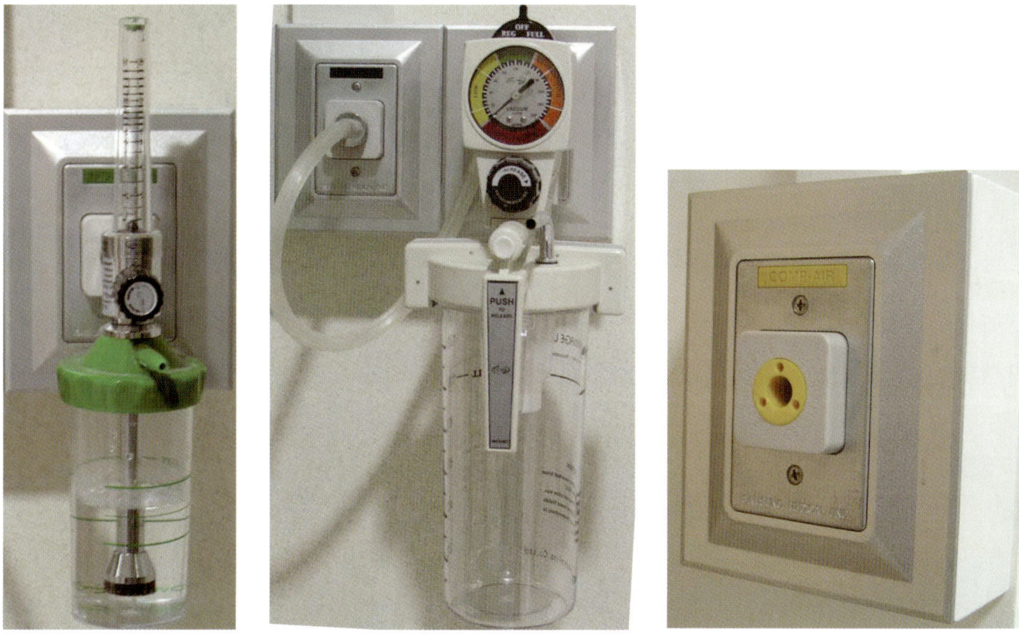

| 그림 1-83 | Outlet of O_2, suction, air

된 빛은 손가락사이 혈관을 통과 후 검출하는 수광부가 있으며 산소와 결합한 헤모글로빈은 적외선을, 그렇지 않은 헤모글로빈은 빨간색 빛을 더흡수하는 성질을 이용하여 SpO_2 수치를 산출한다. 즉 혈액 내 적혈구의 헤모글로빈과 산소가 결합한 정도를 나타내며 산소포화도는 호흡이 잘 이루어지고 있는지를 나타내어주는 중요한 지표이다.

④ 호흡(respiration)

호흡은 인체에 산소를 공급하는 방법으로 1분당 정상성인에서 12~20회 전후가 정상수치이다. 호흡할 때 흉곽근육이 수축, 팽창을 반복하게 되며 이 때 흉곽에 전극 2개를 부착하여 흉곽근육의 저항이 변화되는 것을 전극을 통해 감지하고 임피던스변화 수를 검출하여 호흡수를 측정한다.

⑤ 심전도(EKG/ECG)

심전도란 심박동과 관련된 SA node에서 심근까지 흐르는 전류의 전위를 신체 표면에서 도형으로 기록한 것으로 환자감시장치를 이용하면 실시간 연속적으로 상태를 관찰할 수 있다. 심전도를 통하여 부정맥, 심근경색, 협심증 등 허혈성 심장질환과 심장의 비대, 확장 등을 진단할 수 있다. 3-lead의 심전도를 이용하며 환자의 흉부 오른쪽 위, 왼쪽 위와 아래에 전극을 붙인다.

⑥ 체온(temperature)

인체는 대부분이 물로 구성되어 있는데 물은 비열이 커서 대기 온도변화에 대한 온도의 변화가 급격하지 않다. 따라서 체온은 거의 일정하며 정상상태에서 36.5~37도를 유지한다. 온도센서를 구강이나 항문에 삽입하여 체온을 감지하여 전기적신호로 변환하여 온도로 환산 처리하여 모니터에 숫자로 표시한다.

07 환자의 권리

(1) 환자권리 장전

의료기관의 환자에 대한 모든 행위는 손실보다 이익이 크다는 정당성이 확보되었을 때 실행된다. 하지만 이익 크기와 상관없이 손실은 최소화 하여야 한다는 적정성의 원칙도 중요하게 다루어야 한다. 의료기관과 환자상호간에 신뢰를 바탕으로 정당성과 적정성이 확보되면 환자의 권리를 존중하기 위하여 각 의료기관별로 차이는 있지만 내용은 비슷한 5~9개항의 환자권리장전을 두고 있으며 이를 반드시 실행하여야 한다.

〈환자의 권리〉

① 환자는 인간으로서의 관심과 존중을 받을 권리가 있다.
② 환자는 의료진으로부터 성실한 대우를 받을 권리가 있다.
③ 환자는 의료진으로부터 검사, 진단, 치료, 예후에 대한 설명을 듣고 치료, 검사, 수술, 입원등의 의료행위를 선택할 권리 및 거부할 권리가 있다.
④ 환자는 인종, 나이, 성별, 국적 및 사회적 신분을 이유로 차별받지 않을 권리가 있다.
⑤ 환자는 병원안의 여러 위험으로부터 신체적, 정신적 안전을 보호받을 권리가 있다.
⑥ 환자는 탈의 등 진료 상 이루어지는 신체의 비밀을 보장받을 권리가 있다.
⑦ 환자는 진료와 관련된 사생활의 모든 비밀을 보호받을 권리가 있다.
⑧ 환자는 진료비의 상세내역에 대하여 알 권리가 있다.

〈환자의 의무〉

① 환자는 의료진에게 자신의 건강상태와 진료에 필요한 사항을 제공할 의무가 있다.
② 환자는 자신을 검사 및 치료하는 의료진을 존중해야 할 의무가 있다.
③ 환자는 금연 등 병원내규에 따라야 할 의무가 있다.
④ 환자는 공동으로 이용하는 의료기관내에서 반사회적이고 반 유리적인 행동을 금해야 하는 의무가 있다.
⑤ 환자는 진료비 납입 등 병원과 체결한 계약을 이행해야 할 의무가 있다.

(2) 혈관조영촬영 및 인터벤션 시술 동의서

환자는 검사 또는 시술에 대한 설명을 듣고 선택할 권리가 있으므로 주치의는 검사 또는 시술을 시행하기 전에 반드시 부작용을 포함한 모든 상황을 설명하고 환자의 직접동의를 구하여 서명을 받아야 한다.

혈관조영촬영검사 및 인터벤션시술 동의서

등록번호		성명		나이		성별	M / F
주민번호		진료과		병동		주치의	

검사명 :	검사일:	설명의사:

*** 검사의 필요성 및 목적**

혈관조영촬영/인터벤션시술은 진단장비(혈관조영장비, 초음파 등)를 이용하여 수술하지 않고 의료기구를 삽입하여 비침습적으로 질병을 진단하거나 치료하는 분야입니다. 몸 속 혈관의 질병을 진단하거나, 장기에 발생한 통증 및 증상을 완화시키는 검사 및 시술로서 수술을 하지 않아 환자에게 위험도가 낮습니다.

*** 검사방법**

넙다리동맥 등 굵은 혈관을 천자하거나, 필요한 부위에 천자를 하여 검사 및 시술을 실시하며, 천자부위는 환자의 질병부위에 따라 달라질 수 있습니다.
시술 도중에 시술부위에 조영제라는 주사약을 주입할 수도 있으며 조영제 주입시 열감을 느낄 수도 있습니다.
국소마취 후 시술을 시행하지만 시술을 하는 동안 시술부위에 통증이 있을 수 있습니다.

*** 검사 전 주의 사항**

1. 시술 전 6시간 이상 금식해야 합니다.(물, 음료수, 식사 등)
2. 임신 중이거나 임신 가능성이 있으면 검사 및 시술이 불가능하오니 꼭 알려 주십시오.
3. 혈액 응고나 지혈, 혈관질병과 관련 드시는 약은 종류에 따라 복용을 중지하여야 합니다.
   (현제 복용중인 약 :)

*** 검사 후 주의사항/합병증/부작용**

검사나 시술의 경우 혈액의 응고를 방지하기 위하여 헤파린 등 항혈액응고제를 사용하여 검사나 시술 후 지혈에 다소 많은 시간이 걸립니다. 시술 부위에 멍이 들거나 붓는 경우가 있으며, 출혈이 있을 수 있습니다. 시술 후에는 시술부위(대퇴동맥일 경우)에 따라 6시간 이상 모래주머니를 올려놓으며, 일어나 앉거나 시술부위 다리는 구부리지 않아야 합니다. 조영제에 의한 알레르기(과민반응) 등의 부작용이 있을 수 있고, 카테터로 인하여 혈관에 손상을 줄 수 있습니다.

*** 검사 때 나타날 수 있는 후유증/부작용**

1. 과거 조영제 부작용 여부 (유 : 무) 조영제 검사를 받은 적이 있습니까?
   (예 : 아니오), 검사명( )
2. 약물 부작용 (유 : 무), 약물( )
3. 알레르기, 천식 등 (유 : 무) 기타(신장병, 심장병, 당뇨 고혈압 또는)
4. 임신 가능성이 있습니까?(예 : 아니오 , 해당없음)
5. 항응고제, 항혈전제를 드시고 있습니까? (예 : 아니오)
6. 메트포민 제제의 당뇨약을 드시고 있습니까? (예 : 아니오)
   (검사 전, 후 48시간 동안 병용금기 약입니다)

p1

*** 위 이외의 검사 (대체방법)**

*** 검사를 하지 않았을 때의 예상되는 결과**

*** 귀하의 경우 현재 다음과 같은 특이 사항이 있습니다.**

1)

2)

3)

* (   ) 는

1) 본 의료행위의 목적 및 필요성, 방법, 의료행위 후 발생할 수 있는 합병증, 대체방법, 의료행위를 하지 않았을 때의 결과
2) 본 의료행위로서 불가항력적으로 야기될 수 있는 합병증 또는 환자의 특이 체질로 우발적 사고가 일어날 수도 있다는 것
3) 위 내용을 충분히 듣고 (이 해)하며, 본인은 의료행위에 협력한 것을 서약하고, 이에 따른 의학적 처리를 담당 의사 판단에 위임하여 시술을 함에 (동 의)합니다.

검사, 시술 방법 및 후유증 등에 관한 상세한 설명을 충분히 듣고 이해하였음

20 년 월 일 시 분

성명 :   인 / 서 명 (환자와의 관계 : ☐ 본인 ☐ 환자의   )

전화 또는 휴대전화 :

환자가 직접 서명하지 못한 이유 :

☐ 환자가 의식이 없는 등 응급상황

☐ 환자가 미성년자임

☐ 환자가 의식은 있으나 물리적으로 서명을 할 수 없음

☐ 환자가 설명을 충분히 이해하지 못함

☐ 동의서 내용 설명 시 환자의 심신에 중대한 영향을 줄 수 있음

p2

Chapter 2
심장 및 폐혈관계

학습목적

■ 심장은 순환계의 핵심 장기이며, 해부생리적으로도 매우 중요하다.

■ 관상(심장)혈관조영술과 심도자술은 심혈관계의 구조와 기능을 정확하게 평가할 수 있으므로 심혈관계 질환의 진단과 치료에 필수적인 검사법이다.

■ 본 장에서는 해부학적 구조와 이상을 규명하기 위한 관상(심장)혈관조영술의 목적과 방법 및 평가법을 학습하며 심도자술에서는 진단목적 만이 아니라 중재적 치료술로서의 역할도 크므로 중재적치료술의 여러기법들을 학습하고 혈액학적 검사법의 종류와 방법을 학습하는 것을 목적으로 한다.

학습목표

■ 순환계와 심장의 해부생리를 설명할 수 있어야 한다.

■ 심장질환의 유형과 특징을 설명할 수 있어야 한다.

■ 심장질환 진단을 위한 조영술의 종류별 목적과 방법을 설명할 수 있어야 한다.

■ 심도자술에서 중재적 치료술의 유형별 특징과 방법 등을 설명할 수 있어야 한다.

■ 심도자술의 응용법을 설명할 수 있어야 한다.

■ 심도자술에서 혈액학적 검사를 목적으로 한 검사법의 종류와 방법을 설명할 수 있어야 한다.

01 심장의 해부 및 생리

1) 해 부

심장은 세로칸(종격동) 가운데에 있고 부분적으로 허파에 의해 겹쳐 있으며 앞쪽으로는 가슴뼈와 3, 4, 5번 갈비뼈에 의해 보호되고 있다. 대부분 심장은 2/3가 왼쪽에 위치하고 있으며 드문 경우지만 우측에 치우친 경우(dextro cardiac)도 있다. 심장은 가로막위에 있으며 앞으로 기울어져 있고 왼 앞쪽에 심장꼭대기가 있다.

정상적인 심장꼭대기 박동은 빗장뼈 중앙선의 네 번째나 다섯 번째 갈비사이공간에서 만져진다. 심장의 무게와 크기는 나이, 성별, 신장, 심외막 지방, 그리고 전신 상태에 따라 다른데 정상 성인 남자는 325±75 g, 여자는 275±75 g이다.

앞쪽에서 정상 심장의 경계는 다음과 같은 구조물로 형성되는데, 정점에선 가로 및 오름대동맥에 의해, 위오른쪽은 위대정맥에 의해, 오른바깥쪽은 오른심방에 의해, 아래는 오른심실에 의해, 심장꼭대기와 왼쪽아래바깥쪽은 왼심실에 의해 이루어진다. 즉 심장은 4 valve, 4 chamber의 구조이다.

(1) 심장의 외부형태

심장의 위쪽 1/3 부위에 가로로 달리고 있는 반지모양의 방실사이고랑(coronary sulcus, artioventricular sulcus)은 두 개의 심방과 심실의 경계가 되며 심장의 영양혈관인 심장동·정맥을 수용한다. 대동맥을 나온 오른심장동맥은 오른심방과 오른심실사이의 고랑(sulcus)을 지나 심장의 뒤 표면까지 이른다. 오른심장동맥과 같이 왼휘돌이 가지도 왼심방과 왼심실 사이의 고랑을 따라 지나가며 뒤 표면까지 이른다. 심실사이고랑(interventricular sulcus)은 방실사이고랑에서 심장꼭대기로 향하는 왼·오른심실을 구분하는 고랑으로써 앞심실사이고랑(anterior interventricular sulcus)은 왼·오른심실사이에서 심장꼭대기로 근육성 심실사이막(muscular ventricular septum) 위를 지나가는 왼앞내림가지를 포함하고 있다.

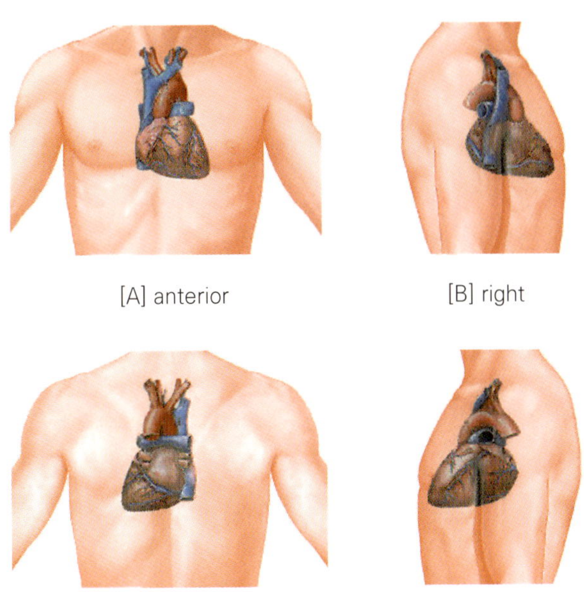

[A] anterior [B] right

[C] posterior [D] left

| 그림 2-1 | The position of the heart

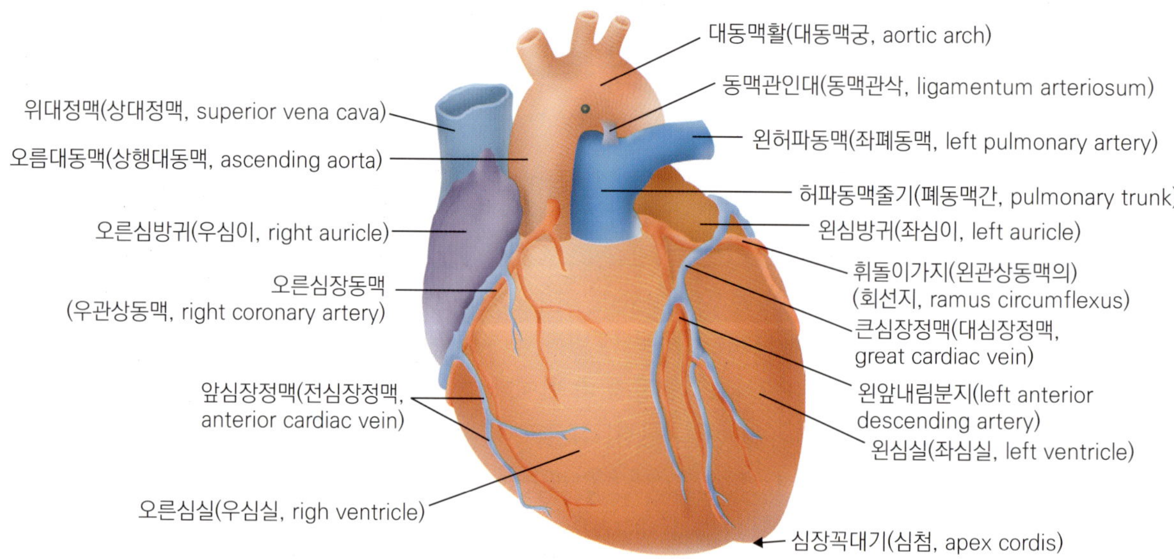

ı 그림 2-2 ı The outer form of the heart

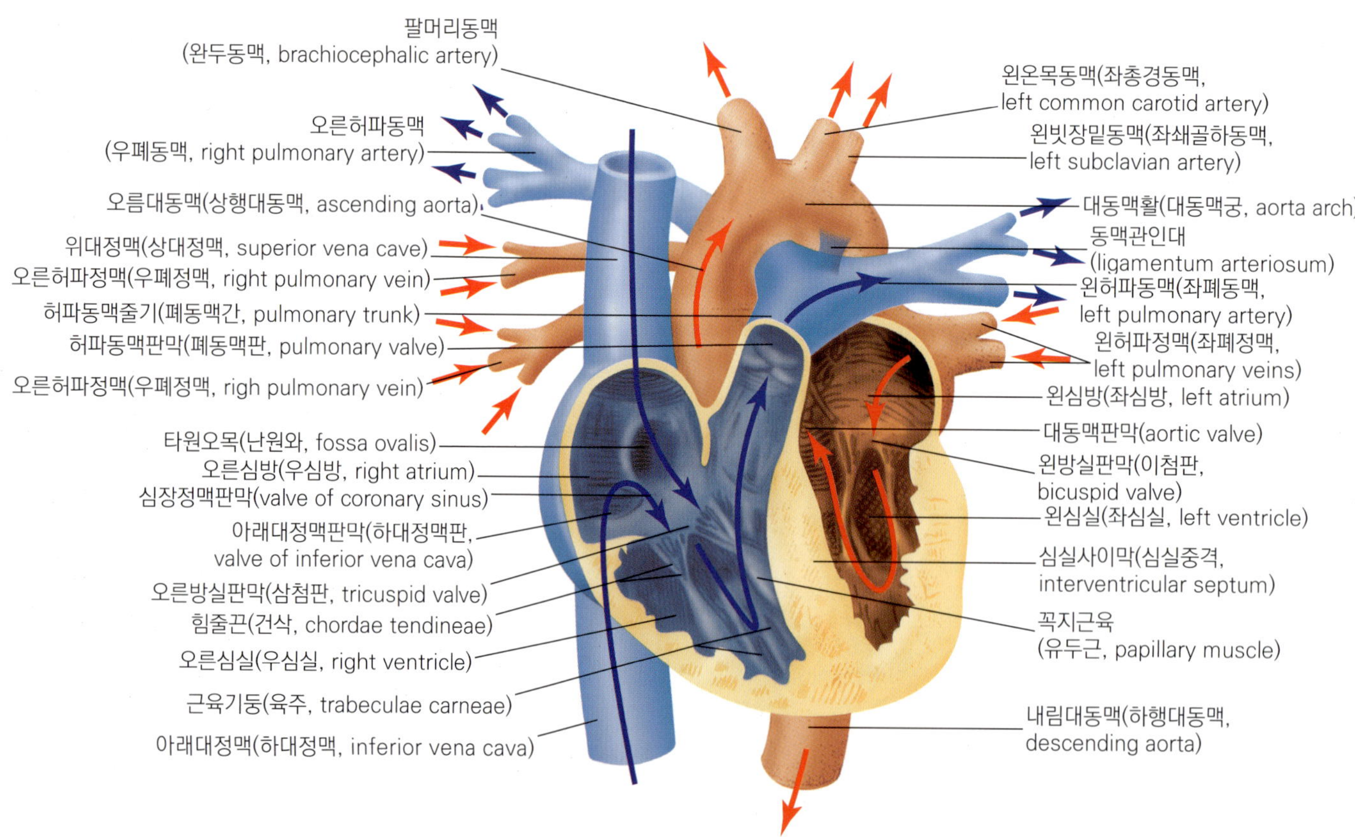

ı 그림 2-3 ı Blood flow within the heart

(2) 심장의 구조

① 섬유골격(fibrous skeleton)

섬유골격은 심방과 심실의 근조직 및 혈관조직을 단단하게 고정시키는 구조물이다.

중심섬유체(central fibrous body)는 심장의 가운데에 위치하는데 왼방실판막과 오른방실판막의 내측에 위치하여 대동맥근을 함께 고정시킨다. 왼쪽에 위치한 삼각 섬유조직(left fibrous trigone)은 중심섬유체로부터 왼뒤측에서 앞아래측으로 이어지는 견고한 결합조직 다발이다.

중심섬유체의 탄성 섬유조직과 삼각 섬유조직(left fibrous trigone)은 부분적으로 왼방실판막과 오른방실판막을 둘러싸고 고리(ring)를 형성한다. 이를 왼방실판막고리 그리고 오른방실판막고리(mitral and tricuspid annulus)라고 하는데 왼방실판막과 오른방실판막 그리고 일부 심방 및 심실 근육이 부착되는 부위이다. 원추인대(conus ligament)는 대동맥근의 오른쪽 위에서 허파동맥근을 둘러싸는 부채모양의 결합조직으로 심장꼭대기를 돌아 가로막 표면의 뒤심실사이고랑(posterior interventricular sulus)으로 이루어진다. 왼·오른심방은 외견상으로 오른허파정맥과 대정맥 사이 뒤표면에 있는 고랑(groove)에 의해 경계되어 지고 있다.

십자(crux)는 방실사이고랑(coronary sulcus)과 뒤심실사이고랑과 만나는 뒤바닥표면지역을 말하는 것으로 내부적으로는 심방사이막이 심실사이막과 합쳐지는 부위이다. 이 지역을 지나는 심장동맥은 내측으로 급격히 굽어 돌아 작은 동맥을 분지하여 방실결절에 혈액을 공급하게 된다. 십자 아래를 가로막(diaphragmatic) 혹은 아래(inferior)표면이라 한다.

왼쪽심방귀는 허파동맥바깥측 왼심실 정상에 위치해 있는데 왼심실과 허파동맥 유출로 사이에 돌출되어 있다. 허파동맥 유출로는 왼윗부위의 나머지 경계를 이루고 있다.

② 오른심방(right atrium)

오른심방은 오른심실의 위뒤쪽에 위치해 있으며 오른바깥측의 심장경계를 이룬다. 대부분 오른심방은 왼심방의 앞오른쪽에 있으며 앞안쪽으로 오른심방귀가 돌출되어 대동맥근과 겹쳐 있다. 오른심방의 뒤바깥표면에는 분계고랑(sulcus terminalis, terminal groove)이라는 능선(ridge)이 있어 위대정맥과 아래대정맥까지 수직으로 확장되어 있다.

이와 같은 안쪽 근육다발(muscular bundle)을 능선종말(crista terminalis)이라고 하며 오른심방귀 입구의 능선(ridge)을 따라 위대정맥의 입구 앞으로, 그리고 아래대정맥의 오른쪽으로 이어진다. 유스타기안판막(Eustachian valve)은 반월형의 추벽모양으로 아래대정맥 입구의 앞에 위치해 있는 일정치 않는 잔유판막(rudimentary valve)이다. 심방사이막은 오른심방의 안쪽벽의 뒤아래방향에 위치해 있으며 비스듬하게 앞으로, 오른쪽에서 왼쪽으로 확장되어 있다. 타원오목(fossa ovalis)은 심방사이막의 가운데 위치한 얕은 함요부위로 심장사이막에서 가장 얇은 부위이다.

오른심방의 혈류는 심장으로 들어오는 피가 모이는 곳으로, 몸 전체의 정맥 혈류가 위대정맥과 아래대정맥으로 모여 오른심방으로 들어오게 된다. 이후 오른방실판막을 통하여 오른심실로 들어간다.

③ 오른심실(right ventricle)

오른심실은 심장의 앞 대부분을 차지하며 가슴뼈의 바로 밑에 놓여있다. 부분적으로는 오른심방의 앞에서 안쪽으로 위치해 있으며, 왼심실의 앞오른쪽에 위치해 있다. 후전방향 흉부 엑스선 검사에서 대부분의 아래 경계를 이루고 있다. 횡단면에서 보면 반월형으로 4~5 mm의 벽두께를 갖는다. 근육기둥(trabeculae)은 오른심실 앞아래벽을 덮고 있으며 심실안쪽벽을 따라 한쪽벽에서 다른쪽벽으로 가로지르는 능선(ridge)을 형성한다.

깔대기(infundibulum)는 오른심실의 윗부분을 이루는 부드러운 벽을 갖는 유출로(outflow)를 말한다. 이 부위는 심실위능선(supraventricularis crest)이라는 두꺼운 근육에 의해 유입로(inflow)와 구분하는데 사이막벽에 있는 오른방실판막의 전엽 위에서 앞바깥측으로 돌아 유출로를 감싸도는 다른 수축근띠(constrictor band)와 연결된다.

오른방실판막을 통하여 오른심실로 들어온 혈액은 오른심실이 수축하는 힘에 의해 허파동맥을 통하여 허파로 보내진다. 오른심실은 혈액이 들어오는 유입로, 근육기둥 부분, 혈액이 나가는 유출로로 구분된다.

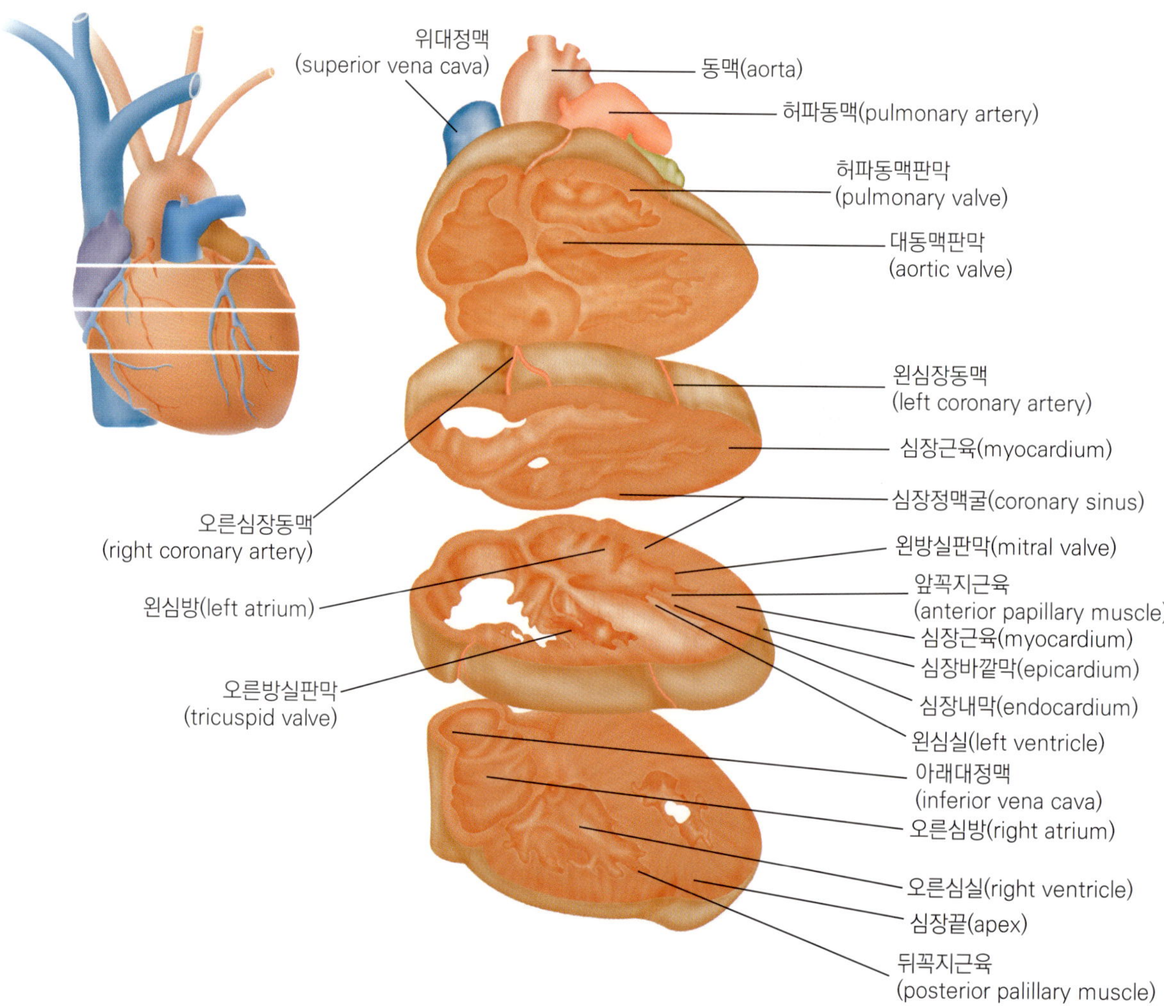

ㅣ그림 2-4ㅣ Heart section

④ 왼심방(left atrium)

왼심방은 심장의 가장 뒤쪽방향에서 중앙 윗부분에 위치하고 있어 흉부후전방향 엑스선 영상에서 정상적으로는 볼 수 없다.

식도는 뒷면에 경계해 있으며 앞으로는 대동맥근이 위치해 있다. 왼심실은 왼아래방향에 있다. 벽두께는 3 mm로 오른심실보다 약간 두껍다. 허파로부터 산소가 포함된 혈액이 들어오는 왼오른 허파정맥이 뒤바깥측에 각각 위치해 있다.

왼심방귀는 왼심방의 앞바깥측에서 돌출되어 허파동맥 옆을 따라 위치해 있다.

허파를 순환한 혈액은 허파정맥을 통해 왼심방으로 들어오게 된다. 왼심방은 허파정맥을 통해 들어온 혈액의 저장소 역할을 하며, 심장이 초기에 이완하는 동안 혈액이 왼심실로 가는 통로가 된다.

⑤ 왼심실(left ventricle)

왼심실은 왼바깥측 아랫부분의 경계를 이루고 대부분 바깥측표면은 뒤바깥측을 구성한다. 왼쪽심장벽의 두께는 8~15 mm로 오른심실의 2~3배이며 심장꼭대기는 2 mm 이하로 얇다. 왼심실의 안쪽벽은 심실사이막으로 오른심실과 공유하고 있다.

왼방실판막을 통해 왼심실로 들어온 혈액은 왼심실이 수축하는 힘에 의해 대동맥을 통하여 전신으로 보내진다.

(3) 판 막

심장은 4개의 판막을 가지고 있으며 혈액의 역류를 방지하고 심장주기에 맞추어 혈액을 일정한 방향으로 흐르게 한다. 4개의 판막 중에 3개는 3첨판 구조이고 1개는 2첨판 구조이다.

① 대동맥판막(aortic valve) 및 허파동맥판막(pulmonary valve)

대동맥판막과 허파동맥판막은 각각 3개의 첨판(cusp)을 갖는 반달형(semilunar)의 형태를 나타내는데 대동맥판막은 오른심장, 왼심장 그리고 비심장꼭대기로 나뉘며, 허파동맥판막은 앞, 오른 그리고 왼쪽꼭대기로 나뉜다. 허파동맥판막이 대동맥판막과 다른 점은 섬유성 고리가 없다는 것이다. 각 꼭대기(첨)의 뒤쪽으로, 혈관벽이 바깥쪽으로 돌출되어 주머니 모양으로 확장된 부위를 valsalva sinus라고 한다.

② 왼방실판막(mitral valve)

탄성섬유 판막조직은 입구를 둘러싸는 섬유테(annulus fibrous)에 부착된 깔대기 모양으로서 왼심실 내강으로 확장되어 있다. 두개의 판막이 맞교차조직(commissural tissue)에 의해 다리처럼 연결되어 있는데 전내엽(anteromedial leaflet)은 삼각형모양으로 근육성 심실사이막의 뒤안쪽으로부터 앞바깥측벽에 부착되어 있다. 또한 후외엽(posterolateral leaflet)은 삼각형으로 근육성 심실사이막의 뒤안쪽으로부터 앞바깥측벽에 부착되어 있다. 또한 후외엽은 전내엽보다 길고, 덜 유동적이고, 사각형으로 되어 있으며 왼방실판막 입구의 2/3를 둘러싸고 있다.

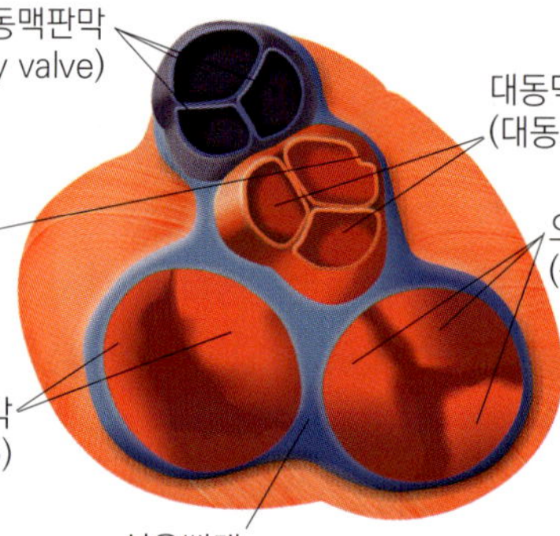

ㅣ그림 2-5ㅣ The structure of the heart valves

③ 오른방실판막(tricuspid valve)

서로 다른 크기의 3개의 엽(leafleat)으로 구성되며 전엽이 가장 크다. 꼭지근육에서 밑으로 향하여 아래바깥벽측까지 이르며, 사이막(septal)은 막성 및 근육성 심실사이막에 부착되어 있고, 후엽은 가장 작은데 뒤아래벽을 따라 오른방실판막고리에 부착되어 있다. 오른방실판막은 왼방실판막에 비해 더 얇고, 더 투명하며 쉽게 분리되지 않는다.

④ 꼭지근육(papillary muscles)

꼭지근육은 양쪽심실의 방실판막의 아래에 위치해 있으며, 심실벽에서 발생되는 단일이거나 이중으로 육주(intratrabecular)로부터 심실내강으로 돌출되어 있는 근조직이다. 왼심실에는 앞바깥측 및 뒤내측에 유두근이 있으며, 오른심실에는 앞·뒤 사이막 유두근이 있다. 유두근은 등량적 왼심실 수축 시작시에 왼방실판막과 오른방실판막을 아래로 잡아당긴다.

⑤ 힘줄끈(chordae tendinae)

각 유두근의 정점에서 발생되는 강력한 섬유조직으로 판막에 부착되기 전 수 많이 분할되어 서로 연결되어 있으며 심실수축에 의해 힘을 골고루 분산시켜 판막이 위로 부풀도록 한다.

(4) 심장막(pericardium)

심장을 둘러싸고 있는 막으로 심장은 두겹의 심장막으로 싸여있다. 심장을 둘러싸고 있는 바깥층의 막은 섬유성심장막(fibrous pericardium)이라고 하고 안에 있는 층을 장막성심장막(serous pericardium)이라고 한다. 양 심장막 사이의 공간을 심장막공간(pericardial space)이라고 하며, 보통 10~15 mL의 윤활물질로 얇은 층에 의해 구분되어 있어 심장이 자유롭게 운동을 할 수 있다.

(5) 심장의 자율신경계

교감신경계는 위로 4번째나 5번째 가슴 신경절(thoracic ganglion)의 척수로부터 나오며, 목교감신경 심장신경얼기에서 위와 중앙이나 아래신경절을 지나 심장신경이 되어 심장의 심장신경얼기의 표면에서 심부(deep part)로 내려간다. 부교감신경계는 뇌의 연수에서 유래된 미주신경의 지배를 받는다. 교감신경 및 부교감신경계로부터의 심장분지(cardiac branch)들에 의해 심장과 심장신경얼기가 형성되며 굴심방결절(동방결절), 방실결절 그리고 심방과 심실근에 영향을 미치며 심장의 교감신경 자극은 아세틸콜린(acetylcholine)에 의해 전달된다.

부교감신경은 음성 심박동수변동, 음성 수축력, 음성 전도영향, 음성 확장율의 특성을 나타내며 교감신경은 부교감신경과 반대의 특성을 나타낸다.

(6) 심장의 자극전도계

근육 미세섬유가 적고 가로무늬도 분명치 않은 특수심장근육은 심장근육과 달리 심장의 수축을 발생시키는 흥분을 자동적으로 일으켜 심장전체에 전하는 작용을 하는 자극전도계(impulse conducting system)가 있으며 심장의 신경은 자율신경이 지배한다. 즉 교감신경과 부교감신경인 미주신경의 지배를 받는다.

굴심방결절(SA node)은 위대정맥, 오른심방귀와 오른심방의 바깥측벽 사이에 있고 방추형이다. 굴심방결절에서의 전기자극은 앞, 중간, 뒤의 세 가지 결절간 전도로(internodal pathway)를 통해 심방 사이막의 뒤아래에 오른심방측의 심장정맥구와 아래대정맥의 개구부, 아래대정맥의 기저부, 오른방실판막의 사이막 기저에 의해 경계되어지는 부위인 방실결절에 전해진다. His 다발은 방실결절의 앞에서 시작되어 막성심실사이막의 아래 그리고 심장동맥꼭대기사이 바로 밑에 있는 근성심실사이막의 능(crest) 안의 중심섬유체를 통과하여 5~15mm 주행 후 심실사이막의 심내막내로 퍼져 왼방실다발갈래(left bundle branch)가 되고, 심장꼭대기로 향하는 중간에 앞-위(anteriosuperior)와 뒤-아래(posteroinferior fascicle)로 분지되어 이들은 왼심실의 두 유두근과 주위 심근으로 이어진다. 또한 오른방실다발갈래(right bundle branch)는 막성심실사이막의 아래근처 오른쪽으로부터 오른심실의 꼭대기로 향해 내려간다. 이들 왼·오른방실다발갈래는 말단 전도계가 되는데 심장의 모든 부위로 산만하게 분포되는 푸르킨예 섬유(Purkinje fibers)의 복합체를 이룬다(그림 2-6).

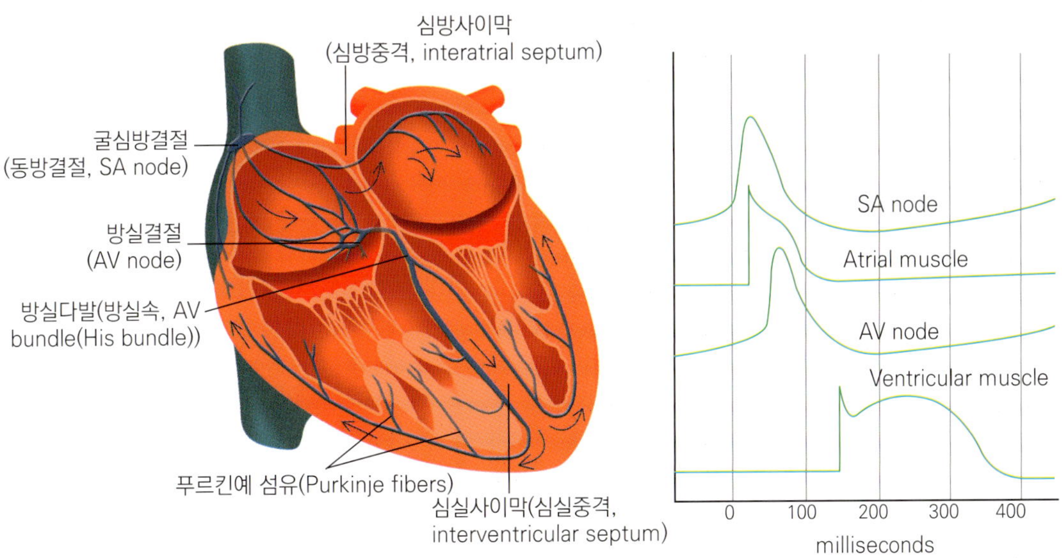

| 그림 2-6 | Cardiac conduction system

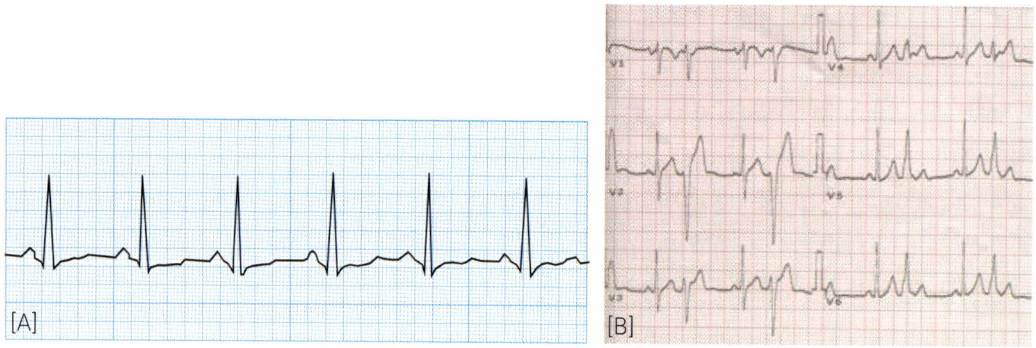

ı 그림 2-7 ı ECG(normal[A] and arrhythmia[B])

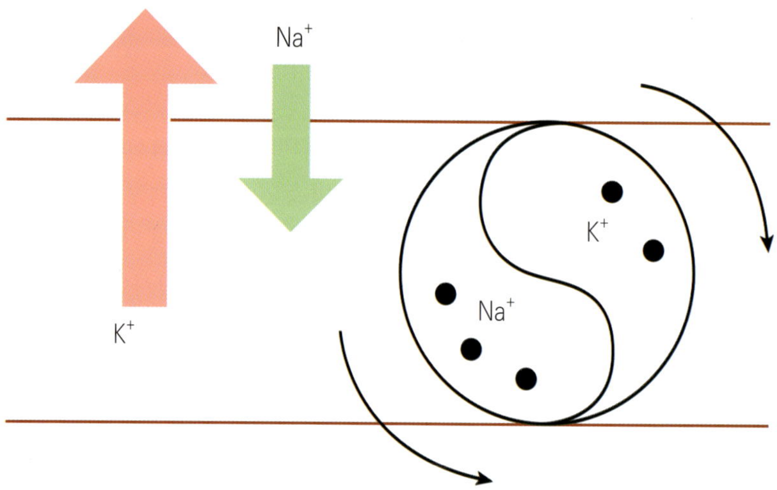

ı 그림 2-8 ı Na^+ - K^+ pump (movement of ions through the cell membrane)

2) 심장생리

심장은 우리 몸에 혈액을 공급해주는 근육으로 이루어진 펌프역할을 하는 장기이다. 혈액을 우리 몸에 적절히 분산시키기 위해서는 혈압이 유지되어야 하며, 혈압과 혈류는 몸의 여러 구조의 대사적 요구와 그들의 상호관계에 대응하는 복합적 제어기전에 의해 지배를 받는다.

심장은 두 개의 혈류펌프의 구조를 가지고 있는데 오른심장은 허파순환을 공급하며 왼심장은 허파로부터 돌아온 혈액을 몸통순환을 통해 우리 몸에 공급한다. 이러한 두 순환의 혈류량은 동일하며, 운동 시에는 5배까지 증가된다. 결국 심혈관계는 산소와 영양분을 몸의 세포로 이동시키고, 세포로부터 대사된 노폐물을 제거하며 몸의 일부에서 다른 부위로 호르몬과 같은 물질들을 전달해주는 세 가지 기본기능을 갖고 있다.

3) 심장주기

심방수축의 시작부터 다음심방수축 시작까지를 심장주기(cardiac cycle)라 한다. 심장주기는 심장이 박동시기에 발생되는 전기적 그리고 장치적 주기를 포함하고 있는데 각 심장박동으로 산소가 포화되거나 불포화된 혈액이 심장을 지나는 두 시기가 있다. 즉 심장주기는 심실의 수축기와 이완기로 크게 구분된다.

수축기의 시작은 심전도상 R파의 정점, 제1심음의 최초 진동에서부터 시작되는데 첫 시기는 같은 피부의 수축(isovolumic contraction)으로 심장수축 시작과 함께 시작되어 대동맥과 허파동맥의 반월판이 열리면 끝나게 된다. 심실내의 압력이 대동맥과 허파동맥의 이완기 혈액압을 초과하게 되면 반월판이 열리게 되고, 이후 심실내 압력은 계속 상승하게 되며 대동맥 압력보다 높아지면 대동맥판이 열려 급속배출(rapid ejection)이 시작된다.

그 후 왼심실압이 감소되면서 박출량이 감소되고 대동맥판막이 닫칠때까지 계속된다. 왼심실 수축에 의해 박출되는 혈액양은 정상적으로는 50% 이상 된다.

심장주기는 일반적으로 안정상태에서 0.8초이다. 이것은 심방수축기 0.11초, 심실수축기 0.27초, 심방과 심실확장 0.42초, 심장의 수축 0.38초, 심장의 확장 0.42초의 합보다 짧게 나타난다.

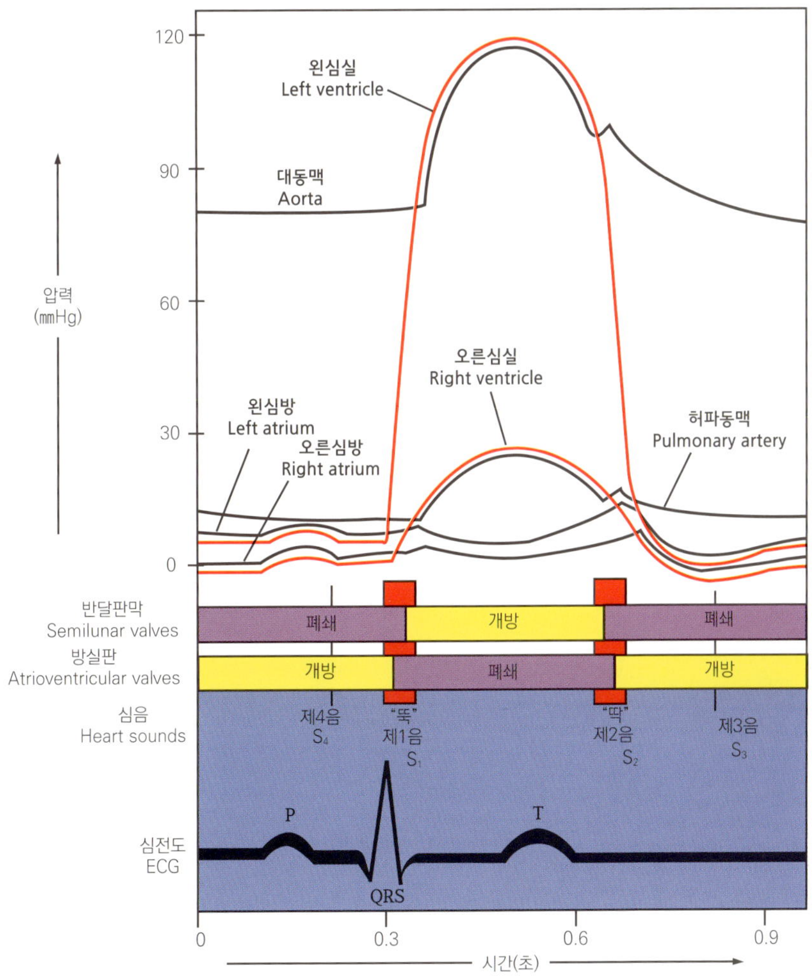

I 그림 2-9 I Heart cycle

한 개의 심장주기 중에 심방, 동맥의 압력 변동, 판막의 개폐관계, 심음 및 심전도를 같은 시간내에 기록한 것이다.

(1) 혈액의 정상순환

오른심방(RA) – 오른방실판막(삼첨판, TV) – 오른심실(RV) – 허파동맥(PA) – 허파의 모세혈관과 허파꽈리 – 허파정맥(PV) – 왼심방(LA) – 왼방실판막(승모판, MV) – 왼심실(LV) – 대동맥(aorta) – 모세혈관 – 정맥 – 위대정맥(SVC)·아래대정맥(IVC) – 오른심방(RA)

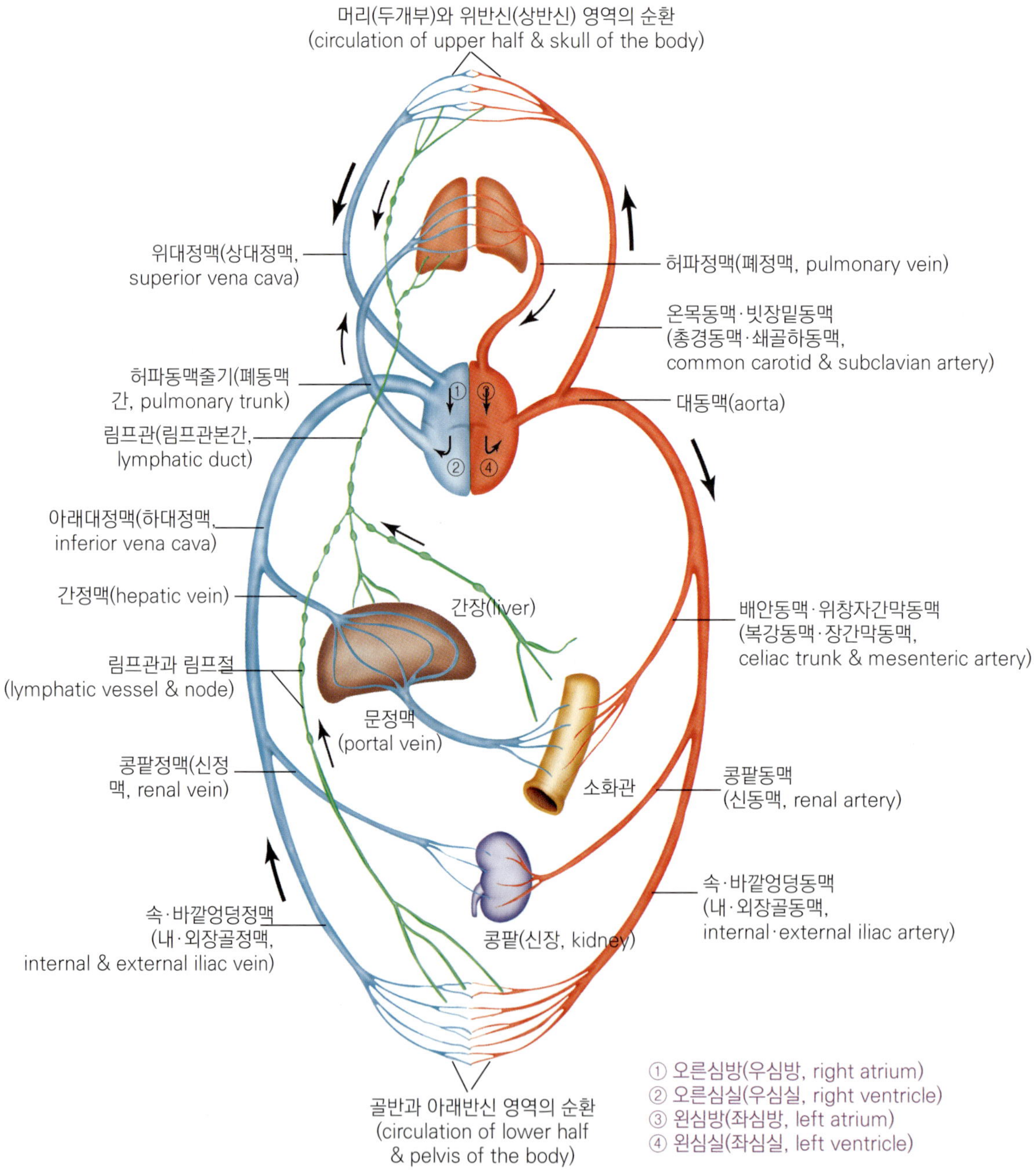

| 그림 2-10 | Normal circulation of the blood

(2) 정상심장의 부위별 산소포화도

정상 심장의 각 chamber별 산소포화농도 및 압력은 그림 2-11과 같다.

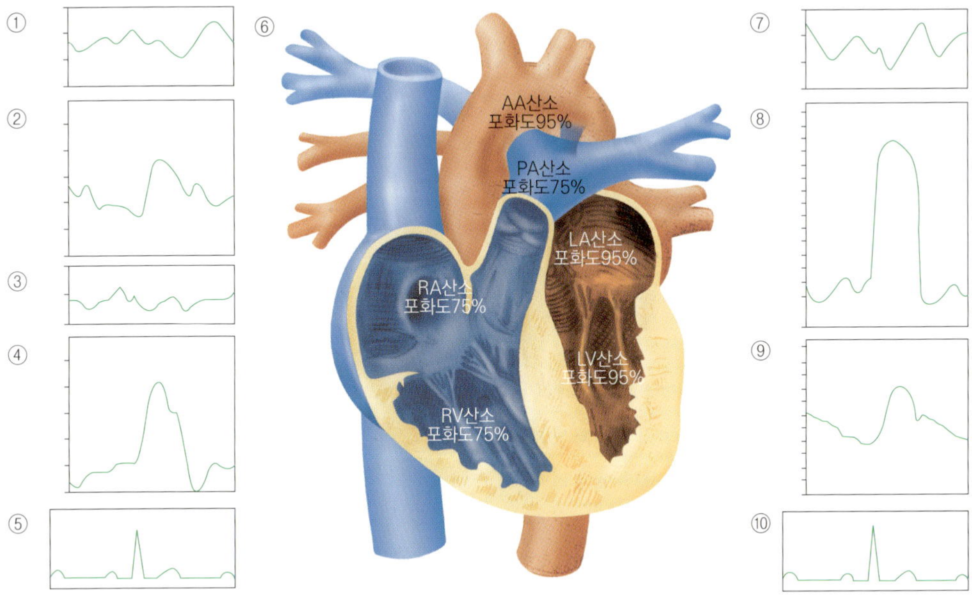

| 그림 2-11 | Oxygen saturation and pressure

① pulmonary wedge mean : < 12
② pulmonary artery : systolic < 25, diastolic < 10, mean < 15
③ right atrium : mean < 5
④ right ventricle : systolic < 25, diastolic < 5
⑤ normal ECG
⑦ left atrium ; mean < 12
⑧ left ventricle : systolic < 150, diastolic < 10
⑨ aorta : systolic < 150, diastolic < 90
⑩ normal ECG

(3) 정상심장의 부위별 혈압

사람의 혈압은 하루 중 시간에 따라 변하기도 하지만 해부학적 위치에 따라서도 다르다. 정상 사람은 오른심방 5~10 mmHg, 오른심실 30 mmHg 이하, 허파동맥30 mmHg 이하, 허파정맥 10 mmHg, 왼심방 10 mmHg, 왼심실 120 mmHg, 대동맥 120 mmHg이다.

4) 진단방법

심장질환은 구조적 이상과 기능적인 이상으로 구분한다.

① 청진

가슴에 청진기(stethoscope)를 부착시켜 소리를 들으면 심장이 뛸 때마다 소리를 들을 수 있다. 심장이 주기적으로 수축과 이완을 할 때 15~400 Hz의 들을 수 있는 범위의 가청 주파수를 내는데 이것을 심장음(heart sound)이라 한다. 심장음은 저음이면서 길고 둔한 심장이 이완하는 제1심장음과 고음이면서 짧고 날카로운 수축기의 제2심장음이 있다.

② 흉부엑스선선검사

병원에서 가장 많이 행해지는 방사선 검사 중 하나로 폐와 심장 계통의 질환에 대해 많은 정보를 주는 검사로 폐 부위, 심장, 종격동, 횡격막 및 쇄골, 늑골, 흉추 등의 이상을 1차적으로 검사할 수 있다.

③ 심전도검사

심장의 움직임과 관련된 전위를 체표면에서 전극을 이용하여 도형으로 기록한 것으로, 심장 및 순환기질환의 진단에 많은 검사법들이 이용되고 있으나 그중에서도 심전도는 가장 기본적이고 빠른 시간에 진단을 할 수 있는 등 많은 장점을 가지며 임상에서 가장 많이 사용되는 검사이다.

④ 심장초음파검사

초음파를 이용하여 실시간으로 심장의 움직이는 모습을 관찰하는 것으로 심장의 해부학적 구조의 이상, 심장 기능, 심장 내 압력 등을 실시간으로, 비침습적으로 관찰할 수 있는 검사법이다. 대부분의 심장 질환에 매우 중요하게 사용되고 있으며, 많은 심장 질환에서 높은 정확도를 가진다.

⑤ 심도자검사

도관(catheter)을 심장내로 삽입하여 압력, 산소포화도 및 혈류 등을 측정하며 심박출량, 혈관저항, 단락의 정량적 분석 등의 혈역학적 평가를 시행하는 검사이다.

⑥ 컴퓨터단층촬영검사

심장동맥의 석회화 진단이나 심장질환에 인한 협착이나 폐쇄등의 개통성 검사에 이용된다. 최근 MDCT의 보급으로 ECG trigger study를 통해 움직이는 장기 임에도 진단에 유용한 영상을 얻고 있다.

⑦ 자기영상공명검사

MRA는 MRI에 비하여 형태학적영상보다는 흐름에 민감한 영상을 제공한다. MRA를 이용하면 층류는 명확히 영상화되지만 와류는 신호 소실이 따른다.

⑧ 핵의학검사

방사성의약품을 이용한 검사로서 1회 순환 동적 심장 신티그램(Heart single Pass Scan), 심장 혈액풀 신티그램(Gated cardiac Blood Pool Scan), 심근혈류 스펙트(Myocardial Perfusion SPECT), 정맥 신티그램(venogram), 동맥 신티그램(angiogram)이 대표적 검사이다.

02 심도자 검사법

1) 개요

심도자술 및 심장혈관조영술은 심혈관계의 구조와 기능을 정확히 평가할 수 있어 대부분의 심혈관계 질환의 진단과 치료에 있어 필수적인 검사이다. 심도자술(cardiac catheterization)은 단순한 진단목적의 검사만이 아니라 피부경유 관상동맥성형술이나 피부경유 풍선판막성형술, 색전술, 선천성심장질환의 치료 및 부정맥의 치료 같은 중재적 시술로서의 역할도 수행하게 되었다.

진단적 심도자술이란 카테터를 심장 내로 삽입하여 압력, 산소포화도 및 혈류 등을 측정하며 심박출량, 혈관저항, 단락의 정량적 분석 등의 혈역학적 평가를 시행하는 검사를 말한다. 심도자술은 심장내 전기생리학적검사, 심근내막생검, 중환자실에서 혈역학적 감시 등에도 응용된다. 심장혈관조영술은 방사선 조영제를 이용하여 심혈관계의 해부학적 이상을 규명하는 검사이다.

2) 역사적 배경

지난 50년간 심도자검사를 통하여 얻을 수 있었던 심장질환에 대한 많은 생리학적, 형태학적 지식을 생각하면 심도자술이야말로 지식이 가득 찬 보물의 열쇠라고 하겠다. 1844년 Claude Bernard는 말의 목정맥과 목동맥을 통하여 좌우심실에 도관을 넣는데 처음 성공하였고, 1929년에 Werner Forssmann이 형광경투시검사장치(fluoroscopy)를 보면서 그 자신의 왼쪽 위팔정맥을 통하여 도관을 그의 오른심방에 넣은 후 다른 층에 있는 방사선과에 걸어가서 가슴 엑스선사진을 촬영함으로써 처음으로 살아있는 사람에서 심도자검사를 안전하게 할 수 있음을 증명하였다. 1940년대부터는 심장조영술과 혈역학적 연구가 활발하게 진행되었고, 1953년에 Seldinger가 피부경유 도자술(percutaneous catheter technique)을 소개한 후 심도자 검사의 많은 발전이 있었다.

1960년에는 Sones가 위팔동맥을 통해서 처음으로 선택적 심장동맥조영술을 시도하였고 1967년 Judkins 및 Amplatz 등이 넙다리동맥을 통하여 피부경유 선택적 심장동맥조영술에 성공하였다.

혈관성형술은 1964년 Dotter와 Judkins에 의하여 최초로 도입되었다. Dotter의 영향을 받은 Andreas Gruentzig는 1977년 최초로 환자에서 피부경유 관상동맥성형술을 시행하였다. 그 후 진단뿐 아니라 치료목적의 많은 시술들로 그 영역이 확대되어 심장질환의 치료에 커다란 변화를 가져오게 되었다.

3) 심장혈관조영술의 원리

심장혈관활영의 원리는 고전압 발생기(generator)에서 발생한 고전압이 엑스선 tube의 전자를 가속시켜서 엑스선을 발생시키며 피사체를 통과한 엑스선은 인체내의 고유한 대

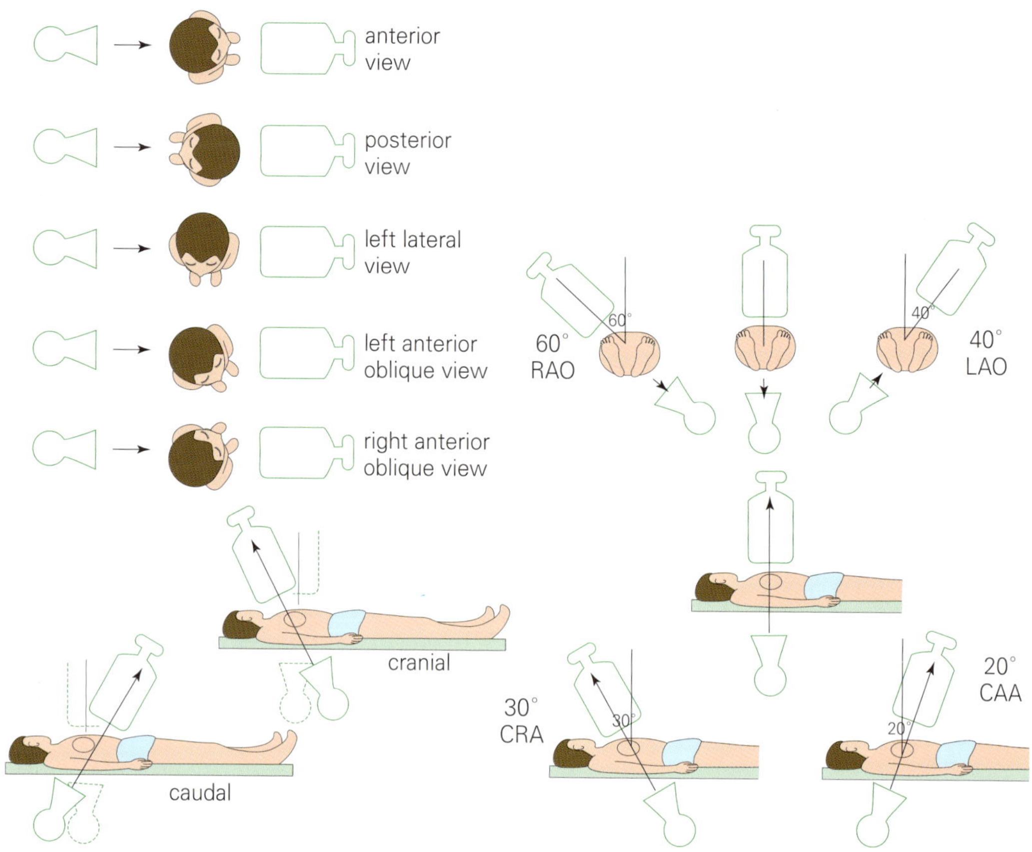

| 그림 2-12 | Detector location (view side)

심장촬영 시 RAO(right anterior obique) 30°와 동시에 caudal angulation 15°라 함은 검출기가 정중앙에서 환자의 오른쪽으로 30°, 발쪽 하방으로 15° 기울어진 상태에서 환자의 앞가슴을 향하고 있음을 의미한다(화살표는 엑스선 beam 방향을 나타낸다).

조도와 조영제 주입을 통한 대조도를 얻어 시술자에게 유용한 정보를 제공한다. 검사 시 C-arm 혹은 U-arm 형태의 회전장치(rotational mounting unit)를 이용하여 환자는 그대로 누워있는 상태로 정면, 측면 혹은 사위(oblique view), 머리·다리쪽(cranial, caudal) 등 여러 방향에서 환자를 검사할 수 있게 되었다. 동시두방향 장치(biplane)로 한꺼번에 두 방향에서 촬영을 할 수 있게 되어 조영제의 소모를 줄이고 특히 소아과 영역의 심도자검사에 많은 도움을 주게 되었다. 촬영방향의 명칭은 검출기(detector) 방향을 의미한다(그림 2-12).

4) 심도자술

(1) 심도자술의 방법

초기에는 혈관을 직접 외과적 방법으로 노출시키는 방법(direct exposure of artery and vein)을 사용하였으나 현재는 직접 천자(puncture)하기 어려운 소아과 환자를 제외한 경우 피부경유 경혈관적 방법(percutaneous transluminal approach)을 사용한다.

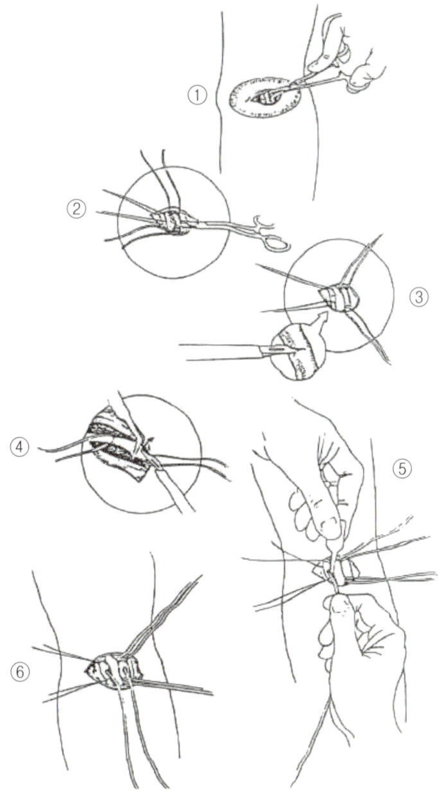

[A] 혈관을 외과적으로 노출시키는 방법

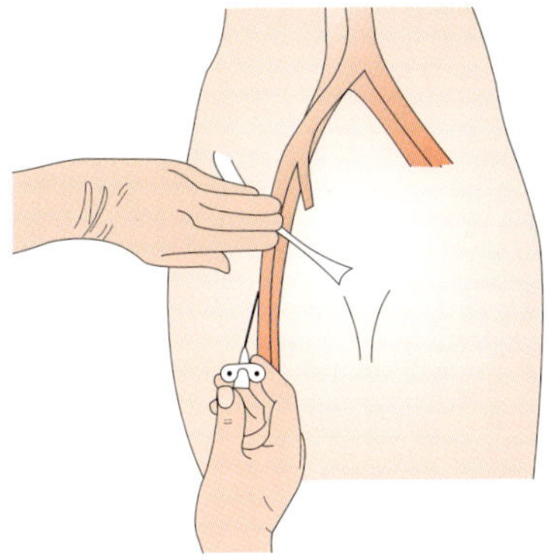

[B] 넙다리동맥 천자 촉지방법

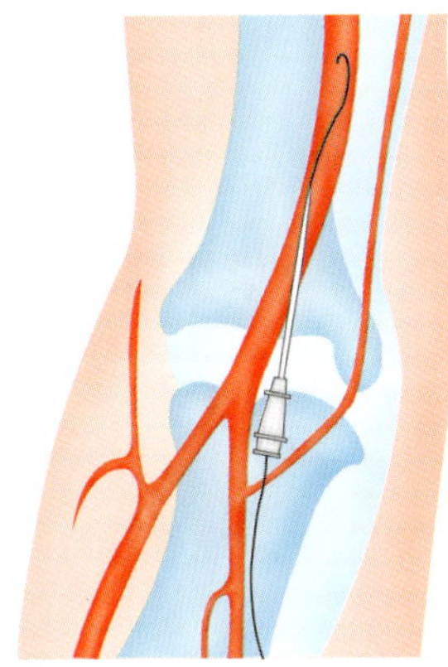

[C] 위팔동맥 천자법

| 그림 2-13 | Transluminal approach

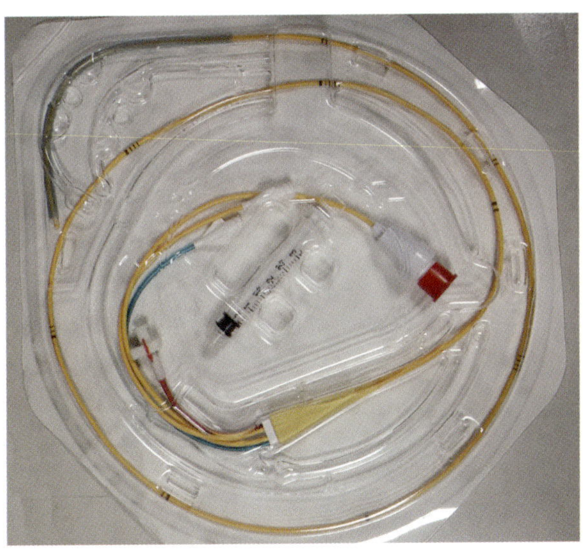

| 그림 2-14 | Swan-Ganz catheter

넙다리동·정맥 천자는 주로 시술자가 환자의 오른쪽에 서서 오른쪽 넙다리동·정맥을 이용하기 때문에 오른쪽 심도자술이라고도 하며 end hole 카테터나 Swan-Ganz 카테터를 이용하여 시행한다.

도관을 넙다리정맥, 아래대정맥을 통하여 오른심방, 오른심실 및 허파동맥으로 삽입하면서 각 부위의 압력과 산소포화도를 측정할 수 있다. 도관을 말단 허파동맥에 끼워넣어 전향적인 혈류를 차단한 채 측정한 압력을 허파동맥 쐐기압이라 하고 이는 왼심방 압력을 반영한다. 산소포화도는 해당 부위에서 혈액을 채취하여 포화도 측정기로 측정하는데 선천성 심질환에서 단락의 양을 계산하는데 사용된다.

Swan-Ganz 카테터를 이용하면 열희석법을 이용하여 심박출량을 측정할 수 있을 때에는 brokenbrough needle을 이용하여 타원오목(fossa ovalis) 부위의 심방사이막(심방중격)을 천자하여 도관을 왼심장으로 넣을 수도 있는데 이것을 경중격천자(transseptal puncture)라 한다.

왼쪽 심도자술은 일반적으로 pigtail 카테터를 사용하여 시술한다. 대동맥과 왼심실의 압력과 산소포화도를 측정할 수 있으며 판막의 협착이 있어서 판막의 면적을 측정할 때는 협착판막 전후의 압력을 동시에 기록하기도 한다. 승모판막 협착증의 경우에는 왼심방압을 반영하는 허파동맥 쐐기압과 왼심실압을 동시에 기록하여 평균 압력차를 구한다. 왼심실 조영술을 같이 시행하는 것이 일반적이다.

(2) 혈역학적 측정

혈역학적 검사를 통하여 임상적으로 매우 유용한 정보들을 얻을 수 있는데, 예를 들면 심박출량, 압력, 산소분압 등을 측정하여 판막의 면적, 혈관저항, 좌우단락(left-right shunt) 등을 구할 수 있어서 환자의 진단과 치료는 물론 의학연구에 중요한 자료를 수집할 수 있다.

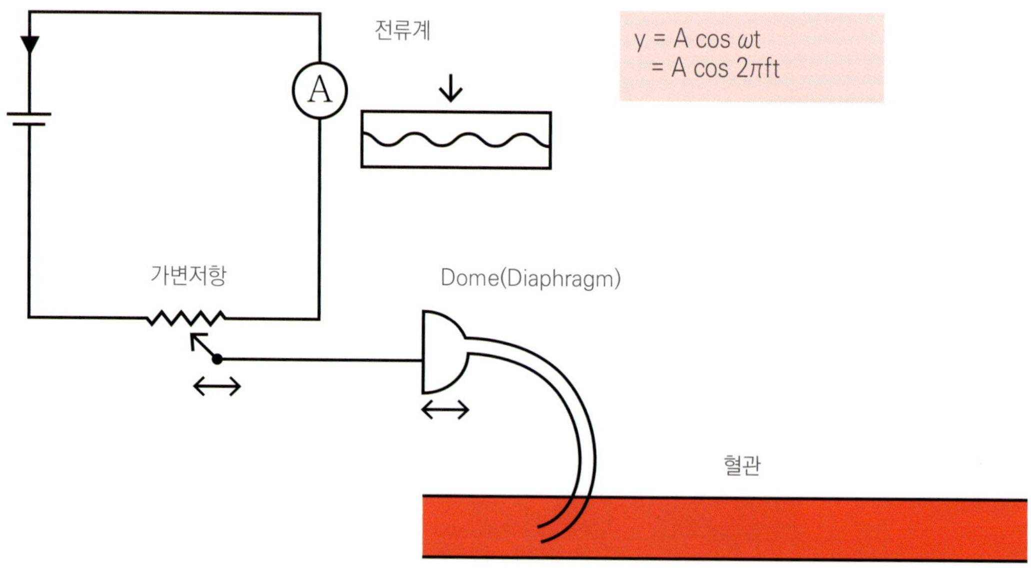

| 그림 2-15 | Continuous blood pressure measurement schematic diagram

심장의 움직임에 따라 주기적으로 최고혈압과 최저혈압이 나타나며 이에 따른 맥박은 Dome의 얇은 막에 움직임을 유도하고 막의 움직임에 따라 검출기의 가변저항을 변화시킨다. 가변저항의 움직임에 따라 전류값이 변하는 것을 신호화하여 연속적 그래프로 나타낸다.

압력의 측정은 심도자와 생리식염수로 채워진 압력계(pressure transducer)로 가로막(diaphragm)을 움직여서 그 운동에 따라 발생한 전기저항의 변화를 전기신호로 바꾸어서 압력의 변화를 그래프 혹은 숫자로 볼 수 있게 된다.

압력 측정시 기준이 되는 곳은 오른심방의 중심으로 복장뼈각(sternal angle)에서 수직으로 5 cm 밑으로는 겨드랑가운데선(mid axillary line)이 되며 이 높이에 압력전환기계(strain-gague pressure tranducer)의 air-reference stopcock이 위치해야 한다. 산소분압은 원하는 곳의 혈액을 헤파린을 첨가한 주사기(heparinized syringe)에 0.5 ml 정도 채취하여 곧바로 산소포화도 측정기(oximeter)로 측정하면 된다.

(3) 심장카테터법의 종류

① 오른심장 카테터법(transvenous angiocardiography)

넙다리정맥을 천자하여 카테터를 아래대정맥 - 오른심방 - 오른방실판막 - 오른심실 - 허파동맥관 - 허파동맥까지 삽입하며, 각 방(chamber)에서 카테터로 혈액을 채취하여 혈액 내 산소를 측정하거나 심장전용 카테터를 사용하여 심장조영술을 시행할 수 있는 검사법이다. 주로 오른쪽 심장을 검사하는 방법이다.

② 경사이막 왼심장 카테터법(transseptal angiocardiography)

정상적인 사람은 오른심실 또는 오른심방에서 왼심실 또는 왼심방으로 카테터가 통과할 수 없으나 비정상적으로 오른심실(오른심방)과 왼심실(왼심방)에 사이막결손이 있으면 그곳을 통해 카테터가 통과할 수 있게 되며 이러한 질환을 심실사이막결손(ventricular septal defect, VSD)과 심방사이막결손(atrial septal defact, ASD)이라고 한다.

심실사이막결손과 심방사이막결손 환자에 있어서 심장전용 카테터를 사용하여 사이막결손을 통하여 왼심실(왼심방)까지 카테터를 진입시켜 사이막결손의 정도와 각 방(chamber)의 이상 유무를 진단한다. 필요에 따라 사이막을 천자하여 검사한다.

③ 역행성 왼심장 카테터법(retrograde angiocadiography)

넙다리동맥을 천자하여 혈액이 흐르는 반대방향으로 왼쪽심장까지 카테터를 진입시켜야 하는데 이러한 방법을 역행성 왼심장 카테터법이라고 한다. 즉 넙다리동맥을 천자한 후 배대동맥 - 대동맥활 - 대동맥판 - 왼심실의 순서로 카테터를 진입시켜 혈관조영을 실시한다. 이때 pigtail 카테터를 사용한다.

④ 선택적 관상(심장)동맥 조영법(selective coronary angiography)

심장동맥은 오른심장동맥(right coronary artery)과 왼심장동맥(left coronary artery)으로 분리되며 왼심장동맥은 왼앞하행지(Lt. anterior descending)와 회선지(circumflex branch)로 분리된다. 심장동맥은 심장에 영양을 공급하여 협착에 의하여 혈류의 공급이 원할하지 못할 경우 그 정도와 부위를 정확하게 진단하기 위해 시행하며 이를 선택적 관상(심장)동맥 조영법이라고 한다. 관상동맥 조영법에는 coronary catheter(judkin's catheter, Amplatz 등)가 사용된다.

⑤ Balloon-tipped flow 카테터법(balloon-tipped directed catheter method)

카테터 앞에 작은 풍선(balloon)이 달려 있는 것을 사용함으로써 심내막의 손상이 최소화되고 혈류의 흐름에 따라 오른심방에서 허파동맥으로 카테터가 이동하게 되는 방법으로 최근 소아 및 성인에서의 선천적인 심장질환의 경우 많이 이용하고 있다.

⑥ 심장 카테터의 위치

심장에 사용하는 카테터는 혈액 채취와 압력을 측정하는 데 이용하는 Berman angio balloon 카테터와 wedge balloon 카테터 그리고, 심혈관 조영에 이용되는 NIH 카테터가 있다. 오른쪽 심장을 검사하기 위해서는 넙다리정맥을 천자하며, 심실사이막결손(VSD)이 없으면 왼쪽 심장으로 카테터를 진행시킬 수 없다. 따라서 왼쪽 심장 검사를 위해서는 넙다리동맥을 천자하여 역행성으로 왼심실에 접근시켜야 한다. 이때는 pigtail catheter를 사용한다.

심장은 왼쪽과 오른쪽으로 구분되며 왼심실(LV)보다 오른심실(RV)이 앞쪽에 위치한다. 따라서 심장 내 카테터 선단의 위치를 보고 심장 각각의 어느 방(chamber)에 카테터가 선택(selection)되었는지 알 수 있다. 이것은 각 부분의 심장혈관조영술을 실시하는데 중요한 사항으로써 세심하게 관찰하여야 한다.

(4) 심도자술의 적응증

① 임상적으로 의심되는 심장질환의 진단
② 해부학적 및 생리학적 중증도의 판별
③ 동반된 심질환의 진단 등

최근 심초음파 검사를 포함한 비관혈적 영상진단법이 발전되어 판막 질환이나 일부 선천성 심장질환의 수술전 평가시 심도자술이 반드시 필요한가에 대해서는 논란이 많으나, 대부분의 성인환자 경우에서는 허파동맥압, 혈관저항, 심박출량 등의 혈역학적 자료와 동반된 심장동맥질환 여부를 알기 위해서 심도자술 및 혈관조영술이 필요하게 된다.

심장동맥질환의 경우는 심도자술 및 심장동맥조영술에 의한 심장동맥의 해부생리학적 진단의 확진은 물론 치료 방향의 결정에 중요하다. 또한 치료와 예후의 결정에 혈역학적인 분석이 필요한 경우에도 적응이 된다.

(5) 금기증

심도자술의 절대적인 금기는 없다.

① 심실의 과민성이 조절되지 않아 심실빠른맥박이나 세동의 위험성이 있는 경우
② 조절되지 않은 저칼륨혈증 혹은 디지털리스(digitalis)* 중독
③ 치료하지 않은 중증 고혈압
④ 중증 콩팥기능부전(신부전) 혹은 무뇨
⑤ 급성 허파부종을 동반한 중증 콩팥기능부전 상태
⑥ 항응고제 사용으로 프로트롬빈시간이 18초 이상 연장된 경우
⑦ 방사선 조영제에 대한 중증 알레르기 병력

이러한 경우에는 검사 전에 확인하여 대처하면 비교적 안전하게 심도자술을 시행할 수 있다. 특히 부정맥이 발병될 위험성이 있는 경우 심도자술 시행하는 동안 반드시 심전도의 관찰하여야 한다.

(6) 심도자술의 합병증

심도자술은 약간의 합병증을 동반할 수 있으며 성인보다 영아에서 높다.

중요한 합병증의 예를 보면 사망, 급성 심근경색, 뇌혈관계 합병증, 위팔 및 넙다리동맥의 국소합병증, 심장 및 큰 혈관의 천공, 혈관미주신경반응(vasovagal reaction), 부정맥, 감염, 발열반응, 저혈압 등이다.

심도자술은 사망을 포함한 여러 가지 합병증이 있기는 하나, 비교적 안전한 검사이다. 주요 합병증의 위험도는 시술받는 환자의 심장기능이나 동반된 질환, 시술범위 및 방법과 사용되는 조영제 등에 따라 차이가 크다. 일반적으로 심도자술에 의한 사망률은 약 0.1% 내외로 알려져 있으나 순환기 질환자의 증가로 부작용에 의한 비율은 낮아질 수 있으나 합병증에 의한 환자 수는 증가 할 것이다.

시술 관련 합병증으로는 심근경색, 뇌혈관사고, 느린맥박 혹은 빠른맥박성 부정맥, 주요 혈관 합병증, 미주신경 발작, 저혈압, 심장정지 등과 조영제로 인한 콩팥독성 등이 있다. 주요 혈관 합병증에는 혈관 폐색, 후복막 출혈, 혈종, 거짓동맥자루, 동정맥루와 감염 등이 포함된다.

이러한 합병증 중 심근경색, 느린맥박 혹은 빠른맥박성 부정맥, 심장정지 등은 철저한 심전도 감시를 통하여 조기 발견하면 심각한 상태로 발전하기 전에 치료할 수 있다. 또한 시술 중 감염을 특별히 신경써야 한다.

digitalis

직접심근에 작용하여 수축 및 확장을 강화함과 동시에 심장동맥이나 콩팥동맥을 확장하여 혈류를 원활하게 하는 성분

03 심장조영술

심장 내강에 조영제를 주입하여 판막의 협착 정도와 단락 유무, 심방과 심실의 전반적인 형태이상 유무 등의 질환을 검사한다. 각 chamber에 압력이 높으므로 일시에 조영제를 주입하기 위하여 자동주입기(automatic injector)와 측면구멍카테터(side hole catheter)가 사용되며 대표적인 것은 pigtail catheter이다. 또한 심장의 입체 영상화를 위해 동시 양면촬영(biplane radiography)을 실시한다.

1) 심장질환

심장질환은 선천성질환과 후천성질환으로 크게 나누어진다.

① 협착증(valvular heart disease)

심장의 구조를 일반적으로 4chamber, 4valve라고 부른다. 심장과 대동맥에 존재하는 판막이 좁이져 기능에 이상이 생기는 것을 협착증이라 하며 삼천판막협착증, 폐동맥판막 협착증, 승모판막 협착증, 대동맥판막 협착증이 있다.

② 폐쇄부전증

심장의 수축은 혈액을 한쪽방향으로 이동시키는 방법이고 심장 수축시 혈액의 역류를 방지하고 수축기 혈압을 생성하는 것이 판막의 역할이다. 그러나 심장수축시 판막이 제대로 닫히지 않으면 혈액의 역류가 일으나게 되는데 이것을 폐쇄부전증이라 한다. 진단명은 각각의 판막별로 삼천판막 폐쇄부전증, 폐동맥판막 폐쇄부전증, 승모판막 폐쇄부전증, 대동맥판막 폐쇄부전증이 있다.

③ 심실비대증

태아에서부터 움직이는 심장이 오랫동안 일하면서 장시간에 걸쳐 섬유질이 약화되어 심실 내벽의 근육이 두껍게 되는 현상을 심실비대증이라 한다. 대표적인 원인으로 고혈압이 있다.

④ 심방세동

심실의 수축은 일정하게 일어나는데 심방의 수축이 일정하지 않고 심방의 각 부분이 무질서하고 가늘게 떨고 있는 상태를 말하며, 이로 인해 심장 안의 혈액의 흐름에 이상이 생겨 혈액이 심방 안에 정체될 수 있으며 혈전을 일으켜 혈관을 막으므로 뇌졸중이나 심근경색 등 2차적 질환으로 이어질 수 있다.

⑤ 협심증

여러 가지 원인으로 심장근육에 혈액의 공급이 제한되어 심장근육이 괴사하여 숨이 가쁘거나 가슴에 통증을 일으키는 것을 협심증이라 한다.

⑥ 심근경색증

심장근육은 움직임에 필요한 산소와 영양분을 심장동맥을 통하여 얻게 되는데 심장혈관의 좁아짐이나 막힘으로 인하여 산소와 영양분 공급이 제한되어 심장근육이 괴사되는 것으로 심장마비(심정지)를 일으킬 수 있는 중요질환으로 적극적인 관리가 필요하다.

2) 선천성 심장병(congenital heart disease)

선천성 심장병이란 모체 내에서 태아의 심장이 형성되는 과정 중(주로 임신초기 4~5주 이내에) 어떤 장애로 인하여 심장이 완전하게 형성되지 못하고 심장의 기형 및 기능장애와 아울러 순환장애를 갖게 되는 경우를 말한다. 이는 청색증 선천성 심장질환과 비 청색증 심장질환으로 구분된다.

① 원 인

대부분의 경우 원인이 분명하지 않다. 약 5~8%가 염색체 이상과 관련이 있고 약 3%가 단일유전자결함(single mutantgene)과 관련이 있으나, 약 90%는 다인자유전결함(multi-factorial)인 것으로 생각된다.

선천성 심장질환의 원인으로 잘 알려져 있는 것으로는 산모가 임신초기에 풍진에 걸리거나 임신중 흡연 음주 및 약물이용 등이 있으며, 대표적인 염색체 이상의 경우 다운증후군(Down Syndrome) 환아의 약 40%에서 심실사이막결손 및 심내막결손이 동반될 수 있다.

② 빈 도

신생아 1,000명당 약 8~10명 정도로 볼 수 있으며, 우리나라의 경우 매년 약 6,000~7,000명 정도의 아기가 선천성 심장병을 가지고 태어나는 것으로 추산되고 있다.

선천성 심질환의 자연력은 병의 종류에 따라 다르지만, 전체적으로 30~40%가 생후 1년 내 사망하고, 10% 정도는 자연 치유되며, 학동기가 되면서 그 빈도는 1,000명당 3~4명 정도가 된다.

③ 선천성 심장병의 종류

선천성 심장병의 종류는 매우 많이 있으나 청색증 유무에 따라 크게 청색증형과 비청색증형으로 나눈다. 먼저 청색증형의 경우 입술과 손과 발끝이 청색 또는 보라색을 나타내며 비청색증형보다 기형이 복잡기형의 경우가 많고 치료도 좀더 어려운 심장질환이 대부분이며 팔로네징후(tetralogy of Fallot), 대혈관 전위증(TGA), 양대혈관 오른심실 기시(DORV) 및 앞허파정맥 환류이상 등이 대표적인 예이다.

비청색증형은 일반적으로 흔한 심장병으로 콩팥부전이나 빈번한 호흡기 감염증이 증상으로 나타날 수 있으며 치료가 비교적 안전하고 쉬운 경우가 많은데 심실사이막결손증(VSD), 심방사이막결손증(ASD), 동맥관개존증(PDA), 허파동맥 협착증(PS) 등이 대표적인 심질환이다. 비교적 흔한 선천성 심장질환을 간략하게 소개하고자 한다.

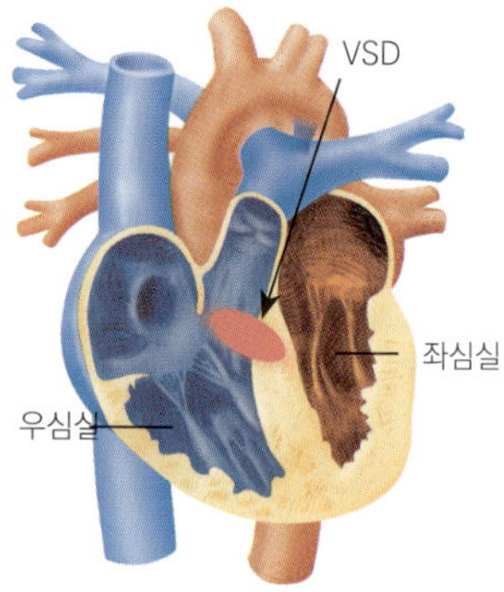

[A] 심실사이막결손 모식도

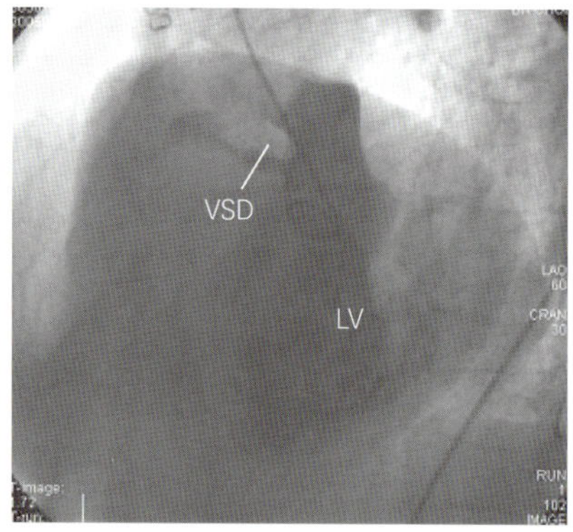

[B] 왼앞방향 왼심실 촬영(LAO VIEW) 영상

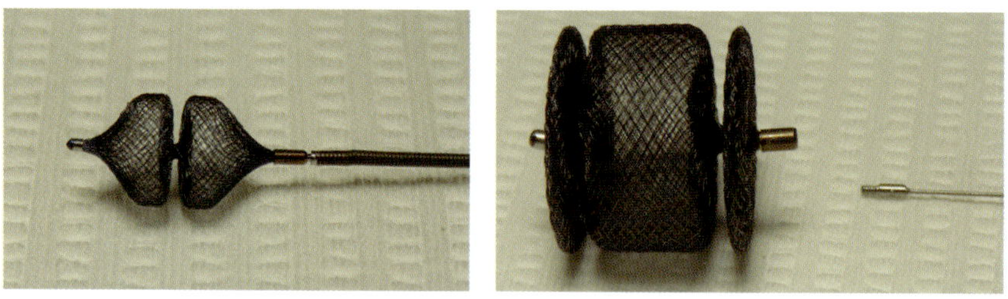

[C] 혈관용플러그(vascular plug)

| 그림 2-16 | Ventricular septal defect image

ㄱ. 심실사이막결손(ventricular septal defect, VSD) (그림 2-16)

가장 흔히 보는 선천성 심장병으로 전체 25% 정도를 차지하며 왼오른 심실 사이의 심벽의 결손으로 구멍이 큰 경우 생후 2~3개월경부터 호흡곤란 및 호흡질환을 자주 앓게 되며 땀을 많이 흘린다.

체중 증가의 경우는 수술이 필요치 않으나 수술은 2세 이전에 시행한다.

ㄴ. 심방사이막결손(atrial septal defect, ASD) (그림 2-17)

전체 선천성 심장병의 약 10%로 왼오른 심방사이의 벽에 구멍이 있는 경우이며. 이 결손을 통해 왼심방에서 오른심방으로 피가 흘러 들어가게 되어 허파순환이 많아진다. 대개 학동기까지 무증상을 보이며 운동시 호흡곤란이나 잦은 상기도염이 증상으로 나타난다.

수술은 4~5세경에 시행하는데 사망률이 매우 낮다. 최근에는 비수술적인 방법으로 치료도 가능하다.

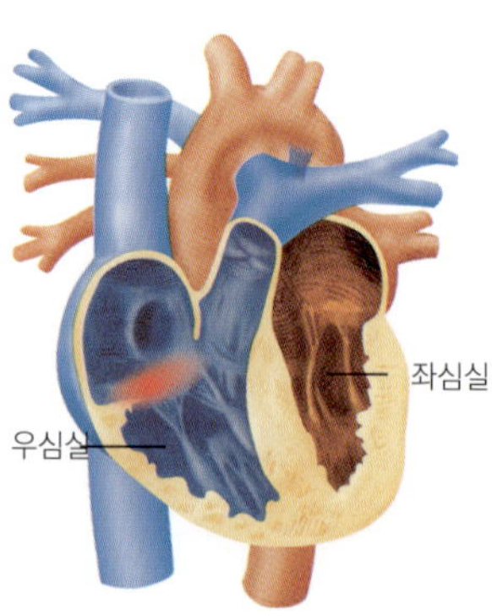

[A] 심방사이막결손 모식도

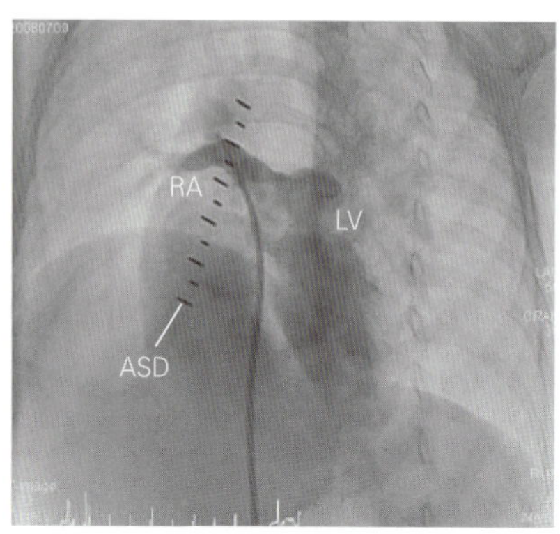

[B] 심방과 왼심방 사이에 사이막결손 영상

| 그림 2-17-1 | Arterial septal defect image

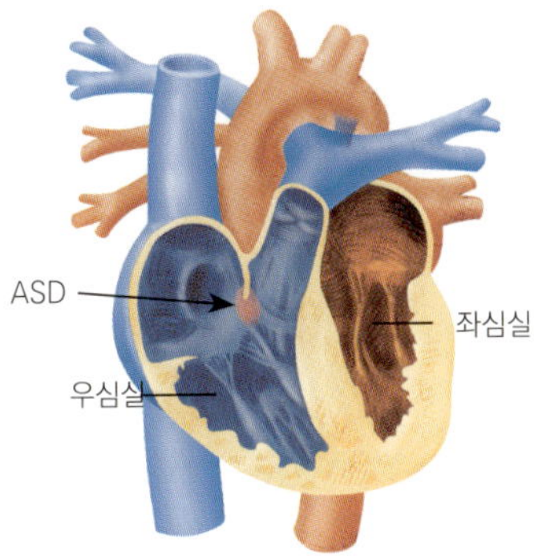

[C] Amplatzer device를 이용한 시술 후 모식도

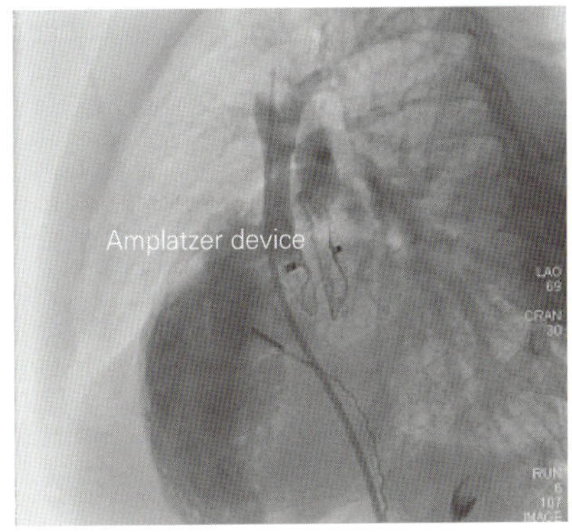

[D] Amplatzer device 시술 후 영상

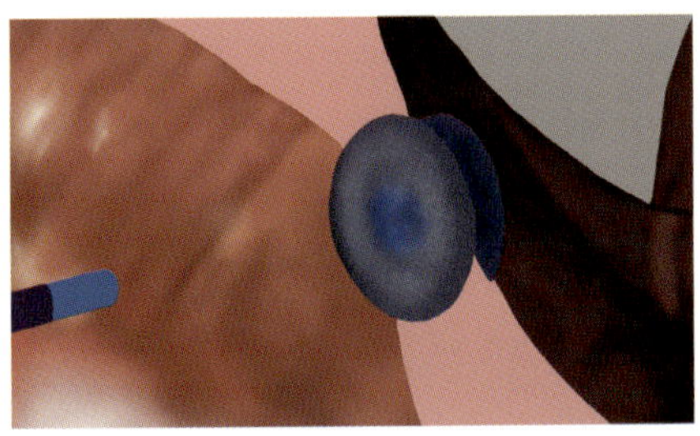

ı 그림 2-17-2 ı Arterial septal defect image

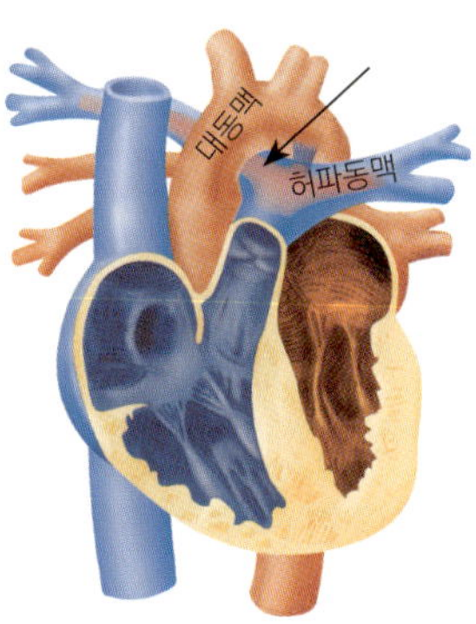

[A] 동맥관열림증

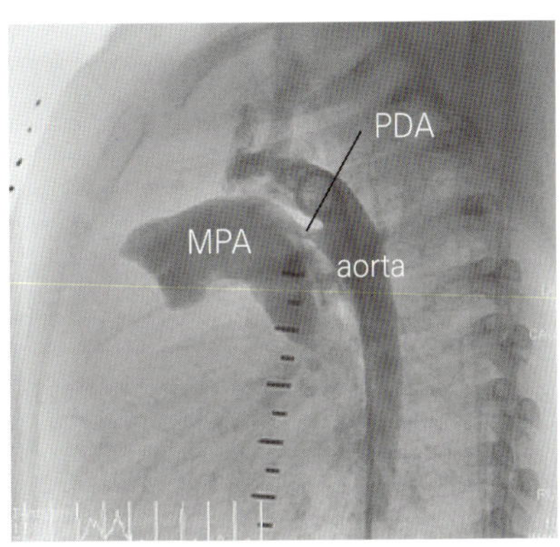

[B] 동맥관열림증 영상

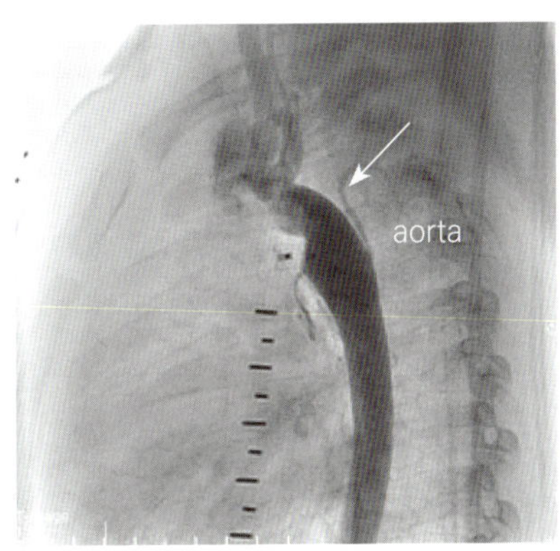

[C] 동맥관열림증 시술 후

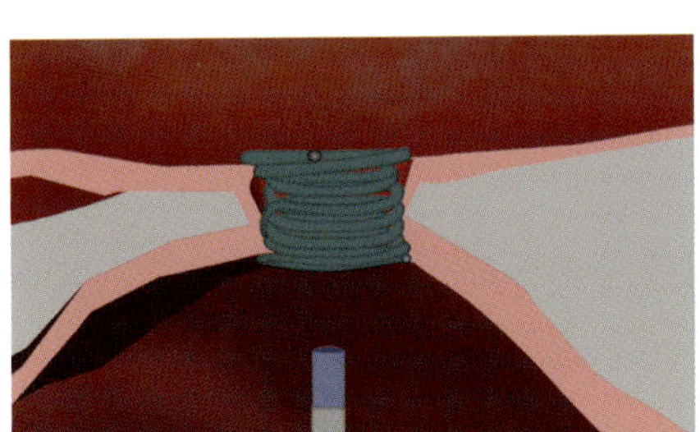

ı 그림 2-18 ı Patent ductus arteriosus image

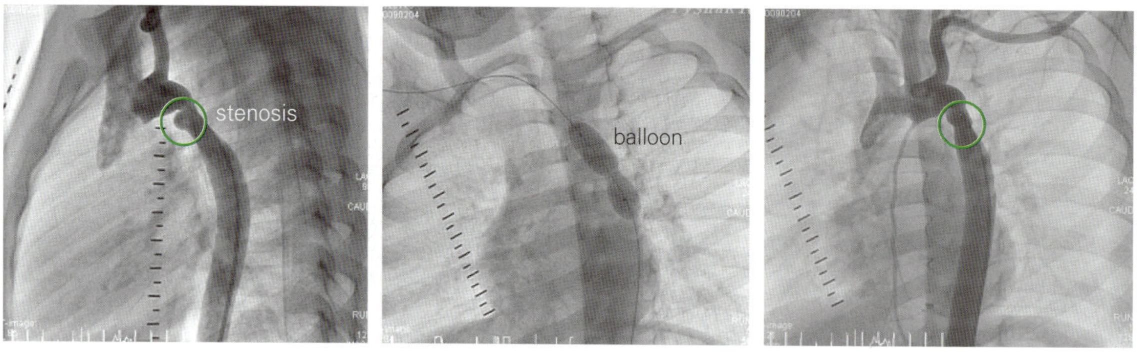

[A] 대동맥 축착 영상 [B] 대동맥 축착 성형술시 풍선 확장 영상 [C] 대동맥 축착 확장 후 영상

I 그림 2-19 I Coarctation of aorta angioplasty image

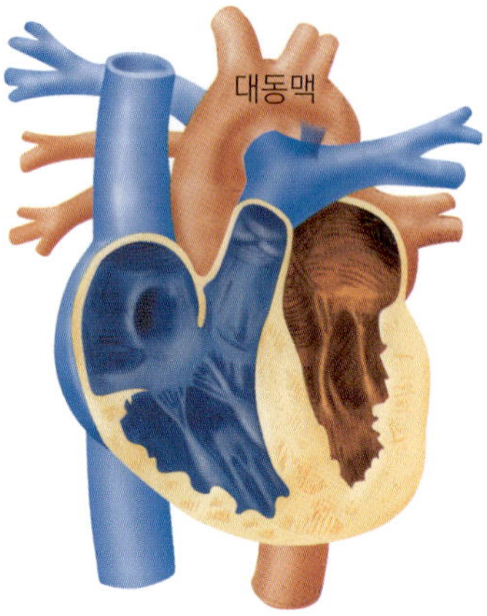

I 그림 2-20 I Aortic stenosis schematic diagram

ㄷ. 동맥관열림증(patent ductus arteriosus, PDA) (그림 2-18)

전체 선천성 심장병의 약 15%로 미숙아에서 빈도가 높다. 모체내에서 태아기때 허파동맥과 대동맥 사이의 동맥관이 정상 기능을 하다가 생후에 바로 막히는 것이 정상이나 그대로 열린 상태가 계속되면서 대동맥에서 허파동맥으로 피가 들어가 심실사이막결손(VSD)과 같은 증상을 보이는 심장질환이다.

ㄹ. 대동맥 축착(coarctation of aorta, CoA) (그림 2-19)

대동맥 부위의 국소적 협착으로 하지부위로의 순환장애를 보이는 질환으로 경우에 따라 다른 심장기형이 동반될 수 있다.

ㅁ. 대동맥 협착(aortic stenosis, AS) (그림 2-20)

왼심실에서 대동맥으로서의 순환장애를 일으키는 경우로 대동맥판 협착이 많다. 협착 정도에 따른 증상은 다양하여 심한 경우 영유아기 사망이나, 학동기 현기증, 의식상실, 운동시 사망 등의 원인이 될 수 있다. 수술로 협착부위를 완화시키며 최근 대동맥판막 협착의 경우 일차적으로 TAVI(transcatheter aortic valve implantation)등 풍선도자를 이용하여 확장시키는 시술이 시행되고 있다.

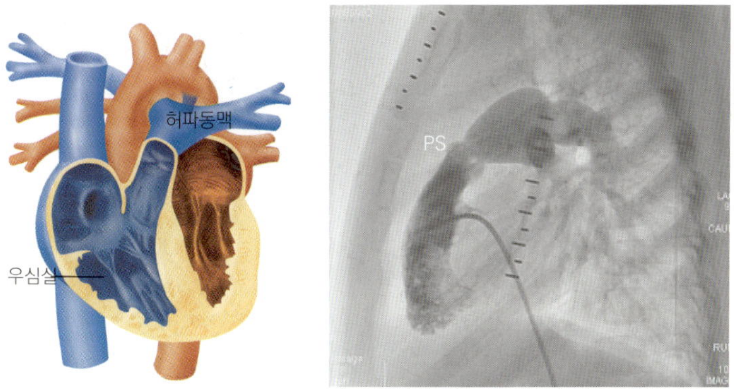

[A] 허파동맥 협착 모식도　　[B] 허파동맥 협착 영상

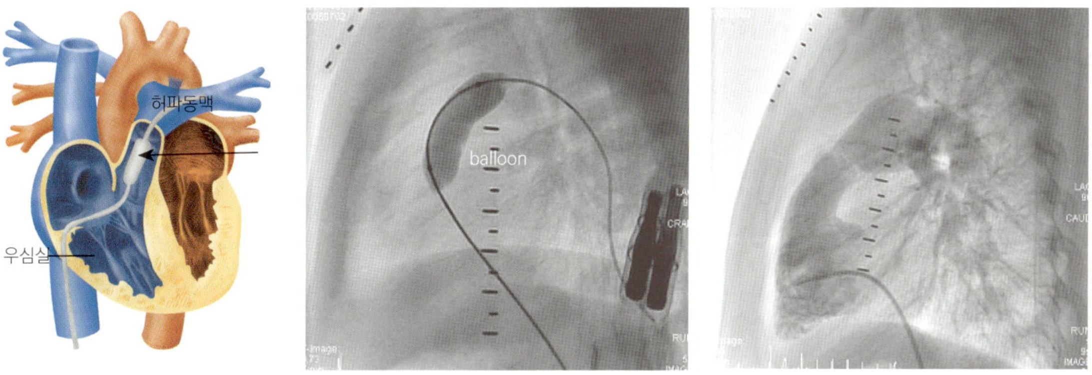

[C] 허파동맥 판막 성혈술 모식도　　[D] 허파동맥 판막 성형술시 풍성 확장 영상　　[E] 허파동맥 판막 확장 후 영상

ㅣ그림 2-21ㅣ Pulmonic stenosis angioplasty

ㅂ. 허파동맥 협착(pulmonic stenosis, PS) (그림 2-21)

전체 선천성 심장병의 5~8%를 차지하며 오른심실에서 허파동맥으로 연결되는 부위의 협착으로 허파동맥판 협착이 제일 많다.

최근 허파동맥판 협착의 경우 심도자검사 시 풍선도자를 이용하여 높은 시술 성공율을 보이는데 이 경우 수술을 대신할 수 있다.

ㅅ. 팔로네징후(tetralogy of Fallot)

대표적인 청색증형 심장병으로 전체 선천성 심장질환의 약 11% 정도를 차지한다. 큰 심실사이막 결손과 허파동맥 협착, 양심실에 걸쳐서 기시하는 대동맥, 오른심실 비대 등 4가지의 주된 병변으로, 생후 2~4개월에 무산소 발작을 보이면서 뇌증상 및 사망에 이를수 있다.

이러한 발작이 심한 경우에는 우선 1차 수술로 단락(shunt) 수술이 추천되며, 한번에 근치수술을 하는 경우 오른심실 유출로를 완화시키고 심실사이막 결손을 막아준다.

3) 심장조영촬영법

(1) 대동맥조영술

몸쪽 대동맥에 조영제를 주입하여 대동맥조영 영상을 얻어 대동맥과 대동맥판막의 이상을 진단할 수 있다.

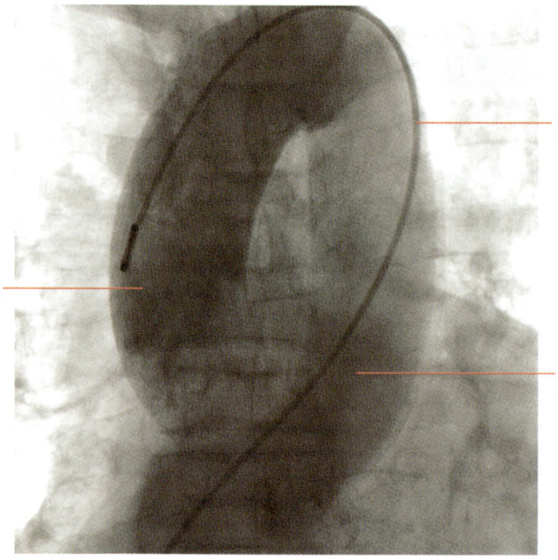

| 그림 2-22 | Aorta

대동맥판막 폐쇄부전의 정도를 평가하고, 동맥관열림증(patent dectus arteriosus)이나 대동맥굴샛길(aortic sinus fistula)의 파열 같은 대동맥으로부터의 좌·우단락을 진단할 수 있다. 또 대동맥자루나 대동맥 박리, 대동맥교착증 등의 진단에 이용된다.

(2) 좌심실조영술(left ventricle angiography)

왼심실내에 35~50mL의 조영제를 수초 내에 조영제 자동주입기를 이용하여 직접 주입하면서 30°우전사방향과 60°좌전사방향에서 촬영하는 검사로, 왼심실의 용적, 박출계수, 국소심근운동 이상 유무, 왼방실판막 이상 및 폐쇄부전 정도평가 등에 이용된다(그림 2-23).

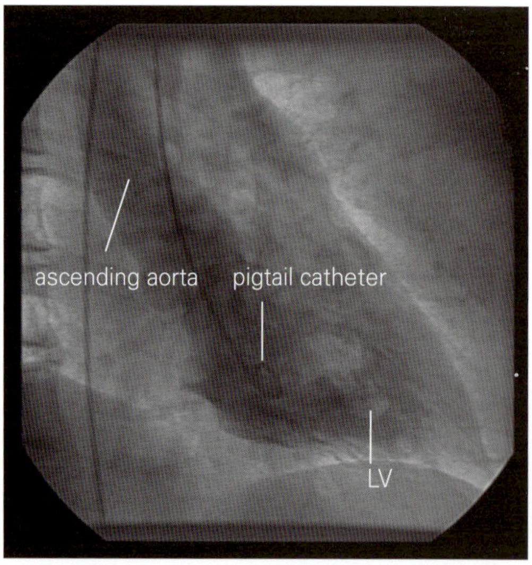

[A] 우전사방향 좌심실조영상(LV RAO view)

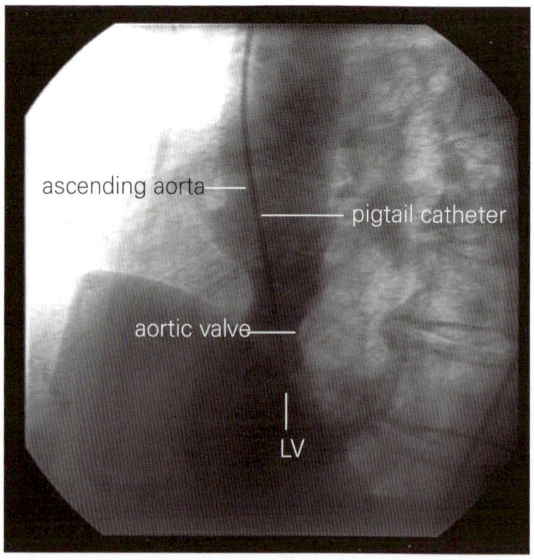

[B] 좌전사방향 좌심실조영(LV LAO view)

| 그림 2-23 | Left ventricle

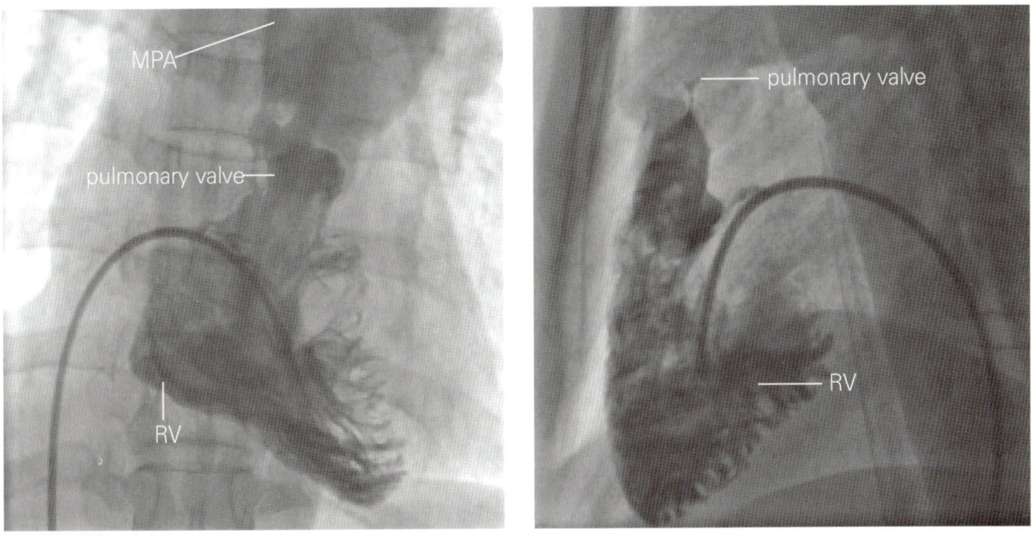

[A] 우전방향 우심실조영상(RV RAO view) [B] 좌전방향 우심실 조영(RV LAO view)

| 그림 2-24 | Right ventricle

(3) 우심실조영술(Rt. ventricle angiography)

우심실조영술은 넙다리정맥을 천자하여 NIH카테터 또는 pig-tail 카테터를 오른심실의 꼭대기쪽에 위치시키고 test shot을 시행하여 카테터 앞끝의 위치를 확인한 후 엑스선관을 RAO, axial oblique view로 조정한 후 조영제를 주입하면서 연속 촬영한다(그림 2-24).

(4) 엑스선 투사각도에 따른 촬영법

엑스선을 이용하는 영상촬영의 기본은 여러 해부학적구조가 겹치지 않고 보고자 하는 부분을 영상으로 구현하는 것이다. 이를 위하여 환자의 자세이동과 엑스선 투사방향을 변경하는 두 가지 방법을 이용한다. 심장조영촬영에서는 환자의 움직임은 배제하여 항상 바로누운 자세(supine position)로 하고 엑스선 튜브와 검출기의 각도를 움직여 영상을 얻는다. 대표적 방법으로 4 chamber view, longaxial oblique view, elongated RAO view, sit up view 로 4 가지가 있다.

① 4 chamber view(그림 2-25)

디지털영상 검출기를 LAO 30~40°, cranial 30~40°방향으로 각도를 주는 방법으로 심장에 있는 4개의 chamber를 모두 관찰할 수 있다. 검출기가 심장의 장축과 수직이 되고 심방사이막과 일직선이 되며 심실사이막과 평형이 된다.

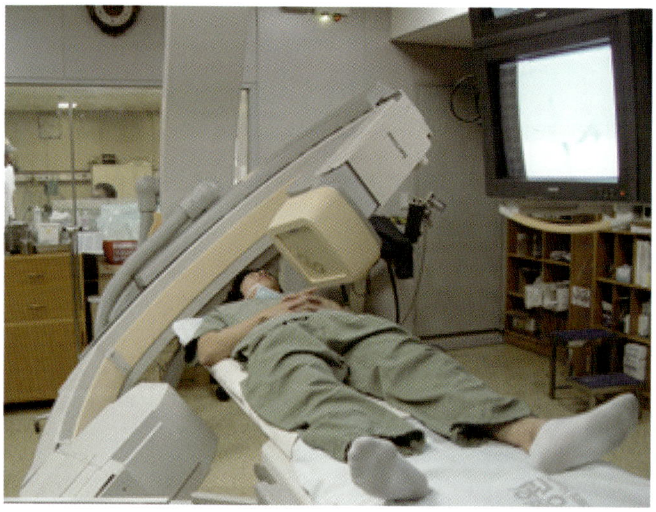

ㅣ그림 2-25ㅣ 4 chamber view

② longaxial oblique view(그림 2-26)

디지털영상 검출기를 LAO 25~30°, cranial 25~30°방향으로 각도를 주는 방법으로 심실중격 앞부분, 왼심실, 대동맥판 아래 부분이 잘 관찰된다.

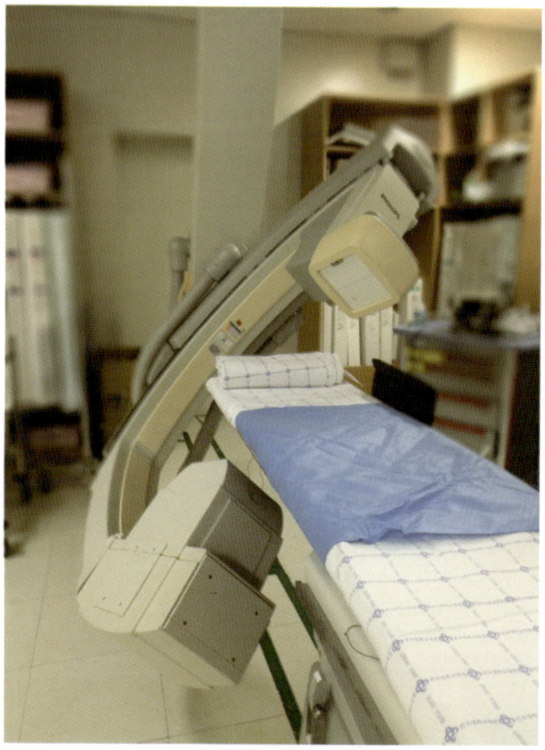

ㅣ그림 2-26ㅣ Longaxial oblique view

③ elongated RAO view(그림 2-27)

디지털영상 검출기를 RAO 25~30°, cranial 25~30°방향으로 각도를 주는 방법으로 왼심실이 잘 관찰된다.

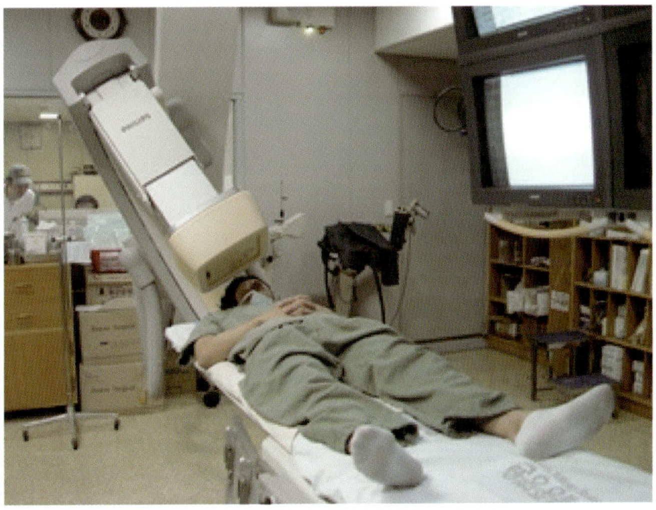

ㅣ그림 2-27ㅣ Elongated RAO view

④ sit up view(그림 2-28)

디지털영상 검출기를 cranial 30~45°방향으로 각도를 주는 방법으로 검출기가 환자의 머리 윗부분에 위치함으로 환자에게 거부감이 없도록 사전에 설명할 필요가 있다. 이때 허파동맥, 허파동맥 분지부가 잘 관찰된다.

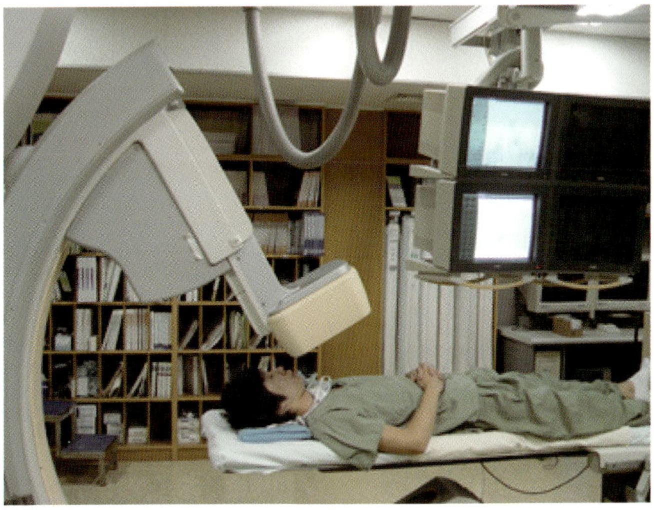

ㅣ그림 2-28ㅣ Sit up view

04 관상동맥조영술

1) 심장동맥(coronary artery)의 구조

왼심장동맥은 왼심장구의 위쪽가운데에서 기원되며 이를 왼주심장동맥(left main artery)이라 하는데 허파동맥의 뒤방향과 왼심방귀의 앞방향 사이에 입구가 위치하며, 2 ~ 10 mm까지 주행 후 왼앞내림분지(LAD)와 왼휘돌이분지(LCx), 때로는 중간동맥(intermediate artery)으로 분지된다. 이후 왼앞내림분지는 허파동맥 뒤에서 역전된 S모양으로 심실사이막의 맨 위에서 심장꼭대기로 내려가게 된다.

왼앞내림분지(LAD)는 주행 중 갈라지는데 심실사이막을 통과하는 여러 개의 septal perforator와 왼심실 앞바깥측에 2개내지 6개의 대각 가지(diagonal branch)로 갈라진다. 왼앞내림분지를 포함한 대부분의 분지를 통해 심실사이막, 왼심실의 앞바깥측 및 심장꼭대기벽, 앞바깥유두근 및 왼오른 방실다발갈래(bundle branch)에 혈액을 공급한다.

왼휘돌이분지(LCx)는 왼심방귀의 밑에서 뒷방향으로 주행하여 왼심실구에 도달한다. 85 ~ 90%는 왼심실의 둔각변연 동맥(obtuse margin branch)에서 끝나며, 10 ~ 15%는 crux까지 내려가 뒤아래가지(posterior descending artery)가 된다. 왼휘돌이분지는 다양한데 40 ~ 50%는 둥지동맥(sinus node artery)이고, 그 외 왼회선가지(left circumflex branch)는 1개내지 4개의 심장꼭대기로 향하는 둔각변연 동맥이 된다.

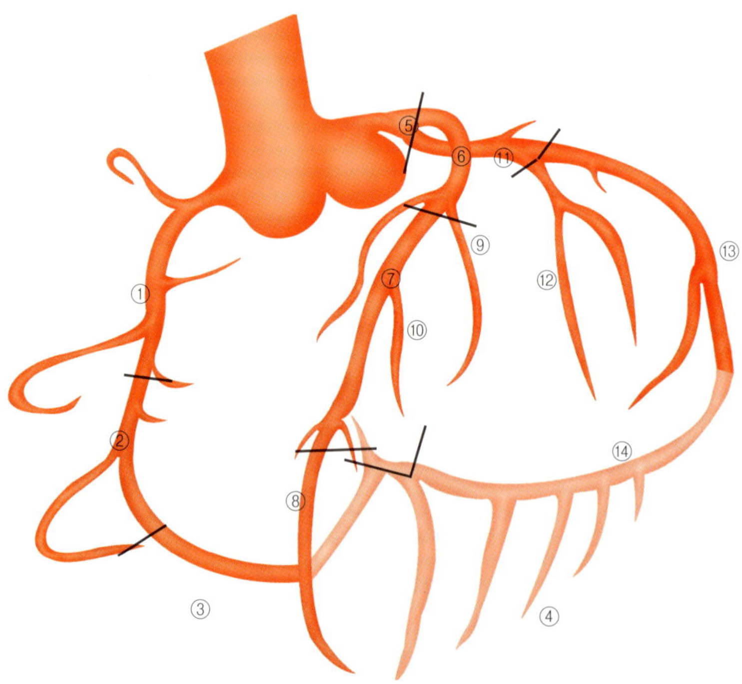

ㅣ그림 2-29ㅣ The structure of the coronary arteries

① 몸 오른심장동맥(proximal RCA) ② 중간오른심장동맥(mid RCA) ③ 말단오른심장동맥(distal RCA)
④ 뒤 아래가지(PDA) ⑤ 주왼심장동맥(main LCA) ⑥ 몸 앞아래심장동맥(proximal LAD)
⑦ 중간앞아래심장동맥(mid LAD) ⑧ 말단앞아래심장동맥(distal LAD) ⑨ 제1대각선가지(1st diagonal)
⑩ 제2대각선가지(2nd diagonal) ⑪ 몸 왼회선가지(proximal LCx branch) ⑫ 둥지왼회선가지(obtuse marginal)
⑬ 말단왼회선가지(distal LCx) ⑭ 뒤옆가지(posteriolateral)

왼휘돌이분지는 왼심방벽, 왼심실의 뒤바깥측과 앞바깥측유두근 그리고 40~50%는 굴심방결절(동방결절), 방실결절, 몸쪽 방실다발갈래, 뒤아래왼심실벽, 심실사이막 아래바닥, 뒤안쪽유두근에 약간의 혈액을 공급한다(그림 2-29).

오른심장동맥(RCA)은 오른심장구를 떠나 오른심실간구를 따라 오른심실의 acute margin에서 뒤쪽으로 곡선을 따라 주행하고, 85 ~ 90%는 crux에서 직각으로 돌아 뒤심실간구로 내려간다.

오른심장동맥의 분지는 오른심실유출로에 동맥원발가지(conus artery)와 50 ~ 60%에서 굴심방결절(sinus nodal)과 여러 개의 오른앞심실가지(anterior right ventricular branch), 오른심방동맥(right atrial artery), 급성변연동맥(acute marginal branch), 방실다발(AV node branch), 몸쪽발왼심실다발(proximal bendle branch left ventricle)과 심방에 속가지(terminal branch)들이 있다. 그래서 오른심장동맥은 50 ~ 60%에서 굴심방결절, 오른심실벽, 오른심실과 오른심방에 혈액을 공급하며, 85 ~ 90%에서 뒤아래가지(posterior descending branch)가 있어 1/2 ~ 2/3의 뒤심실중격(posterior ventricular septum), 방실다발(AV node branch), 몸쪽 히스다발(proximal His bundle), 가로막 표면의 절반 및 후내유두근에 혈액을 공급한다.

2) 심장동맥조영술의 목적

심장동맥 질환은 성인병의 하나로 식생활의 변화와 노인인구의 증가로 인해 급증하고 있다. 심장동맥 협착은 심장동맥의 내부 벽에 혈전이나 혈관 내막에 콜레스테롤 같은 것이 굳어 국소적으로 딱딱해진 덩어리인 죽상판(죽상반/atheromatous plaque)이 생겨 혈관이 좁아짐으로써 혈액이 체내로 흐르지 못해 심장발작, 협심증, 심근경색, 허혈성 심근증에 의한 콩팥부전증 등의 증상이 나타난다. 따라서 이러한 환자는 심장동맥 조영술을 시행하여 심장동맥의 협착 또는 폐색 정도와 부위, 범위, 측부순환의 평가, 수술 혈관의 개통 여부를 관찰하여야 한다.

용어에 있어서 피부경유심장동맥성형술(percutaneous transluminal coronary angioplasty, PTCA)과 스텐트 삽입술(stent insertion) 등으로 구분하여 사용하였는데, 최근에는 피부경유심장동맥 중재술(percutaneous coronary intervention, PCI)로 통합하여 사용하고 있다.

3) 심장동맥조영술의 방법

심장동맥 조영술은 천자부위에 따라 크게 넙다리동맥(femoral artery) 및 노동맥(radial artery)으로 나누며, 필요에 의해 위팔동맥(brachial artery)을 천자하기도 한다. 심장동맥 조영술은 심장동맥의 기시부에 카테터 선단 부위를 진입시켜야 하는데 왼·오른심장동맥의 형태가 다르기 때문에 이곳에 용이하게 심장동맥조영 카테터(coronary catheter 또는 Judkin's catheter)를 진입시키기 위해서는 왼쪽용과 오른쪽용을 구분하여 사용하여야 한다.

① 대퇴동맥 천자법(femoral artery puncture technique)

넙다리동맥 천자는 주로 시술자가 환자의 오른쪽에 서서 시술하게 된다(그림 2-30).

제일 먼저 넙다리의 피부 주름선을 확인한다. 엉덩뼈능선(Iliac crest anterior superior iliac spine, ASIS)으로부터 두덩뼈(pubis, pubic tubercle)를 연결하는 샅굴인대(inguinal ligament)는 환자의 넙다리 피부주름선 바로 아래쪽에서 만져진다. 비만한 환자에서는 피부주름선보다 위쪽에 샅굴인대가 위치하는 경우가 많다. 넙다리동맥은 샅굴인대의 안쪽 1/3과 바깥쪽 2/3로 나누는 지점을 통과한다. 넙다리동맥은 마치 샅굴인대를 지나서 배꼽으로 향하는 직경 1 cm의 튜브라고 생각하면 된다.

왼쪽 검지와 가운데손가락으로 넙다리동맥의 종축을 따라 촉지하면서, 검지로 샅굴인대의 2~3 cm 밑을 만져야 하고, 이 지점이 천자바늘이 실제로 넙다리동맥으로 들어가는 부분이다. 이러한 해부학적인 지식을 기초로 맥박이 만져지지 않는 급성 심근경색증 환자에서도 투시하에서 넙다리뼈머리를 기준으로 넙다리동맥 천자가 가능하다.

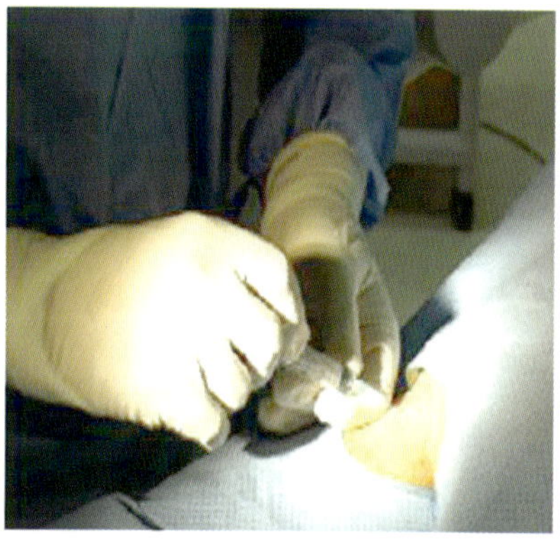

[A] 국소마취제(염산리도카인)으로 마취

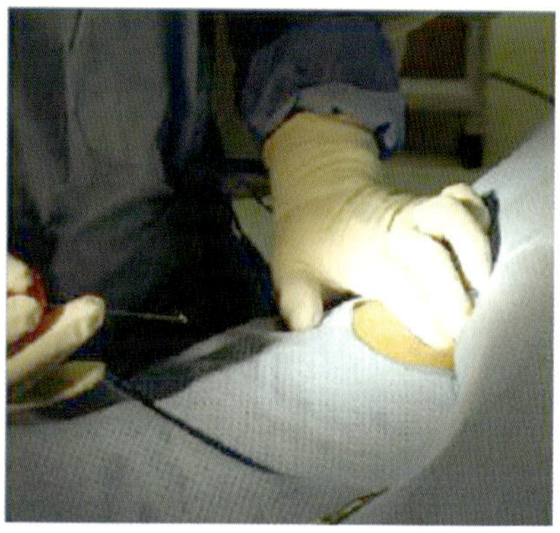

[B] 넙다리동맥 촉지

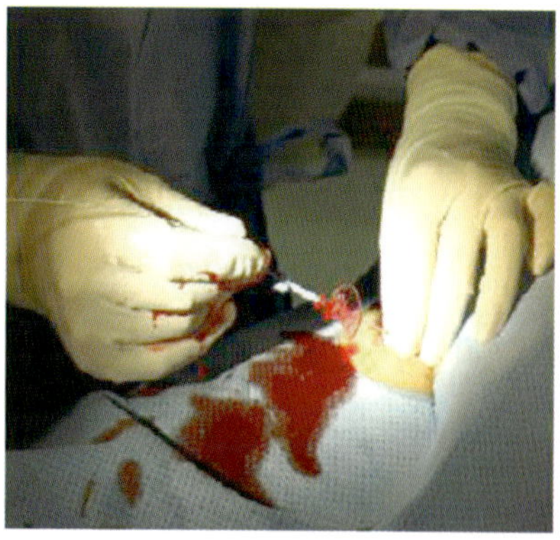

[C] 가이드와이어 삽입

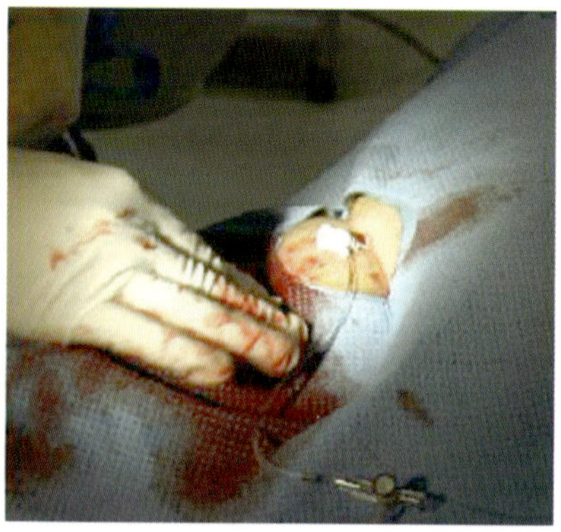

[D] 쉬스 삽입 완료

| 그림 2-30 | Femoral artery puncture technique

② 요골동맥 천자법(radial artery puncture technique)

손의 혈류 구조는 노동맥과 자동맥이 만나 하나의 혈관(palmar arch)으로 연결되어 있으며, 노동맥 천자는 이 구조에 의해 "Allen's test"를 거쳐 손목 혈액순환을 확인하고 시행해야 한다. 그림 2-32는 노동맥을 이용하여 쉬스(sheath)를 진입시키는 장면이다.

천자하는 방법은 넙다리동맥 천자와 비슷하나 노동맥쪽은 혈관이 가늘어 천자 후 경련(spasm)을 방지하기 위하여 항혈액응고제인 heparine과 혈관확장제인 nitroglycerin과 verapamil을 순차적으로 주입한다. 경우에 따라서는 약제를 혼합하여 주입하는데 이것을 일명 칵테일 주입이라 하기도 한다.

Allen's test

알렌검사법은 1929년 Edgar V. Allen에 의해 제기된 검사법으로 Burger씨 병에서 혈류의 개존 유무를 보고자 고안되었던 방법이다. 그림과 같이 양손으로 노동맥과 자동맥을 누른 상태에서 환자의 주먹을 쥐었다 폈다 하면 혈액이 전부 배출되어 손바닥의 색조가 하얗게 변하게 되는데 이렇게 된 다음 자동맥을 서서히 이완시키면 붉은 혈색이 5초 내에 대개 돌아온다(양성=정상반응). 만약 10초 내에도 혈색이 돌아오지 않으면 음성(측부순환 부전)으로 판정한다.

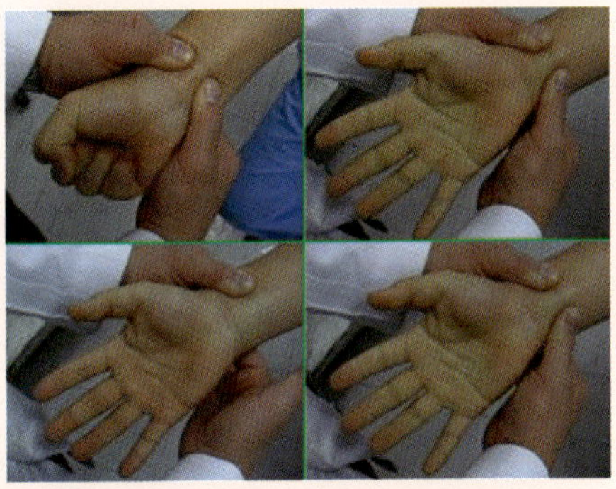

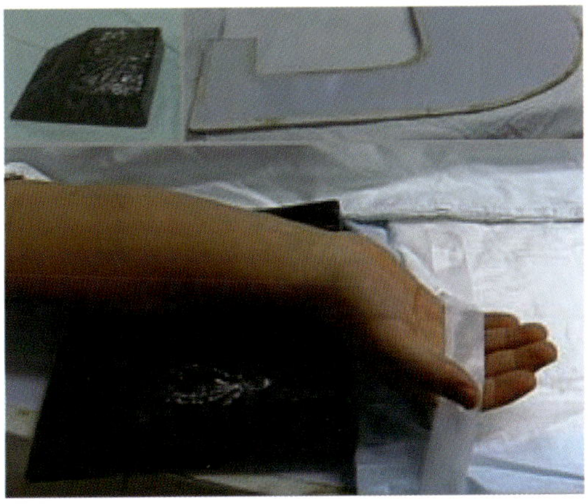

I 그림 2-31 I Position of radial artery puncture technique

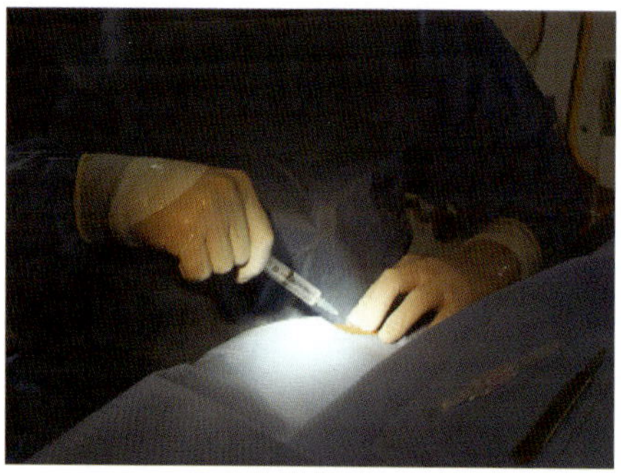

[A] 촉지 후 국소마취제를 주입한다.

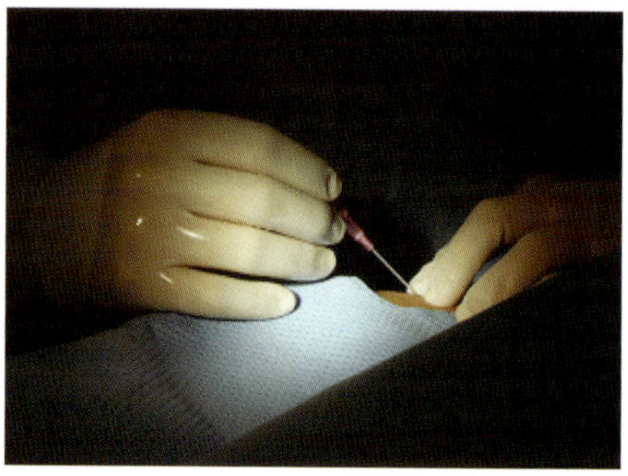

[B] 천자바늘을 노동맥으로 진입시킨다.

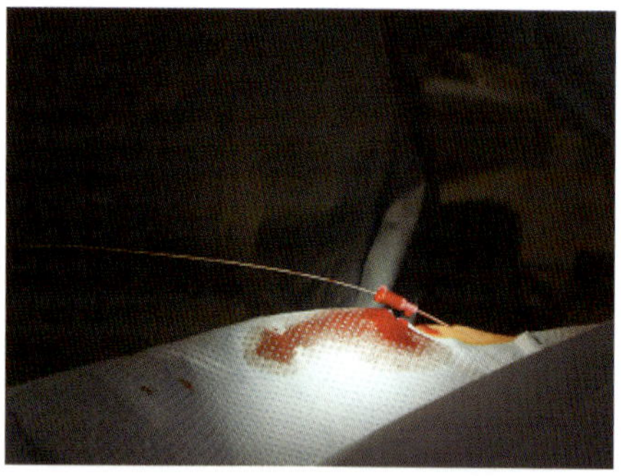

[C] 천자 후 guide wire를 진입시킨다.

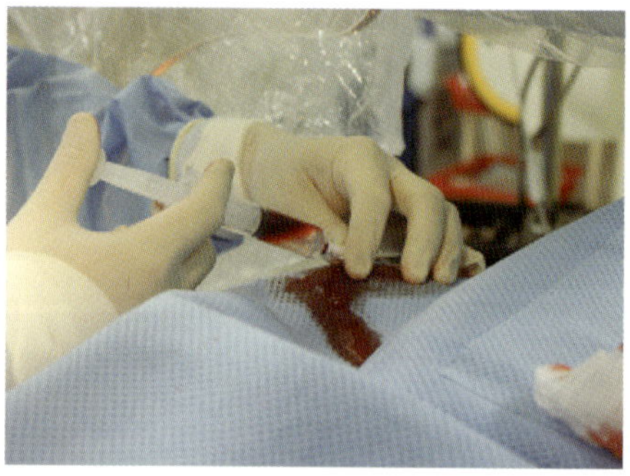

[D] 쉬스를 통하여 조영제를 주입하며 site를 확인한다.

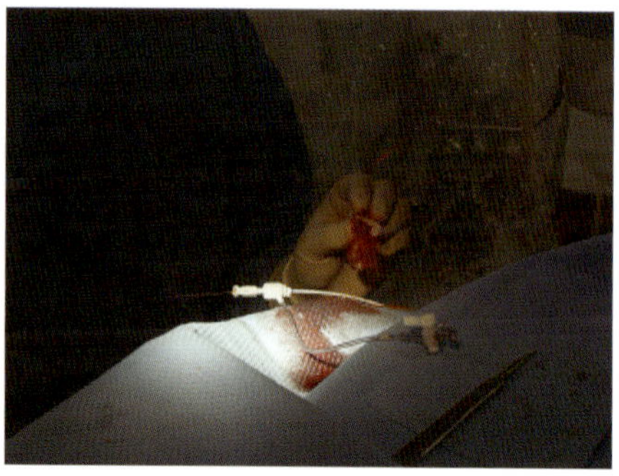

[E] Guide wire에 따라 쉬스로 교환한다.

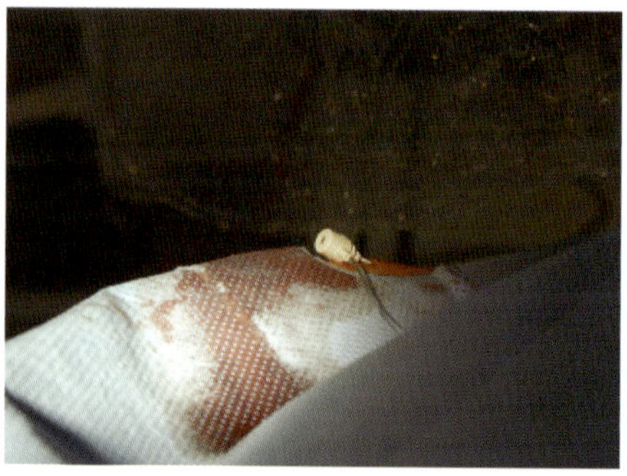

[F] 쉬스 삽입이 완료된 상태

| 그림 2-32 | Radial artery puncture technique

③ 위팔동맥 천자법

위팔동맥은 팔오금(antecubital fossa)에서의 두갈래 근육(biceps muscle, tendon)의 안쪽, 정중신경(median nerve)의 바깥측에 접해서 위치하고 있다.

팔오금에서 5 cm 윗쪽에서 국소마취를 한 후, 위팔동맥의 맥박이 잘 느껴지는 부분으로 20~30° 경사지게 기울여 천자한다. 이 부분은 비교적 위팔동맥이 깊지 않게 통과하는 지점이다. 오른쪽 위팔동맥을 이용하면 대동맥활(aortic arch)을 통과하지 않는다.

시술 후 위팔동맥의 지혈은 혈압계의 커프(cuff)를 이용할 수 있다. 환자의 수축기 혈압보다 10 mmHg 낮게 10분간 지혈하고, 매 분마다 약 10 mmHg씩 낮추어서 50 mmHg가 될 때까지 지혈하면 된다.

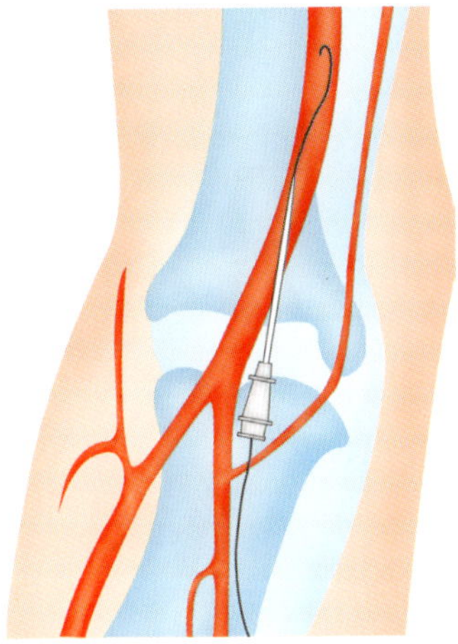

ı 그림 2-33 ı Brachial artery puncture technique

4) 심장동맥조영술용 카테터

일반적으로 카테터는 Judkin's type을 이용하여 심장동맥을 촬영하고, pigtail 카테터로 왼심실을 촬영하면 심장의 근육손상 및 왼심실의 해부학적인 모습을 알 수 있다.

왼심장동맥 촬영에 필요한 카테터는 크게 Judkin's type(JL5-3.5)과 amplatzer type (AL1, AL2, AL3)으로 구분할 수 있으며, 오른심장동맥 촬영의 경우에도 Judkin's type (JR5-3.5)과 amplatzer type(AR1, AR2)으로 나눌 수 있다.

① 카테터의 크기 : 환자의 대동맥 크기 및 모양, 첨판부(cusp)의 위치 등에 따라 구분한다.

② Judkin's type의 3.5, 4, 5의 의미 : 카테터의 첫굴곡(first curve)과 두번째 굴곡(secondary curve)과의 길이이다.

③ Amplatzer type의 1, 2, 3은 카테터 모양의 크기를 순서대로 나열한 것이다.

경우에 따라서 다목적(multipurpose) 카테터를 변형시켜 심장동맥을 촬영하기도 한다.

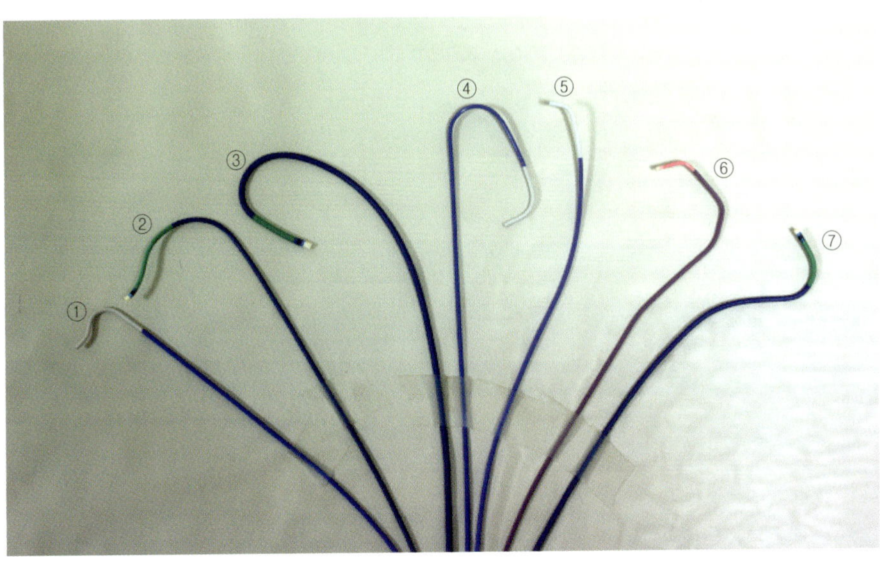

ı 그림 2-34 ı Catheters for coronary artery types

① AR-1 ② AL-1 ③ EBU ④ JL 4 ⑤ JR 4 ⑥ TIGGER ⑦ RBU

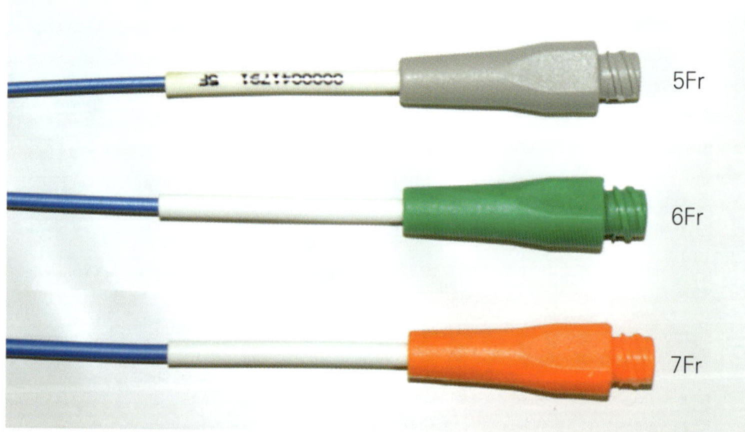

Ⅰ그림 2-35Ⅰ Colored according to size

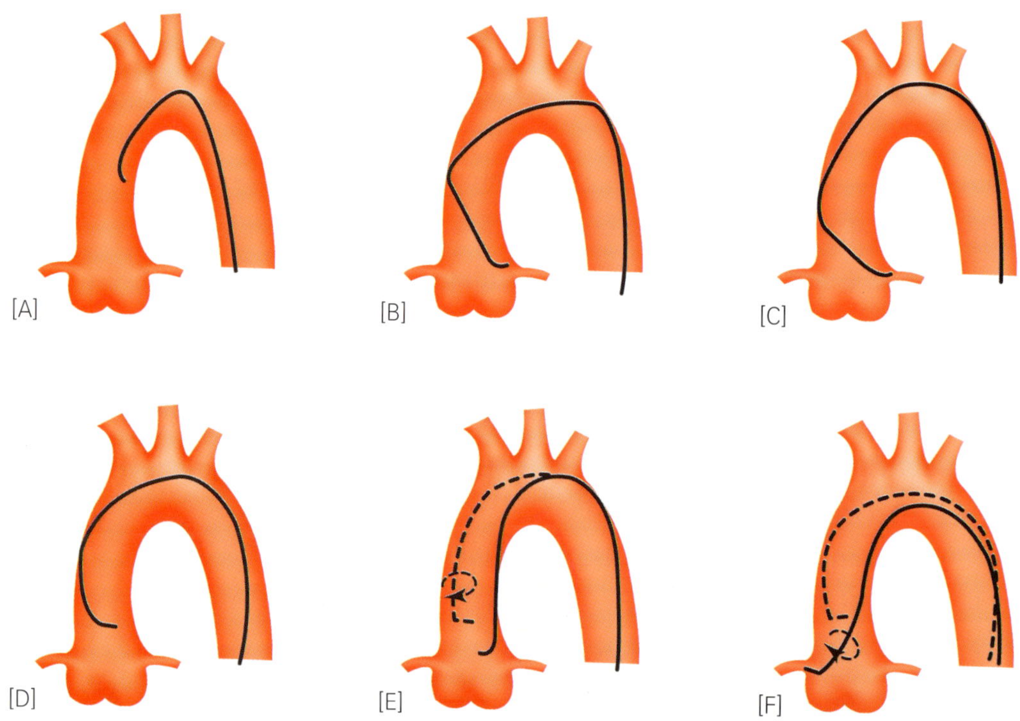

Ⅰ그림 2-36Ⅰ Catheterization schematic diagram(Judkin's catheter)

[A]~[D] : left coronary artery
[E]~[F] : right coronary artery

5) 시술방법

카테터를 왼쪽 심장동맥에 진입시킬 때는 Judkin's left 카테터를 가이드와이어와 같이 들어가 대동맥판(aortic cusp) 부위에서 가이드와이어를 제거하고 약간 시계반대 방향으로 조종하면 왼쪽 심장동맥에 삽관된다.

오른쪽 심장동맥의 경우는 그림 2-36에서 보는 바와 같이 right aortic cusp 부위까지 진행한 다음 시계방향으로 조종하여 오른쪽 심장동맥에 카테터를 진입시킨다.

조영제는 수동주입(hand injection)이나 자동주입(auto injection)으로 하고 엑스선관을 AP, RAO, LAO, lateral, caudal, cranial 등으로 회전시키면서 협착 또는 폐색이 있는 부위를 연속 촬영하며, 동영상을 저장매체에 기록한다.

6) Tube angle에 따른 심장동맥의 위치 변화

심장동맥은 검출기(detecter) 각도를 어떻게 주느냐에 따라서 혈관의 모양이나 형태가 변화 하게 된다. 그림 2-37 이하의 촬영된 영상들은 심장혈관촬영실에서 대부분의 환자에게 일반적으로 적용하고 있는 촬영 각도이다.

먼저 그림 2-37의 경우는 왼심장동맥 회선지(left circumflex, LCx), 둔지(obtuse marginal, OM), 왼심장동맥 앞아래가지의 몸쪽(proximal of left anterior descending : LAD-proximal)을 잘 보기 위한 각도이며, LCx-proximal 위치는 1st. 둔지까지, LCx-mid는 2nd. 둔지까지 이고, 그 밑으로는 LCx-distal이라 볼 수 있다.

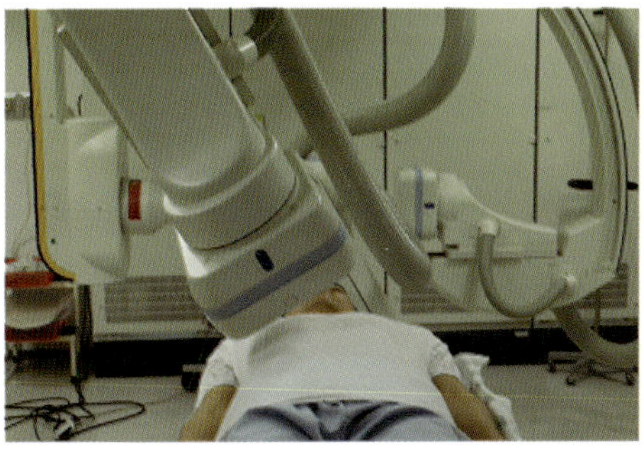

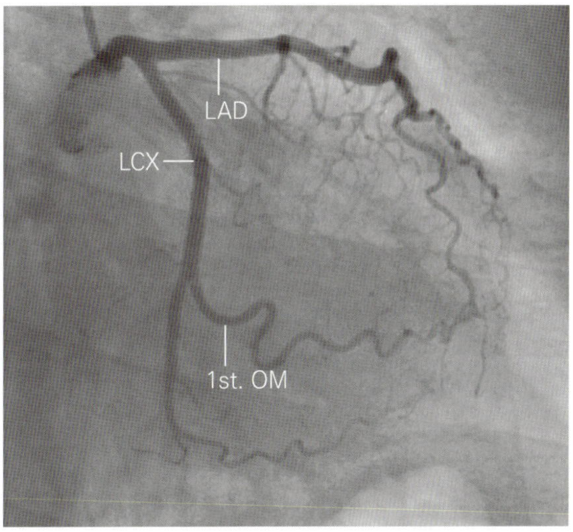

| 그림 2-37 | Left coronary artery RAO 30° caudal 20° position and image

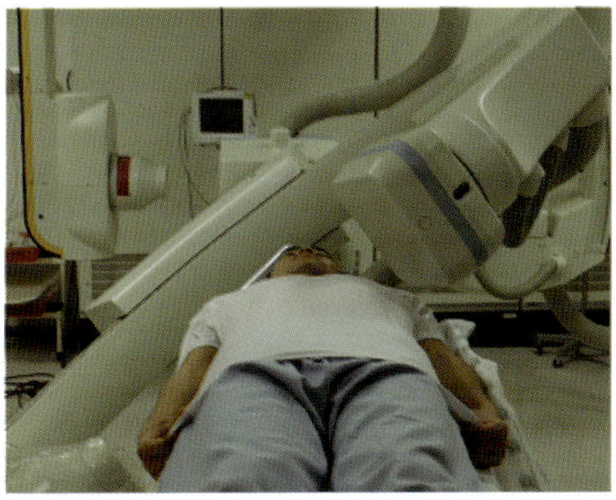

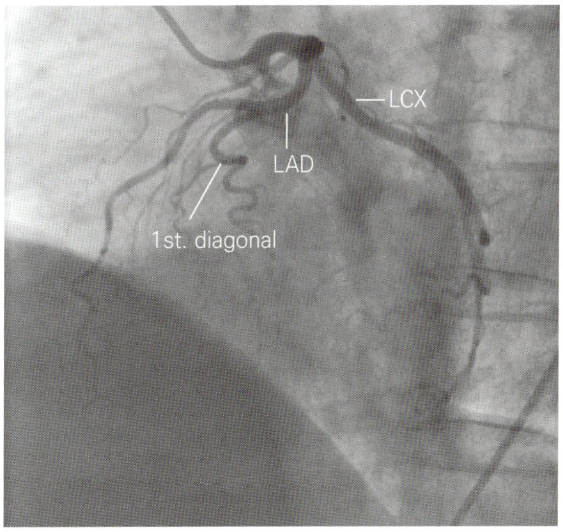

| 그림 2-38 | Left coronary artery LAO 60° cranial 20° position and image

그림 2-38은 LAD와 대각가지(diagonal branch)과의 관계를 잘 보여주고 있는데 LAD를 기준으로 왼편으로 주행하면 중격가지(septal branch)이고 오른쪽으로 주행하면 대각가지이다. LAD를 구분할 때 몸쪽앞아래방향지(LAD-proximal)의 경우 제1사선지(1st. diagonal)까지이고 중간앞아래방향지(LAD-mid)는 제2사선지(2nd. diagonal)까지이며 그 이하는 먼쪽앞아래방향지(LAD-distal)로 보면된다. 또한 이 각도의 경우는 LCx의 주행도 잘 관찰된다.

그림 2-39는 주로 LAD-mid, distal 부분과 LCx-distal을 보기 위한 각도이며, 그림 2-40의 경우는 일명 "spider view"라고 일컫는데 이는 LAD와 LCx가 갈라지는 것이 마치 거미다리와 유사하여 붙여진 것이다. 이 영상은 왼 주심장동맥(left main)과 LAD-proximal 그리고 LCx-proximal과의 관계 등을 볼 때 자주 촬영한다.

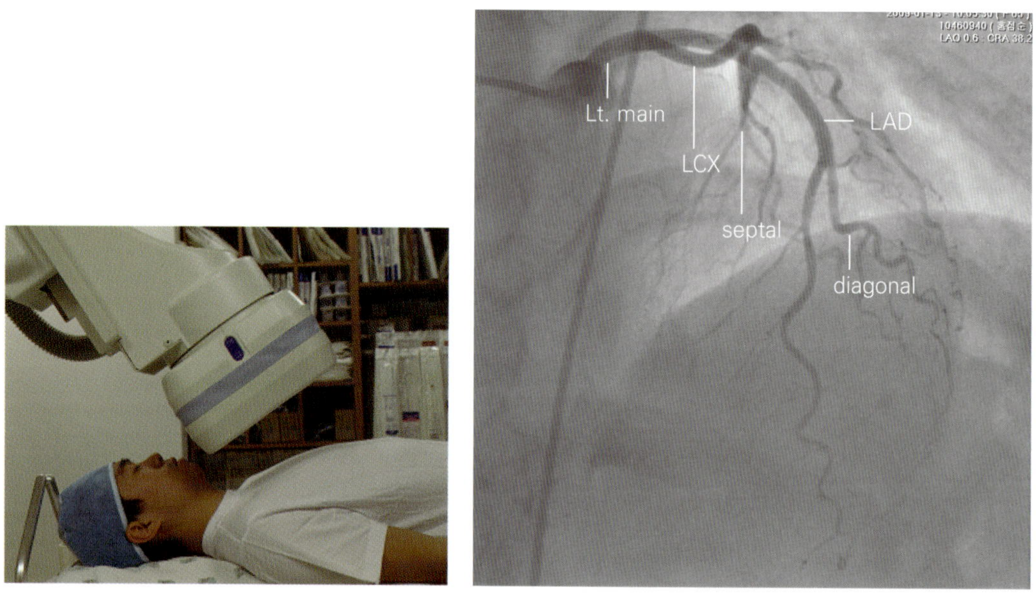

Ⅰ그림 2-39Ⅰ Left coronary artery AP cranial 40°position and image

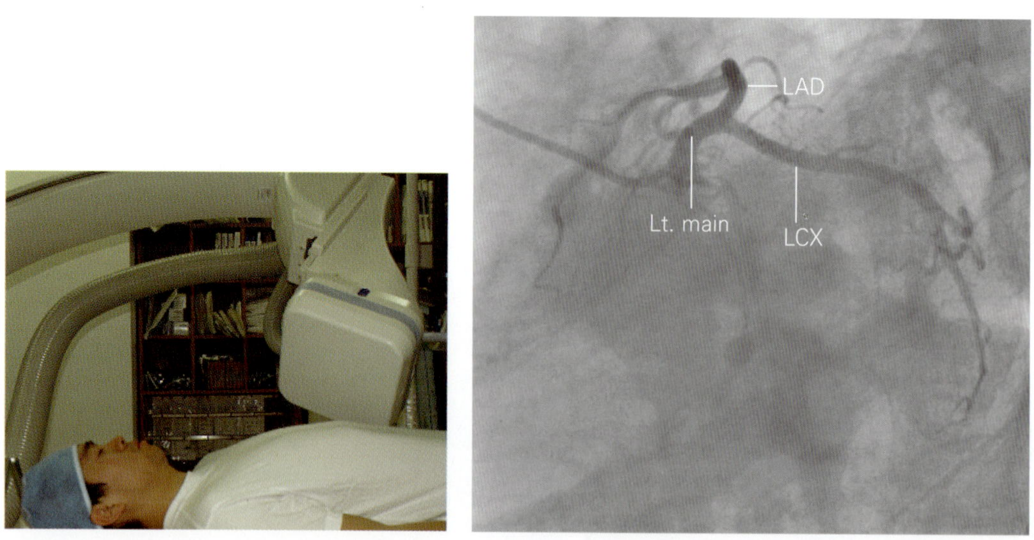

Ⅰ그림 2-40Ⅰ Left coronary artery spider view LAO 70° caudal 20° position and image

오른 심장동맥의 경우는 왼심장동맥에 비하여 간단하다.

그림 2-41은 오른 심장동맥이 길게 펴지는 듯한 영상을 보이고 먼쪽 오른 심장동맥(RCA-distal)에서 뒤쪽옆분지(posterior lateral-branch, PL)와 뒤아래분지(posterior descending artery, PDA)로 나뉘어져 있다. 그림에는 급성변연(acute marginal-branch, AM)의 갈라진 곳이 보이질 않는 데 오른 심장동맥을 그리고 RCA distal은 나머지 부분을 의미한다.

뒤쪽옆분지의 경우는 LCx와 연관되고, 뒤쪽아래분지는 LAD와 연관이 있어 혈관이 막혔을 때 이곳에서 혈관이 자라서 연결되기도 한다.

그림 2-42는 오른심장동맥의 중간 부분을 보기위해 자주 시행하는 촬영자세와 영상이다. 이외에도 오른심장동맥의 몸쪽을 관찰하기 위해서 그림 2-43처럼 AP cranial 40°로 촬영하면 먼쪽 부위의 뒤쪽옆분지와 뒤쪽아래분지가 갈라지는 영상을 얻을 수 있다.

II

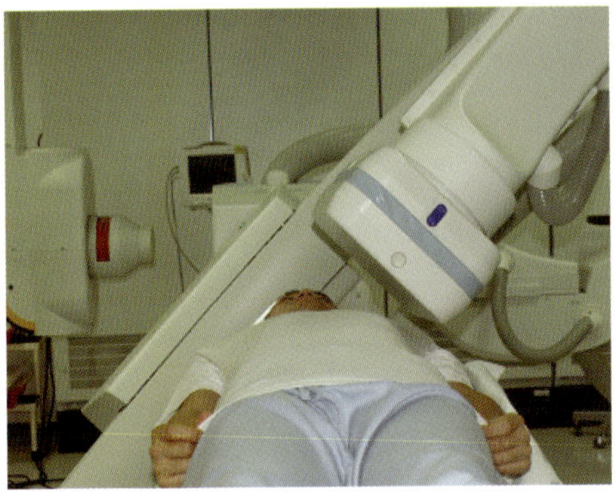

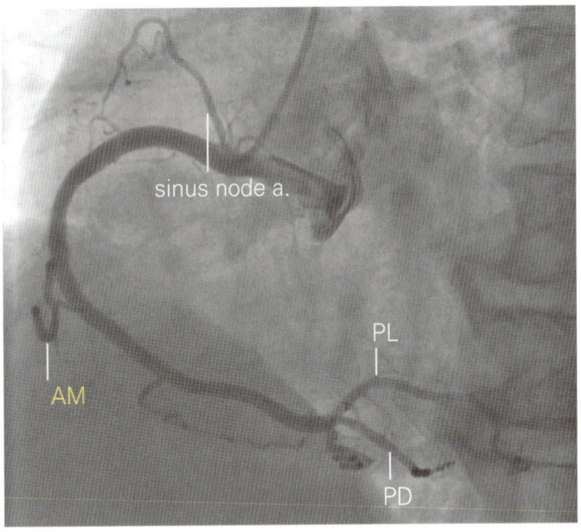

ㅣ그림 2-41ㅣ Right coronary artery LAO 45° position and image

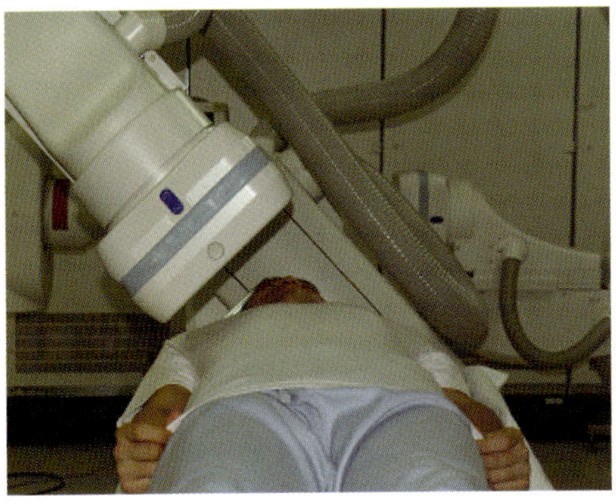

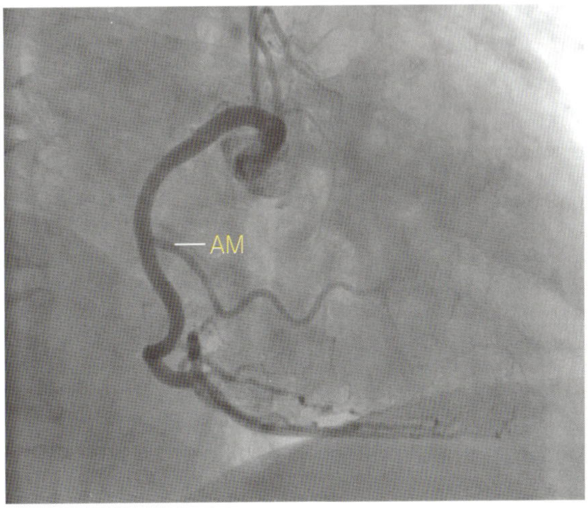

ㅣ그림 2-42ㅣ Right coronary artery RAO 45° position and image

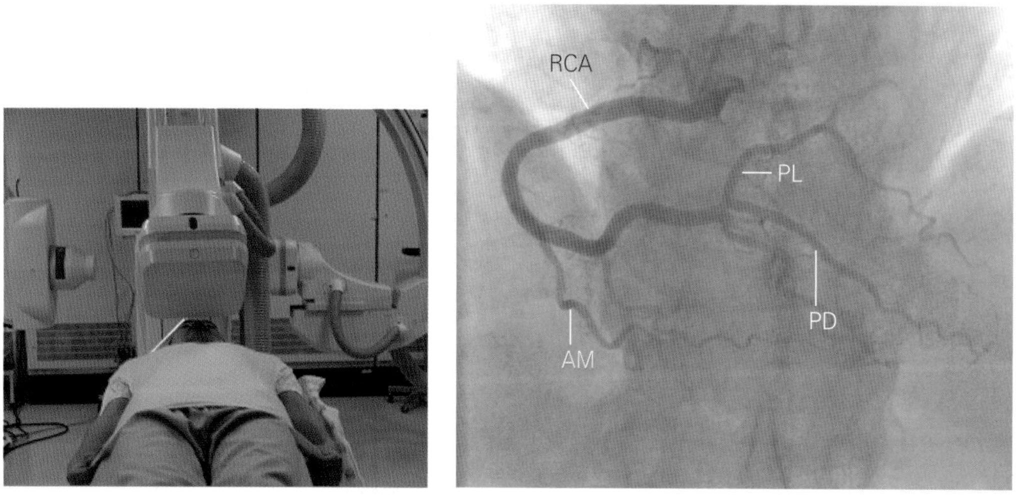

| 그림 2-43 | Right coronary artery AP cranial 40° position and image

05 관상동맥의 중재적시술 (percutaneous coronary intervention : PCI)

1977년 9월 16일 최초로 Andreas Gruentzig가 작은 풍선으로 피부경유 심장동맥중재술(percutaneous coronary intervention, PCI)을 시술한 이후 현재까지 기자재의 발달, 시술자의 경험 축적, stent를 포함한 새로운 치료기구들의 발달, 시술 대상의 확대, 재협착에 대한 병태생리연구, 대규모 임상연구 활동 및 새로운 항혈소판 약제의 사용 등으로 인하여 치료성적에 괄목할 만한 성장을 이루었다. 특히 바레금속스텐트(bare metal stent)의 개발은 풍선에 의한 급성폐쇄와 같은 주요 합병증의 발생 빈도와 재협착률을 감소시킬 수 있게 되어 stent의 사용이 급격히 증가되었다.

그러나 바레금속스텐트 삽입에도 불구하고 상당수의 환자들에게서 스텐트내 재협착이 발생되어 또다른 치료적 어려움에 봉착하게 되었다. 이를 해결하기 위하여 심장동맥내 근접방사선치료가 개발되었고, 어느 정도 스텐트내 재협착을 치료할 수 있게 되었으나 사용하는 데에는 여러 제한점이 있어 보편화되지 못하였다. 스텐트내 재협착을 방지하는 데에 가장 획기적인 업적은 sirolimus와 paclitaxel 등과 같은 약물을 스텐트에 도포하여 약물이 용출되는 약물용출 스텐트(drug-eluting stent)가 개발된 것이다.

이 방법은 많은 동물 및 임상연구들에서 스텐트내 재협착을 현격히 감소시킬 수 있는 것으로 밝혀져 최근에는 약물용출 스텐트의 사용이 보편화 되었다. 한편 혈관 내에서 시간이 지나면 조직으로 흡수되는 생체흡수형스텐트(BVS)도 개발되어 제한적으로 사용 중이다.

1) 관상동맥 중재적시술(PCI) 장비의 개선과 발달

심장동맥의 중재적시술(PCI)에 소요되는 유도카테터(guide catheter)와 풍선카테터 및 가이드와이어(guide wire)은 많은 심장전문의와 제조회사들의 창의적인 노력으로 점차 개선되어 PCI 성공률을 높이고, 합병증의 감소에 기여하였다. 초창기에는 풍선 끝에 짧은 가이드와이어를 부착시킨 풍선카테터로 시술하여 협착부를 통과하게 하였는데 실패하는 경우가 흔하였다.

그러나 1982년에는 steerable guide wire system이 도입되어 원하는 협착부위에 자유자재로 가이드와이어를 접근하여 통과시킨 후 풍선을 위치시켜 확장에 성공시킬 수 있게 되었다. 이로 인해 심장동맥 중재적시술(PCI) 성공률은 60~70%에서 90% 이상으로 도달할 수 있게 되었고 합병증도 상당히 감소시킬 수 있게 되었다. 또한 풍선의 재질도 좀더 작고 더욱 강하게 제작되어 심한 협착부에도 쉽게 통과하게 하였으며, 높은 압력에도 견디게 하였다.

PCI 시술 도중 혈관박리나 기타 원인으로 인한 급성허혈을 방지하기 위하여 perfusion balloon도 개발되어 사용하였으며, 현재는 풍선카테터를 쉽게 교체할 수 있도록 monorail system이 개발되어 널리 사용하고 있다.

유도카테터는 초기에는 9F였으나 최근에는 5F로 발전되어 전체 크기는 작아지고 내경을 넓게 하여 스텐트삽입술도 용이하게 되었으며, 노동맥을 통한 PCI를 가능하게 하였다.

PCI 장비 외에 심혈관 조영 엑스선 장비에도 개선이 이뤄져 선명한 디지털 영상을 수시로 재현시켜 PCI 시술을 더욱 용이하게 하였다. 또한 대동맥내 풍선펌프(intraaortic balloon pump)나 기타 순환 보조장치를 이용하여 고위험군에서의 PCI 성공률을 높이고, 사망률이나 기타 주요 합병증을 감소시킬 수 있었다.

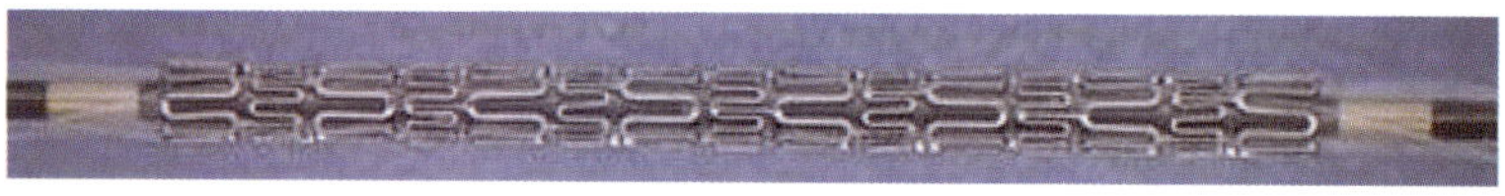

[A] balloon expanding type stent 풍선 확장 전

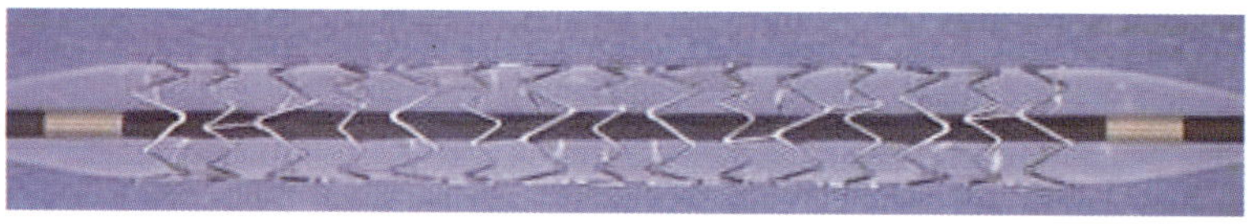

[B] balloon expanding type stent 풍선 확장 후

Ι 그림 2-44 Ι Compare before and after stent expansion

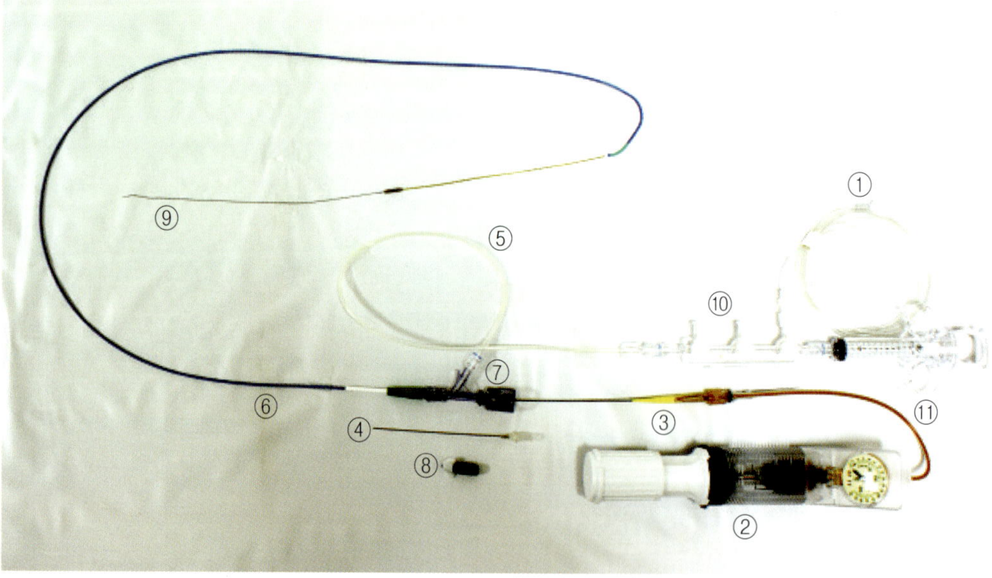

Ι 그림 2-45 Ι PCI mechanism

① pressure line	② inflator	③ PCI balloon	④ insertion tool
⑤ balloon	⑥ 6F guiding catheter	⑦ Y-connector	⑧ torque
⑨ 014″ guide wire	⑩ 3way manifold	⑪ Hand injector	

2) 중재적 시술 시 사용되는 기구

중재적 시술은 여러 가지 기구들을 사용하며 그 구조는 그림 2-45와 같다.

(1) 압력 라인(pressure line)

환자의 혈압을 쉬스(sheath)를 통하여 pressure dome(sensor)까지 연결하는 튜브.

펄스(pulse)를 혈관에서 dome까지 전달해야 하므로 튜브의 내면은 매우 매끄럽고 저항이 없어야 한다.

(2) 풍선확장 도구(inflation device)

풍선카테터의 풍선을 부풀릴 때 사용하는 주사기로써, 압력계가 달려 있어 정확한 압력으로 풍선을 확장시킬 수 있다. 조영제를 채운 주사기를 풍선카테터에 연결한 후, 당기면서 생긴 음압을 이용하여 풍선카테터의 내강에 있는 공기를 제거한다. 당긴 주사기를 놓으면 소량의 조영제가 내강 안쪽으로 이동하게 된다. 이러한 방법으로 준비된 풍선은 가장 적은 단면적을 유지하여 심한 협착병변을 통과하기에 유리하다.

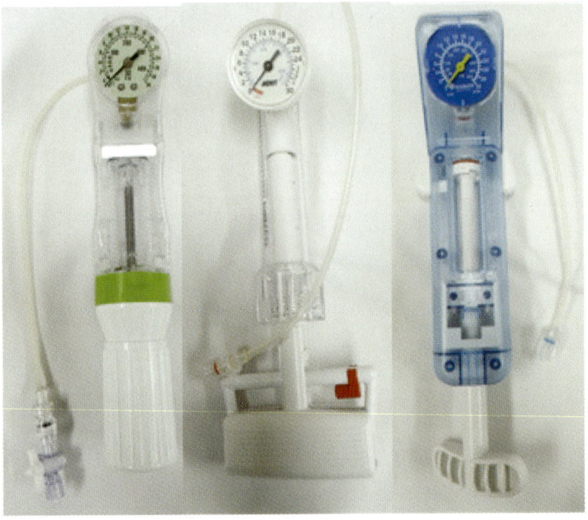

| 그림 2-46 | Inflation device

(3) PCI balloon

좁아진 혈관의 내경을 넓히기 위해 사용되는 도구이다.

① 풍선의 재질

풍선은 재질 탄성도의 정도에 따라 고 유순도(highly-compliant), 중등도 유순도(semi-compliant), 비유순도(non-compliant) 풍선으로 분류할 수 있다. 유순도가 높은 풍선은 풍선의 단면적이 적고, 풍선에서 공기를 제거하면 풍선이 다시 잘 말리는 장점이 있다. 오랫동안 혈류가 적었거나, 완전폐쇄로 인해 혈관의 크기가 작아져 혈관의 크기를 정확하게 측정하기 어려운 경우에 적당하다. 이러한 경우 병변이 개통된 후 니트로글리세린(nitroglycerin, NG)을 투여하여 혈관의 내경이 더 커지면 두 번째 확장시에는 보다 높은 압력을 주어 혈관을 더욱 확장시킬 수도 있다. 혈관의 크기가 다른 여러 개의 병변을 치료할 경우에도 경제적으로 사용할 수 있다. 그러나 석회화가 되어 단단해진 병변에 고유순도 풍선을 사용하여 높은 압력으로 혈관을 확장시키면 병변의 먼쪽에서 혈관박리가 일어날 위험성이 있다. 이런 병변에 비유순도 풍선을 사용하면 확장하는 힘을 주위 정상부위보다도 딱딱한 병변부위에 집중시킬 수 있다. 현재 시판되는 대부분의 풍선은 중등도의 유순도 풍선이다.

② 풍선의 길이

풍선의 표준 길이는 mm로 표시하며 병변에 따라 적당한 길이를 선택하여 사용한다. 긴 병변에 짧은 풍선을 사용하면 여러 차례 풍선확장을 반복해야 하므로 불편할 뿐만 아니라 풍선으로 눌리지 않은 죽상경화반이 혈관내강으로 튀어나오거나 혹은 죽상경화반이 부분적으로 파열되면서 파열된 죽상경화반의 뒤쪽으로 형성된 통로를 통해 피가 흘러들어서 혈관박리(dissection)가 일어날 위험성이 있다. 그러나 긴 풍선을 이용하면 병변 전체에 걸쳐 확장압력을 균등하게 줄 수 있으므로 이러한 위험성을 낮출 수 있다. 또한 긴 풍선은 풍선확장술 중에 혈관의 곡면상태를 유지할 수 있는 장점이 있으므로 각진 병변(angulated lesion)의 치료에 좋다. 그러나 먼쪽으로 갈수록 혈관의 직경이 점차로 작아지는 긴 병변에서는 오히려 긴 풍선을 사용하면 병변의 몸쪽은 확장이 불충분하고 먼쪽에서 확장이 과도하게 일어날 가능성이 있다.

8mm, 9mm, 10mm, 15mm의 짧은 풍선은 국소적인 병변이나 스텐트 삽입 후 보조적으로 풍선확장술을 실시할 때 사용할 수 있다. 또한 약물용출 스텐트시술 전 협착병변을 확장시킬 목적으로 풍선카테터를 사용할 때도 혈관의 손상을 적게 하기 위해서는 짧은 풍선이 유리하다.

③ 풍선 압력(그림 2-47)

확장압력(nominal pressure)이란 풍선카테터의 제품포장에 표시되어 있으며 풍선카테터의 직경을 얻기 위해 필요한 확장압력으로 대개는 6~12 기압이다. 풍선의 99.9%에서 파

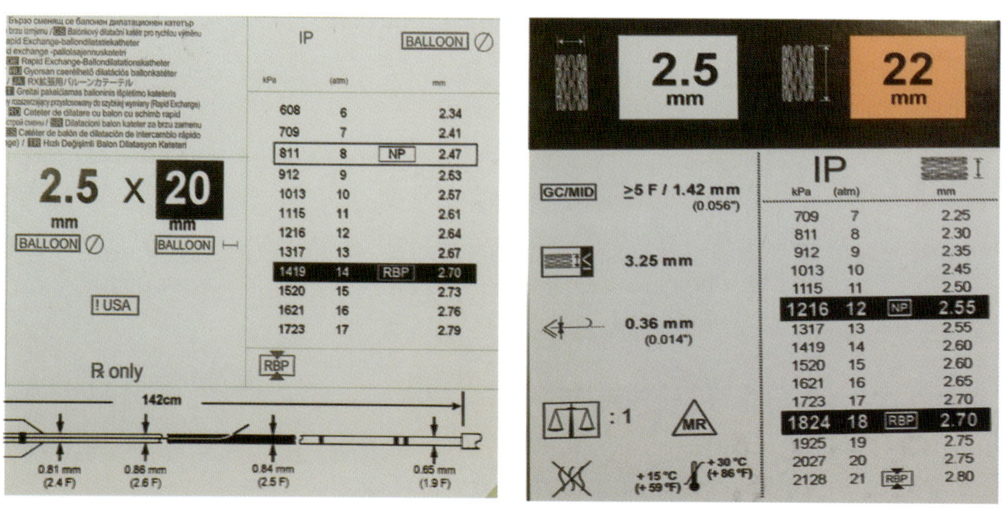

Ι 그림 2-47 Ι Table pressure of the balloon and stent

열이 일어나지 않는 압력을 최대파열압력(rate burst pressure, RBP)이라고 하는데, 최대파열압력은 안전한 범위에서 확장압력을 올릴 수 있는 한계를 의미하므로 매우 중요하다.

평균파열압력(mean burst pressure, MBP)은 풍선의 50%에서 파열이 발생하는 압력으로서 제품에 표기되지 않는 경우가 대부분이다. 풍선이 확장되는 순간부터 일시적이지만 혈관을 막게 되므로 조직의 손상을 주지 않는 범위의 확장시간을 엄수해야 한다.

④ 풍선 직경

심장동맥성형술용 풍선의 직경은 0.5mm 간격으로 1.25mm에서 5.0mm까지 시판되고 있다. 혈관의 직경이 5.0mm 이상인 굵은 심장동맥이나 이식된 복재동맥을 시술할 때에는 말초혈관용 풍선을 사용하거나 두 개의 심장동맥성형술용 풍선을 나란히 위치시키고 풍선을 동시에 부풀리는 결합풍선방법(hugging balloon technique kissing balloon technique)을 쓸 수도 있다.

이때 확장된 혈관의 내경은 두 풍선의 직경의 합의 70% 정도가 되고, 모양은 원이 아닌 타원형을 취하게 된다.

⑤ 풍선의 표식

병변의 협착이 매우 심한 경우에는 풍선의 표식이 가운데에 있는 풍선을 선택하는 것이 유리하다. 반면, 긴 병변에서는 표식이 양끝에 있는 풍선을 사용해야 풍선이 병변 전체를 포함하는지 확인하기 쉽다.

⑥ Trackability, pushability

부풀리기 전의 풍선 단면적(profile)이 적은 것도 중요하나, 풍선카테터의 trackability와 pushability가 더 중요하다. Trackability란 굽힘이 심한 부분을 통과할 때 가이드와이어를 따라 풍선이 쉽게 진행하는 정도를 말하고, pushability란 풍선이 병변을 통과하여 진행할 수 있는 능력을 말한다.

⑦ Monorail system과 over the wire system

Monorail system에서는 풍선카테터의 먼쪽에 가이드와이어를 위한 내강이 있어 이 부분만이 가이드와이어를 따라 같은 축으로 진행을 하고 나머지 부분에서는 가이드와이어를 위한 내강이 없어서 pushability와 trackability가 떨어진다. 풍선카테터를 제거하지 않고는 가이드와이어를 바꾸거나 가이드와이어 끝을 변형시킬 수 없고 어려운 병변을 통과할 때 풍선카테터를 가의드와이어의 지지대로 이용할 수 없다는 단점이 있다. 그러나 over the wire system에 비해 다른 시술자의 도움 없이도 풍선카테터를 다루기 쉽다는 장점이 있다.

Monorail system을 이용한 시술방법은 관상(심장)동맥 촬영으로 가이드와이어의 끝이 적절한 위치에 있는 것을 확인한 후에, Y-adaptor에서 안내카테터를 제거하고 가이드와이어를 따라 풍선을 치료하고자 하는 병변으로 진행시킨다.

Over the wire system은 풍선카테터 전체에 걸쳐서 가이드와이어를 위한 내강이 존재하므로 monorail system에 비해 pushability와 trackability가 좋다. 이 system을 이용한 시술방법은, 풍선을 혈관 입구에 두고 가이드와이어를 시술하고자 하는 병변부위로 통과시킨 다음, 그 위치가 적절한 것을 확인한 후에, 가이드와이어를 따라 풍선을 밀어넣는다. 그

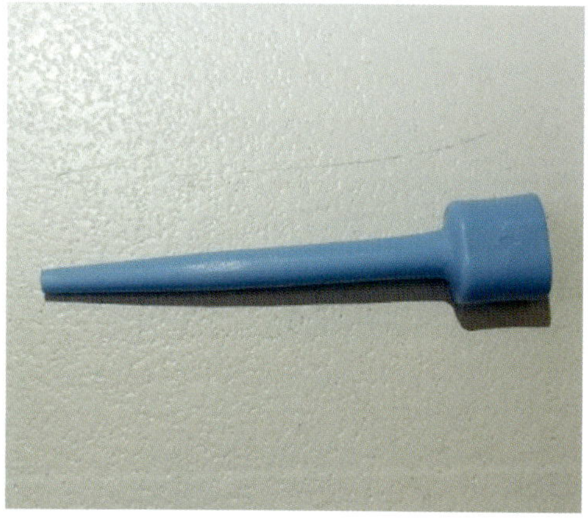

ǀ 그림 2-48 ǀ insertion tool

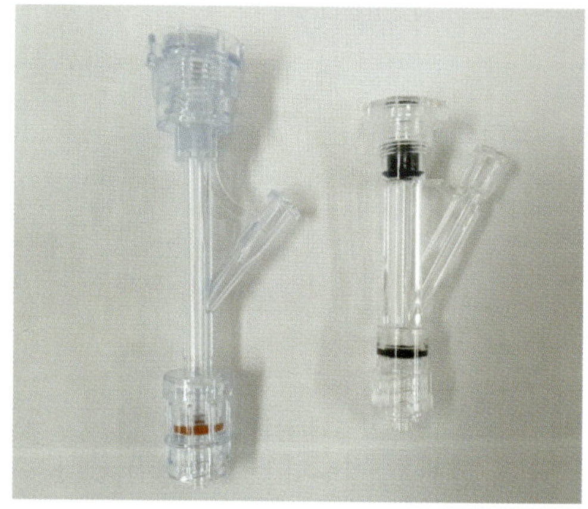

ǀ 그림 2-49 ǀ Y-connector(Y-adapter)

러나 병변의 협착이 심하거나 완전히 막혀 있어 가이드와이어가 통과하기 어려운 경우에는 풍선카테터를 협착병변의 입구까지 전진시켜서 풍선카테터의 지지를 얻는 동시에 가이드와이어의 토크 조절력을 향상시켜 가이드와이어의 병변 통과 가능성을 높일 수 있다.

(4) Insertion tool

PTCA용 guide wire가 Y-connector로 잘 들어가게 안내해 주는 기구이다.

(5) Sheath

동·정맥으로 각종 도구들의 이동과 혈압측정이 용이하도록 고안된 터널 역할의 도구이다. 혈관 침습부위를 고정시켜 보호한다.

(6) Guiding catheter

혈관성형술시 사용되며 주로 Judkin's guiding catheter가 이용되고, 배후 지지력이 우수한 카테터로는 EBU(extra backup catheter)와 AL1(amplatzer 1) guiding 카테터가 있다. 7F의 경우 2.3mm이고, 6F는 1.98mm로 병변에 풍선 적용시 기준이 된다.

(7) Y-adapter

Y-adapter(adjustable hemostasis device)를 유도카테터에 연결하여 사용하면 카테터로부터 피가 흘러나오지 않는 상태에서 풍선을 삽입하고 조작할 수 있으며, 풍선카테터의 위치와 상관없이 유도카테터를 통해 압력 측정 및 조영제 주사가 가능하다. 풍선카테터와 조영제 주사를 위해 2개의 통로가 있는 형태가 표준이나, 갈림병변(bifurcation)의 풍선확장술에 사용할 목적으로 만들어진 3개의 통로가 있는 Y-adapter도 있다.

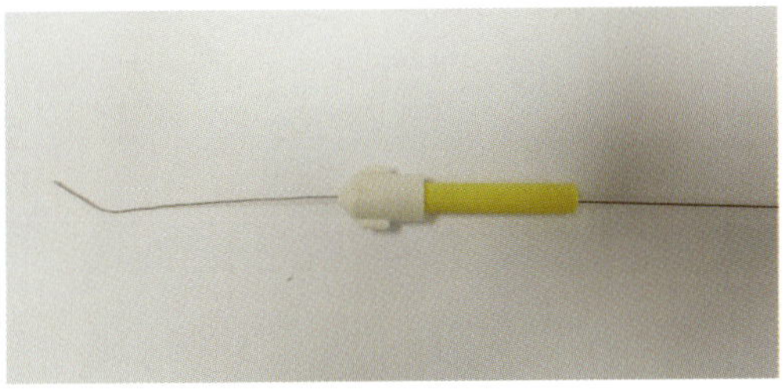

Ⅰ 그림 2-50 Ⅰ Torque

(8) Torque

가이드와이어를 시술자의 손에서 미끄러지지 않고 원하는 방향으로 진입시키도록 도와주는 도구이다.

(9) Guide wire

풍선(balloon), 스텐트(stent), IVUS 프로브 등이 들어갈 수 있게 하는 역할을 하며, 다양한 재질 및 구조로 만들어져 있다. 가이드와이어는 기본적으로 central core(usually stainless steel or nitinol)와 distal flexible spring coil(usually platinum or tungsten), 여기에 다양한 표면에 매끄러운 coating(silicone, PTFE, or other hydrophilic coating) 등 3개의 요소(component)로 구성되어 있다. Nitinol core를 가진 wire는 꼬임에 강하지만(kink-resistant), stainless steel로 된 것은 꼬임에 약한 편이다. 일반적인 와이어는 끝이 유연하고 가벼운 무게의 와이어이다. Stiff wire는 아주 굽힘이 심한 혈관을 펴는 데 사용하거나 풍선 카테터나 다른 기구를 넣을 때 지지하는 힘을 많이 제공한다. 일반적으로 사용되는 것으로서는 직경이 0.038인치, 0.035인치, 0.014인치가 사용되며 PCI 시술에서 balloon이나 stent insertion할 때는 0.014인치를 사용한다.

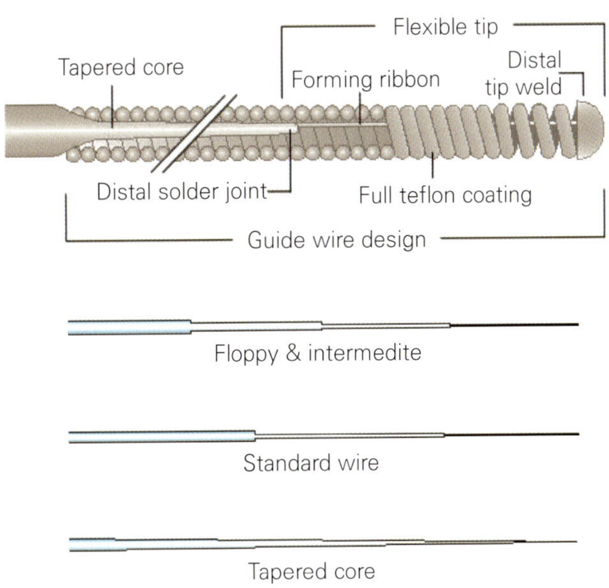

Ⅰ 그림 2-51 Ⅰ Structure of the guide wire tip

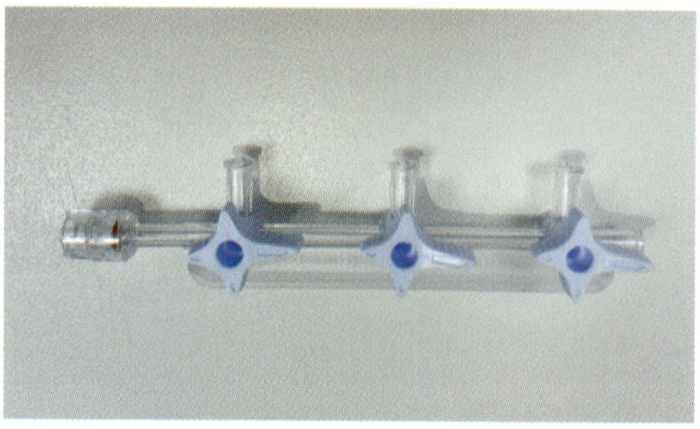

ㅣ그림 2-52ㅣ Manifolder

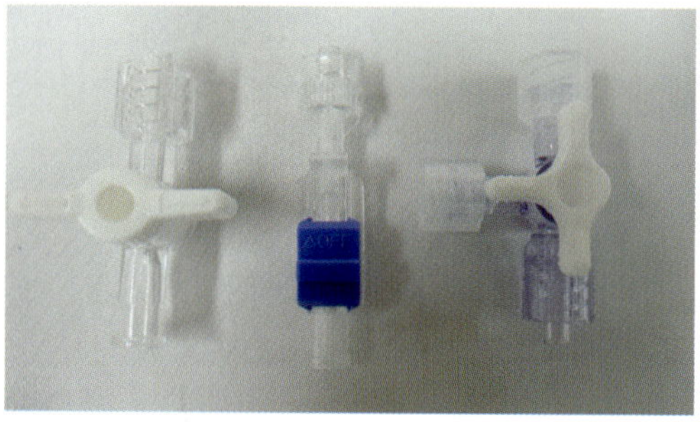

ㅣ그림 2-53ㅣ 3 way stopcock and 1 way stopcock

(10) Manifolder

2~4개의 홀(hole)로 구성되어 한쪽은 동맥압을 측정하며 다른 한쪽은 조영제, 마지막은 생리 식염수를 연결하여 사용하지만 사용자에 따라 약간의 차이가 있을 수 있다.

(11) Hand injector(syringe)

시술자가 적당한 양의 조영제나 기타 약물 등을 수동으로 주입하는 기구이다.

(12) 스탑콕(stopcock)

일종의 밸브로서 유체의 흐름을 제어하는 기구이다. 혈관조영촬영이나 중재적시술에서 한쪽은 카테터 끝에 고정하여 사용하며 다른 한쪽은 주사기, 풍선확장도구 등을 연결시켜 사용한다. 사용목적으로는 혈액이나 조영제 등의 역류를 방지하고 원활한 배액관의 세척 등이다.

3) Coronary artery stenting

심장동맥 풍선확장시술은 심장동맥 협착질환 환자에게 유용한 치료시술로써 그 지침이 크게 확대된 것이 사실이다. 하지만 이러한 기술적인 발전에도 불구하고 아직도 극복할 수 없는 두 가지 큰 문제점이 있는데 시술 직후에 급성폐쇄가 생길 수 있다는 점이고, 또한 문제점은 6개월이 지나면서 1/3의 확장 병소에 재협착이 생긴다는 사실이다.

이러한 한계점을 극복하기 위해 심장동맥 풍선확장 시술의 보조적인 방법으로 확장된 병소에 바레금속스텐트를 삽입하여 장치적으로 확장 병소를 지지해주는 방법이 있다. 이러한 바레금속스텐트는 혈관내막을 혈관 벽에 고정함으로써 재협착 형성을 막아주고 확장 직후의 풍선이 밀어낸 부분이 다시 밀려 들어오는 것(recoil)을 억제함으로써 시술 직후 심장동맥 혈류를 최대로 증가 유지시킬 수 있는 방법이라 할 수 있겠다.

하지만 이 역시도 재협착으로부터 안전할 수가 없어 요즘은 스텐트에 paclitaxel, sirolimus 및 zotalimus 등의 내피 세포의 과증식을 줄이는 약품을 도포한 DES(drug eluting stent)가 바레금속스텐트를 대신해 큰 비중을 차지하고 있다.

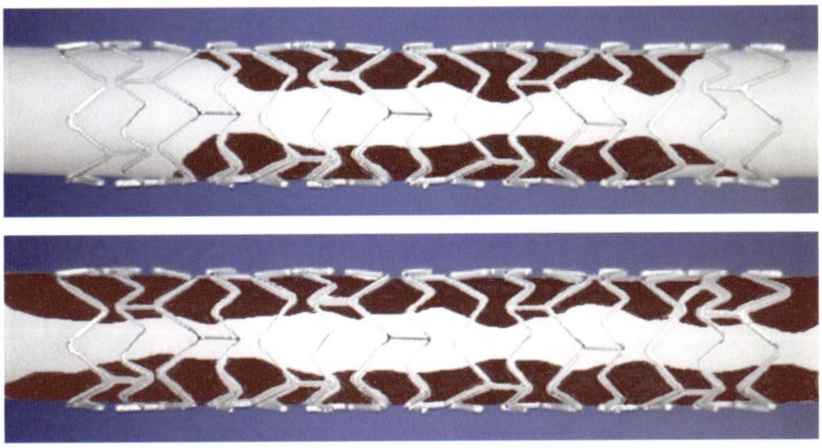

ㅣ그림 2-54ㅣ Restenosis of stent insertion

Coronary stent는 구조물을 혈관내에 고정시키는 방법에 따라서 자가팽창형 그리고 풍선도자에 의한 확장고정(balloon expanding)으로 분류할 수 있다.

(1) Coronary stent 시술(PCI)

기술적인 측면에서는 통상적인 피부경유 심장동맥 풍선확장 시술과 유사하다.

유도카테터(guiding catheter)를 사용하여 0.014인치 가이드와이어를 협착병소에 통과시킨 후 먼저 풍선도자를 이용하여 확장시킨다. 스텐트를 정확히 협착병소에 위치시킨 다음 10~30초간에 걸쳐 확장시킴으로써 풍선도자 위의 스텐트를 혈관벽에 확장 고정시키게 되는 것이다.

시술 후 다소 큰 풍선도자로 확장이 필요하다고 판단되면 가이드와이어만 심장동맥 내에 남겨두고 풍선도자를 교환할 수 있다. 2개 이상의 스텐트를 넣게 되는 경우는 먼쪽을 먼저 시술하고 몸쪽 스텐트를 이식하는 것을 원칙으로 한다.

(2) Stent의 생리 적합성

스텐트 이식 후 혈관벽의 반응을 보면 시술 직후에는 곧바로 섬유질(fibrin)과 혈괴(thrombin)로 덮이게 되는데 일주일이 되면서 불완전한 내피세포로 바뀌게 되고 이식 후 8주가 되면서 새로 형성된 신내막층 아래로 심한 섬유아세포 및 근세포들의 증식이 이루어지는데 이는 6개월이 되면서 혈관내막이 완전히 성숙해지고 내막하층의 증식이 줄어들면서 안정되게 된다. 이와 같은 스텐트 이식에 대한 일련의 변화 후에 안정된 상태에서의 증식정도를 신내막 비후라고 하는데 결국 스텐트에 대한 적응도를 나타내는 지침이라고 볼 수 있다.

(3) Stent의 한계와 개선점

기술적인 면에서 스텐트 자체가 엑스선투시영상에서 잘 보이지 않기 때문에 삽입할 병소를 정확히 선정하는데 다소 어려움이 있다. 아직도 스텐트를 장착한 풍선도자의 굵기가 두껍기 때문에 정상 심장동맥 부위에 손상을 줄 수 있으므로 이는 향후 개발이 필요한 부분이다.

기능적인 면에서 현재까지 임상에 쓰여지는 모든 스텐트들의 가장 큰 문제점은 첫째 그 재질이 금속이기 때문에 혈전형성의 원인이 된다는 사실이다. 시술 후 적극적인 약물치료와 엄선된 환자 선택 등으로 혈전형성의 빈도를 줄일 수는 있으나 아직도 시술 후 아급성 폐쇄의 중요한 원인이 되고 있다. 둘째는 스텐트 시술 후 일정한 시간이 경과하면 심한 근섬유층의 증식이 일어나는데 이 현상의 기본적인 기전을 보다 정확히 이해할 수 있으면 스텐트 시술 후의 재협착을 방지할 수 있을 것으로 평가된다.

어쨌든 개념적으로 스텐트가 극복할 수 없는 점은 체내에 영구적으로 이물질을 남겨두어야 한다는 점이고 스텐트 자체가 금속성으로 혈관손상 후의 치유과정에서 생리적으로 완전히 적합할 수 없다는 점이다(그림 2-54).

(4) 혈관 성형술 및 스텐트 삽입방법(그림 2-55, 56)

① 관상동맥조영술(coronary angiography)을 시행하여 협착(stenosis)부위를 확인한다.
② 협착부위가 오른심장동맥이면 JR이나AR, 왼심장동맥이면 JL이나AL 유도카테터를 혈관의 굵기에 맞게 선택한다.
③ 가이드와이어를 유도카테터를 통하여 심장혈관의 입구까지 삽입하고 계속 진행시켜 협착부위를 지나 원위부에 위치시킨다. 이때 가이드와이어가 병변을 통과하지 않으면 시술을 계속할 수 없으므로 가이드와이어 종류를 바꾸어가며 병변을 통과하도록 하여야한다.
④ 풍선카테터를 가이드와이어를 따라 삽입시켜 협착부에 위치시킨 후 확장시킨다.
⑤ 혈관의 확장상태를 확인하기 위하여 조영제를 사용하여 관상동맥조영술을 시행한다.
⑥ 확장상태가 좋지 않거나 재협착의 가능성을 판단하여 스텐트를 삽입한다.
⑦ 시술 중 심장마비등에 대응하기 위하여 일시적 심장박동기를 넙다리정맥을 통하여 심장에 삽입한 후 중재술을 시행하기도 한다

Temporary pacemaker

심장 및 심장동맥, 목동맥 등의 중재적시술에서 심정지의 위험이나 기타 위험에 대응하기 위하여 시술 전에 넙다리 정맥을 통하여 우심실에 전극을 위치시키고 검사 중에 전류를 공급하는 장치이다. 중환자실 등에서 치료 중인 느린부정맥 환자에게도 사용된다.

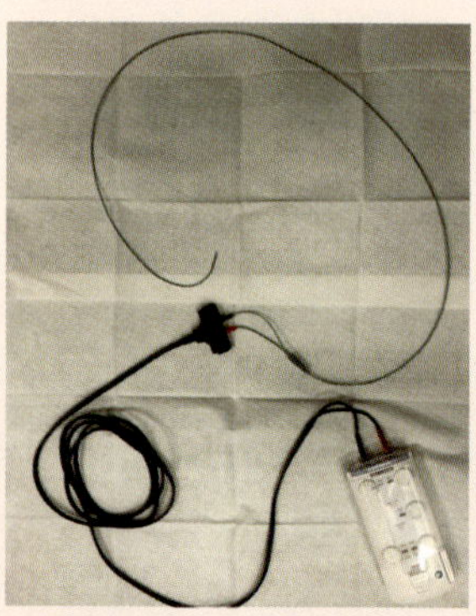
pacemaker system

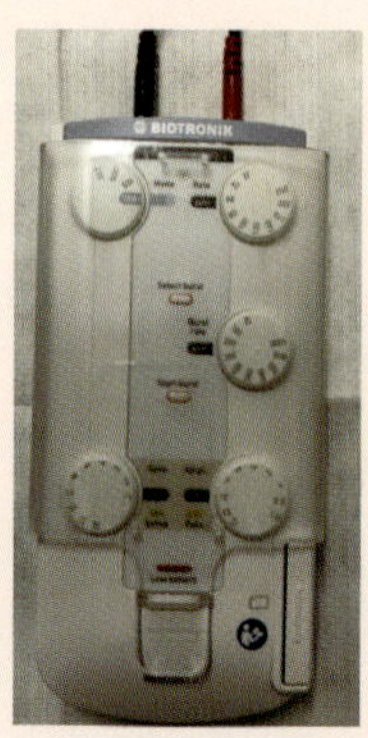
pacemaker body

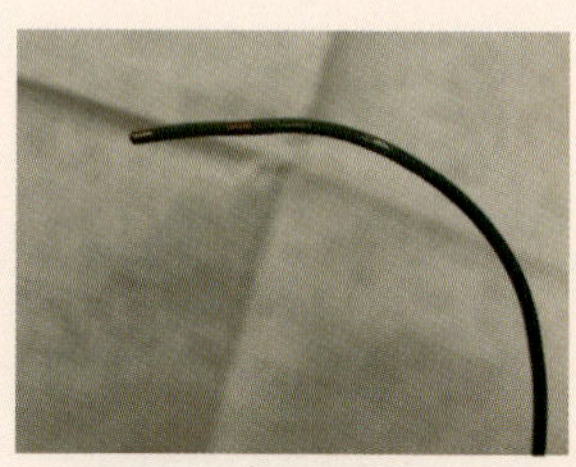
electrode catheter tip

(5) 혈관성형술 및 스텐트 삽입술 영상

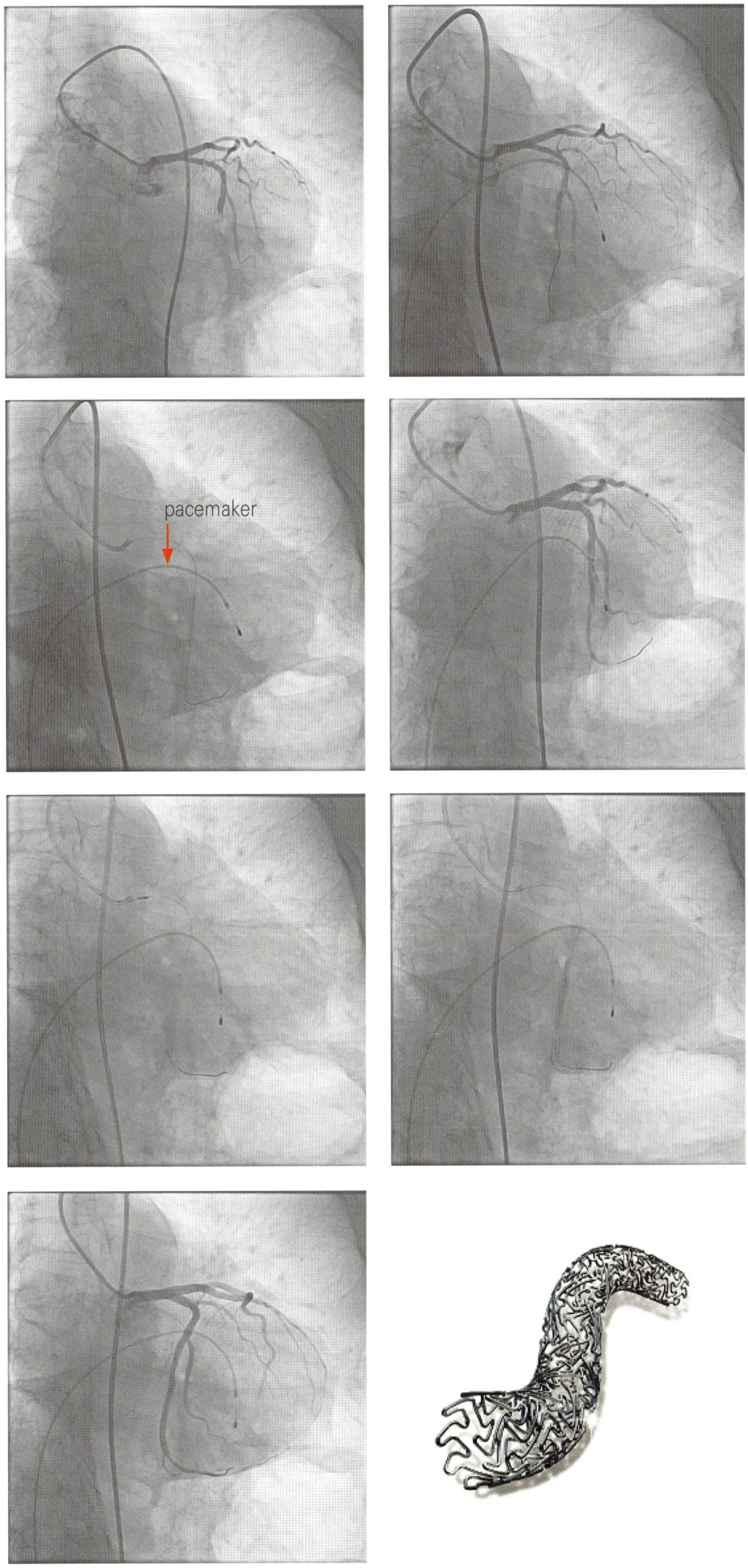

I 그림 2-55 I PCI of left coronary artery(used temporary pacemaker)

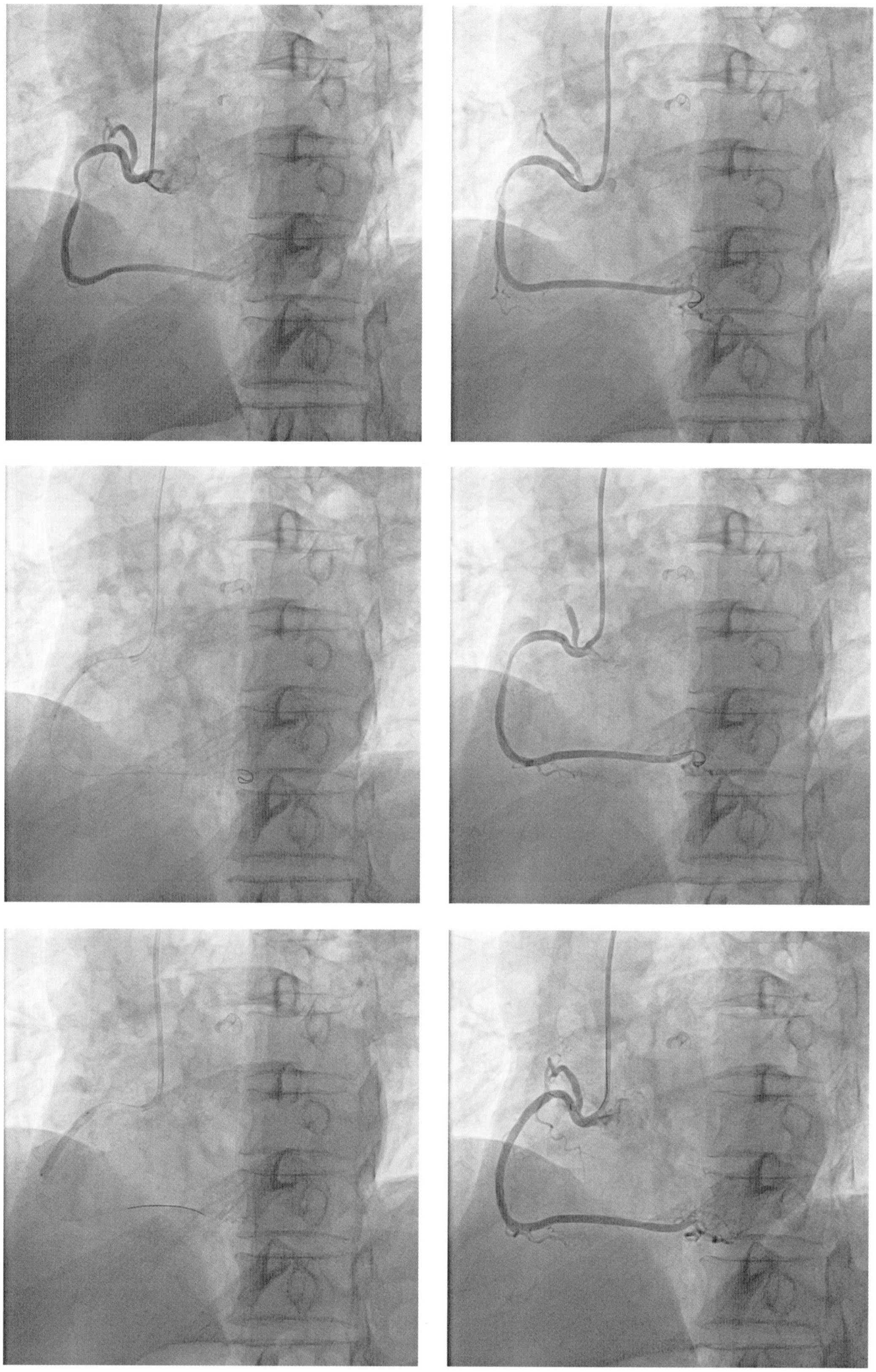

| 그림 2-56 | PCI of right coronary artery

06 관상동맥 성형에 사용되는 특수기구

1) 로터블레이터(rotablator)

Rotablator atherectomy device는 일종의 sanding device라고 할 수 있다. 니켈 성분의 burr 위에 다이아몬드 chip이 박혀 있는 것으로, 모터에 의해 작동되며 가스 터빈에 의해 diamond burr가 약 50,000에서 200,000 rpm으로 회전하면서 죽(상)판을 갈아서 제거하는 원리이다. 이때 죽(상)판은 80% 이상이 약 4 μm 이하의 미세한 조각으로 갈리게 되어 모세혈관을 통해 혈액 내에서 없어지게 된다. 장점에 비해 단점이 많이 노출되어 최근에는 사용하는 병원이 거의 없다.

(1) 장 점

- 길고 편심성 심장동맥 협착병소(long eccentric lesion)의 치료와 심하고 견고한 협착병소(severe calcific lesion) 치료에 좋다.
- 광범위한 질환(long diffuse lesion) 제거에 용이하다.
- 다량의 죽(상)판(plaque)을 단시간 내에 제거할 수 있다.
- 동맥의 압력 상해 손상을 줄인다.
- 적혈구보다 작게 마모되어 체내에서 소실된다.

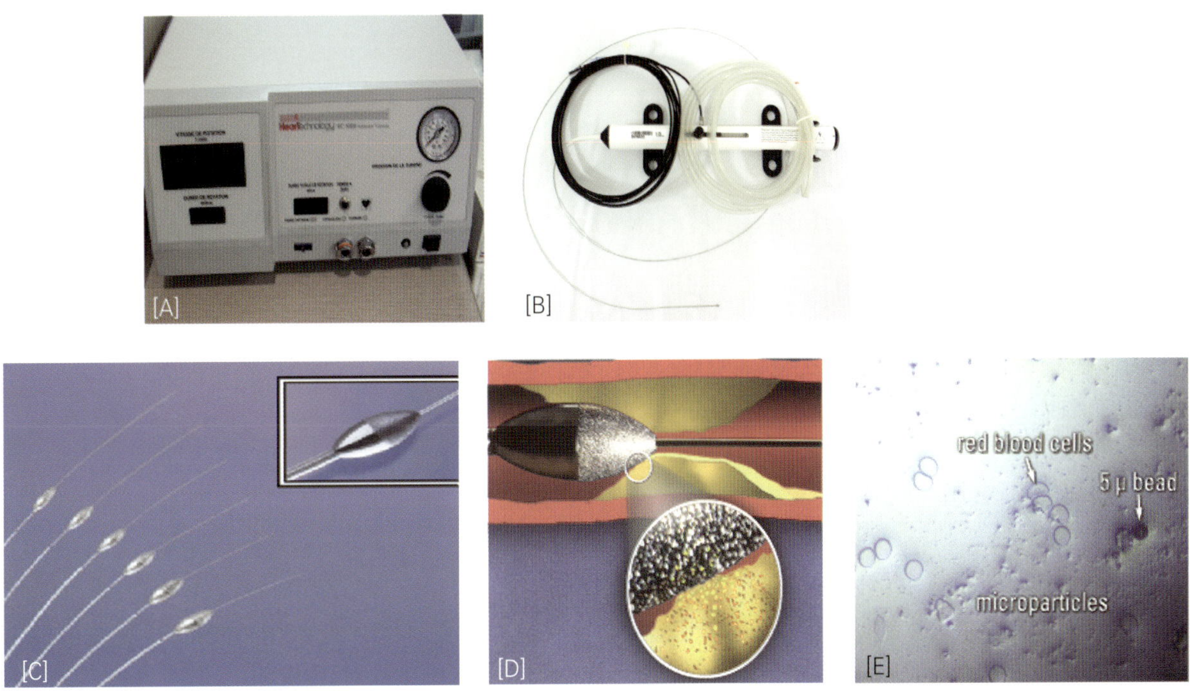

ㅣ그림 2-57ㅣ Structure of Rotablator

[A] control panel (rotablator와 가스공급 및 압력 조절)
[B] rotablator(석회화된 부분을 직접 갈아준다)
[C] 죽상반 제거
[D] 죽상반 제거 후 미세조각과 적혈구 크기 비교

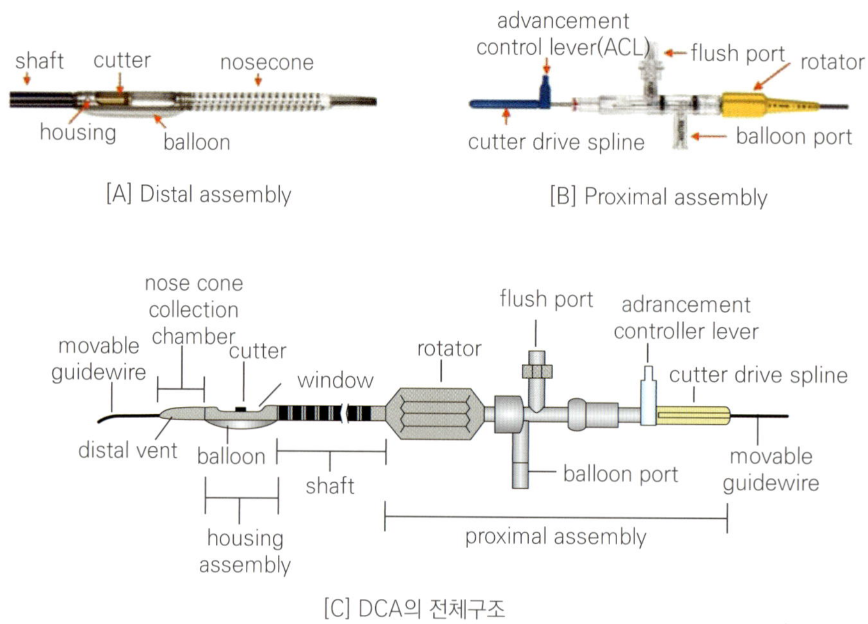

I 그림 2-58 I Structure of DCA

(2) 단 점

- 장치적 구비 조건이 복잡하다
- 시술 중 압축(gas turbine)으로 인해 소음이 심하다.
- 심한 박리(dissection)의 위험이 있다.
- 시행 후 빈번한 혈관수축이 나타날 수 있다.
- 동맥에 심한 손상을 줌으로써 민무늬근 증식을 증진시켜 재협착을 증가시킬 수 있다.

2) 죽상제거술(directional coronary atherectomy, DCA)

DCA는 부착된 풍선의 확장을 통해 cutting window내로 죽상반을 위치시킨 후 cutter를 전진하면서 죽상반이 제거되도록 고안된 기구다. DCA는 입구병변이나 분지병변에 좋은 효과가 있으나 약물용출 스텐트(drug eluting stent) 출시 이후 사용빈도가 줄어들고 있다(그림 2-58).

(1) 대상 및 비대상

① 대 상

- 심장동맥우회술(Coronary artery Bypass Graft Surgery, CABG) 후의 LAD 주간부 협착병변
- PTCA 시술이 어려운 복합병변(flap, 경도의 내막박리)
- 왼쪽심장동맥의 입구병변
- 편심성(eccentric) 병변

② 비 대상

- 나선형 등의 심한 내막박리(dissection)가 형성된 경우
- 석회화(calcification)된 병변, 석회화가 심한 혈관의 협착병변인 경우
- 석회화 등으로 혈관의 몸쪽부위가 심하게 굽혔을 경우(tortuosity)
- 병변자체가 45° 이상의 심한 각이 이루어진 경우
- 2cm 이상의 미만성 협착 병변인 경우

(2) 절제도자(Simpson atherocath)의 구조

- Atherectomy에 이용되는 절제도자(Simpson atherocath, devices for vascular intervention)는 절제(cutting)와 동시에 절제된 죽상반을 제거(retrieve)할 수 있다.
- 측면이 열린 원통형으로 내부에는 회전하면서 절제하는 컵모양의 cutter가 있다.
- 반대쪽에는 지지풍선도자(supporting balloon)가 부착되어 있다.
- 0.14인치 over the guide wire 방식이다.
- 몸쪽 부위는 절제를 위한 motor drive unit이 부착되어 있다.
- 회전수는 약 20,000 rpm이다.
- 도자의 크기는 5 F(1.7 mm), 6 F(2.0 mm), 7 F(2.3 mm)이 있다.
- 도자 머리의 길이는 약 17 mm이다.

(3) 장 점

- 시술 후 잔여 협착을 줄여 시술의 성공률을 높인다.
- 내막박리(dissection)를 최소화하여 급성폐쇄의 빈도를 줄인다.
- PTCA 시술의 부적합한 병변에도 적극적인 중재치료를 고려해 볼 수 있는 시술지침의 확대가 가능하다.
- 죽상반의 원발병변이나 재협착 병변의 조직학적인 관찰 및 연구를 할 수 있다.

(4) 단 점

절제도자(Simpson atherocath)의 경직성(rigidity) 때문에 접근할 수 있는 병소가 한정된다.

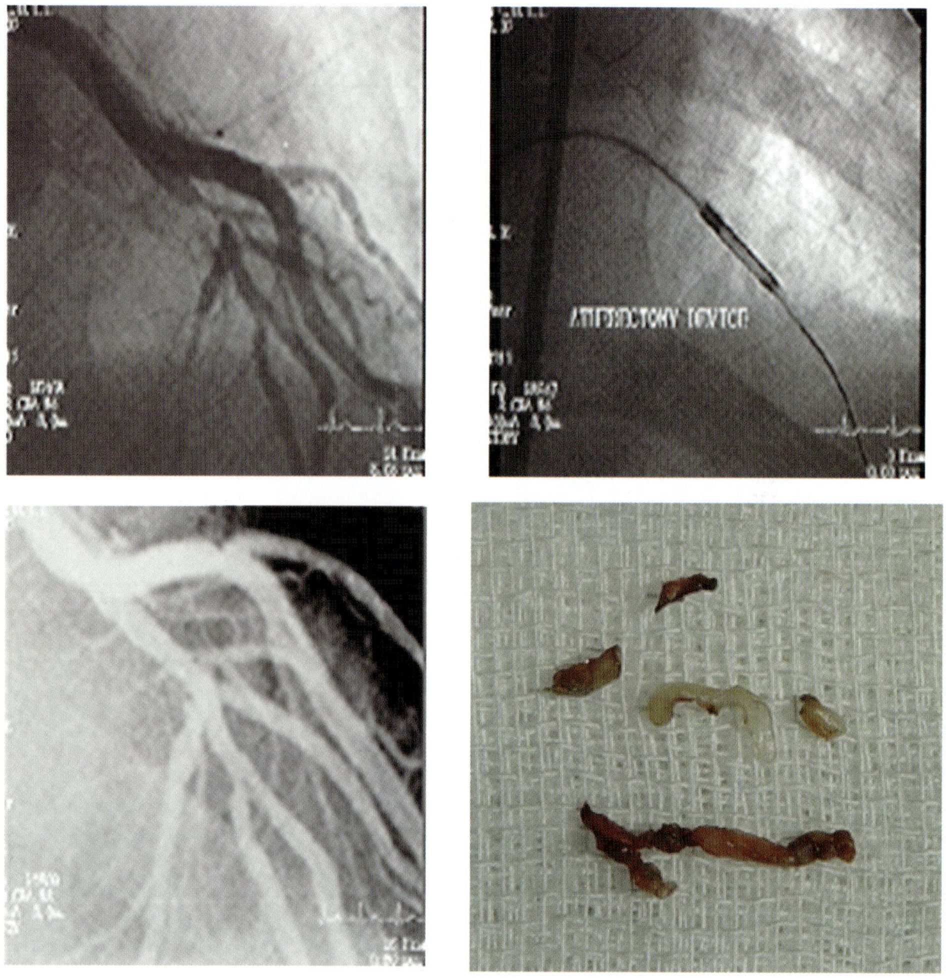

ㅣ그림 2-59ㅣ DCA process

3) 혈관내 초음파(intravascular ultrasound, IVUS)

혈관내 초음파 장비는 3차원적인 영상을 얻어 혈관내부 구조가 석회화 인지, 부드러운 죽상반인지 혹은 혈전 인지 등을 구분해 줄 수 있다. 또한 혈관의 협착정도와 길이 등을 정확히 평가할 수 있어 기존의 2차원적인 심장동맥조영의 단점(혈관의 내막 박리, 석회화, 혈전 등을 구별하기 어려움)을 극복하여 심장동맥중재시술 중에 풍선과 스텐트의 종류 및 사이즈를 결정하는데 많은 도움을 준다. 일반적으로 심장동맥용 IVUS 카테터는 30 MHz를 사용하며, 크기는 2.5~3.5 F를 이용하나 최근에는 6 F guiding catheter에서도 사용이 가능하다(그림 2-60).

정상 심장동맥의 구성은 크게 3가지로 나눈다. 혈관의 내강으로부터 가장 안쪽을 내막(intima), 중간층을 중간막(media), 가장 바깥층을 외막(adventitia)이라고 한다. 또한 혈관내의 죽상반(plaque)의 구성에 따라서 분류할 수가 있는데 석회화 병변(calcified lesion)의 경우 강한 초음파 음영과 함께 뒷면에 그림자 음영(acoustic shadowing)을 볼 수 있으며, 섬유(fibrous)형은 hard 죽상반이라 하여 약간 강한(밝은)초음파 음영을 보여준다. 그리고 섬유지방(fibrofatty)형은 soft 죽상반이라 하여 관강(lumen)보다는 진하고 fibrous형보다는 어두운 양상을 보여준다. 또한 POST PCI의 성적을 결정하는데 유용하다.

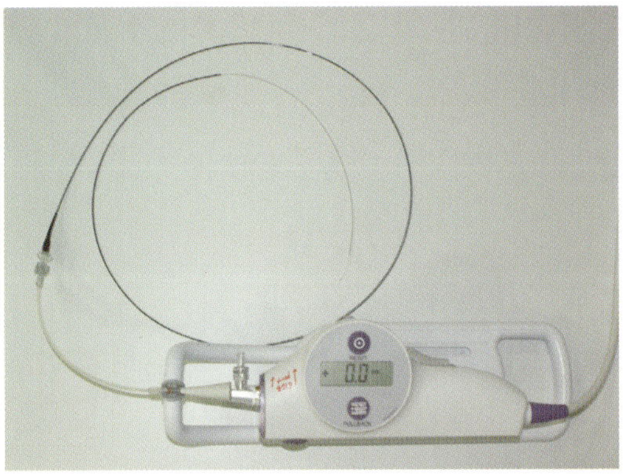

ı 그림 2-60 ı IVUS transduce

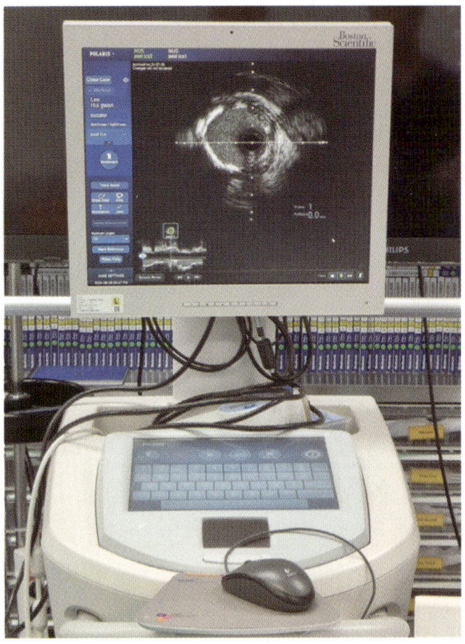

ı 그림 2-61 ı IVUS system

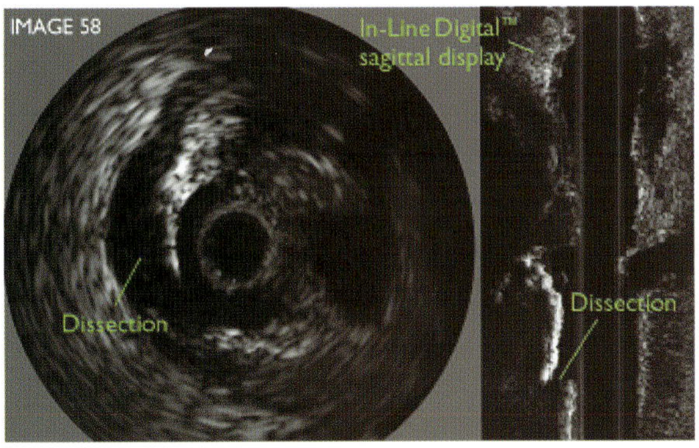

[A] 혈관 박리

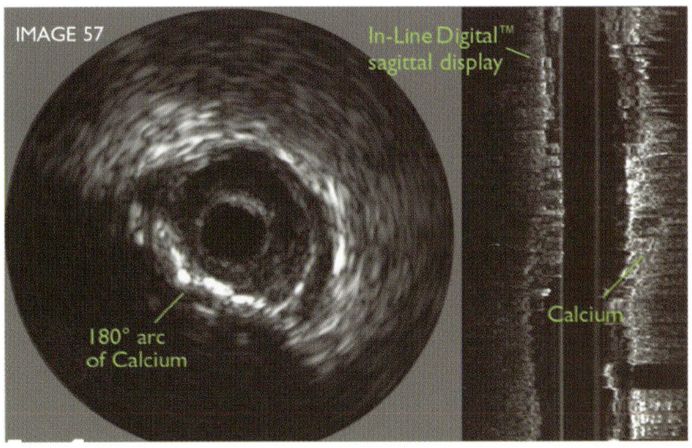

[B] 석회화 병변

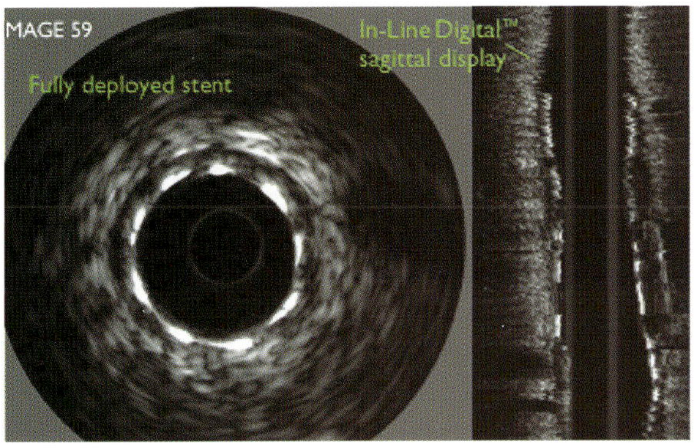

[C] stent 삽입 후 영상

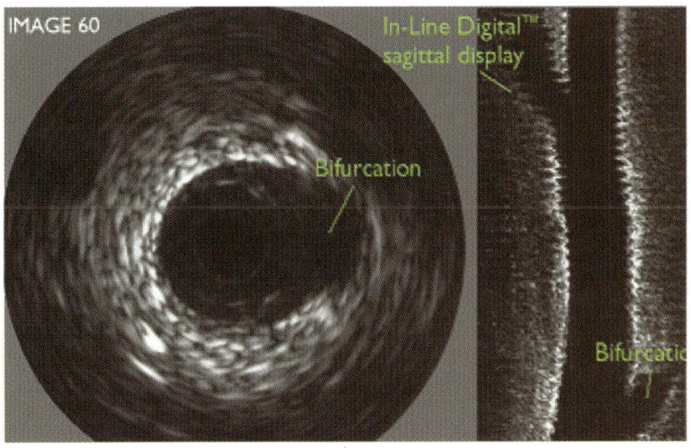

[D] 분지지점의 영상

ı 그림 2-62 ı image of IVUS

4) 대동맥내 심장펌프(intra aortic balloon pump, IABP)

가역적인 왼심실부전 환자에 급성, 또는 단기간 치료로 행해지거나 비가역적인 콩팥부전 환자에게 다른 치료법의 보조적 방법으로 시행한다. IABP의 적응을 통하여 심장동맥관류를 증가시키고 전신관류를 증가시키며 심근작업량과 후부하를 감소시킴으로써 심근의 산소공급량을 증가시킨다.

(1) 혈액학적 효과

① 풍선 확장시 효과

대동맥 확장기압 증가 → 심장동맥 혈류, 산소공급 증가 → 심근의 수축력 향상, 왼심실 박출률, 심박출량 증가 → 말초기관으로의 혈류 증가

② 풍선 이완시 효과

대동맥 수축기압 감소 → 후부하 감소 → 1회 심박출량 증가, 왼심실 이완기 용적감소 → 심근 산소소모량 감소

③ 이상적인 작동 시간

풍선의 확장시기 및 수축시작을 조절하여 IABP의 효과를 극대화 할 수 있다. 즉 확장기 증폭은 중복맥박패임(dicrotic notch)에서 시작하므로 확장(inflation)은 확장기 바로 초기에, 수축(deflation)은 수축기 바로 직전에 맞추도록 하는데 심전도 신호와 동맥압 파형, 내부적인 설정에 의해 감지하며 IABP의 감지원으로 주로 심전도의 "R"파를 인식한다.

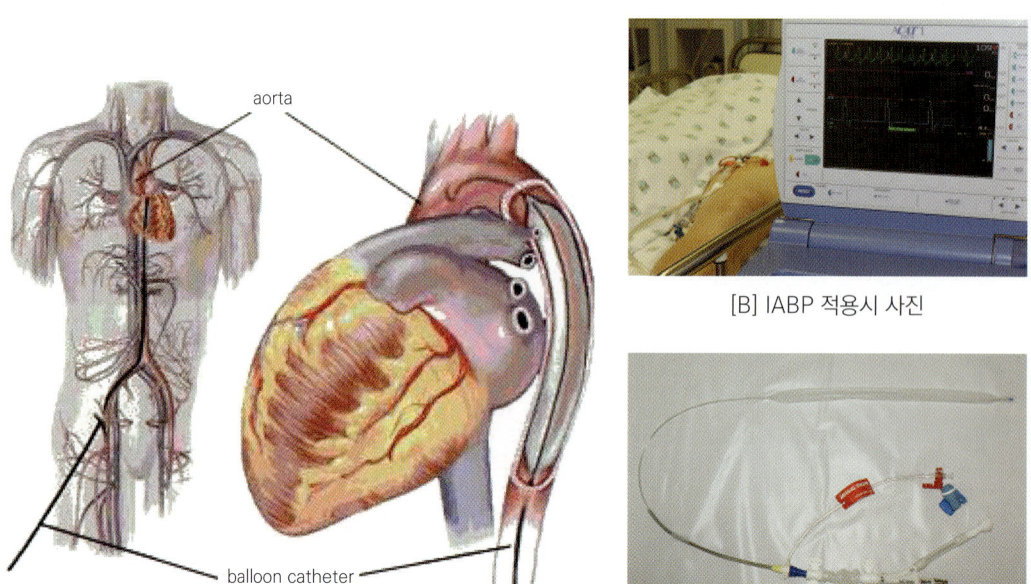

[A] IABP 풍선 위치

[B] IABP 적용시 사진

[C] 40cc IABP 풍선(balloon)

| 그림 2-63 | IABP system

(2) 적응증

- 수술 후의 심장기능 보조 : 가장 보편적으로 사용되는 용도로 심장수술 후에 모든 약물 치료에도 불구하고 적절한 혈역학적 기능을 유지할 수 없을 때 IABP시행 대상이 된다.
- 수술 전의 예방적 심장기능 보조 : 주로 왼쪽 주심장동맥 협착증 환자나 심한 왼심실 부전이 있는 환자들에서 수술 전에 예방적으로 삽입한다.
- 심장성 쇼크 : 급성 심근경색증 이후에 심장성 쇼크가 생기면서 내과적 치료에 반응하지 않을때 적응된다.
- 급성심근경색 : 급성 심근경색의 합병증으로 심실사이막결손, 왼방실판막 폐쇄부전, 심실성 부정빠른맥박 등이 발생할 수 있다 이런 증상들이 내과적 치료에 반응하지 않을때 적용한다.

(3) 금 기

- 대동맥판막 부전증(aortic valve insufficiency)
- 대동맥자루(thoracic or abdominal aortic aneurysm)
- 심한 말초혈관 질환(severe preexisting peripheral vascular disease)
- 크기가 큰 동정맥 단락(large arteriovenous shunt, PDA)
- 현저한 출혈의 소인이 있는 경우
- 치료되지 않는 패혈증
- 배나 다리의 증명된 콜레스테롤 색전증(cholesterol embolism)

5) 지혈 기구

혈액은 공기나 이물질을 만나면 혈전을 형성하는 특성이 있다. 각종기구를 혈관으로 삽입하는 혈관조영검사 중에는 헤파린과 같은 항혈액응고제를 사용하게 되어 검사 후 sheath를 제거한 부위를 손으로 15분 이상 눌러 일차적인 지혈을 하고 4~6시간 정도 모래주머니 등으로 고정하여 안정화시켜야 한다. 지혈시간이 길어 의료진의 부담이 크고 환자도 장시간 움직임의 제한으로 고통이 따른다. 또한 중추신경 손상 등으로 자신을 통제하지 못하는 환자의 지혈은 어려우며 출혈 등의 부작용이 크다. 이런 검사 후 지혈과정의 부정적인 요소를 해결하기 위하여 지혈기구를 사용한다.

지혈기구 사용의 합병증으로는 감염, 출혈, 혈관종, 동맥자루, 동정맥루, 혈관폐색, 혈전생성, 혈관내벽 손상, 통증, 신경손상 등이 있어 의료진은 환자의 특성에 맞는 지혈기구를 선택하여 사용함에 있어서 신중을 기해야한다.

표 2-1 지혈기구의 분류

분 류	상품명
생체흡수성 재료를 이용한 기구	Vasoseal, Angio-seal, Exoseal, Femoseal
봉합을 이용한 기구	Prostar, Perclose
압박기구	Femostop, Safeguard, Easystop
패드를 이용한 기구	Glyco SL, Neptune PAD, Clo-sur PAD
클립을 이용한 기구	Star close SE

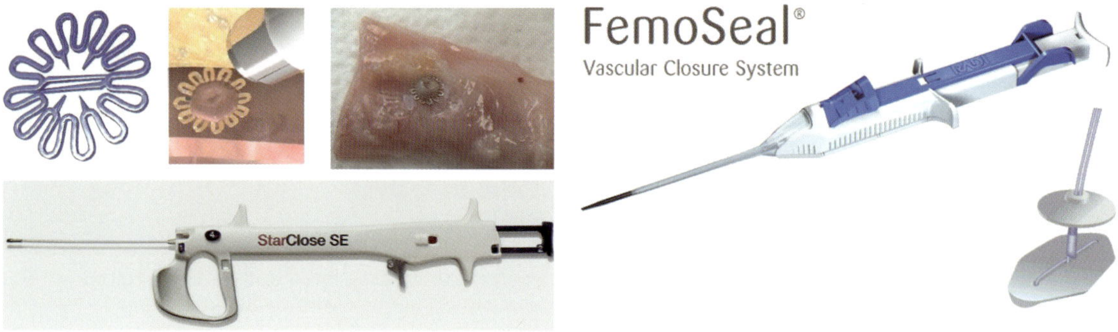

| 그림 2-64 | Star close SE and femoseal

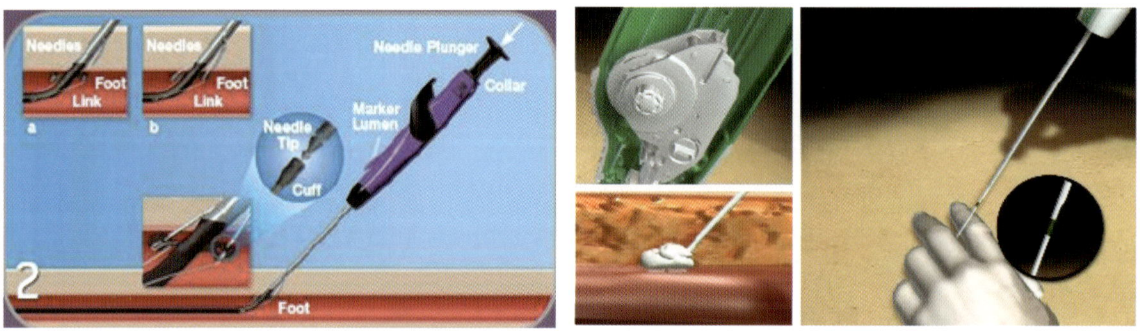

| 그림 2-65 | Perclose and angio-seal

(1) percloser

비 흡수성 polyester 봉합사로 동맥벽을 1~2회 묶는 수술적 봉합 폐쇄법이다.

- 1997년 지혈시간 단축, 진단이나 중재술을 받는 환자의 조기보행을 위한 목적으로 승인되었다.
- closer S 기구는 퇴원시간을 줄이기 위해 사용한다.
- 5~10F의 직경의 쉬스까지 사용이 가능하다.

(2) angio-seal

고정을 위한 흡수성의 봉합사에 묶여있는 polymer anchor, 혈관 절개된 부위를 콜라젠이 덮는다. 콜라젠은 혈관외부를 덮으며, polymer anchor는 혈관에 붙는다.

- 1996년에 지혈시간의 감소, 진단이나 중재술을 받은 환자의 조기보행을 위해 승인되었다.
- 8F 미만의 쉬스까지 사용할 수 있다.
- 고가이며 비보험 품목으로 일반적으로 모든 환자에게 시술되기에는 한계가 있다.

6) 제세동기

심장은 분당 60~100회 정도의 리듬을 가진다. 그러나 심장이 힘차게 뛰지 않고 약한 리듬으로 150~200회 이상 뛴다면 이것을 미세진동, 즉 '세동'이라 하며 이것은 발생장소에 따라 심방세동, 심실세동으로 구분한다. 세동을 제거하는 것을 '제세동'이라 하고 제세동하는 기기를 '제세동기'라고 한다. 피부에 전극을 부착 후에 전류를 흐르게 하여 심장에 무질서하게 흐르는 전기를 제거하여 SA node에서 자신의 정상적 전류가 흐르게 하는 기구이다. 제세동기의 구성은 디스플레이, 패들, 심전도 시스템으로 되어있다.

① Defibrillator를 작동시킨다(switch on).

② Paddle에 충분한 젤리(전도물질)를 바른다(피부화상 예방).

③ Energy를 선택한다. 성인 : monophasic 360J, biphasic 150~200J

④ Paddle이나 본체의 "charge" 버튼을 눌러 충전시킨다.

⑤ 정확한 위치에 paddle을 대기시킨다.

- 복장뼈 오른쪽 빗장뼈와 가슴뼈가 만나는 부위
- 오른쪽 유두 바깥쪽(apex)

⑥ 충전상태를 확인한 후 다른 사람이 접촉하지 않도록 경고하고, 자신도 떨어져 있음을 확인한다.

⑦ "discharge" 버튼을 눌러 제세동을 시행한다.

제세동기는 의료진에 의해 작동되어야 하지만 공공장소의 자동제세동기(AED)는 응급상황에서 누구나 사용할 수 있다.

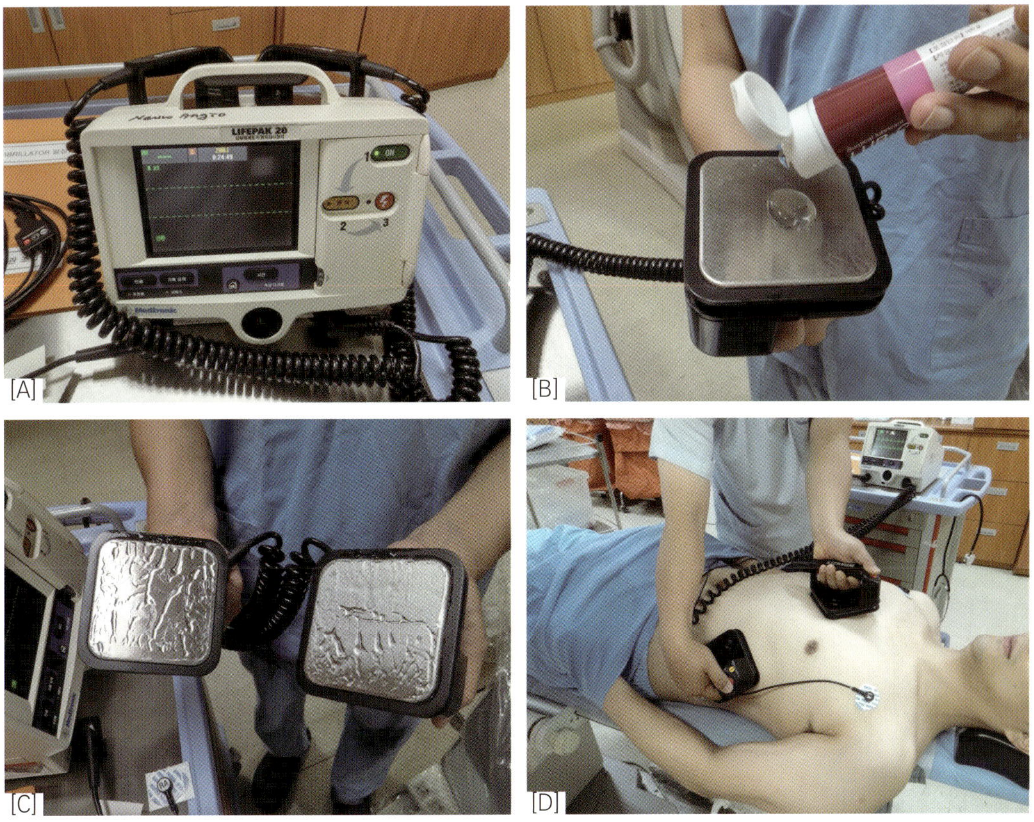

[A] Defibrillator의 외형
[B] Paddle에 전도물질인 젤리를 바른다.
[C] Paddle에 골고루 젤리를 묻힌다.
[D] 정확한 위치에 paddle을 대기시킨 후 shock을 시행한다.

ㅣ그림 2-66ㅣ Defibrillator cardioversion process

7) 이식형 심실제세동기 (ICD / Inplantable Cardiovert Difibrillator)

심장의 전기적 전도계는 굴심방결절에서 생성된 전기적신호가 방실결절을 통하여 분배되어 퓨르킨예 섬유를 따라 심실 벽으로 이어져 분당 60~80회 정도 정상적인 심장의 리듬을 갖게 한다. 비정상적인 리듬 중 심실빈맥이나 심실 세동같은 부정맥은 생명에 치명적인 영향을 줄 수 있는 것으로 심근 허혈, 체내 전해질 이상, 약물 등 일시적인 원인의 심장마비 환자는 제세동기를 이용하여 세동을 하지만 심장 돌연사에서 소생한 환자, 치명적인 심실성 빈맥 병열이 있는 환자, 심장 돌연사의 위험도가 매우 높은 환자 등 부정맥 질환이 심각한 환자의 경우 인공심장박동기 삽입술과 유사한 시술로 이식형 심실제세동기를 피하에 이식하고 전극을 심실벽에 연결하여 비정상적인 리듬을 자동적으로 감지한 후 전기적 자극을 주어 심장리듬을 조기에 회복하도록 도와준다.

이식형 제세동기는 박동생성과 전기 충격을 주기 위한 배터리, 전자 회로로 구성된 박동생성기와 전극선으로 구성되어 있으며 수명은 전기충격의 횟수에 따라 차이가 있지만 보통 3년에서 6년이다.

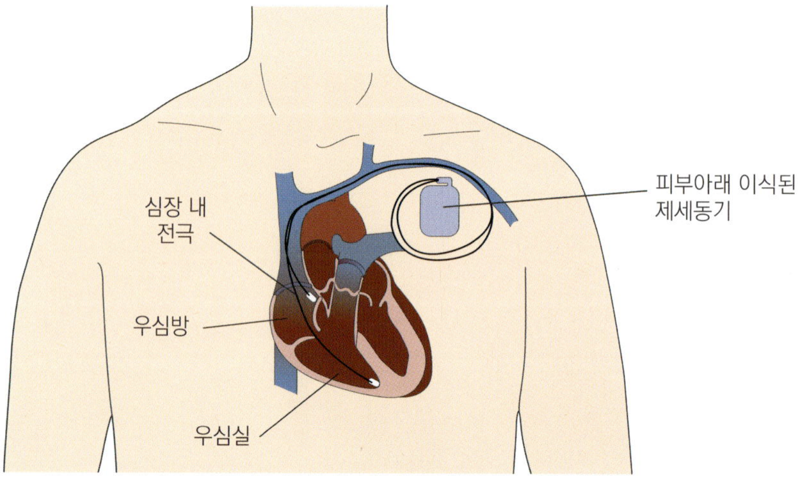

| 그림 2-67 | Schematic diagram of ICD

07 기타 심장검사 및 시술

1) 전기 생리학 검사(electrophysiology study, EPS)

전기생리학검사(electrophysiology study, EPS)는 부정맥의 진단 및 치료에 매우 중요한 역할을 하며 특히 증상이 심한 부정맥환자들의 정확한 진단과 적절한 치료를 위한 필수적인 검사라 할 수 있다. 심전도가 심장의 전기현상을 체표면에서 기록한 것이라면, EPS는 심장내의 여러 부위에서 직접 전기도를 기록하며 프로그램된 전기자극(programmed electrical stimulation)을 주어 반응을 관찰하는 비혈관적 검사이다.

EPS에 의해 굴심방결절의 기능이나 방실전도장애의 전도장애부위를 정확히 진단하여 심박조율기 치료의 필요성을 결정할 수 있으며, 특히 빠른부정맥(tachyarrhythmia)에서의 발생기전이나 부위를 정확히 진단하여 항부정맥제 치료뿐만 아니라 전극도자절제술, 수술, 삽입형 제세동기(implantable cardioverter defibrillator, ICD) 등의 치료를 환자에게 널리 사용할 수 있게 하였다. EPS가 초기에는 주로 각종 부정맥의 진단에 사용되었으나 현재는 주로 치료에 사용되고 있다.

(1) 역 사

Durrer 등이 1967년에 심방 혹은 심실에 전기자극을 가해 상심실성 빠른맥을 유발할 수 있음을 보고하였으나 EPS의 본격적인 임상응용은 Scherlag 등이 1969년 전극도자로 His 다발전기도를 기록한 이후이며 His다발전기도에 의해 방실전도장애의 전도장애 부위와 항부정맥제의 효과를 진단할 수 있게 되었다. Wellens 등이 1971년에 심장내 전기도기록과 프로그램된 전기자극방법을 이용하여 상심실성 빠른맥을 유발 및 종료시킬 수 있음을 보고한 후 EPS에 의해 빠른부정맥의 발생기전을 진단하며 항부정맥제의 효과를 판정할 수 있게 되었으며, 이후 계속적인 연구로 EPS는 항부정맥제 치료 외에 전극도자절제술, 수술, 제세동기(ICD) 삽입 등의 치료를 효과적으로 할 수 있게 하였다. 1968년에 방실부전도로를 절제하는 외과적 수술은 방실부전도로에 의한 방실회귀빠른맥의 완치요법으로 사용되어 왔다.

사람에게 직류전기를 사용하여 방실접합부를 전극도자절제한 것은 1982년에 처음 보고되었으며 이후 방실부전도로도 전극도자절제술을 하게 되었다. 그러나 직류전기를 사용한 전극도자절제술은 성공률은 높으나 심천공, 혈심낭, 불균질(heterogenous)한 심근조직괴사, 심실세동과 같은 부정맥의 발생 등과 같은 심한 합병증으로 환자치료에 널리 사용되지 못하였다.

1987년에 라디오고주파전류를 전원으로 사용하게 됨으로써 전극도자절제술은 높은 성공률을 보였다. 이 절제술은 균질(homogenous)한 심근조직괴사, 심한 부정맥의 발생률이 낮고 안전하며 전신마취가 필요하지 않고 합병증이 없으며 환자는 수술 당일이나 다음날 퇴원하여 곧 정상생활을 할 수 있는 등의 장점으로 빠른부정맥의 치료에 널리 사용하게 되었으며 외과적 수술치료의 대부분을 대치하게 되었다.

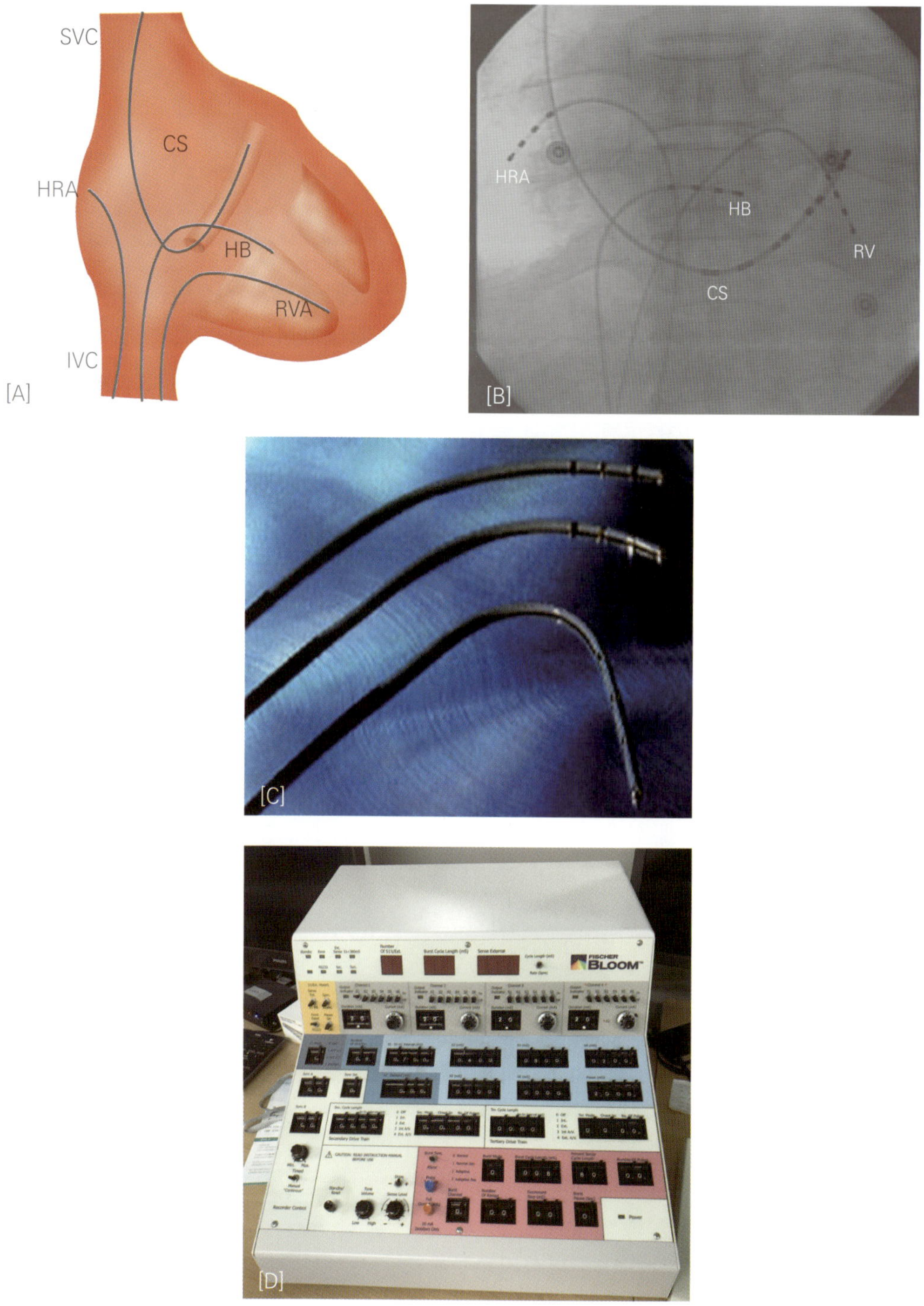

| 그림 2-68 | The standard location of the electrode catheter for EPS

SVC : superior vena cava, IVC : inferior vena cava, HRA : high right atrium,
CS : coronary sinus HB : His bundle, RVA : right ventricular apex

(2) 방 법

검사 전 환자에게 검사의 목적, 방법, 합병증 등을 설명한 후 항부정맥제 복용을 최소 반감기의 4배 이상 중지 후 공복상태로 투시장치가 갖추어진 검사실에서 실시한다. 보통 3~4개의 4극 전극도자를 Seldinger방법으로 넙다리정맥, 자쪽피부정맥, 빗장뼈아래정맥 등을 통하여 심장의 오른심방윗부(HRA), His다발(HIS), 오른심실꼭대기(RVA), 관정맥동(coronary sinus, CS) 등에 위치시켜 이들 부위의 전기도를 100~200 mm/sec의 속도로 기록하고 프로그램된 전기자극을 실시한다(그림 2-68).

His다발 전기도는 전극도자를 오른방실판막 입구를 바로 지나 심실사이막 윗부위에 위치시킨 후 기록한다. 왼심실전기도를 기록하기 위해서는 전극도자를 넙다리동맥을 통하여 왼심실에 위치시키며 왼심방전기도는 관정맥동에서 기록한다.

표준 심전도와 His다발전기도에 의해 방실전도시간을 측정한 후 전기자극기(programmable stimulator)에 의해 심장을 전기자극한다. 즉, 심방에서 동율동 중 한개(A2)또는 두개(A2 A3)의 조기전기자극, 조율율동 중 한 개(A1A2)또는 두 개(A1A2A3)의 조기전기자극 및 심방박동수를 점차 증가하며 조율하는 신속심방조율(rapid atrial pacing)을 한다.

또한 오른심실에서 동율동 중 한 개(V2) 또는 두 개(V2V3)의 조기전기자극, 조율율동 중 한 개(V1V2) 또는 두 개(V1V2V3)의 조기전기자극 및 심실박동수를 증가하며 조율하는 신속심실조율(rapid ventricular pacing)을 한다.

빠른부정맥의 발생을 촉진시키기 위하여 atropine이나 isoproterenol을 투여하여 심박동수를 최소 20% 이상 증가시켜 전기자극하기도 하며, 여러 심주기의 조율율동(예 : 600 msec, 500 msec, 400 msec 등) 중 전기자극하기도 하며, 조기전기자극수도 세 개 또는 네 개까지 투여하기도 하며, 심장 내 여러 부위에서 전기자극을 하기도 한다. 심장 내 전기도는 심전도(3개 정도의 유도)를 동시에 기록하여 분석한다.

심전도는 심장 내 전기도의 시간간격을 측정하며 프로그램된 전기자극에 의해 유발된 빠른맥박이 자연발생하는 빠른맥박과 같은 모양인가를 비교하기 위하여 기록한다. 약물투여 목적으로 정맥주사용 정맥선이 확보되어야 하며 수시로 혈압측정을 할 수 있어야 한다.

심정지발생 즉시 심장허파소생술을 할 수 있는 인원과 설비도 필요하다.

(3) His다발 전기도

동결절의 전기자극이 심방, 방실결절, His다발, 각 및 푸르킨예 섬유(Purkinje fiber)까지의 전도시간이 심전도에서는 하나의 PR간격으로 나타나나 His다발 전기도에서는 PA간격, AH간격 및 HV간격의 3개 간격으로 나눌 수 있다.

① PA간격

심전도의 P파 시작부터 His다발 전기도의 A파 시작까지의 간격으로 심방내 전도시간을 의미하며 정상인에서는 20~30 msec이다.

② AH간격

His다발 전기도의 A파 시작부터 H파 시작까지의 간격으로 심방하부부터 His다발까지의 전도시간을 의미하나 주로 방실결절전도시간이며 정상인에서 70~130 msec이다.

③ HV간격

His다발 전기도의 H파 시작부터 심전도의 QRS군이나 His다발 전기도의 V파 시작 중 빠른 것까지의 간격으로 심실내 전도시간을 의미하며 정상인에서 35~55msec이다.

(4) 용어정의

EPS에서 사용하는 용어

① S1, A1, H1, V1

조율동에서의 전기자극 흔적, 심방전기도, His다발 전기도 및 심실전기도

② S2, A2, H2, V2

첫 번째 조기전기자극의 자극 흔적, 심방전기도, His다발 전기도 및 심실전기도

③ S3, A3, H3, V3

두 번째 조기전기자극의 자극흔적, 심방전기도, His다발 전기도 및 심실전기도

④ 불응기

심장조직의 불응기는 조기전기자극으로 측정하며 상대불응기(relative refractory period ; RRP), 유효불응기(effective refractory period ; ERP) 및 기능불응기(functional refractory period ; FRP)의 세 종류로 나뉜다.

상대불응기는 전도지연을 일으키는 가장 긴 간격이고, 유효불응기는 전도차단을 일으키는 가장 긴 간격이며, 기능 불응기는 전도되는 간격 중 가장 짧은 간격이다.

(5) 적응증

전기생리학적검사(EPS)는 다음 부정맥의 진단, 치료 및 예후판정에 효과적이다.

① 동기능부전증후군
② 전도장애 : 방실전도장애, 이섬유속 및 삼섬유속 차단
③ Wide QRS : 빠른맥박
④ 실신의 원인 : 부정맥박

(6) 합병증

전기생리학적검사(EPS)의 합병증은 0.7%에서 나타나며, 정맥혈전증, 허파색전증, 공기가슴증(기흉), 심장천공, 수혈할 정도의 출혈, 수술을 요하는 동맥손상 등이 있다. EPS로 인한 사망률은 0.06%로서 일반 심혈관조영술과 비슷하며 주로 심실성 빠른부정맥환자에서 발생한다.

합병증이나 사망률을 낮추기 위하여 왼쪽 주심장동맥의 심한 협착, 불안정형 협심증, 심한 대동맥판협착, 특발성 비후성 심근증, 심한 콩팥부전증 등의 환자는 검사를 피하는 것이 좋다.

2) 전극도자 절제술(RFCA, Radiofrequency Cathter Ablation)

전기생리학적검사(EPS)에 의해 빠른부정맥(tachyarrhythmia)의 발생기전과 발생부위를 정확히 진단할 수 있게 되고 새로운 절제용 전극도자가 개발되고 라디오주파전류(radiofrequency current)를 전원으로 사용함으로써 전극도자절제술은 빠른부정맥의 치료에 성공률도 90% 이상이며 안전하게 사용하게 되었다. 전극도자절제술은 성공하는 경우 완치를 시킬 수 있다는 장점으로 환자의 나이가 젊거나, 증상이 심하여 발작이 빈번하거나, 장기간의 항부정맥제 복용이 어려운 환자 등에게 특히 추천된다.

앞으로 빠른부정맥의 발생부위를 더욱 정확히 진단할 수 있으며, 절제용 전극도자를 개선하여 충분한 전류량을 조직에 공급할 수 있으며, 안전하고 효과적인 에너지원(energy source)을 개발함으로써 전극도자절제술의 성공률과 안전성은 더욱 높아질 것이다.

(1) 라디오주파전류

라디오주파전류는 고주파전류로서 주파수는 30 kHz에서 300 MHz이나 전극도자절제술에서는 300 kHz에서 750 kHz의 전류를 사용한다. 전류를 방출하면 전극도자와 접촉부위에 이온이동이 촉진되어 열이 발생하고 이 열이 주위로 퍼져 조직손상을 일으킨다. 조직온도가 46℃를 넘으면 조직에 탈수, 단백변성 및 응고괴사를 일으키며 100℃를 넘게 되면 전극도자와 조직의 접촉부위가 타게 되어 응괴(coagulum)를 형성하여 전류저항을 높여 조직으로의 전류량이 감소된다.

조직온도는 전류투여 후 2~3초 내에 안정되며 조직괴사량은 40~50초 정도 되어야 안정된다. 충분한 전류량을 주어 충분한 조직괴사를 일으키기 위해서는 조직온도는 60~80℃로 40초 이상 유지하여야 한다. 라디오주파전류에 의한 조직괴사는 평균 5 mm(길이) × 5 mm(폭) × 3 mm(깊이) 정도의 크기로 정상조직과 경계가 뚜렷하고 균질성(homogenous)이어서 부정맥 유발작용이 거의 없다.

(2) 방 법

EPS로 빠른부정맥의 발생기전과 발생부위를 진단 후 먼쪽 전극길이가 4 mm인 절제용 전극도자로 정확한 부위를 다시 진단 후 이 부위에 라디오주파전류 발생기로부터 전류를 공급한다. 전류를 공급하는 방법은 전류량을 기준하여 전류량을 일정하게 공급하는 방법(constant power method)과 조직온도를 감지하여 전류량을 조절하며 공급하는 방법(temperature guided method)의 두 가지가 있다.

라디오주파전류에 의한 조직 괴사량은 전류량, 전류공급기간, 전극과 조직의 접촉상태, 전극의 크기 등과도 비례하나 무엇보다도 조직의 온도에 비례한다. 그러므로 조직의 온도에 따라 전류량을 조절하며 절제하는 온도감지형 전극도자절제술이 조직 괴사량을 높이고 절제술 중 응괴형성이나 전류저항 상승을 피할 수 있는 효과적이며 안전한 방법이라고 할 수 있다.

라디오주파전류 공급 후 10초 내에 절제효과가 있으면 30~40초간 공급을 계속하나 효과가 없으면 공급중지 후 절제용 전극도자의 위치를 옮긴다. 라디오주파전류 공급 중에는 투시를 계속하여야 하며 절제용 전극도자의 위치가 바뀌거나 전류저항이 상승하거나 응괴가 생성되면 전류공급은 즉시 중지하여야 한다.

전극도자절제술에 의한 혈전색전증의 발생을 막기 위한 heparin 사용에 대하여 논란이 있으나 절제술 시작시 왼쪽심장에서의 절제는 5,000단위를 정맥주사하며 오른쪽심장에서의 절제는 3,000단위를 정맥주사한다.

(3) 적응증

전극도자절제술이 효과적인 각 빠른부정맥들의 EPS소견과 절제부위의 진단 및 절제술은 다음과 같다.

① 방실회귀성빠른맥박(atrioventricular reentrant tachycardia, AVRT) 및 WPW증후군
② 방실결절회귀성 빠른맥박(atrioventricular nodal reentrant tachycardia, AVNRT)
③ 심방조동 및 심방빠른맥박
④ 심실빠른맥박

3) 인공심장박동기(pacemaker, PM)

인공심장박동기(pacemaker)는 심장의 impulse formation이나 transmission의 장애로 인하여 symptomatic bradycardia가 일어나는 경우 사용하는 기구로 battery supplied electrical stimulus를 전달하는 external energy source이다(그림 2-63). 응급상황이나 PCI시 위험을 줄이기 위하여 사용하는 temporary pacemaker와 영구적으로 피하에 삽입하는 permanent pacemaker가 있다.

인공심장박동기(PM)의 목적은 심박수가 생리적 요구에 적합한 심박출량을 제공하는데 실패했거나, 느린부정맥을 없애기 위한 심장의 노력에 자극을 주기 위함이다.

인공심장박동기는 원래 impulse initation 이상과 symtomatic bradycardia의 결과인 conduction이상을 치료하기 위하여 디자인 되었다. 최근 인공심장 박동기 치료는 symptomatic bradycardia의 치료는 물론이고, hemodynamic 및 cardiac output을 늘

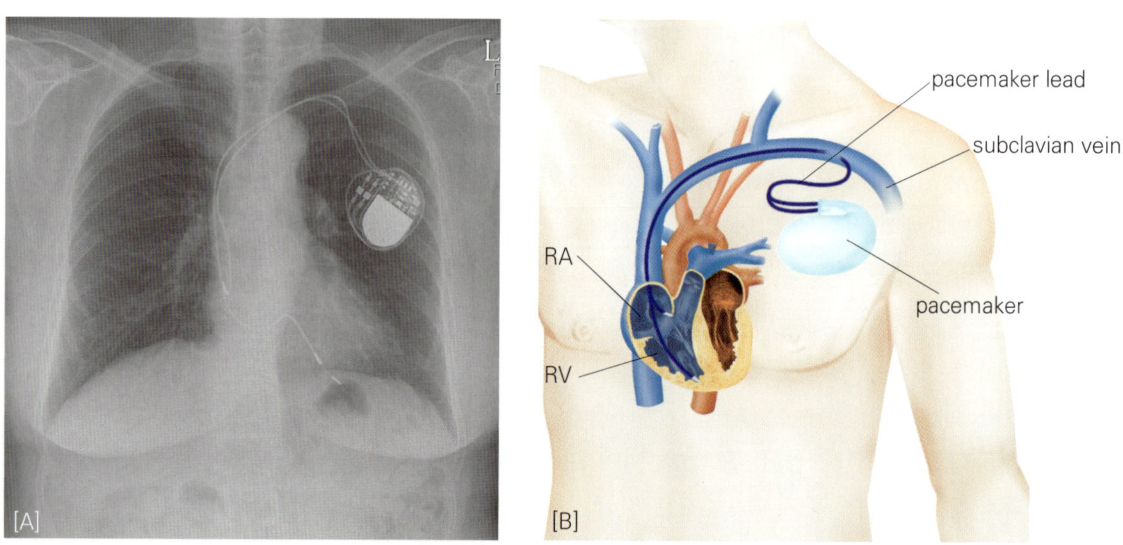

| 그림 2-69 | Pacemaker insertion image[A] & diagram[B]

리려는 신체요구에 대해 sinus node가 rate를 적절하게 증가시키지 못하는 chronotropic incompetence를 가지고 있는 환자에게 rate response를 제공해 임상적 상태를 갖게하는 것이다.

Dual chamber는 왼심실 부전을 가지고 있는 환자에게 AV synchrony와 ventricular filling을 증가시키기 위한 최적의 AV interval을 제공하여 박출량(stroke volume)을 유지하는데 유용하다. Atrial 또는 dual chamber pacing의 다른 이점은 심방의 전기적 안전성 유지인데 이는 atrial fibrillaion의 발생을 감소시킨다.

(1) 작동방식

인공심장 박동기의 종류는 여러 타입이 있으며 대체로 pacing 위치, sensing 위치, SA node의 기능이상 유무, AV conduction 기능이상 유무 등에 의해서 대체로 결정된다.

① VVI

심실에서 pacing과 sensing한다. Sense에 감지된 고유의 전기적 activity는 전도되며 이때 pacemaker에 의한 자극(stimulus)은 억제(inhibition)된다.

② DVI

두 chamber를 모두 pacing하나 atrium은 sensing하지 않는다. 심실에서 sensing된 고유의 전기적 activity는 전도되며 심방과 심실의 pacemaker 자극을 모두 억제시킨다.

③ DDD

두 chamber를 모두 pacing, sensing atrium에서 sensing된 고유의 전기적 activity는 pacemaker의 activity를 억제하고 일정한 시간 후 ventricular response를 trigger한다. Ventricle에서 sensing된 전기적 activity는 atrium과 ventricular stimulus를 모두 억제한다(고유의 impulse가 전도되게 함).

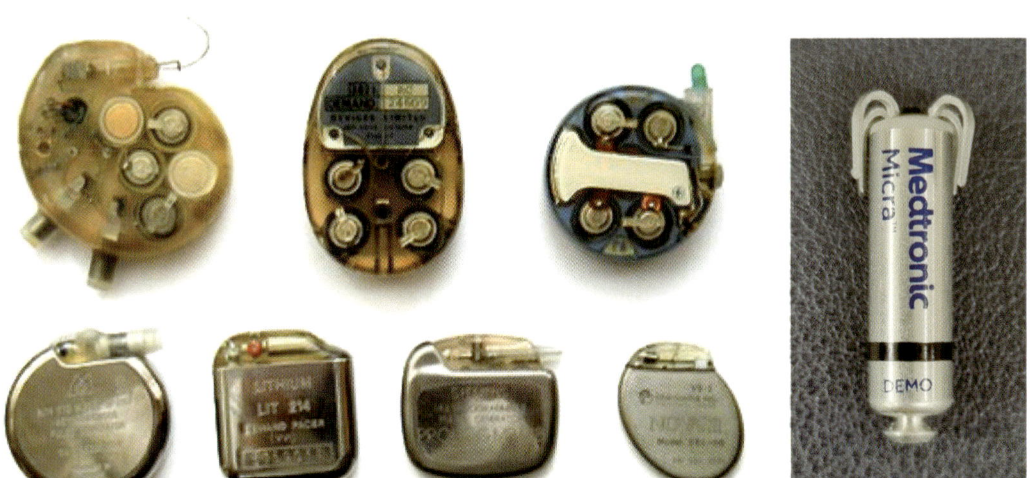

lead less pacemaker

ㅣ그림 2-70ㅣ Kind of pacemaker

④ DDDR

SA node에서 전기를 생성하는 기능이 저하될 것으로 예상되고 AV conduction에 기능 장애가 있는 경우 삽입한다. DDDR의 R은 rate modulation을 의미하며 박동수 조절 기능으로 신체활동에 따라 박동수가 자동으로 증감된다.

(2) 심박동기 시술법

대부분의 병원 심혈관조영실에서 심박동기 시술을 시행하며 다른 검사나 시술에 비하여 감염 가능성에 대한 대비를 충분히 하는 것이 바람직하다. 사전에 검사실을 깨끗이 청소하고 소독하며 모든 시술자나 출입자들이 모자와 마스크를 착용하고 무균기술(aseptic technique)을 철저히 준수해야 한다.

환자를 시술대에 눕힌 후에 주로 사용하는 팔이 어느 쪽인지 다시 한번 확인한다. 소독과 드레싱은 정맥천자에 어려움이 있을 경우에 대비하여 광범위하게 하는 것이 바람직하다. 충분히 lidocaine 마취를 한 다음에 빗장뼈아래정맥을 천자한다.

유도를 2개 사용하는 경우에는 천자를 각각 독립적으로 하는 것이 나중에 유도를 위치시키는 과정에서 두 유도의 마찰에 의한 문제점을 없애서 훨씬 수월하다. 심실유도는 철선(stylet)끝을 3/4이상의 원형으로 구부려서 오른심실유출로(RVOT)를 지나 허파동맥에 위치시킨 후 철선을 하키스틱 모양으로 바꾼 후 시계반대방향으로 돌리면서 서서히 빼면 오른심실 첨부의 심실사이막 부위에 위치시킬 수 있다. 끝부분이 움직이지 않고 충분히 안정된 위치에 고정시키기 위하여 변형시키지 않은 곧은 철선을 마지막에 넣어서 조금 더 밀어 넣기도 한다. 조율유도의 위치를 엑스선 투시방향을 LAO 자세와 RAO 자세로 변경시키면서 확인한다.

심방유도는 J형의 유도(tinned type)를 사용하기도 하고, 곧은 유도에 J형 철선을 이용하여 오른심방귀(appendage)에 위치시킨 후에 나사(screw)를 이용하여 고정시킨다. 유도의 모양이 방사선 투시에 적절하다고 판단되면, 전기적인 조율, 감지 기능이 적절한지 검사한다.

방사선 투시로 확인한 위치와 전기적으로 검사한 수치가 모두 만족할 만하면 유도의 위치가 움직이지 않도록 조직에 고정한 다음에 박동기가 들어갈 공간을 지방조직과 근육조직의 사이 공간으로 확보한다. 적절히 지혈을 한 후 다시 한번 유도의 위치가 움직이지 않은 것을 확인한 후에 유도와 박동기를 연결한다. 연결 후 심박동기의 기능이 적절히 작동되면 최종적으로 소독과 지혈을 확인한 후에 박동기를 조직에 고정한 후에 절개한 피하조직과 피부를 봉합하고 시술을 마무리한다. 봉합의 시간을 줄이기 위하여 외과의사와 같이 팀을 이루는 경우도 있다.

마지막으로 전기적인 검사를 시행하여 확인한 후 시술한 쪽 어깨와 위팔을 압박붕대로 고정하고 하루정도 절대 안정이 필요한 것을 환자와 보호자에게 주지시킨 후 병실로 이동한다.

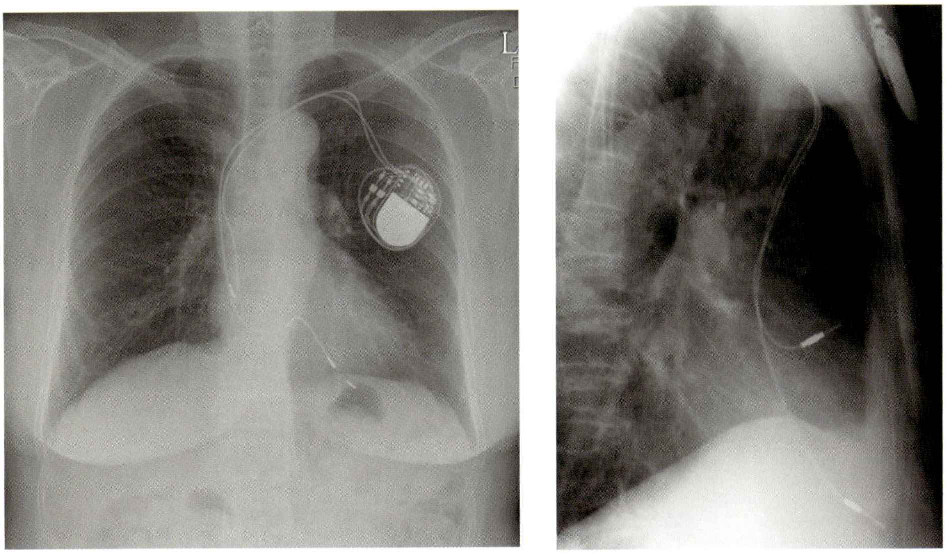

ı 그림 2-71 ı Pacemaker insertion image

(3) 수술 및 검사시 관리지침

① 요즘 사용하는 심박동기에는 과도한 전기부하(전압)에 대해서 스스로를 보호하는 장치가 있으나 단극성유도(unipolar lead)를 사용하는 심박동기는 문제점이 발생할 소지가 많다. 심박동기에 의존적인 환자는 일시적인 심조율을 할 수 있는 장치를 준비해두는 것이 바람직하다. 제세동이나 심율동전환을 시행할 때에는 에너지를 줄이기 위하여 biphasic shock를 사용하고 패드의 위치를 anteroapical 보다는 anteroposterior로 위치시키고 15초 이상 박동기로부터 멀리 위치시킨다. 시술 후에는 반드시 심박동기를 점검하는 것이 바람직하다.

② 심박동기를 장착하고 있는 환자에게는 여러 가지 부작용을 우려하여 원칙적으로 자기공명영상(MRI)을 사용하지 않는 것이 바람직하다. 그러나 최근에는 일부제품에 한하여 검사가 가능한 것도 있으나 의료진을 동반하는 등의 사고에 대한 대비를 해야 한다.

③ 쇄석술(lithotripsy)은 심박동기가 배에 위치해 있으면 위험할 수 있으므로 박동기가 가슴에 위치한 대부분의 환자에서는 심박수 변동기능을 꺼놓은 상태에서 시술이 가능하다. DDD형의 심박동기는 VVI형으로 전환시킨 후에 시술한다.

④ 치료목적의 방사선조사는 심박동기에 심각한 영향을 줄 수 있다. 방사선 치료를 계획하는 부위에 심박동기가 있으면 차폐시키며, 차폐가 불가능한 위치이면 박동기의 위치를 변경시키는 시술이 필요하며 매번 방사선 조사가 끝날때마다 심박동기를 점검할 것을 권장하고 있다.

⑤ 휴대전화가 심박동기에 영향을 줄 수 있다는 보고들이 있으나 전화기를 심박동기에 대고 사용하지 않고 반대편 귀에 대고 사용하면 대부분은 문제가 되지 않는다.

⑥ 도난경보장치나 보안검색기가 심박동기에 영향을 줄 개연성은 있지만 흔한 일은 아니며 최근에 개발되어 사용하는 기기들은 이러한 문제를 최소화하고 있다. 머뭇거리거나 왔다갔다하지 말고 단번에 통과하는 것이 바람직하다. 사전에 심박동기 시술을 받은 사실을 알려주고 협조를 구하는 것이 바람직하다.

⑦ 통증 치료에 사용하는 TENS(transcutaneous electronic nerve stimulation)는 양극성 심박동기에는 안전하게 시술할 수 있지만, 단극성 심박동기를 가진 환자에서는 심전도 감시를 실시하던지 비동시성 모드로 전환시킨 후 시술한다.
⑧ 열치료(diathermy)는 심박동기의 발생기 부위에서 시술하면 안된다.
⑨ 정신과의 전기경련치료(electroconvulsive therapy)는 심박동기에 영향을 미치지 않는다.
⑩ 일상생활에서 사용되는 전자파 발생기기들은 심박동기에 별 영향을 미치지 않는다.
⑪ 인공심장박동기 부위의 충격을 주의해야 한다.
⑫ 전기를 다루는 직업을 피하는 것이 바람직하다.
⑬ 곡갱이질 같은 규칙적인 노동으로 전극선이 끊어질 우려가 있는 행동은 피한다.

4) 기립경사 검사(head-up tilt-test)

(1) 개 요

기립경사검사는 실신환자의 평가에 널리 쓰이고 있으며 특히 혈관미주신경성 실신(syncope)의 진단에 있어서 gold standard로 자리 잡고 있다. 기립경사검사에서 혈관미주신경성 실신을 유발하는 기전은 Benzold-Jarisch reflex에 의한 것으로 알려져 있다.

(2) 방 법

① 검사시간

기립경사검사는 발받침대가 붙어있는 경사가 가능한 테이블에 환자를 눕혀 놓고 테이블을 세워 혈관미주신경성 실신이 유발되도록 한 검사이다. 하지만 경사각도나 경사시간, 약물의 사용 등 세세한 부분에 있어서는 아직까지 확립된 메뉴얼은 없는 실정이다. 경사시간은 검사의 민감도나 특이도에 가장 영향을 미치는 요소이다.

최근의 연구에서의 경향은 비교적 긴 시간(45분 정도)의 약물을 사용하지 않는 기립경사검사를 최초 검사로 하는 것이나 대개의 검사실에서는 성인의 경우 30~45분 동안 60~80°의 경사각도로 최초 검사를 시행하고 있다. 이 최초검사가 진단에 도움이 되지 않을 경우에 약물을 투여하여 이차 검사를 하게 된다(그림 2-72).

Fitzpatrick 등은 실신이 발생하는 평균시간을 24분으로 제시하고 표준편차의 2배수를 더하여 45분의 경사시간을 적절한 것으로 제시하기도 한다.

② 약물유발

기립경사검사시의 약물유발은 검사의 민감도는 증가시키나 특이도는 감소시키는 것으로 알려져 있다.

대부분의 경우 isoproterenol을 사용하여 유발검사를 하는데 isoproterenol을 사용하는 이유는 실신환자에서 실신 직전에 catecholamine의 농도가 높아져 있는 것으로 알려져 있어 검사시 catecholamine의 농도를 전반적으로 높여주기 위한 것이다. 그밖에 nitroglycerine, edrophonium, adenosine 등을 사용한 경우도 있다. Isoproterenol을

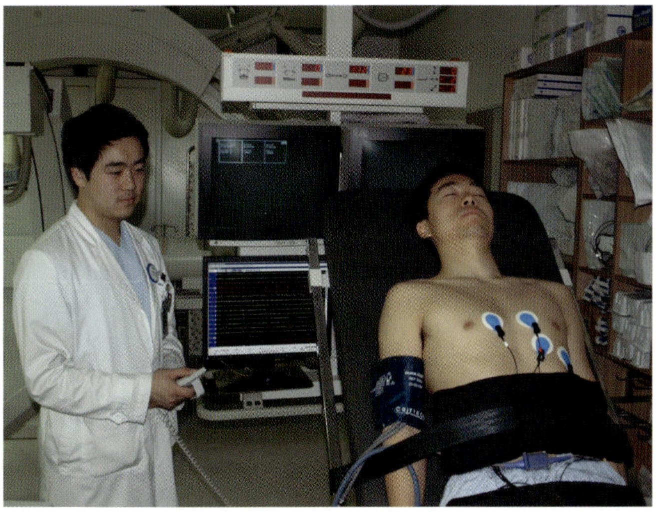

| 그림 2-72 | Head-up tilt-test

주입하는 경우 가장 널리 사용되는 방법은 최초검사가 음성인 경우 환자를 똑바로 눕히고 안정시킨 후 isoproterenol을 1 ㎍/min으로 주입하기 시작하여 10분간의 평형기간을 가진 후 다시 환자를 기립시켜 검사한다. 일정시간(약 10분)이 지나도 반응이 없으면 다시 눕혀 안정시키고 용량을 증가시킨 후 다시 검사를 반복하는데 isoproterenol을 대개 3 μg/min(maximum 5 μg/min)까지 증가시킬 수 있다. 또 다른 방법은 안정상태에서 심박수가 안정시의 20~30% 정도 증가하도록 isoproterenol의 주입농도를 적정한 후 환자를 기립시켜 검사하는 것이다.

(3) 민감도와 특이도

기립경사검사의 민감도는 연구에 따라 다르나 대개 30~85%로 다양하다. 이러한 차이는 부분적으로는 검사 방법의 차이에 의해 나타난다. 유발 약물을 사용하는 경우 민감도와 양성 반응률이 증가하는데 약물을 사용하지 않은 기립경사검사에서 음성을 보인 젊은환자들의 75%가 isoproterenol 정맥주사 후 혈관미주신경성 실신을 보인 것으로 보고된 바 있다. 기립경사검사의 특이도는 80~90%에 달한다. 하지만 유발약물을 사용할 경우 특이도는 감소하며 대개의 경우 80% 정도이나 최대 50%까지도 떨어지는 것으로 되어 있다.

(4) 반응의 분류

기립경사검사시 나타나는 반응은 다양하며 이에 대한 분류도 다양하다.
여기에는 VASIS(vasovagal syncope international study) classification을 소개한다.

① Type 1

Mixed : 심박수는 초기에 증가하다가 감소하나 40회/min 이하로는 내려가지 않고 40회/min 아래로 내려가더라도 10초 미만이다. Asystole은 없거나 있더라도 3초 미만이다. 혈압은 초기에 증가하다가 심박수가 감소하기 전에 하강한다.

② Type 2A

Cardioinhibitory : 심박수가 초기에 증가하다가 감소하는데 40회/min 미만으로 10초 이상 감소하거나 asystole이 3초 이상 지속된다. 혈압은 초기에 증가하다가 감소하기 전에 하강한다.

③ Type 2B

Cardioinhibitory : 심박수가 초기에 증가하다가 감소하는데 40회/min 미만으로 10초 이상 감소하거나 asystole이 3초 이상 지속된다. 혈압은 초기에 증가하다가 심박수가 급격히 떨어지거나 혹은 후에 수축기 혈압이 80mmHg 미만으로 떨어진다.

④ Type 3

Pure vasodepressor : 심박수가 점차 증가하며 실신 시에도 최대치로부터 10% 이상 감소하지는 않는다. 혈압의 감소가 실신을 일으킨다.

(5) 적응증

기립경사검사는 다음과 같은 경우에 적용이 된다. 즉 기질적 심질환이 없는 상태에서의 반복적인 실신, 한 번의 실신 병력이라도 교통사고나 직업상의 사고의 위험성이 높은 경우, 다른 원인의 실신 환자 중 치료 시 혈관미주신경성 실신이 영향을 줄 가능성이 있을때이다.

(6) 임상경과

혈관미주신경성 실신은 대개 비교적 단기간에 걸쳐 여러 번의 발작이 일어나고 그 후에는 상당기간 증상이 없이 지내는 경우가 많다. 그래서 혈관미주신경성 실신의 자연 경과를 본 연구는 거의 없다.

Sheidon 등은 101명의 치료를 받지 않는, 기립경사검사로 진단된 혈관미주신경성 실신 환자를 3년간 관찰하였는데 많은 중요한 결과들을 보고하였다.

첫째, 시간이 지남에 따라 실신의 재발 가능성이 감소했다. 즉 1년, 2년, 3년 경과 시 각각 72%, 62%, 51%의 재발률을 보였다.

둘째, 실신의 재발은 기립경사검사 전의 실신의 횟수와 기간으로부터 어느 정도 예측이 가능하다는 것이다. 예를 들면 6개월간 17회의 실신이 있었던 환자는 26%가 2년간 실신이 발생하지 않았는데 같은 기간에 2회의 실신만 있었던 환자는 82%가 2년간 실신이 없었다. 전체적으로는 관찰 기간 중 28%의 환자에서만 실신이 재발했다.

셋째, 매우 흥미있는 사실로 실신의 빈도가 기립경사검사 후 현저하게 감소했다는 사실이다. 즉 검사 전에는 한 달에 0.3회로 실신을 보이다가 검사 후에는 한달에 0.03회로 감소했다. 이는 기립경사검사와 그에 따른 의료인과의 접촉이 치료적인 효과도 있다는 것인데 인과관계는 확실히 알 수 없으나 실신을 일으킬 상황을 피하라거나 실신이 올 것 같으면 빨리 눕거나 앉으라거나 하는 조언을 받는 등의 의료적 접촉이 특별한 치료 없이도 실신의 빈도를 낮추는데 주된 역할을 할 것으로 보인다.

(7) 치 료

혈관 미주 신경성 실신의 유발기전이 완전하게 밝혀지지 않았기 때문에 치료적인 접근은 대개 가능성 있는 유발기전을 염두에 둔 경험적 치료이다. 실신의 재발이 매우 다양하고 오랜 시간 동안 무증상인 경우가 많아 치료효과를 판단하기가 어려운 것도 치료법의 확립에 장애가 된다. 실신이 드물게 일어나고 전구증상이 동반된 경우에는 의학적인 조언과 관찰 외엔 별다른 치료가 필요 없을 수 있고 특히 더운 날에는 수분과 염분의 섭취를 충분히 하도록 한다.

치료가 필요한 경우에는 매우 다양한 치료의 선택이 가능한데 beta-adrenergic receptor blocker, anticholinergics, dispyramide, adenosine receptor blocker, selective serotonin reuptake inhibitors, alpha-adrenergic agonist, mineralocorticoids, anticonvulsants, compression hose, permanent pacemaker 등이 있다.

II

5) 운동부하 심전도(treadmill test)

운동부하검사는 심장동맥진단에서 필수적으로 널리 사용되는 비혈관적 검사로서 안전한 검사이지만, 심장병 환자를 대상으로 하는 병원이라는 조건에서는 기본적인 지식을 가지고 숙련이 되어야 위험을 줄이고, 필요한 정보를 얻을 수 있다.

운동부하검사의 목적은 체계적인 운동(controlled exercise)에 따른 생리적인 반응을 관찰하는 것으로, 이 검사의 임상적인 이용은 진단적인 목적, 인체의 운동능력을 평가하는 목적, 순환기 질환의 치료에 도움을 주기 위한 목적으로 사용된다.

(1) 운동(dynamic exercise)에 따른 생리적인 반응

운동시 인체는 운동을 하는 근육의 대사에 필요한 혈액을 공급하기 위해, 운동시에 발생하는 열을 발산하기 위해, 뇌와 심장에 적당한 혈액을 공급하기 위해 여러 가지의 복합적인 반응을 한다.

① 심박수의 변화

Dynamic exercise동안 심박수는 운동부하에 따라 비교적 직선으로 증가하고, 운동부하가 일정한 수준을 유지하면 수분내에 steady state로 된다.

② 혈압의 변동

수축기혈압은 운동에 따라 증가하지만, 이완기혈압은 대개 변화가 뚜렷하지 않다.

③ 심전도의 확보

ㄱ. P wave : vector가 더 vertical로 되고, inferior lead에서 P wave의 크기가 커진다.

ㄴ. PR segment : 짧아지고, inferior lead에서 downslope가 되어(T wave 때문) fasle positive ST depression의 소견을 나타낼 수 있다.

ㄷ. QRS complex : 운동을 해도 큰 차이가 없고, 최대 운동시에 좀 작아진다.

ㄹ. J-junction : lateral leads에서 depression이 잘 나타난다.

ㅁ. T wave : 운동 중에 크기가 작아진다.

(2) 검사과정(testing procedure)

운동부하 심전도 검사는 안전한 검사이나 10,000명당 10명의 심근경색 및 사망이 있을 수 있는 검사이므로 운동생리 및 심전도에 대한 기초 지식이 있는 교육받은 요원에 의해서만 시행되어야 한다. 또한 검사를 시행 중 혹은 후에 합병증이 발생할 수 있으므로 적절한 장비 및 응급약물이나 심장허파소생술을 시행할 수 있는 요원들이 항상 대기하여야 하며 검사를 해서는 안되는 임상적 상황을 잘 파악하고 적절한 대응을 하여야 한다.

① 운동부하 심전도시 예상되는 합병증

ㄱ. 심장관련 합병증(cardiac complications)

ㄴ. 느린맥(bradycardia) : 동성느린맥(sinus bradycardia), 방실접합부 이탈박동(AV escape beat), 심실정 이탈박동(ventricular escape beat), 방실전도 장애(artrioventricular block), 부전수축(asystole), 돌연사(심실 빠른맥 및 세동), 심근경색, 울혈성 콩팥부전증

ㄷ. 저혈압과 쇼크

ㄹ. 기타 합병증 : 근골격계 외상, 심한 피로, 현훈, 실신, 권태감, 근육통

② 운동부하 심전도시 준비사항

ㄱ. 응급시 구성원의 역할분담을 계획하고 응급시 알려야 할 적당한 보호자를 확보, 이송에 필요한 계획을 확립한다.

ㄴ. 중환자실로 신속히 입원시킬 수 있게 준비한다.

ㄷ. 구성원이 심장허파소생술에 익숙해야 한다.

ㄹ. 검사 중에 제세동기를 200J로 충전하고 즉시 제세동할 준비를 해야 한다.

ㅁ. 응급 약물함을 구비한다.

ㅂ. 신속히 정맥주사가 가능하게 준비한다.

ㅅ. 신속히 기관내 삽관을 가능하게 준비한다.

ㅇ. 신속히 산소를 투입이 가능하게 준비한다.

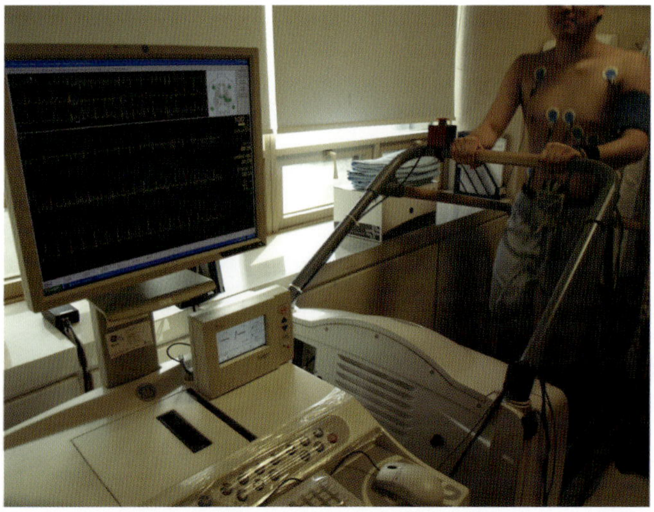

| 그림 2-73 | Tradmill test

③ 운동부하 심전도 금기증

ㄱ. 절대적 금기증

급성심근경색, 안정 심전도의 변화, 활동성 불안정형 협심증, 중증 부정맥, 급성 흉막염, 중증 대동맥판 협착증, 중증 왼심실 기능 부전증, 급성 허파색전증 및 허파경색, 급성 혹은 중한 질병상태인 환자

ㄴ. 상대적 금기증

고혈압이나 허파동맥 고혈압, 빠른맥이나 느린맥, 중등도의 심장판막 질환, 약물복용이나 전해질 이상, 왼주심장동맥 협착, 비후성 심근염, 정신질환 환자

④ 운동부하 심전도 환자 유의사항

ㄱ. 검사 전 2~3시간 이내에 식사나 흡연을 금하고 운동하기에 적당한 복장을 갖추게 한다. 또한 최소한 12시간 이내에는 격렬한 운동은 피해야 한다.

ㄴ. 운동반응을 방해하는 몇 가지 약물은 중단하는 경우도 있지만 대부분은 약물을 복용한 상태에서 검사를 시행하며 특별한 질문을 하여 투약되고 있는 약물의 종류를 파악하여 가능한 심전도 이상과 효과를 인지할 수 있게 한다.

ㄷ. 간단하게 문진을 하고 심잡음(murmurs), 분마음(gallop), 허파 기관지 경련(bronchospasm), 수포음(rales) 등의 중요한 임상소견을 관찰하기 위해 신체검사를 실시한다. 허혈의 빈도가 증가하거나 불안정형 협심증 혹은 조절되지 않는 콩팥부전증이 있는 경우 안정이 될 때까지 검사를 시행하지 말아야 하며, 특히 성인에서 중증 대동맥판 협착증을 파악하기 위해 청진을 시행해야 한다.

ㄹ. 검사과정 및 위험성, 합병증에 대해 자세히 설명해야 한다.

ㅁ. 안정시 심전도는 운동전 심전도와는 다를 수 있기 때문에 기본적으로 시행해야 한다.

ㅂ. 혈관조절의 이상(vasoregulatory abnormality)을 판단하기 위해 기립시 심전도와 혈압을 검사하고 ST절의 하강 유무를 관찰한다.

⑤ 심전도 기록

ㄱ. Skin preparation

전극(electrode) - 증폭기(amplifier) - 기록기(recording) 체계의 가장 중요한 면은 전극과 피부의 접촉이다. 필요하면 우선 면도를 하고 알코올솜으로 닦아낸다. 피부가 마른 후 펜으로 표시한 후 미세한 사포나 거친 수건 등으로 문질러 저항을 5,000Ω 이하로 감소시켜 신호대 잡음비를 높이도록 해야 한다.

ㄴ. 전극과 연결 줄

전극은 가장 낮은 차감 전압을 가질 수 있는 silver plate나 silver chloride crystal pellets가 선호된다. 또한 금속과 피부가 직접 접촉하여 움직임에 의한 오류를 줄이기 위해 전해질 용액이나 물로 찬 스폰지가 있는 전극을 사용한다.

연결줄(connecting cables)은 잡음이나 전기적 단락의 원인이 되므로 가볍고 잘 구부러져야 하고 절연이 잘되어 있어야 한다. 사용정도에 따라 다르지만 평균수명은 약 1년 정도이므로 항상 교체할 준비를 해야 한다.

(3) 운동부하검사 중 운동을 중지시켜야 하는 경우

① 절대적으로 중지시켜야 하는 경우

ㄱ. 운동중 혈압(수축기)이 떨어지는 경우
ㄴ. 협심증의 증상이 새로 생기거나 있던 통증이 심해질 때
ㄷ. 중추신경계의 증상이 생길 때(ataxia, 어지러움, near syncope)
ㄹ. 말초순환의 장애 소견이 생길 때(청색증이 생기거나 창백해질 때)
ㅁ. 심한 부정맥이 생길 때
ㅂ. 장치의 문제로 혈압을 잴 수 없거나 심전도를 모니터 할 수 없을 때
ㅅ. 환자가 중지하기를 원할 때

② 필요에 따라 중지해야 하는 경우

ㄱ. ST절 또는 QRS의 변화
ㄴ. 가슴통증의 증가
ㄷ. 피곤감, 호흡곤란, 천명(wheezing), leg cramp, intermittent claudication
ㄹ. 전신상태가 이상할 때
ㅁ. 상심실성 빠른맥 등 비교적 경한 부정맥
ㅂ. 심실빠른맥과 구별할 수 없는 각블록형태의 심전도 소견이 생길 때

(4) 운동부하를 주는 방법

환자에게 체계적인 운동부하를 주는 방법으로는 각각의 방법에 장단점은 있지만 유럽쪽에서는 ergometer를 미국쪽 에서는 treadmill을 많이 사용한다. Treadmill로 운동부하를 주는 방법으로는 Bruce방법이 많이 쓰이나, 때로 이 방법은 고령이거나, 심장병환자에게는 과도한 부담이 되는 수가 있다.

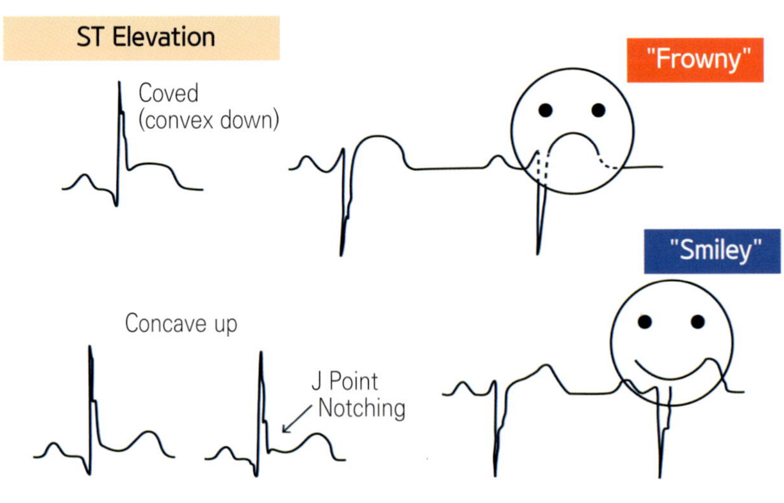

ㅣ그림 2-74ㅣ J-point

(5) 운동부하 검사의 판정

① 임상적인 반응

운동부하 중의 심근허혈의 증상이나 증후는 임상적으로 중요하며, 운동부하 검사의 판독에 참고하여야 한다.

② 운동능력

65세 이하의 환자에서 5 METs 이하의 운동능력을 가지면 예후가 나쁘다. 심근허혈을 가진 환자에서 10 METs의 운동능력은 약물 요법만으로 관상(심장)동맥우회로술과 같은 예후를 가진다.

METs(Metabolic Equivalents)는 대사당량으로 안정시 신체가 기능하는데 필요한 산소량이다. 예를 들어 5 METs의 활동은 안정시보다 5배 힘든것이다.

③ 혈역동학적인 반응(hemodynamic response)

운동 전에 비해 운동 중에 수축기 혈압이 떨어지면 예후가 나쁘다.

④ 심전도의 변화(그림 2-74)

ST segment의 변화 : J point 80 msec 후에 1 mm 이상의 horizontal or downslope의 depression 또는 elevation이 생기면 양성으로 판정한다.

(6) 운동부하 검사의 진단적 가치

민감도와 특이도는 검사하는 집단의 유병율에 따라 진단 기준에 따라 다르다.

- 민감도(sensitivity) : 일혈관 질환 40%, 삼혈관 질환 90%, 평균 66%
- 특이도(specificity) : 84%

민감도와 특이도를 높이기 위해 운동부하와 병행해서, 심전도외에 Thallium-201, ^{99m}Tc-MIBI, ^{99m}Tc-tebroxime 등의 동위원소나 심초음파 등을 병행해서 실시하는 경우도 많다.

(7) 운동부하 검사의 합병증

① 심성(cardiac)

느린맥(sinus, AV junctional, ventricular, AV block, asystole), 급사(심실빠른맥, 심실세동)심근경색, 울혈성 콩팥부전, 저혈압, 쇼크

② 심외성(noncardiac)

근골격계의 외상

③ 기 타

피곤감, 어지러움, 실신, 근육통 등

6) 홀터 심전도 검사(ambulatory ECG, Holter recording)

활동 중 심전도는 주로 부정맥, 허혈성 심장병을 가진 환자에서 사용되며, 통상 24시간 이상의 심전도를 분석하게 된다(그림 2-75).

(1) 적응증

① 환자의 특정 증상과 부정맥발생의 일치여부를 알고자 할 때
② 부정맥의 유무가 예후에 영향을 미치는 질환이 있을 때, 부정맥의 유무를 확인하기 위해
③ 항부정맥 약제의 효과 판정을 위해
④ 허혈성심장병이 있거나 의심이 될 때 ST절의 변화를 관찰 하고자 할 때
⑤ 인공심박동기의 기능을 평가 하고자 할 때

(2) 전극의 부착

전극의 부착방법은 운동부하에서와 비슷하다.

다만 활동시의 자세에 따라 심전도의 모양이 바뀔 수 있기 때문에, 활동 중 심전도를 기록할 때는 미리

① 선 자세
② 앉은 자세
③ 누운 자세
④ 왼쪽으로 누운 자세
⑤ 오른쪽으로 누운 자세에서 심전도를 기록하였다가 이것을 기준으로 활동 중 심전도를 비교하여야 한다.

(3) 기록장치

Reel-to-reel 또는 cassette형으로 2유도 또는 3유도의 심전도를 기록 할 수 있으며, 각각 장단점이 있고, 근래에는 solid-state real-time analysis recorder를 사용하기도 한다.

(4) 분석장치

세가지의 분석 방법이 있으며, 혼합해서 쓰기도 한다.

① Oscilloscope or template high speed playback

오실로스코프에 나타나는 심전도를 분석자가 시각적으로 분석하는 방법으로 분석자에 따라 분석 결과가 많이 차이가 날 수 있다. 근래에는 computer에서 template를 기억했다가 자동으로 분석해 주고, 이를 다시 교정할 수 있는 장비도 있다.

② Full disclosure

심전도 전체를 모니터 화면이나 종이에 축소해서 나타내는 방법으로 비용이 저렴하고, 간편하나, 정량적인 분석이 어렵다.

③ Real-time analysis

환자가 기록기를 착용한 상태에서 바로 분석하여 결과만 저장해 두는 방법이다.

(5) 부작용

활동 중심전도는 매우 안전한 검사이지만, 장기간의 기록이 필요하기 때문에 피부의 과민성 반응, 염증이 생길 수 있고, 매우 드물게 전기의 누전이 있을 수 있다.

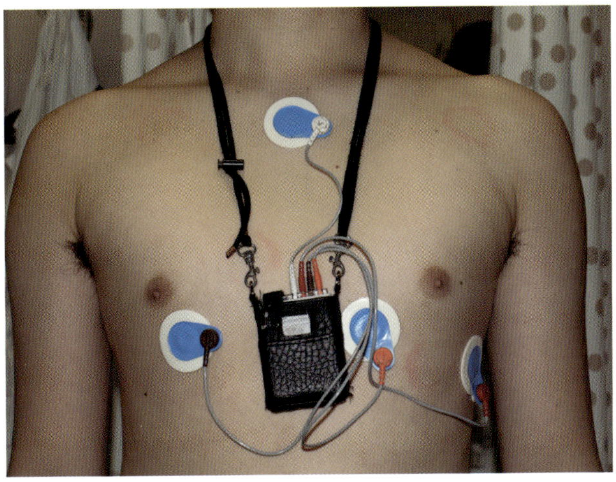

I 그림 2-75 I Ambulatory ECG

PMV(경피적 판막 성형술)

* 승모판 협착(mitral valve stenosis) : 대부분의 경우 급성류마티스성 판막 질환이며 대부분 소아기 때 발병한다. 우리나라에서는 발병율이 감소하고 있으며 여자가 남자보다 3배정도 발병율이 높다. 승모판이 협착되면 좌심방에서 좌심실로 혈류가 흐르는데 제한을 받아 좌심방의 압력이 증가하여 폐순환에도 영향을 미쳐 호흡곤란, 각혈, 실신 등의 증상이 나타날 수 있다.
* 승모판성형술(valvoplasty) : 일본의 외과의사 Inoue가 고안한 라텍스재질의 Inoue balloon을 이용하여 승모판을 확장시키는 시술이다.
  Inoue balloon은 압력을 가하면 풍선이 단계적으로 확장되도록 만들어졌다.
  시술 방법은 넙다리 정맥(femoral vein)을 통해 오른심방으로 접근 후 심방 사이막의 타원오목(oval fossa)을 brocken brough needle로 천자한다. 천자부위를 통해 풍선 카테터를 왼심방으로 이동시킨 후, 풍선의 하단 부위만 확장시켜 승모판막 개구부 근처에 위치시키면 혈류의 이동을 따라 왼심방에서 왼심실로 이동하게 된다. 이때 풍선은 왼심방과 왼심실 사이 승모판막 개구부에 위치시키고 풍선을 최대로 확장시키면 승모판막이 벌어진다.

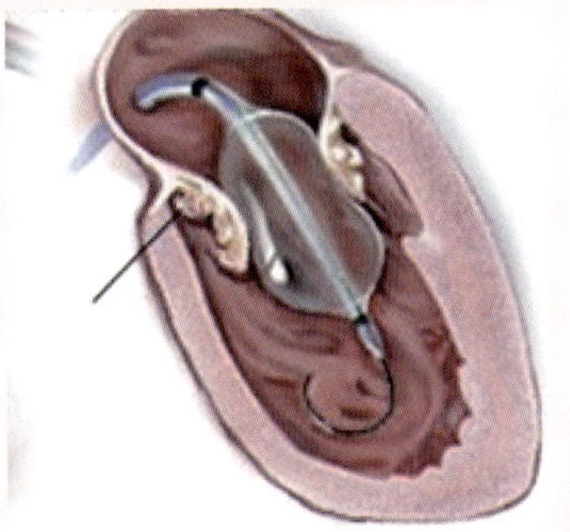

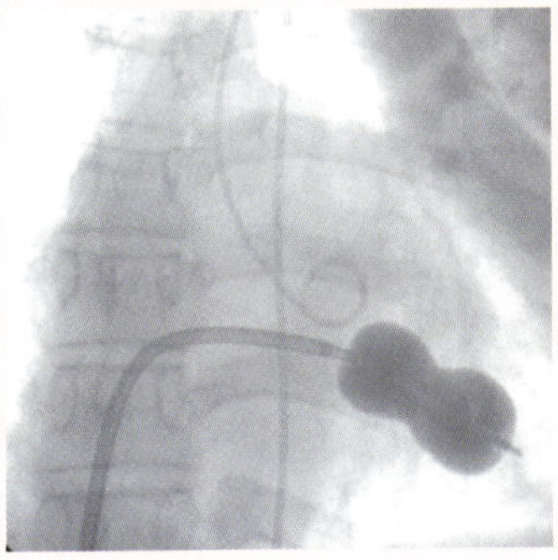

OCT(광간섭단층촬영 / Optical Coherence Tomography)

안구 단층영상 및 횡단면을 검사하는 첨단 의료장비로, 빛을 투과시켜 조직 내에서 반사되는 빛의 시간 차이를 이용하여 단층 영상을 얻는 새로운 기술로 사용되었으나 최근에는 혈관의 단층을 촬영하는 기술로 발전하였다. 기존의 혈관내초음파(IVUS)영상보다 높은 해상도로 IVUS로는 관찰할 수 없었던 관상동맥 죽상경화반의 미세 구조 평가가 가능해졌으며, 관상동맥 질환의 병태 생리를 이해 및 중재적시술의 가이드 역할을 하는 등 유용한 장비이다.

그러나 적외선 레이저의 낮은 투과력으로 죽(상)경화판(atherosclerotic plaque)이 두꺼울 경우 후벽을 분석하는데 어려움이 있고, 혈관 내에 혈액이 있을때는 영상을 얻기 힘들어 병변 부위의 몸쪽(근위부, proximal) 혈관을 막거나 조영제를 이용해 혈액을 제거하고 영상을 얻어야 한다는 단점이 있다.

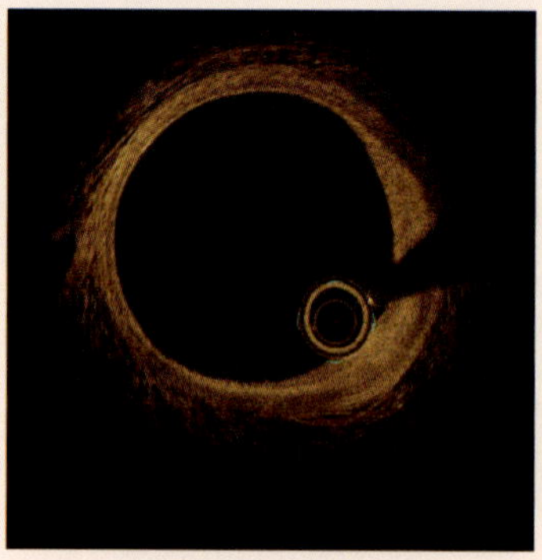

OCT image

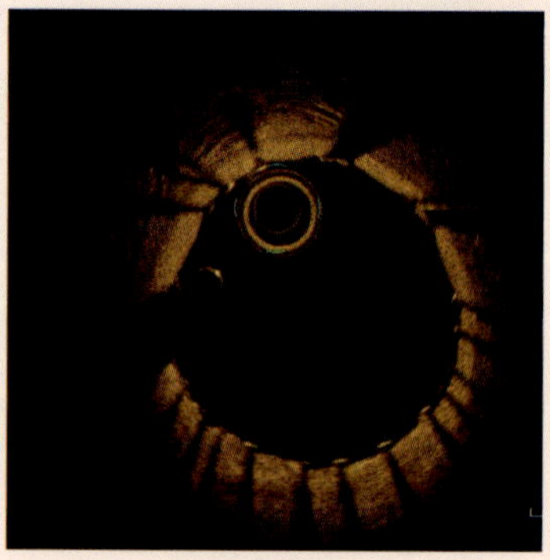

OCT image

Chapter 3
뇌혈관계

학습목적

- 뇌혈관조영술은 뇌종양 등의 점거성 병변을 진단하기 위한 목적으로 시행되고 있고, 뇌동맥류와 협착 등의 혈관성 병변 검사에도 매우 유용하다.
- 뇌혈관의 해부병리학적 지식을 습득하고, 각종 뇌혈관 조영술의 방법을 학습하며 최근 들어 DSA 장치를 이용한 혈관조영술과 중재적시술(IVR)의 이용빈도가 증가하고 있는바 이 장치들의 원리와 활용능력을 높이고자 하였다.
- 뇌검사 영역에서는 혈관조영술 이외에도 CT나 MRI의 활용으로 진단의 효율을 높이고 있다. 본 장에서는 혈관조영술과 CT, MRI의 질환적 적용사례를 익힐 수 있도록 한다.

학습목표

- 뇌의 해부학적 구조와 특성을 설명할 수 있어야 한다.
- 뇌혈관조영술에 사용되는 catheter, 조영제 등 도구의 활용 방안을 제시할 수 있어야 한다.
- 모든 촬영방법 적용의 질환별, 분류표를 만들어 사용할 수 있어야 한다.
- DSA의 원리와 응용방법을 설명할 수 있어야 한다.
- IVR의 적용방법을 설명할 수 있어야 한다.
- 모든 검사방법의 목적, 적응증 및 검사순서를 설명할 수 있어야 한다.

01 해부학적 구조

1) 온목동맥(common carotid artery)

온목동맥의 기시부는 좌우가 다르다. 왼온목동맥(left common carotid artery)은 대동맥활(aortic arch)에서 기시하고 오른온목동맥(right common carotid artery)은 팔머리동맥(brachiocephalic artery)에서 기시한다. 갑상연골의 위쪽 경계부위에서 속목동맥(internal carotid artery)과 바깥목동맥(external carotid artery)으로 분지한다.

2) 속목동맥(internal carotid artery)

속목동맥은 뇌에 혈류를 공급하는 주된 동맥이며 기시하는 부위는 목동맥 팽대부위(carotid sinus, bulb)를 형성하는데 동맥경화로 인한 협착이 많이 발생하는 위치이다. 속목동맥으로부터 분지되는 대표적인 혈관은 눈동맥(ophthalmic artery), 뒤교통동맥(posterior communicating artery), 앞맥락동맥(anterior choroidal artery), 앞대뇌동맥(anterior cerebral artery / ACA), 중간대뇌동맥(middle cerebral artery / MCA)이 있다.

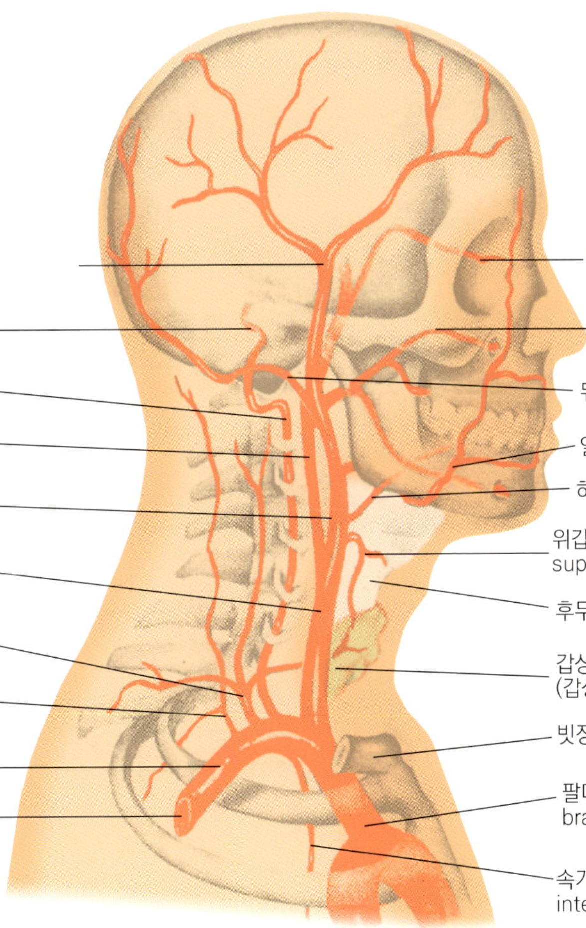

그림 3-1 Head and neck arteries

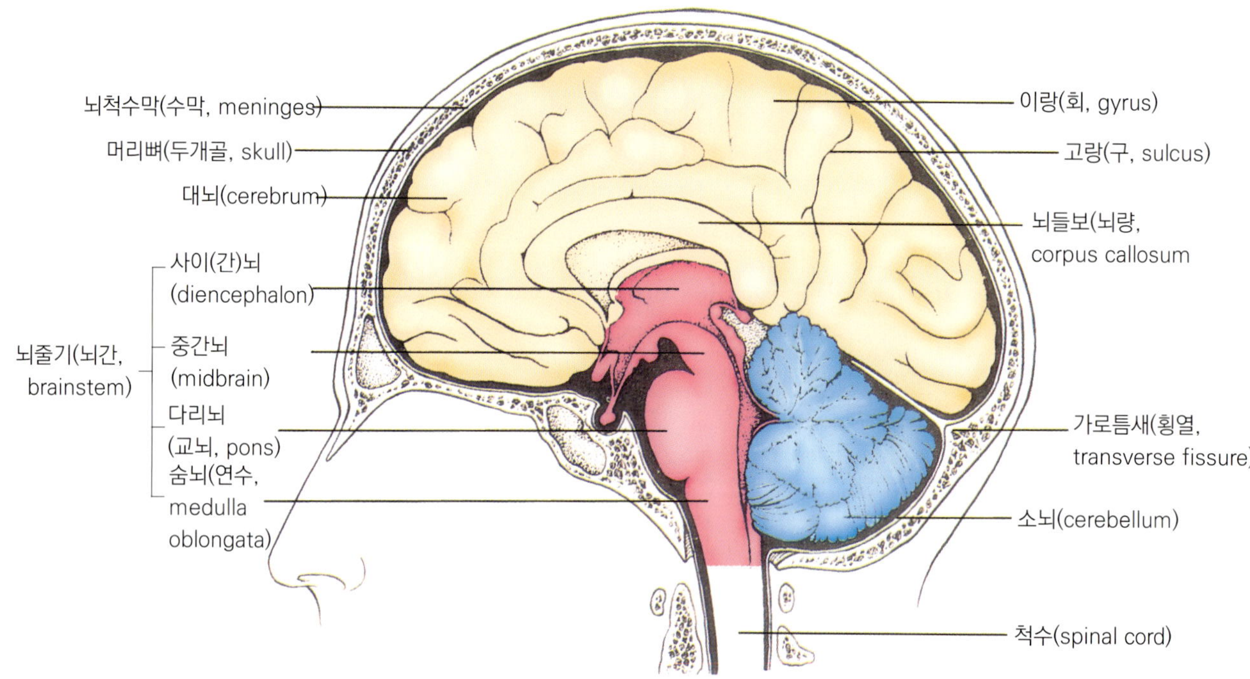

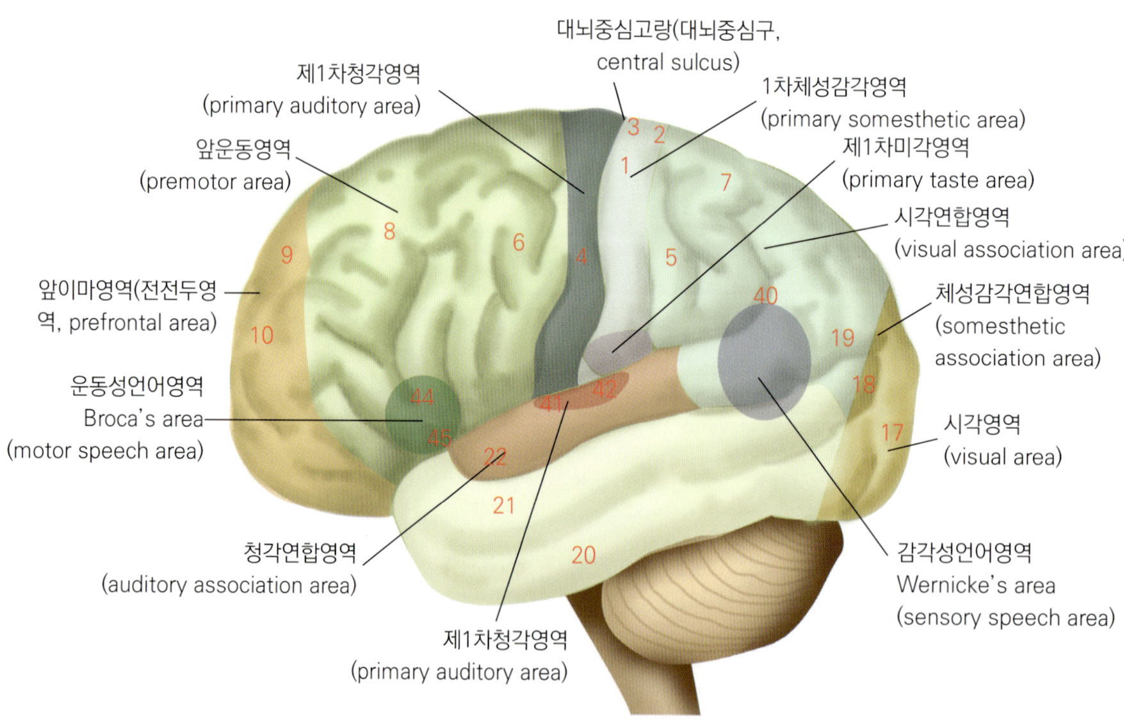

그림 3-2 Anatomy of brain

3) 바깥목동맥(external carotid artery)

바깥목동맥은 위갑상동맥(superior thyroid artery), 혀동맥(lingual artery), 얼굴동맥(facial artery), 뒤통수동맥(occipital artery), 뒤귀바퀴동맥(posterior auricular artery), 오름인두동맥(ascending pharyngeal artery), 얕은관자동맥(superficial temporal artery), 위턱동맥(maxillary artery) 등으로 분지되어 안구와 두개강 속을 제외한 머리와 목 전체에 혈액을 공급한다.

4) 척추동맥(vertebral artery)

척추동맥은 빗장밑동맥에서 분지되는 동맥으로 뇌의 뒤쪽과 소뇌 등에 혈액을 공급하며 목뼈가로구멍을 통과하여 큰구멍을 통해 머리뼈 속으로 들어간다. 머리뼈 속으로 들어 간 후 양쪽의 척추동맥은 서로 만나 하나의 뇌바닥동맥(basilar artery)으로 된다(척추동맥에서 뒤아래소뇌 동맥(posterior inferior cerebellar artery, PICA)가 분지되고 뇌바닥 동맥에서 ① 앞아래소뇌동맥(anterior inferior cerebellar artery, AICA), ② 위소뇌동맥(superior cerebellar artery, SCA), ③ 뒤대뇌동맥(posterior cerebral artery, PCA)으로 분지된다).

5) 대뇌동맥고리(Willi's circle)

뇌에 혈액을 공급하는 양쪽 척추동맥과 속목동맥의 4개 혈관이 다각형구조를 이루고 있는 것을 대뇌동맥고리라고 한다. 뒤대뇌동맥-속목동맥 연결부위를 뒤교통동맥(posterior communicating artery, P-com)이라 하고, 양쪽 속목동맥의 앞대뇌동맥간의 연결 부위를 앞교통동맥(anterior communicating artery, A-com)이라 하며 이것이 뇌에 혈류를 안정적으로 공급하는 시스템을 이룬다.

어느 한 쪽의 속목동맥이나 척추동맥이 협착 또는 폐색에 의해 혈류량이 감소하거나 부족하게 되면 교통동맥을 통해 부족한 혈류량을 공급하게 되어 뇌의 손상을 방지하도록 한다.

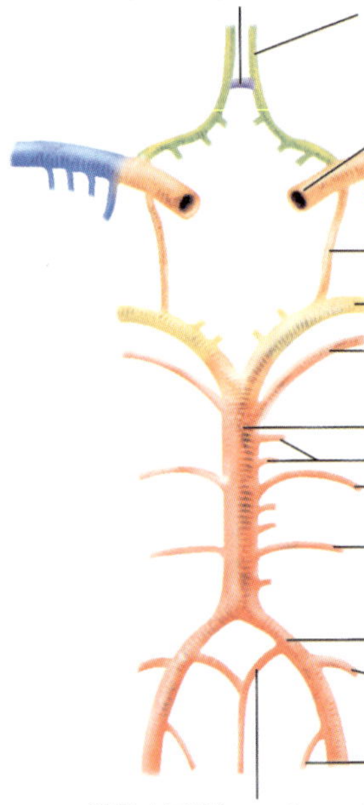

그림 3-3 Structure of Willi's circle

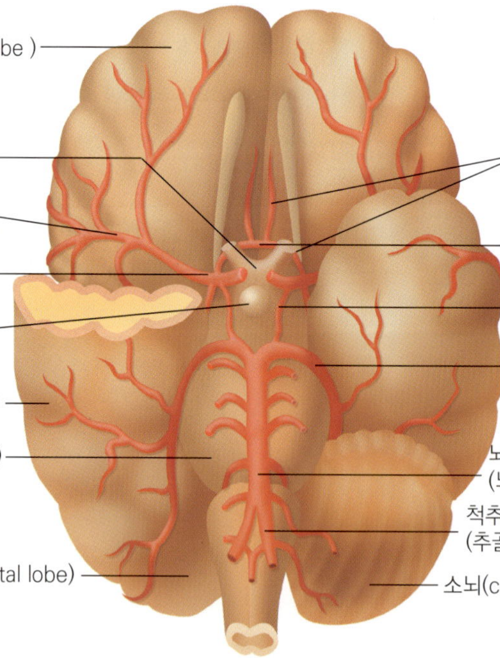

그림 3-4 Lacation of Willi's circle

6) 대뇌정맥계(cerebral venous system)

대뇌정맥은 크게 얕은정맥, 깊은정맥 그리고 정맥동으로 분류된다. 두개강 내 구조물의 정맥유출은 대부분 속목정맥(internal jugular vein)을 통하여 이루어진다. 뇌정맥은 동맥보다 벽이 얇고 근육조직과 판막이 없다. 정맥들의 해부학적 위치는 거미막밑공간을 지나 거미막과 경막의 안벽을 통하여 정맥굴로 유입된다.

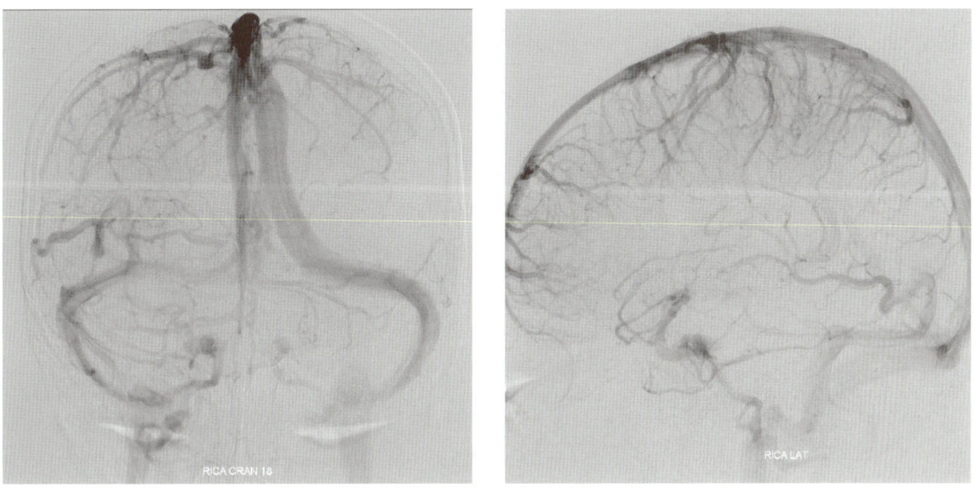

| 그림 3-5 | Veins of cerebrum

02 주요 뇌혈관질환

뇌혈관질환은 폐쇄성 뇌혈관질환(허혈성 병소, occlusive cerebrovascular disease)과 출혈성 뇌혈관질환(머리안 내출혈, intracranial hemorrhage)으로 구별할 수 있다. 발병율은 계절에 따라 차이가 있는데 겨울과 봄철에 많고 고령화 될수록 발병환자 수가 증가하며 고혈압과 당뇨병 환자에서 위험인자가 더 높은 것을 알 수 있다.

뇌혈관질환을 병리학적으로 분류하면 폐쇄성 뇌혈관질환에는 뇌혈전증과 뇌색전증이 있고 출혈성 뇌혈관질환에는 뇌내출혈(intracerebral hemorrhage)과 거미막밑 출혈(subarachnoid hemorrhage)이 있다.

그 외에도 혈관조영실에서 진단 및 중재적 시술을 하는 질환에는 뇌수막종(meningioma)을 비롯하여 모야모야병(Moya-moya disease), 목동맥해면정맥샛길(carotid artery cavernous sinus fistula, CCF) 등과 같이 뇌혈관 관련질환 등이 있다.

1) 뇌졸중(stroke)

뇌졸중은 뇌혈관이 막혀서 발생하는 뇌경색(허혈성 뇌졸중)과 뇌혈관의 파열로 인해 뇌 조직 내부로 혈액이 유출되어 발생하는 뇌출혈(출혈성 뇌졸중)을 통틀어 일컫는 말로 해당 부분의 뇌가 손상되어 나타나는 신경학적 증상을 말한다. 한의학계에서는 뇌졸중을 '중풍(中風)' 혹은 줄여서 '풍(風)'이라고 지칭하는 경우도 있지만, 한의학에서 말하는 '중풍'에는 서양의학에서 '뇌졸중'으로 분류하지 않는 질환도 포함하고 있다. 따라서 '뇌졸중'과 '중풍'은 서로 구분하여 사용하는 것이 바람직하다.

폐쇄성과 출혈성으로 분류되며 뇌경색은 다시 뇌혈전(thrombosis)과 뇌색전(embolism)으로 나누고, 출혈성은 뇌내출혈(intracerebral hemorrhage)과 거미막밑 출혈(subarachnoid hemorrhage)로 나누어진다.

뇌경색은 뇌에 혈류를 공급하는 혈관이 혈전 및 색전물질 등에 의해 뇌혈관의 소통에 장애가 생긴 것을 말하며 뇌출혈은 외상(trauma) 또는 뇌동맥자루의 파열 등이 원인이 되는 거미막밑 출혈(subarachnoid hemorrhage, SAH)과 고혈압 및 동정맥기형, 모야모야병, 정맥 뇌경색, 뇌종양에 의한 출혈 등이 원인이 되는 뇌실질내 출혈(intracerebral hemorrhage, ICH)이 대표적이다.

2) 뇌동맥자루(cerebral aneurysm)

뇌동맥자루(뇌동맥류)란 뇌혈관의 이상으로 뇌동맥의 혈관이 혈압에 의해 일부가 혹처럼 불룩해진 것을 말한다.

대부분의 뇌동맥자루는 선천성으로 태어날때부터 비정상적으로 형성되는 경우와 동정맥기형(AVM), 죽상경화(atherosclerosis) 및 고혈압 등에 의한 혈관질환을 원인으로 보고 있다.

뇌동맥자루는 파열되지 않는 경우에는 증상이 없어 발견되지 않을 경우도 있으나 고혈압 및 외상에 의해 거미막밑 출혈이 발생하면 극심한 두통을 일으키며 구토나 의식장애를 일으킬 수 도 있다. 출혈 후 혈관연축(vasospasm)이 발생하여 뇌혈류의 공급이 부족하게 되어 뇌경색이 발생될 수 있다.

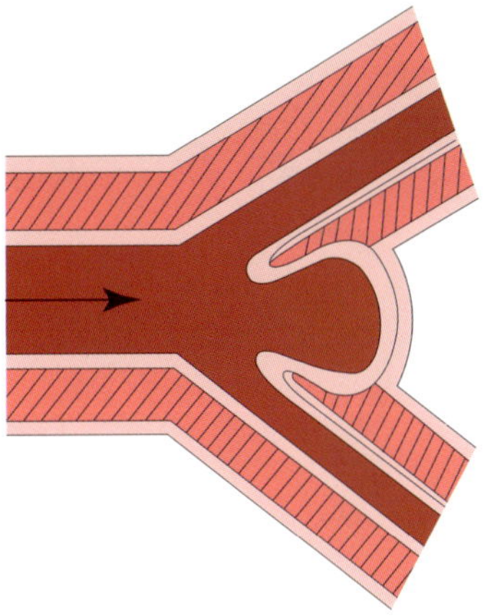

ㅣ그림 3-6ㅣ Aneurysm mimetic diagram

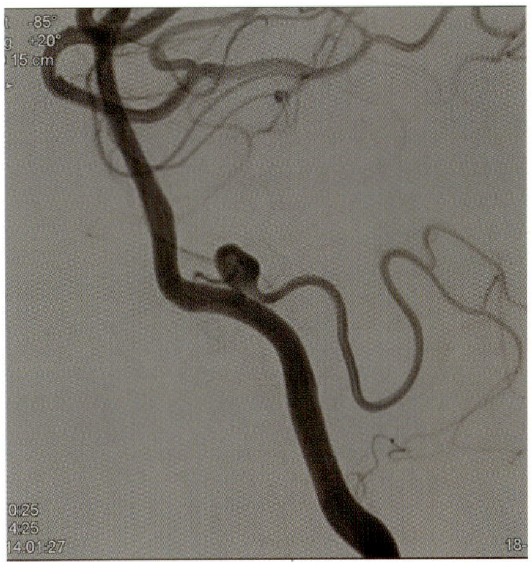

ㅣ그림 3-7ㅣ Aneurysm of TFCA image

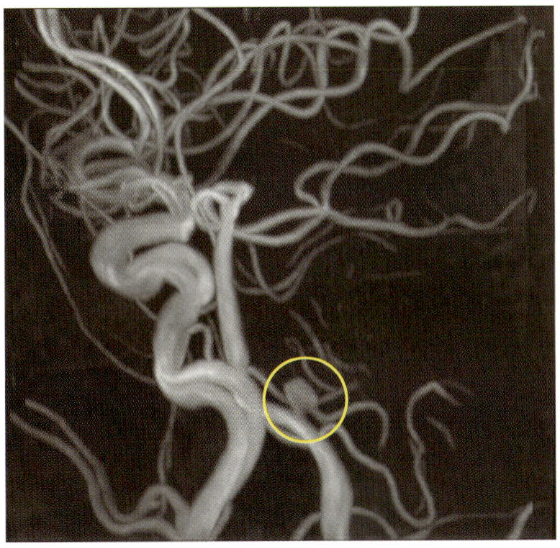

ㅣ그림 3-8ㅣ Aneurysm of MRA image

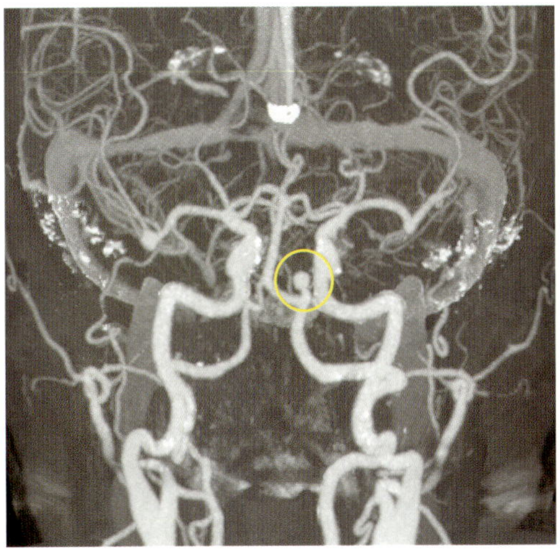

ㅣ그림 3-9ㅣ Aneurysm of CTA image

3) 목동맥해면굴샛길(carotid cavernous sinus fistula, CCF)

CCF는 외상 등에 의해 해면정맥굴(cavernous sinus)부를 주행하는 속목동맥에 단락이 발생하여 해면정맥굴과의 사이에 동정맥샛길을 형성하는 것으로, 높은 동맥압으로 인해 속목동맥의 혈류가 대부분 해면정맥으로 빠져나가 해면정맥굴 압력이 급격하게 상승하게 된다. 해면동맥압이 상승하면 혈류가 해면정맥에서 눈확정맥으로 역류하여 병변 쪽 눈의 결막 충혈이나 눈알돌출(때로는 박동성)과 심장박동에 일치한 혈관잡음이 발생한다.

4) 뇌혈관동정맥기형(arteriovenous malformation, AVM)

뇌혈관은 태아기 4주에서 6주 사이에 동맥과 정맥사이에 모세혈관이 발생하게 되는데 발생과정 중 모세혈관이 정상적으로 발생되지 못하고 동맥에서 정맥으로 모세혈관을 거치지 않고 직접 정맥으로 흐르는 선천성 질환으로 동정맥기형(AVM)이라고도 한다.

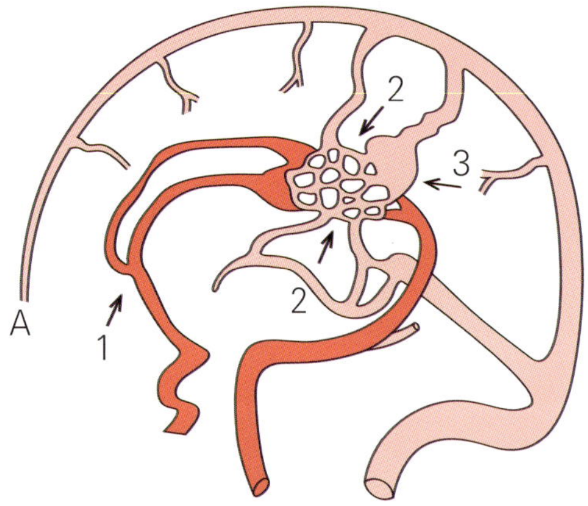

ǀ그림 3-10ǀ 동정맥기형(AVM)

1. 영양공급동맥, 2. 핵(nidus), 3. 유출정맥

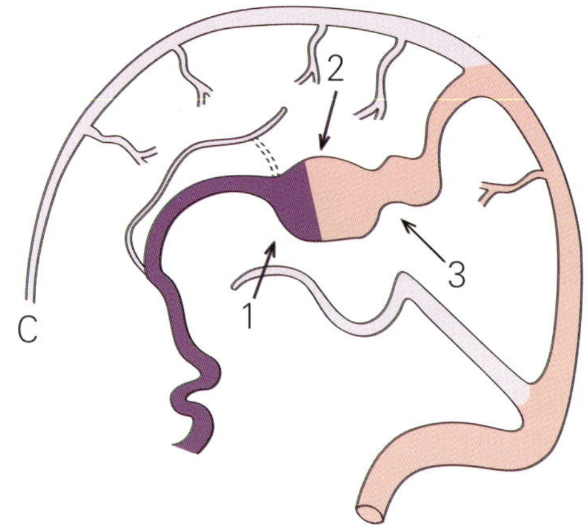

ǀ그림 3-11ǀ 동정맥샛길(AVF)

1. 영양공급동맥, 2. 샛길, 3. 유출정맥

정맥이 동맥의 높은 압력을 견디지 못하여 뇌출혈이 일어나거나, 동정맥기형 주위의 정상 뇌조직이 정상적인 혈류공급을 받지 못해 허혈성 증상을 일으키기도 하며 주위에 비정상적인 혈관들이 성장하여 혈관핵(nidus)이라는 병소가 발생, 주위 조직을 압박하게 되어 두통 등의 신경 이상 증상이 발생된다.

5) 경질막동정맥샛길(dural arteriovenous fistular, DAVF)

경막동정맥샛길은 동맥과 경질막정맥굴(dural venous sinus) 및 수막정맥(meningeal veins) 사이가 비정상적으로 교통하는 질환이다. 즉, 동맥과 정맥이 직접 연결되는 부위가 경막(Dura mater)에 존재하게 되는 것이다. 경막의 정맥들은 그 배출경로가 머리안의 정맥과 섞이기 때문에 정맥안으로 동맥의 높은 압력이 전달될 경우 머리뼈 안으로 그 압력이 전달되어 심각한 증상을 유발할 수 있다. 이는 주로 성인에서 호발하는 후천적 병변으로 알려져 있으나 정맥동 혈전증, 두부외상 같은 원인으로 발생하기도 하지만 원인이 정확히 밝혀지지 않았다. 병변의 위치 및 정맥으로의 역류 정도에 따라 안구충혈, 복시, 시력저하, 박동

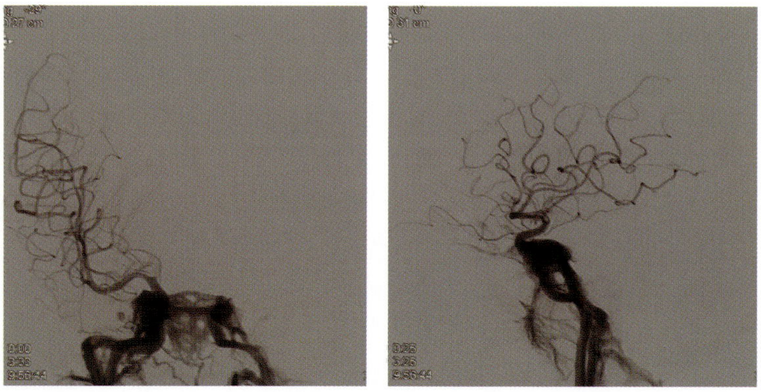

ǀ그림 3-12ǀ CCF image

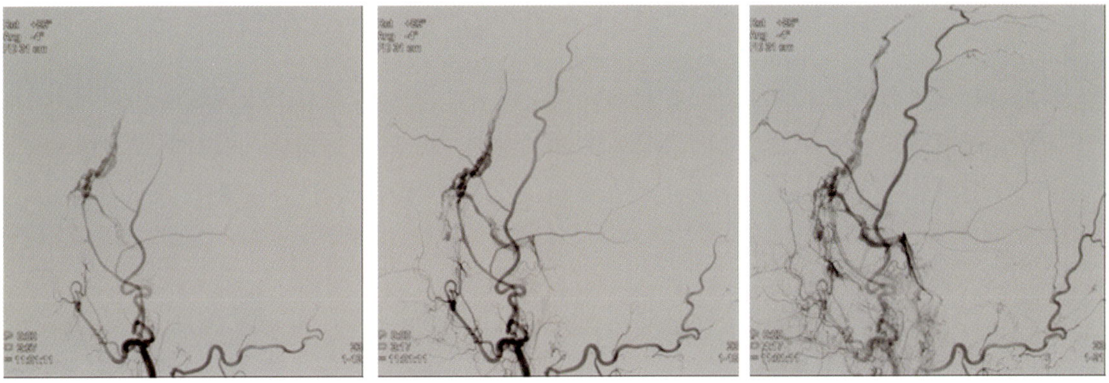

| 그림 3-13 | Dural arteriovenous fistular

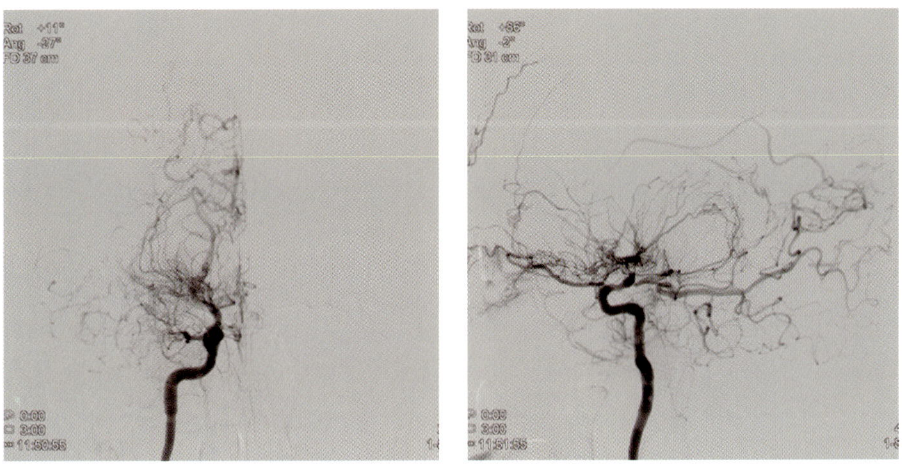

| 그림 3-14 | Moya-moya disease image

성이명, 치매, 인지기능저하, 경련발작, 의식저하, 뇌출혈 및 신경학적 결손 등 다양한 증상이 나타날 수 있다

경질막정맥굴의 혈전적 폐쇄로 인해 생긴다. 대부분 가로정맥굴, 구불정맥굴, 해면정맥굴 등이 혈전으로 막혀 발생한다.

6) 모야모야병(Moya-moya disease)

모야모야병은 속목동맥의 끝부분 즉, 앞대뇌동맥과 중간대뇌동맥 시작 부분에 협착이나 폐색이 보이고, 그 부근에 모야모야 혈관이라는 작은 이상 혈관이 관찰되는 원인불명의 질환을 말한다. 한국, 일본 등 동아시아 국가에서 많이 발생하며 1957년 다케우치(Takeuchi)와 시미즈(Shimizu)가 양쪽 속목동맥의 형성 부전으로 처음 기술하였고, 1969년 스즈끼(Suzuki)에 의해 뇌혈관 동맥 조영상에 따라 일본말로 "담배연기가 모락모락 올라가는 모양"의 뜻을 지닌 모야모야병으로 명명되었다. 병리학적으로 혈관내막이 증식하여 협착 및 폐색을 초래한다. 대부분 양쪽혈관이 동시에 발생하고 경우에 따라서는 일측성도 있으나 점진적으로 양측성으로 발전하기도 한다. 연령별로는 10세 이하의 어린이 집단과 30세 전후의 젊은 청장년 집단 등 두 연령군에서 호발하고 환자의 7~12%가 가족력을 가지고 있다.

7) 속목동맥 협착증(internal carotid artery stenosis)

목에서 머리쪽으로 주행하여 뇌로 혈액을 공급해 주는 중요한 혈관이 속목동맥이다. 속목동맥이 서서히 막히면서 초기에는 증상을 느끼지 못하지만 뇌로 혈액을 공급하지 못하면 중풍이나 일과성 허혈발작(transit ischemick attack/TIA) 등을 일으킬 수 있다.

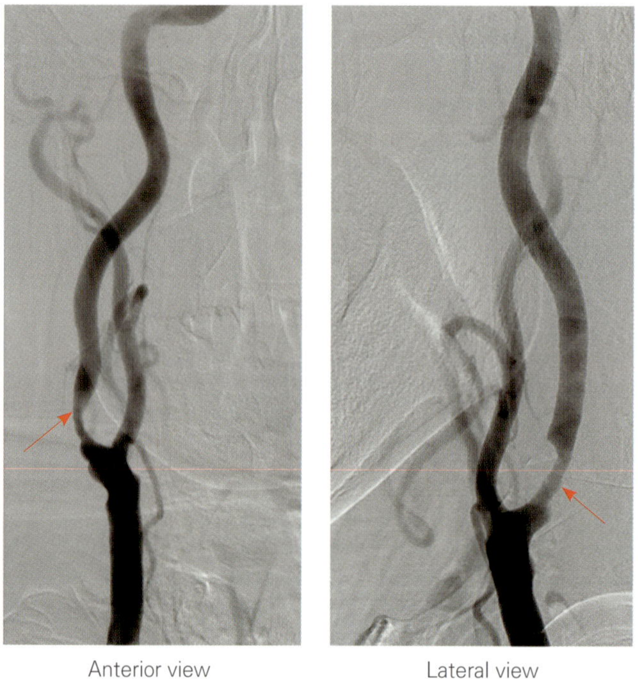

그림 3-15 Internal carotid artery stenosis(arrow)

03 뇌혈관 조영검사

최근 뇌영역의 검사는 CT, MRI(CT angio, MRA)에 의한 영상진단이 확립되어 있기 때문에 진단을 목적으로 시행하는 혈관조영술은 점차 감소하는 경향이다. 그러나 MRA나 CTA에는 각기 한계가 있고 혈관조영술을 대신하는 시점에는 이르지 못했으며, 특히 CT angio나 MRA 검사후 이상 병변이 발견되거나 뇌동맥자루(aneurysm)와 협착(stenosis) 등의 혈관성 병변의 대부분은 아직도 혈관조영술 검사가 중요한 검사방법으로 이용되고 있다. 뇌혈관 조영술이 처음 시작되었을 때는 목동맥을 직접 천자하여 대뇌만 검사하였으나 카테터를 사용하여 소뇌 및 뇌줄기의 진단에 필요한 척추동맥의 진단이 가능하게 되었다.

뇌혈관조영술은 5F headhunter 카테터를 사용하여 양쪽 속목동맥(혈관기형 AVM 또는 혈관종, 수막종 등의 경우에는 양쪽 바깥목동맥 조영술 시행)과 척추동맥을 선택적으로 조영하여 뇌혈관에 대한 진단을 하며(혈관의 변이 variation에 따라 Simmons, HN, HH 등의 카테터를 사용하여 시행되기도 한다), 4개의 혈관을 검사하기 때문에 4 vessel angiography라고도 부른다.

조영제는 자동주입기를 이용하여 카테터를 통해 주입하게 되며 동맥상(arterial phase), 모세혈관상(capillary phase), 정맥상(venous phase)을 시간순으로 연속적으로 획득할 수 있다. 뇌혈관 조영술은 CT angio나 MRA보다 다소 위험성이 높은 침습적인 방법이지만 영상획득 시간이 짧으며 적은 양의 조영제로 정확한 정보를 얻을 수 있는 장점이 있다.

1) 검사목적

뇌혈관 질환은 뇌세포에 영향을 주어 2차적인 기능마비를 동반하며 경우에 따라서는 사망할 수도 있어 관리가 매우 중요하다. 대표적으로 나타나는 질환은 폐색성(occlusive) 또는 협착성(stenosis)질환과 혈관이 터지는 출혈성질환(hemorrhagic) 그리고 종양(tumor)으로 나누어진다. 주행이상의 질환에는 혈전용해제, 풍선확장술, 스텐트삽입술, 색전술 등의 중재적시술을 사용하고 뇌종양 등의 질환은 영양혈관을 찾아 색전시킨다.

① 뇌혈관과 관련된 질환의 진단과 수술 전·후의 평가
② 뇌혈관 중재적 시술 후 추적검사
③ 머리와 목 및 얼굴부위의 기형 등 혈관질환 진단

2) 적응증

① 뇌종양성 병변진단(tumor diagnosis)

· 수막종(meningioma)
· 혈관과다 종양(hypervsacular tumor)
· 수술 전 종양혈관의 확인(mapping of tumor vascularization) 및 신생혈관 관찰
· 혈관 및 주위 뇌조직의 병소 공간 확인 및 압박 소견의 관찰

② 혈관관련 질환진단(vascular disesae diagnosis)

· 동맥자루(aneurysm)
· 대동맥박리(aortic dissection)
· 동·정맥기형(arteriorvenous malformation, AVM)
· 폐색 및 협착(occlusion & stenosis)
· 혈관염(arteritis)
· 혈관연축(vessel spasm)
· 혈전증(thrombosis)

③ 외상(trauma)

· 거짓동맥자루(pseudoaneurysm)
· 동정맥샛길(arteriovenous fistula, AVF)
· 혈관폐색(vessel occlusion)
· 파열(rupture)

④ 수술 전 및 중재적 시술 후 평가

3) 금기증

① 부정맥(arrythmia)이 있는 환자
② 심장근육경색(myocardiac infarction)이 있는 환자
③ 약물이나 조영제 과민 환자
④ 콩팥 기능 저하, 콩팥 질환 환자
⑤ 출혈이 있는 환자

4) 촬영장치

① 일반적으로 뇌혈관 조영술은 양방향(biplane) 장치를 사용하여 검사한다.
② 그림 3-16은 단방향(single plane)과 양방향(biplane) 혈관조영 장치로 뇌혈관은 전·후, 좌·우 및 사방향에 대한 혈관정보를 획득·치료하기 위해 양방향 장치로 검사를 실시한다.
③ 양방향 장치로 검사를 실시하므로 한번의 조영제 주입으로 두방향의 영상을 얻을 수 있어 조영제 주입량을 줄일 수 있으며 검사가 신속히 이루어 진다.
④ 질병의 정확한 위치와 크기 측정을 위해 회전 혈관조영검사(rotating angiography)를 실시한 후 볼륨 렌더링(volume rendering:VR) 기법으로 혈관의 3차원 영상을 얻어 혈관이나 동맥류의 모양과 크기, 혈관의 협착 정도를 측정할 수 있다.

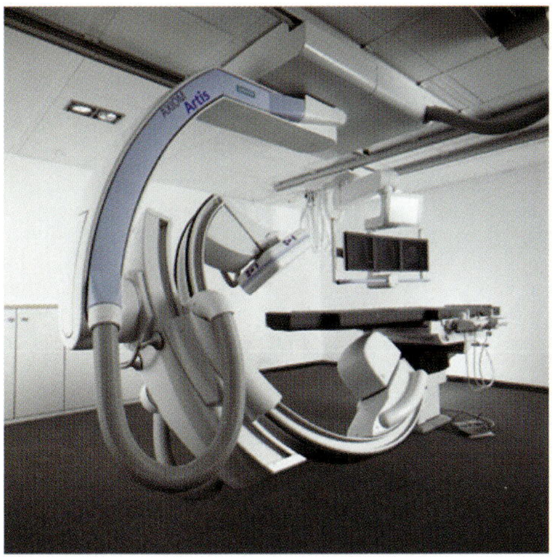

[A] single plane

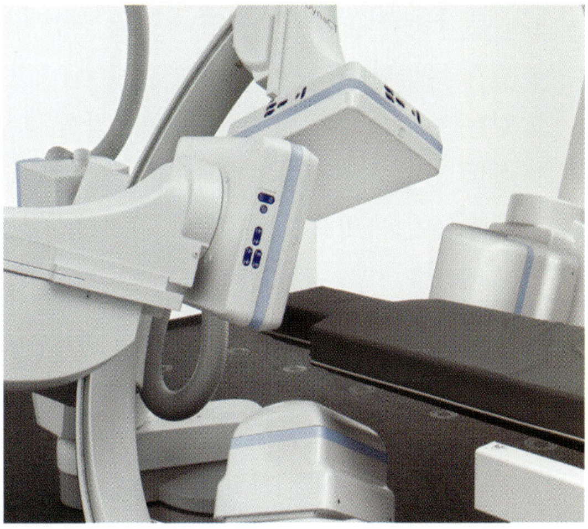

[B] bi plane

| 그림 3-16 | Angiography system

5) 뇌혈관 촬영방법

비가역성 세포들의 집단으로 이루어진 뇌는 한번 손상을 받으면 다시 회복을 기대하기는 매우 어렵다. 외상이나 혈관이상으로 인하여 뇌혈관 조영촬영을 실시하는데 방사선의 피폭과 조영제의 부작용 등에 유의해야 한다. 따라서 뇌혈관 조영촬영장치는 회전촬영이 가능한 양방향동시촬영 장비가 유리하다.

① 5F 쉬스를 오른넙다리동맥(Rt. femoral artery)에 삽입 후 혈관조영 카테터인 headhunter(5F) 카테터에 가이드와이어를 넣고 sheath에 삽입 후 먼저 가이드와이어를 대동맥활(aortic arch)부분까지 올리고 그 가이드와이어를 따라 카테터가 올라가게 된다(카테터가 가이드와이어 없이 앞서 올라가게 되면 정상 혈관에 손상을 줄 수 있으므로 항상 wire가 먼저 올라가도록 한다. 가이드와이어는 물이나 수분을 만나면 가이드와이어 면이 부드러워지는 코팅이 되어 있어 혈관에 손상을 덜 주게 된다).

② 카테터가 대동맥활 부분에 이르게 되면 가이드와이어를 빼내고 헤파린(혈액의 응고를 방지하는 약품)과 생리식염수(saline)가 섞인 10cc syringe(주사기)를 카테터에 연결 후 카테터 안의 혈액을 4~6cc 정도 카테터 밖으로 흡입하고 헤파린이 담긴 생리식염수를 주입해준다(혈액 중에 혈전생성 방지).

③ 카테터에 가이드와이어를 다시 전·후, 좌·우방향으로 로드맵 영상을 만든다. 로드맵 영상을 보며 속목동맥을 가이드와이어로 선택 후 카테터를 속목동맥 안에 삽입 후 조영제를 천천히 손으로 주입한다. 카테터가 혈관안에 잘 삽입이 되었는지와 시술 중 혈관에 이상작용이 발생하는 가를 확인 후 조영제 주입기와 연결하여 혈관조영을 실시한다.

④ 조영술을 시행 후 다시 주사기를 사용하여 카테터안의 혈액을 흡입 후 생리식염수를 밀어 넣는다.

⑤ 같은 방법으로 반대쪽 속목동맥 검사 후, 빗장밑동맥을 가이드와이어로 선택 후 척추동맥 조영술을 실시하도록 한다.

⑥ 척추동맥은 빗장밑동맥에서 기시하므로 먼저 가이드와이어를 빗장밑동맥에 선택 후 카테터를 빗장밑동맥에서 카테터를 통해 조영제를 천천히 주입한다. 척추동맥의 갈림부를 확인 후 로드맵 영상을 획득하고 척추동맥을 선택하여 혈관조영술을 실시한다(척추동맥은 눈확 사이의 음영에 추체(petrous)가 겹치도록 전후상을 얻고, 측면상은 정측면 영상을 얻도록 조정한다).

척추동맥 조영시는 환자가 작열감(조영제의 주입으로 인해 머리가 뜨거워지는 것을 느낌)을 속목동맥보다 많이 느끼므로 검사 전에 뒷머리가 많이 뜨거울 수 있다고 주의를 주어야 한다.

⑦ 필요시에(모야모야병, 혈관기형, 뇌수막종 등)는 바깥목동맥 조영술도 같이 실시한다.

일반적으로 속목동맥은 true AP, lateral position으로 검사하며 앞 얼굴에 조영제로 인한 작열감이 온다.

⑧ 혈관조영 시에는 환자의 협조가 많이 필요하므로 항상 검사 전에 주의사항을 알려 환자가 편하게 검사를 받을 수 있도록 하여야 한다. 환자의 협조가 있어야 진단에 적합한 질 좋은 영상을 획득할 수 있다.

(1) 내경동맥조영술(Internal carotid angiography)

카테터는 넙다리동맥을 천자 후 대동맥을 거슬러 올라와 대동맥활에서 왼쪽과 오른쪽 중 검사하고자 하는 속목동맥을 선택하여 1~2번째 목뼈(cervical spine)위치에 오도록 위치시킨다. 이때 카테터와 가이드와이어에 의해 혈전이 생기지 않도록 주의해야 하며 조영제 주입시 공기방울이 혈관내로 유입되지 않게 특별히 주의해야 한다.

속목동맥의 전후 촬영은 혈관의 겹침을 방지하기 위해 머리쪽으로 각도를 15~20도 정도로 주며, 측면 촬영은 완전한 측면상이 되도록 각도를 잡는다. 조영제 주입 후 동맥상(arterial phase)은 1~3초, 모세혈관상(capillary phase)은 4~6초, 정맥상(venous phase)은 6~8초 사이에 얻을 수 있다.

조영제 주입량은 환자의 혈류속도에 따라 다르지만 일반적으로 초당 5~6㎖씩 총 7~8㎖를 주입한다. 조영제가 주입되면 환자는 작열감 등의 몸의 변화를 느끼게 되며 이때 머리를 고정시켜 불선예도를 감소시켜야 한다.

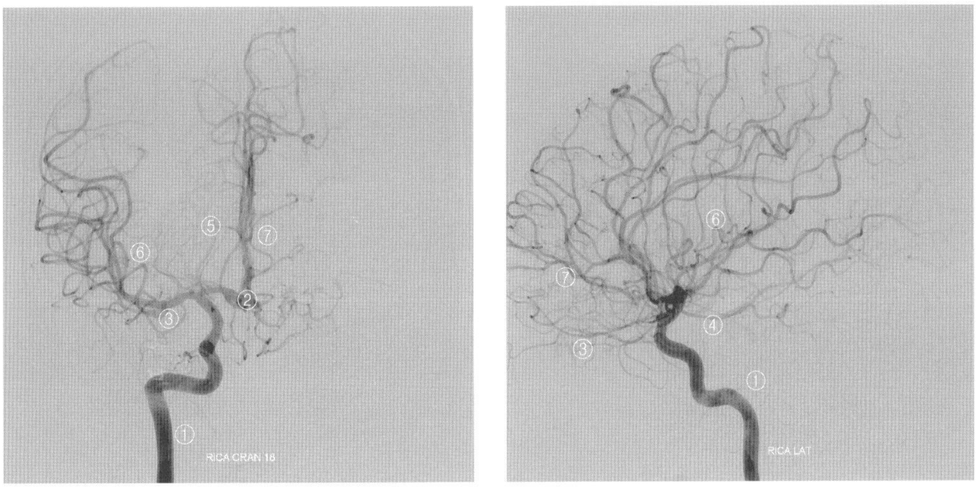

ㅣ그림 3-17ㅣ Arterial phase

① 속목동맥(internal carotid artery)
② 앞교통동맥(anterior communicating artery)
③ 눈동맥(opthalmic artery)
④ 뒤교통동맥(posterior communicating artery)
⑤ 앞맥락동맥(anterior choroidal artery)
⑥ 중간대뇌동맥(middle cerebral artery)
⑦ 앞대뇌동맥(anterior cerebral artery)

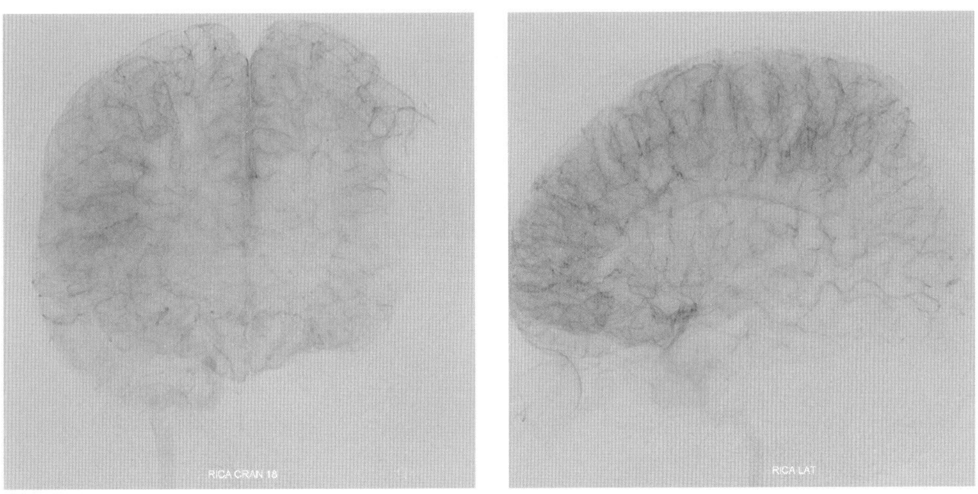

ㅣ그림 3-18ㅣ Capillary phase

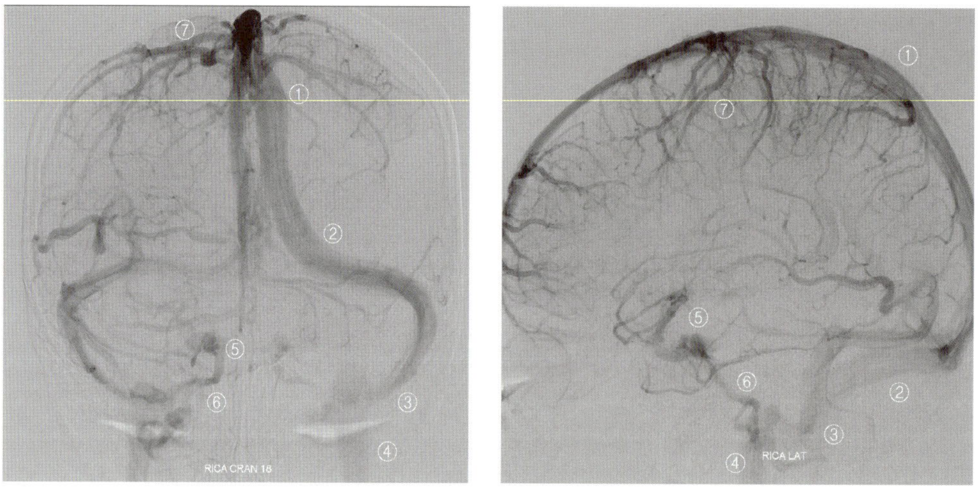

ㅣ그림 3-19ㅣ Venous phase

① 위시상정맥굴(superior sagittal sinus)
② 가로정맥굴(transverse sinus)
③ 구불정맥굴(sigmoid sinus)
④ 속정맥(internal jugular vein)
⑤ 해면정맥굴(cavernous sinus)
⑥ 아래바위정맥굴(inferior petrosal sinus)
⑦ 표재정맥(cortical vein)

(2) 외경동맥조영술(External carotid angiography)

촬영방법은 속목동맥조영술과 동일하며 조영제 주입량은 환자의 혈류속도에 따라 다르지만 일반적으로 초당 3㎖씩 총 6㎖를 주입한다. 조영제가 주입되면 환자는 작열감 등의 몸의 변화를 느끼게 되며 이때 머리를 고정시켜 불선예도를 감소시켜야 한다.

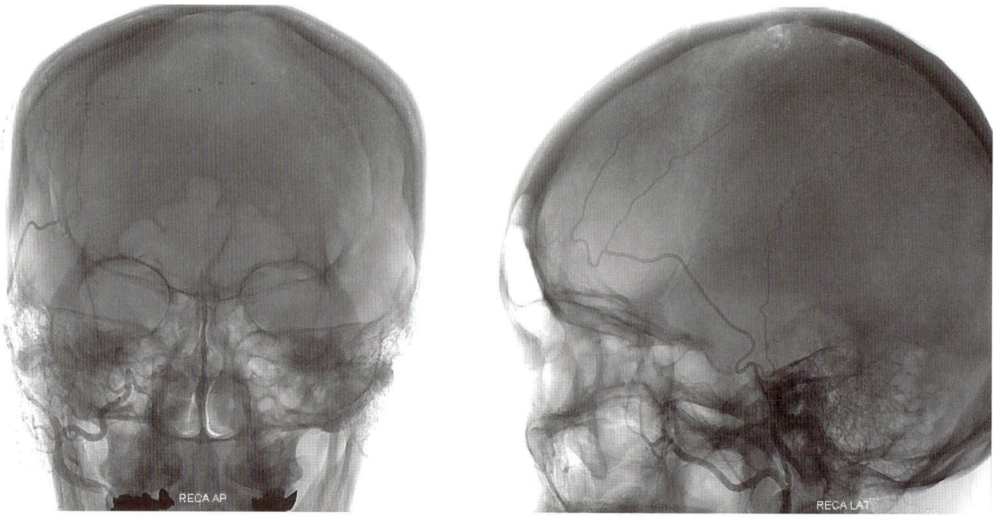

ㅣ그림 3-20ㅣ ECA native image

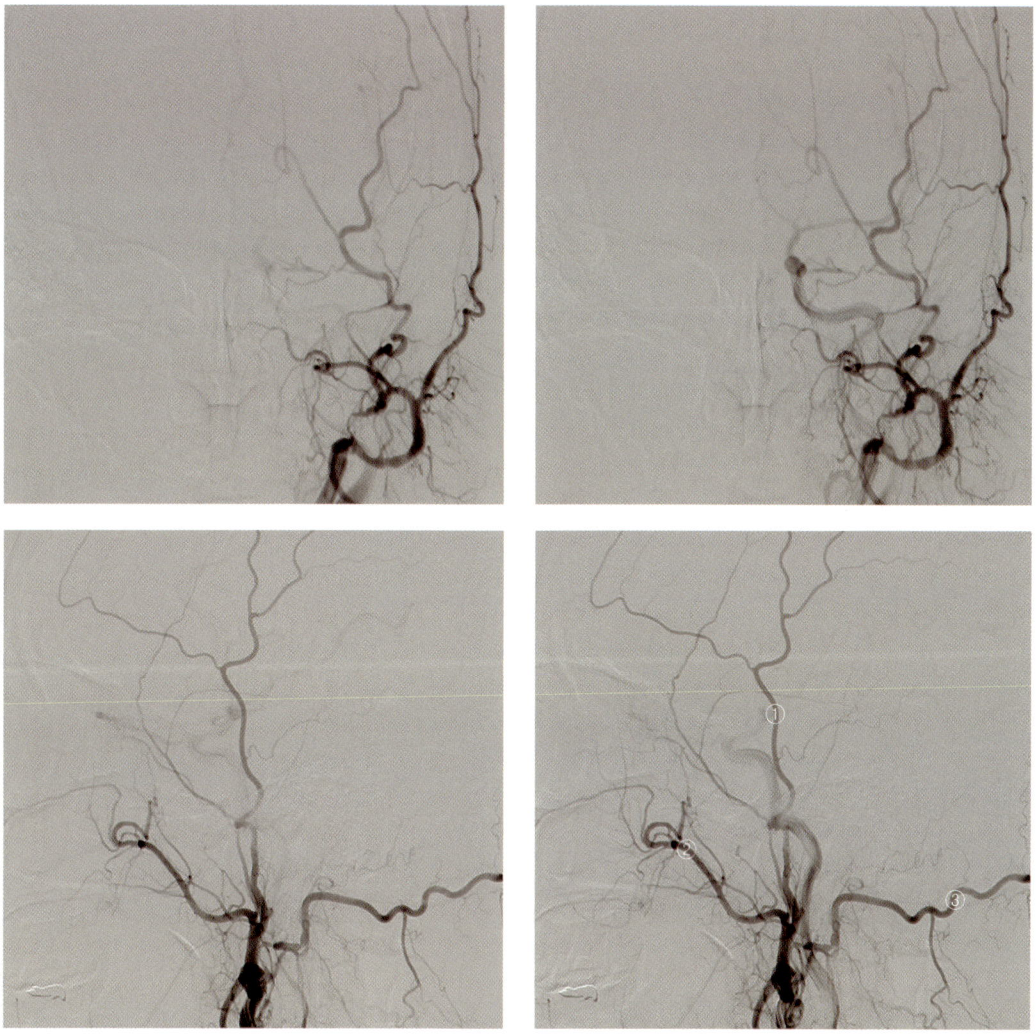

| 그림 3-21 | ECA AP & LAT angiography

① 얕은관자동맥(superficial temporal artery) ② 속위턱동맥(internal maxillary artery)
③ 뒤통수동맥(occipital artery)

(3) 추골동맥조영술(vertebral angiography)

촬영방법은 속목동맥조영술과 동일하며 조영제 주입량은 환자의 혈류속도에 따라 다르지만 일반적으로 초당 4㎖씩 총 7㎖를 주입한다. 엑스선관을 정면상에서는 Towne's angle로 하여 뒷부분의 동맥이 잘 펼쳐보이도록 해야 한다.

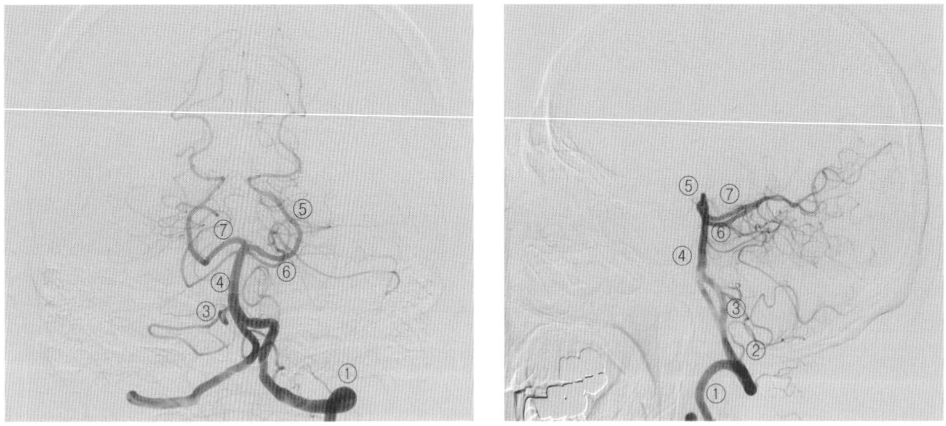

ㅣ그림 3-22ㅣ Arterial phase

① 척추동맥(vertebral artery)
② 뒤아래소뇌동맥(posterior inferior cerebellar artery)
③ 앞아래소뇌동맥(anterior inferior cerebellar artery)
④ 뇌바닥동맥(basilar artery)
⑤ 뒤교통동맥(posterior communicating artery)
⑥ 위소뇌동맥(superior cerebellar artery)
⑦ 뒤대뇌동맥(posterior cerebral artery)

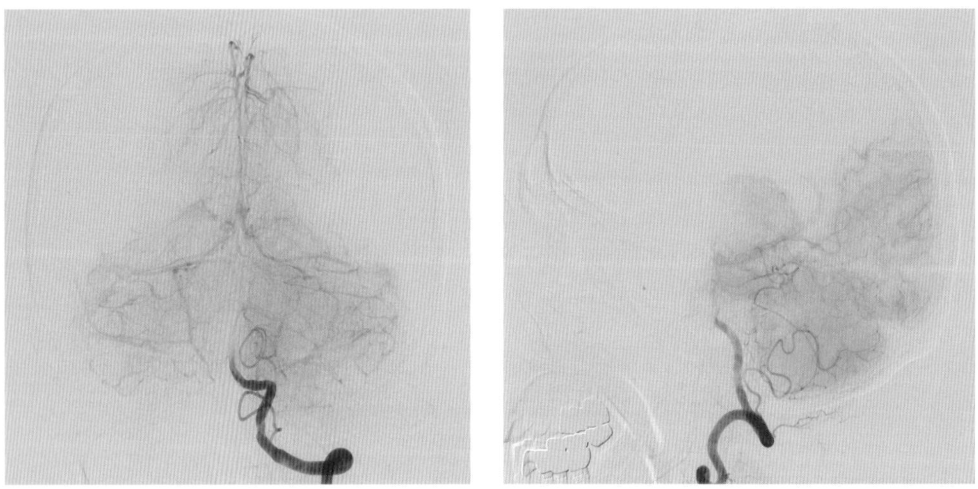

ㅣ그림 3-23ㅣ Capillary phase

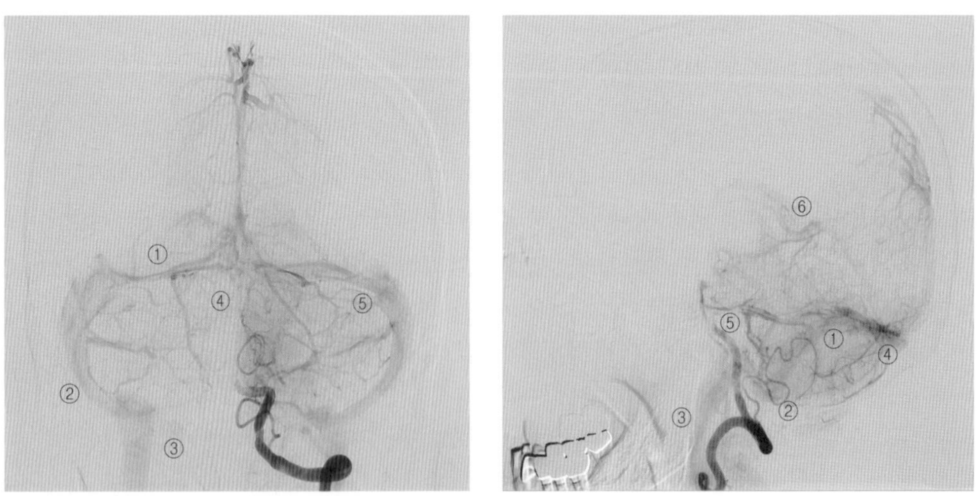

ㅣ그림 3-24ㅣ Venous phase

① 가로정맥굴(transverse sinus)
② 구불정맥굴(sigmoid sinus)
③ 속정맥(internal jugular vein)
④ 아래소뇌반구정맥(inferior cerebellar hemisphere)
⑤ 바위정맥굴(petrosal sinus)
⑥ 갈렌정맥(Galen vein)

04 뇌혈관 중재적시술

1) 뇌동맥자루 코일 색전술 (cerebral aneurysm coil embolization)

뇌혈관 색전술이란 뇌동맥자루(intracranial aneurysm)의 치료방법 중 한 가지로 외과적 수술보다는 비침습적으로 실행할 수 있는 시술로서 부풀어 오른 동맥 혈관의 동맥자루 내에 치료용 코일을 채워(packing) 동맥자루 안쪽으로의 혈류를 차단하여 파열되지 않도록 하는 시술이다.

뇌동맥자루는 뇌의 바닥(base)에 있는 거미막밑공간(subarachnoid space)을 통해 지나는 주요 동맥들이 갈라지는 지점에서 가장 흔히 나타나는 질환이다. 뇌동맥자루가 파열(rupture)전 CT 또는 MRI 검사에 의해 진단이 되거나 동맥군음증, 외상성 및 고혈압 등에 의해 파열(rupture)되어 나타나는 거미막밑공간출혈(subarachnoidal hemorrhage)이 발생하여 진단되어 진다.

(1) 뇌동맥자루의 진단

뇌동맥자루는 출혈 전에는 간헐적 증상이 있거나 뚜렷한 증상이 없으며 진단은 CTA, MRA 및 TFCA 시술에 의해 진단되어 진다.

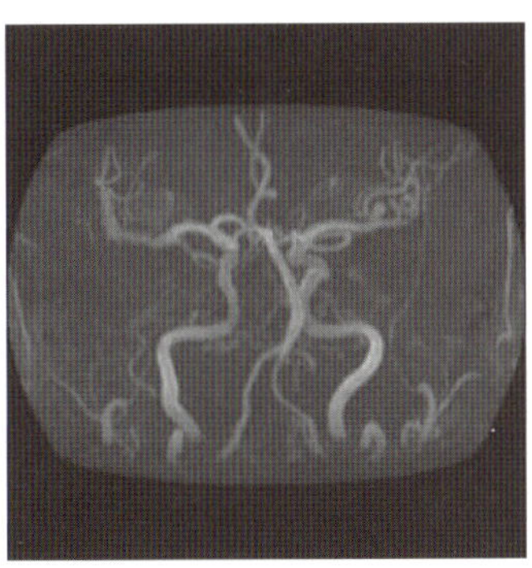

[A] MRA에서의 aneurysm

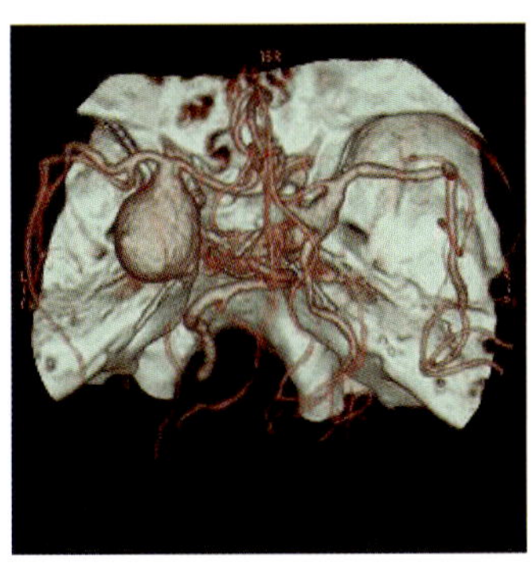

[B] CT 3D angio의 giant aneurysm

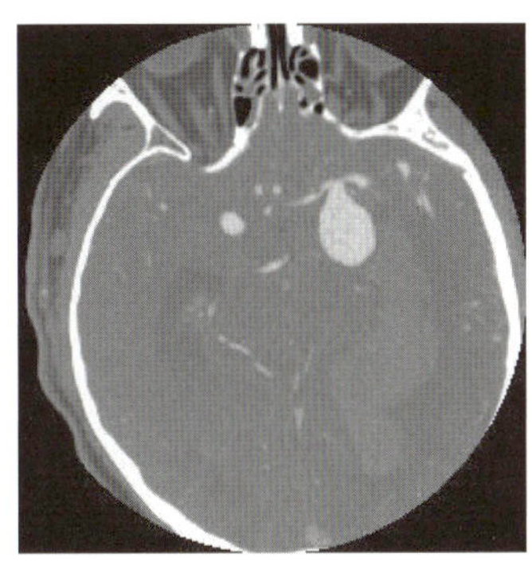

[C] CT angio axial image

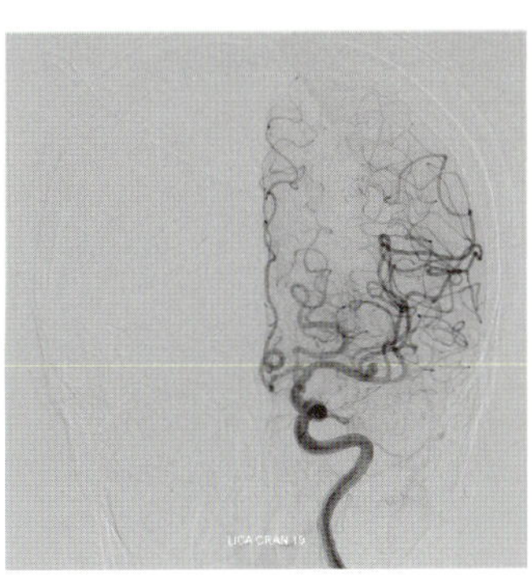

[D] MRA 환자의 TFCA image

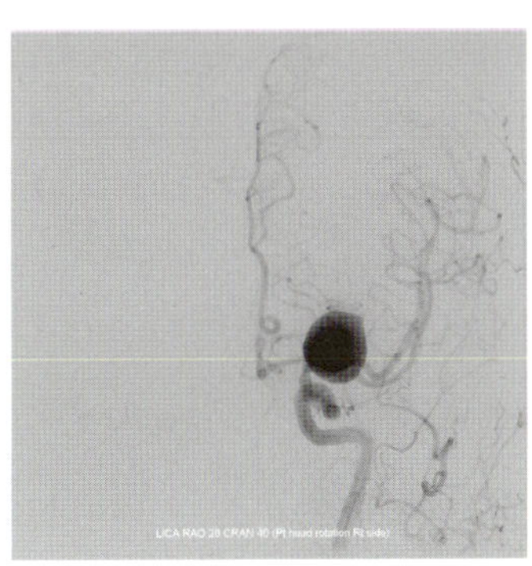

[E] CT angio 환자의 TFCA image

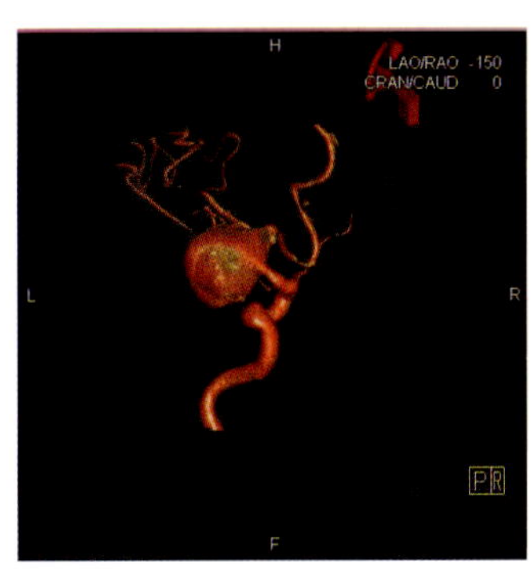

[F] CT angio 환자의 TFCA 3D image

| 그림 3-25 | Aneurysm check image

그림 3-27과 같이 각 검사에서 동맥자루를 진단할 수 있으며 TFCA와 3D 혈관조영술을 통해 동맥자루의 위치와 크기(real size), 주위 혈관과의 관계를 정확히 진단하여 적절한 치료기구 및 시술의 위험도 등을 고려하여 치료방법 등을 결정할 수 있다. 시술 중 발생할 여러 가지 상황 등을 예측하여 시술할 수 있는 장점이 있다.

(2) 뇌동맥자루의 발생원인(그림 3-26)

① 머리속 동맥벽의 선천적 결손(정상적으로 머리속 동맥이 갈라지는 곳에는 혈관중간막(tunica media)이 없다.
② 뇌혈류의 역동적 요인(dynamic factor)
③ 뇌동맥의 퇴행성 변화(degeneration)

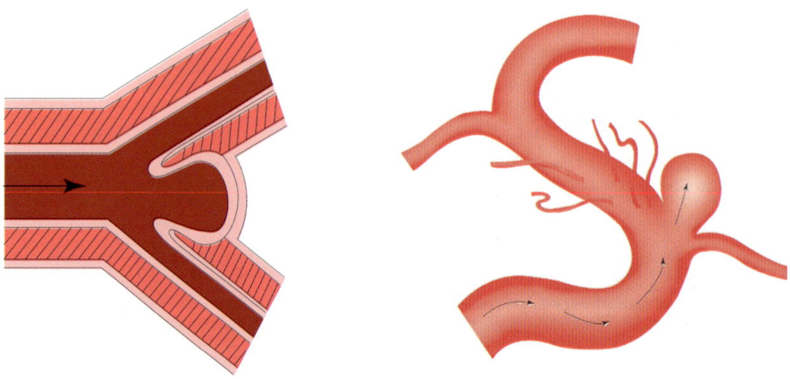

| 그림 3-26 | Generating principle of the aneurysm

(3) 뇌동맥자루의 분류

① 모양에 따라

· 주머니동맥자루(saccular aneurysm)
· 방추동맥자루(fusiform aneurysm)
· 거짓동맥자루(pseudo-aneurysm or false aneurysm)
· 박리동맥자루(dissecting aneurysm)

② 크기에 따라

· Small 〈 15 mm
· Large 15~20 mm
· Giant 25~50 mm
· Super giant 〉 50 mm

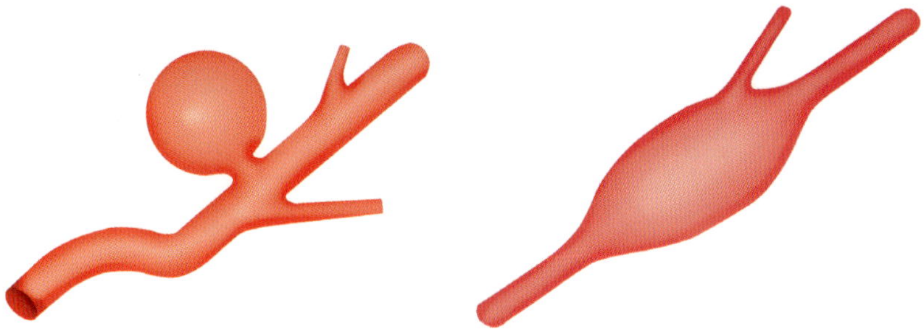

| 그림 3-27 | Type of aneurysm

(4) 뇌 동맥자루의 발생부위

뇌내동맥자루의 약 85~95%는 대뇌동맥고리의 앞쪽 순환부분(anterior circulation)에서 위치된다.

특히, 가장 흔하게 나타나는 위치는

① anterior circulation(30%)에서

· 속목동맥(ICA)과
  - 뒤교통동맥의 결합부(posterior communicating artery, P-com)
  - 앞교통동맥의 결합부(anterior communicating artery, A-com)

· 중대뇌동맥 분지부분(trifurcation of MCA)

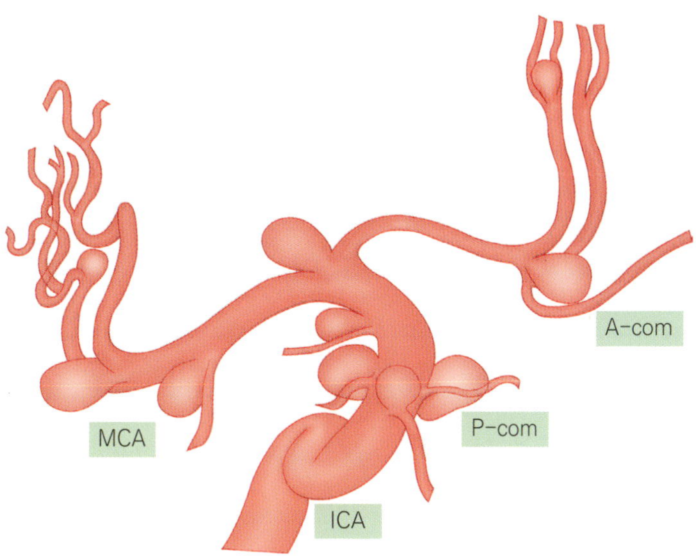

| 그림 3-28 | Generating area of the aneurysm

② posterior circulation(5~15%)에서
· 바닥동맥(basilar artery) 갈림부위 : 10%
· 척추동맥 결합부 : 5%
· 뒤아래소뇌동맥측면
- 대개 2~3개의 다발성 두개내 동맥자루는 환자들의 20~30%로 나타난다.

(5) 시술방법

환자는 전신마취 하에 시술을 시행한다. 경우에 따라 국소마취로도 시행한다(환자가 쇼크 상태일 때).

① 넙다리동맥에 쉬스를 삽입한다(쉬스의 크기는 사용기구에 맞게 선택을 한다).
② 유도카테터를 삽입한다.
③ TFCA에서 얻은 정보로 다른 혈관과 겹치지 않으며 동맥자루를 잘 표현해주는 각도로 검사 준비를 한다.
④ 로드맵 기능을 실행하여 마이크로카테터(microcatheter tip shaping)를 마이크로와이어를 이용하여 동맥자루 안으로 위치시킨다.
⑤ 마이크로카테터가 동맥자루 내에 정확히 위치하게 되면 혈관조영술을 시행하여 확인한 후 이탈성 코일(detachable coil)을 카테터를 통하여 동맥자루의 크기에 맞는 코일을 선택하여 동맥자루내로 packing한다(aneurysm neck size에 따라 wide neck일 경우 stent, balloon을 사용할 수 있다).
⑥ 동맥자루 안을 코일로 다 채우거나 혈류가 차단될때까지 coil을 동맥자루 내에서 원하는 모양으로 만들며 packing하고 필요시마다 조영제를 주입하여 혈류의 흐름(blood flow)을 확인하고 색전술의 성공(complete) 여부를 확인한다.
⑦ 성공적으로 색전이 확인되면 최종적으로 뇌혈관조영을 시행하고 GDC embolization을 마치게 된다.

※ Final angio시에는 시술전후의 정상혈관의 이상여부와 동맥자루의 치료가 적절히 이루어 졌는지 확인하여야 한다.

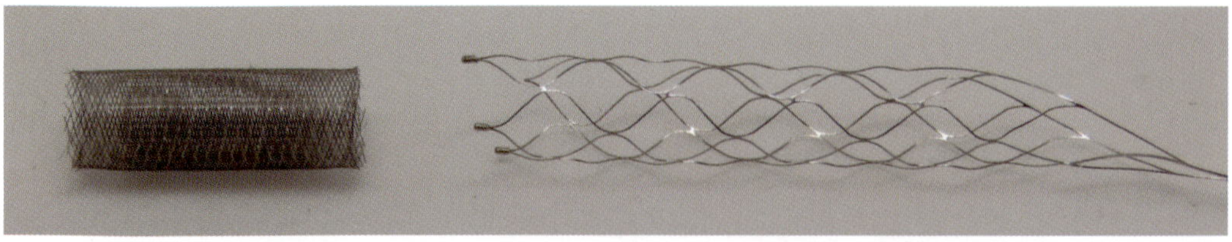

그림 3-29 flow divert stent and stent assist stnet

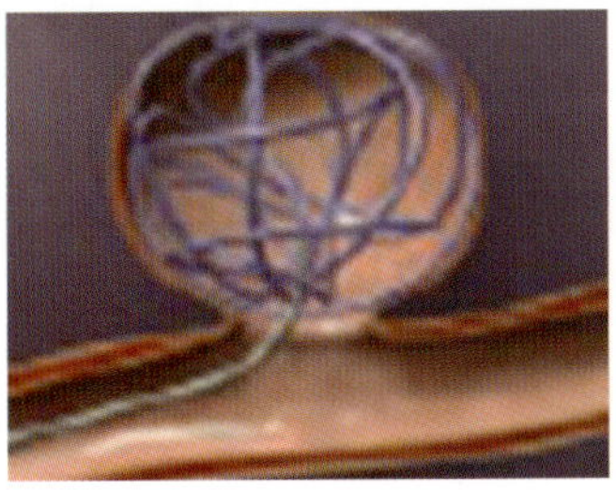

[A] 코일 프레임 작업

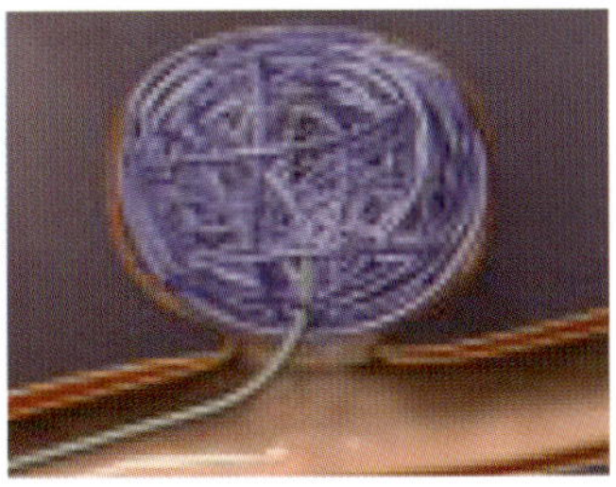

[B] 완벽하게 채운 동맥자루

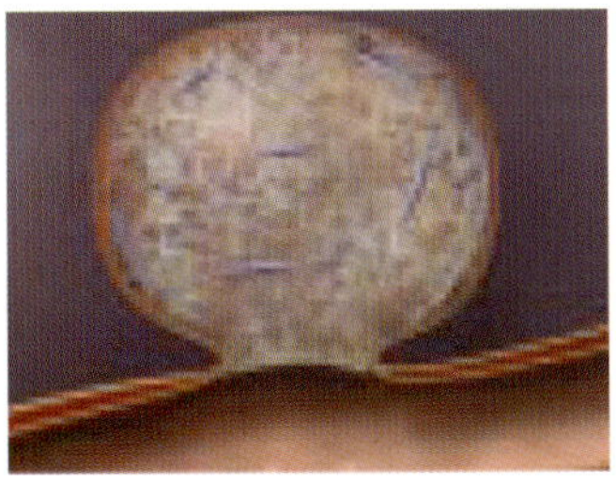

[C] thrombus 형성

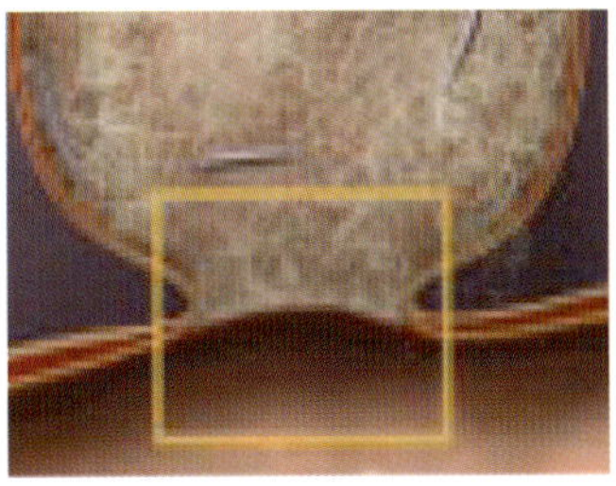

[D] 동맥자루의 목부분 보충

| 그림 3-30 | Coil embolization

뇌동맥자루는 위의 일련과정을 거쳐 점차 섬유형성이 되어 섬유세포조직화 되어 치료가 이루어 진다.

(6) GDC embolization의 장점

① 수술보다 비침습적이다.
② 외과적수술이 힘든 환자들을 시술할 수 있다.
③ 모든 위치의 동맥자루가 치료 대상이 된다.
④ 동맥자루의 정확한 위치와 사이즈를 알 수 있으며 실시간으로 색전술의 정도를 알 수 있다.

(7) GDC coil

GDC(Guglielmi detachable coil)은 1991년에 Dr. Guglielmi에 의해 개발된 분리형 코일로서 백금 coil이 stainless steel delivery wire와 연결되어 있으며, 백금 coil부분이 동맥자루로 주입된 후 분리되게 되어있다.

Coil은 엑스선이 불투과 되어 투시상에 선명하게 구별이 되며, coil의 움직임을 잘 관찰할 수 있다.

처음 개발된 이후로 여러 가지 모양과 특성의 코일이 개발되어 왔으며 2D coil 3D coil aneurysm의 크기에 맞추어 사용할 수 있도록 다양한 크기와 모양을 가지고 있고 그 분류 방법에도 여러 종류가 있다.

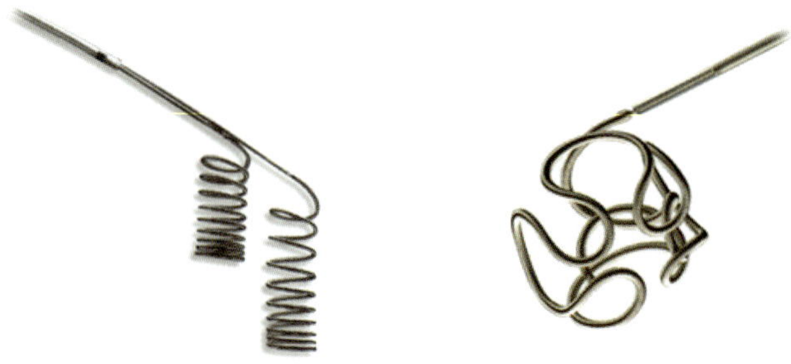

| 그림 3-31 | 2D, 3D coil

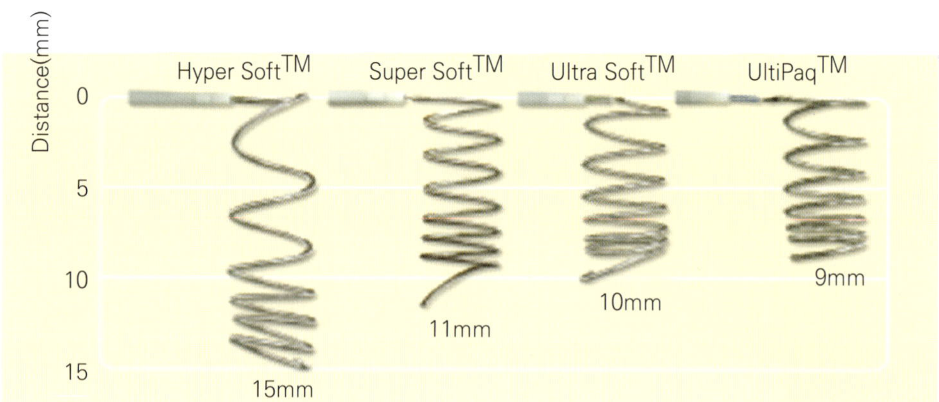

| 그림 3-32 | Classification according to coil strength

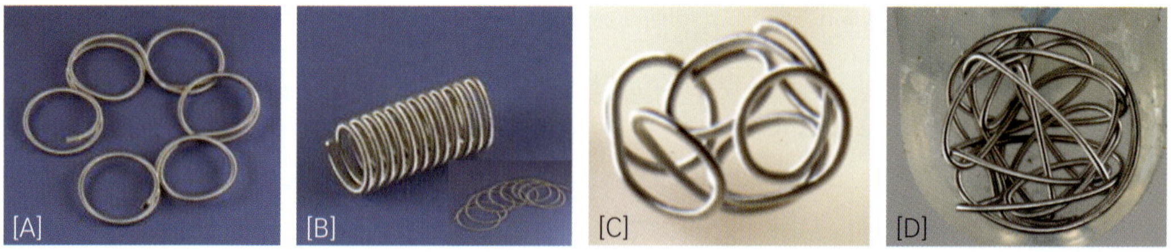

| 그림 3-33 | Classification according to coil shape

[A] compass coil [B] Helical coil [C] 3D coil [D] complex coil

(8) Coil 분리방법

Coil의 분리방법은 크게 전기분리형, 수압분리형, 장치식 분리형으로 나눌 수 있다.

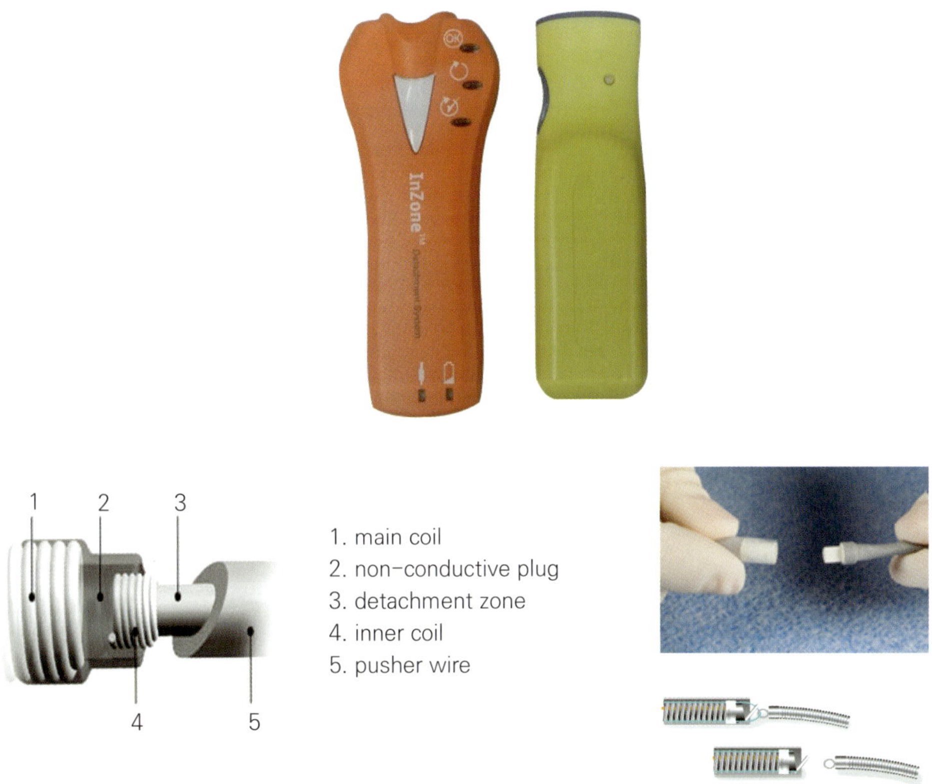

ㅣ그림 3-34ㅣ Separate electricity(전류를 흐르게 하여 코일이 분리되는 방식)

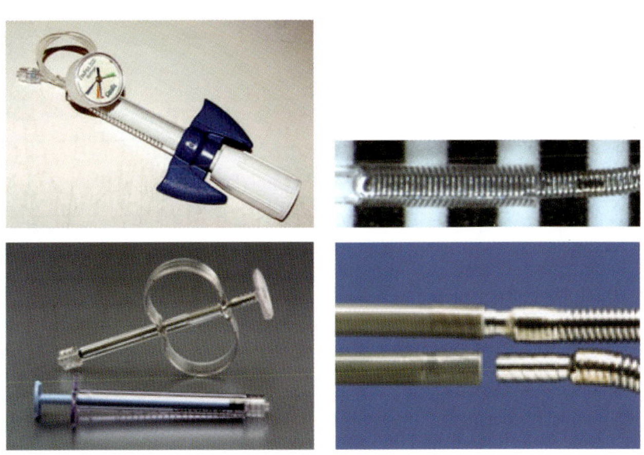

ㅣ그림 3-35ㅣ Hydraulic detachable(물의 압력으로 코일이 카테터 밖으로 분리되도록 함)

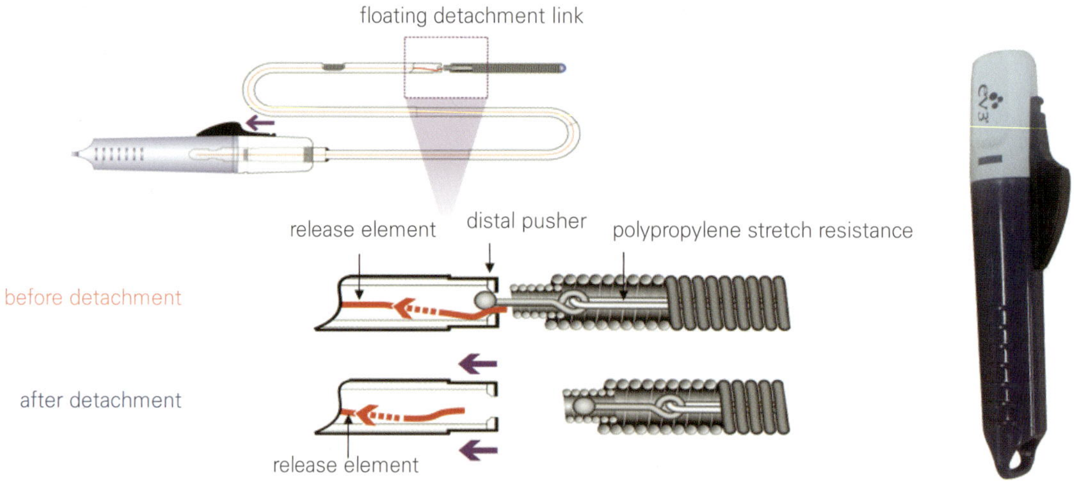

ㅣ그림 3-36ㅣ Removable device type

(9) 뇌동맥자루 색전술 영상

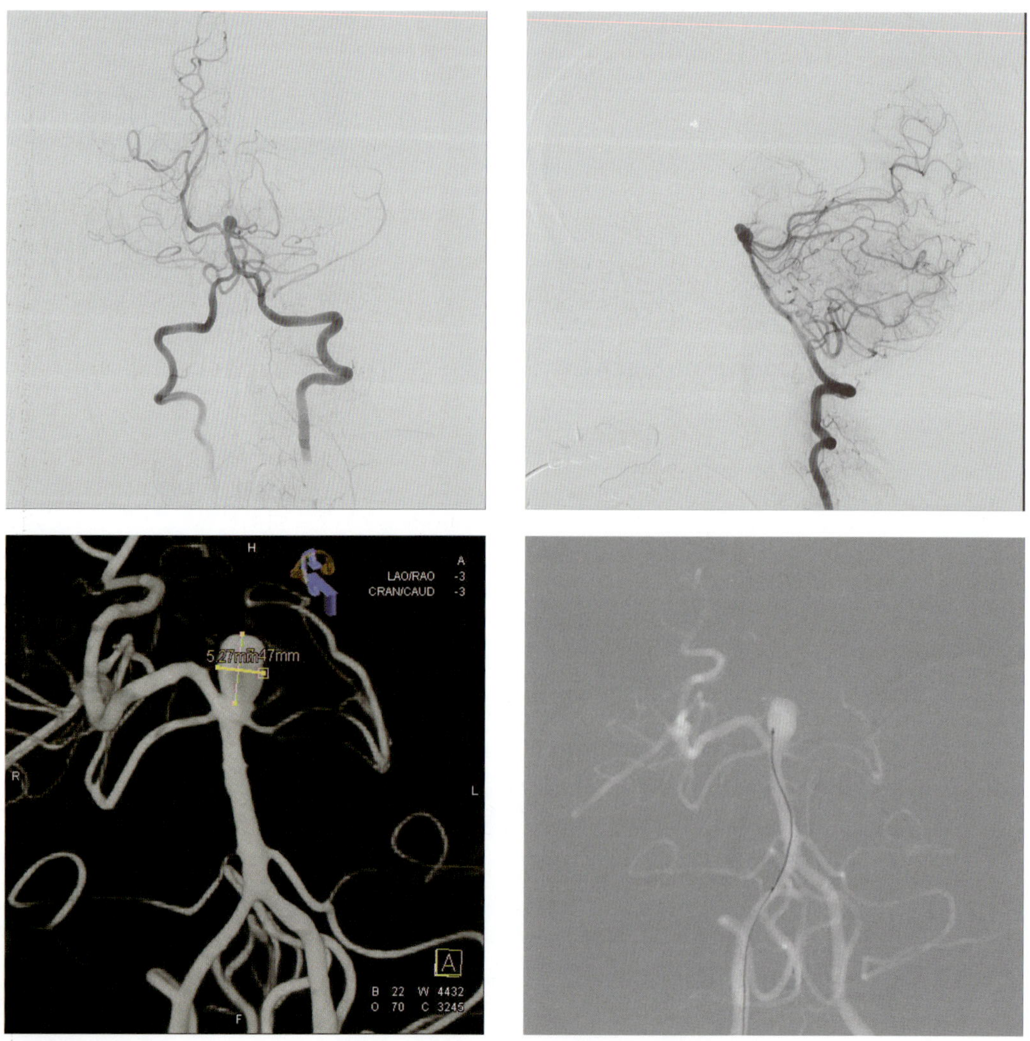

ㅣ그림 3-37-1ㅣ Embolization image

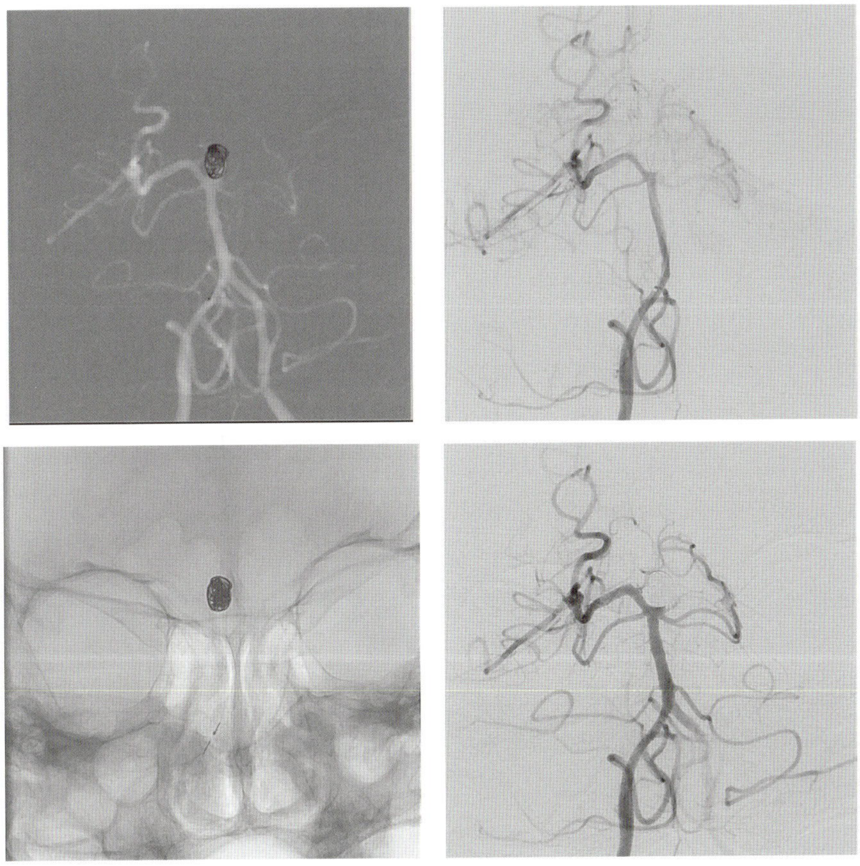

ㅣ그림 3-37-2ㅣ Embolization image

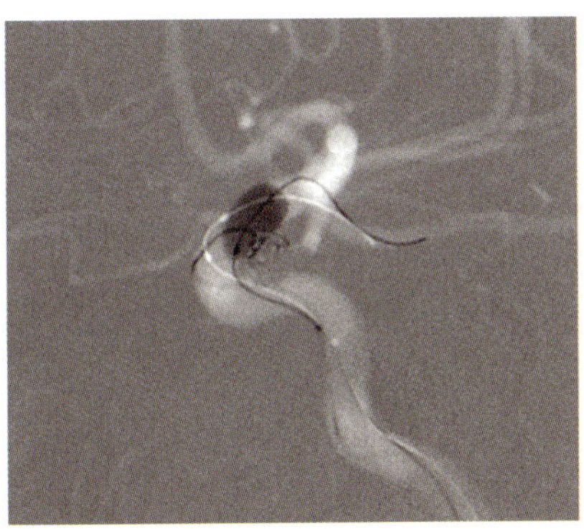

ㅣ그림 3-38ㅣ balloon assist image

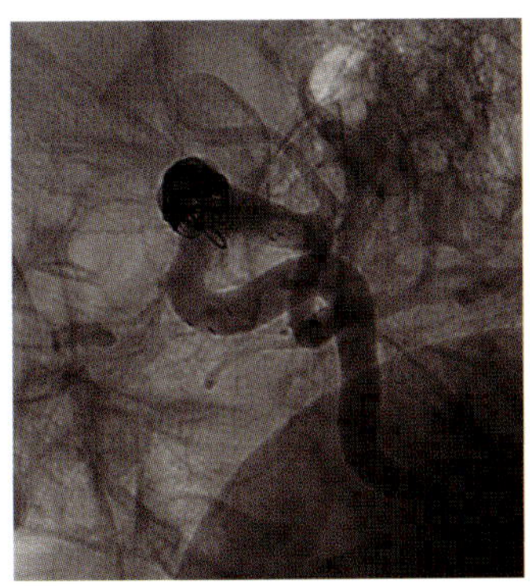

ㅣ그림 3-39ㅣ stent assist image

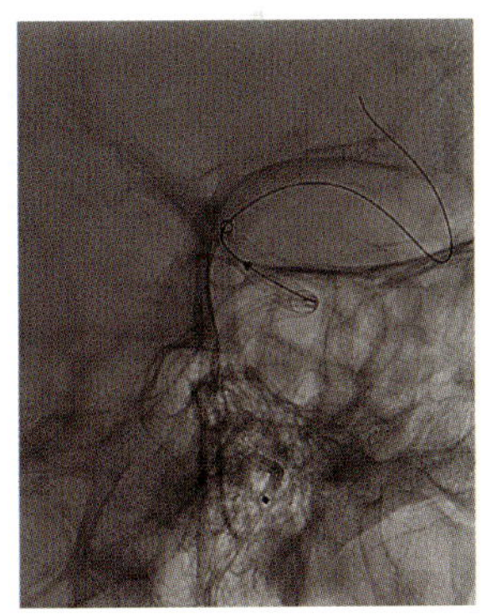

ㅣ그림 3-40ㅣ flow divert image

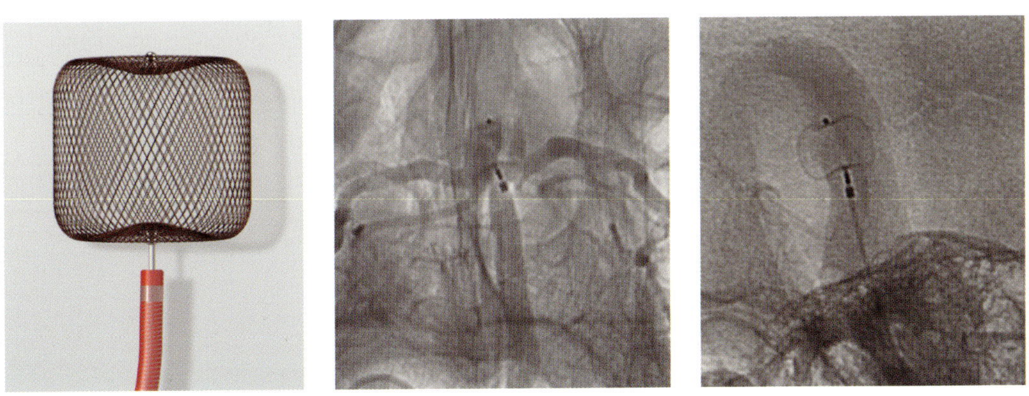

ㅣ그림 3-41ㅣ woven endobridge(WEB) 디바이스

2) 경동맥해면정맥동루색전술 (carotid cavernous sinus fistula embolization, CCF)

목동맥해면정맥굴샛길(CCF)이란 정상적인 사람은 동맥에서 모세혈관을 통해 정맥으로 혈류가 흘러가지만 동정맥샛길은 동맥과 정맥 사이에 비정상적인 흐름이 생겨 동맥혈이 정맥으로 바로 유입되는 질환으로 그 발생 위치가 목동맥과 해면정맥굴 사이에서 발생한 동정맥샛길을 목동맥해면정맥굴샛길이라 한다.

발생원인은 거의 대부분이 외상(trauma)에 의해서이며 드물게 자발적(spontaenous)으로 발생되기도 한다. 외상에 의해 발생된 질환은 혈관질환 등의 외과적 수술 접근 중에 시술자의 실수로 인해 발생될 수도 있고, 외부 압력에 의해 속목동맥에 위치한 동맥자루의 파열에 의해 발생된다. 자발적인 경우는 속목동맥, 바깥목동맥, 속·바깥목동맥의 뇌경질막의 작은 혈관들이 해면정맥굴로 연결되어 발생되어 진다.

외상에 의한 경우는 그 혈류량이 많고 속도가 빠르기 때문에 증상이 금방 나타나며 대부분의 증상으로는 동맥의 압력이 정맥에 그대로 전해져 이로 인해 해면정맥굴의 압력이 증가하여 안구정맥을 압박하게 되고 이러한 원인으로 결막부종(chemosis) 및 눈알돌출(proptosis), 심장박동에 일치한 이명(혈류의 증가로 인한 맥박성 소음) 등이 발생한다.

자발적인 경우는 혈류량이 많지 않으며 혈류속도가 느려 증상이 느리게 나타난다.

그 분류는 표 3-1과 같이 나누어져 있다.

외상성은 뇌혈류에 이상을 주어 뇌출혈을 발생시킬 수 있으므로 진단 시 바로 치료를 하는 것이 좋으며, 자발성인 경우에는 증상이 경미하기 때문에 경과를 보며 증상이 개선되지 않고 계속 유지되거나 심해질 경우 치료를 하는 것이 좋다.

치료방법으로는 외과적 수술, 방사선치료, 중재적시술이 있으며 일반적으로 중재적시술을 많이 시행하고 있다.

중재적시술 방법으로는 CCF 연결부위에 coil 또는 분리형풍선을 삽입하여 혈류를 차단하는 방법이 있으나 현재는 분리형풍선을 사용하는 시술은 시행되지 않고 있다.

| 표 3-1 | Barrow classification

type	pathogenesis	arterial supply	hemodynamics
A	head trauma aneurysm rupture	Internal carotid (direct).	high flow
B	spontaneous	ICA dural branches.	low flow
C	spontaneous	ECA dural branches.	low flow
D	spontaneous	ICA and ECA dural branches.	low flow

(1) 색전 물질

① 분리형 풍선(detachable balloon)

분리형 풍선의 사용은 카테터의 시작부분에 삽입한 balloon을 속목동맥으로부터 샛길을 통하여 해면정맥굴안에 삽입한다.

Balloon이 해면정맥굴안에 들어가면 balloon을 부풀려 샛길을 막는다. 카테터로부터 조영하고 샛길이 막혀 있는 것이 확인되면 balloon에 연결된 카테터를 제거한 후 확인조영을 하여 종료한다.

② 분리형 코일(detachable coil system)과 fibered coil

코일은 마이크로 카테터를 해면정맥굴내에 위치시켜 목동맥과 해면정맥굴 사이의 연결부위를 코일로써 막아주는 치료를 한다.

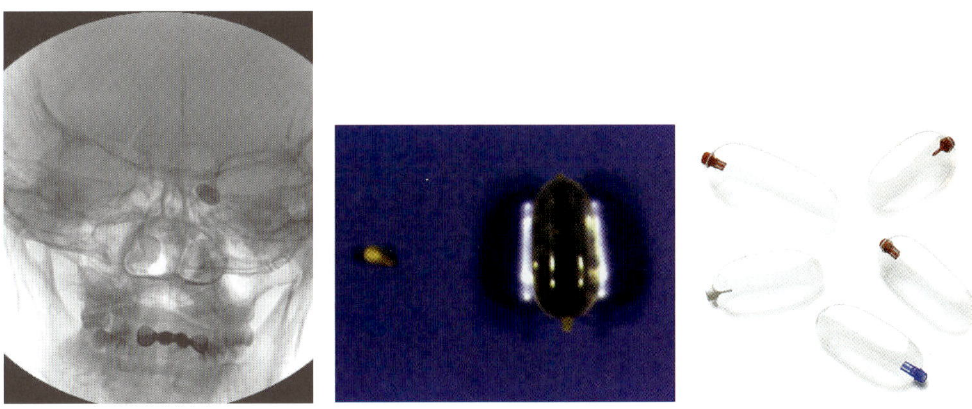

그림 3-42 Detachable balloon

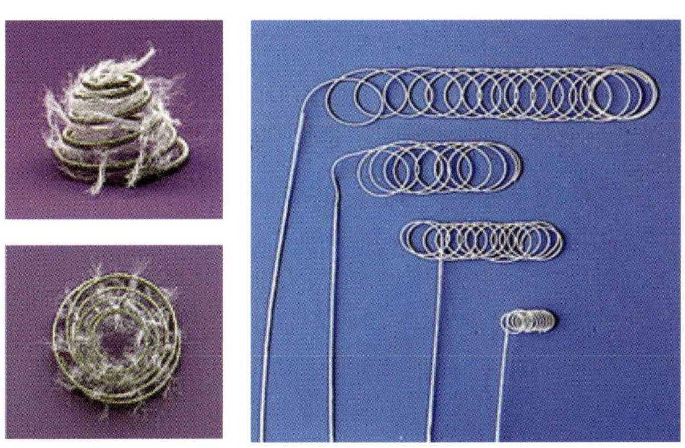

[A] tornado coil [B] detachable coil

그림 3-43 Type of coil

(2) CCF의 진단

외상에 의한 경우는 증상만으로도 진단되어질 수 있으며 임상적인 진단방법으로는 CT, MRI 등을 통해 안구돌출과 확장된 위안구정맥(superior opthalmic vein : SOV)이나 안구정맥안의 혈전 등을 관찰할 수 있다.

CT, MRI 검사 후 TFCA를 통해 CCF의 정확한 위치와 크기 draining vein 등을 확인하고 치료계획을 세운다.

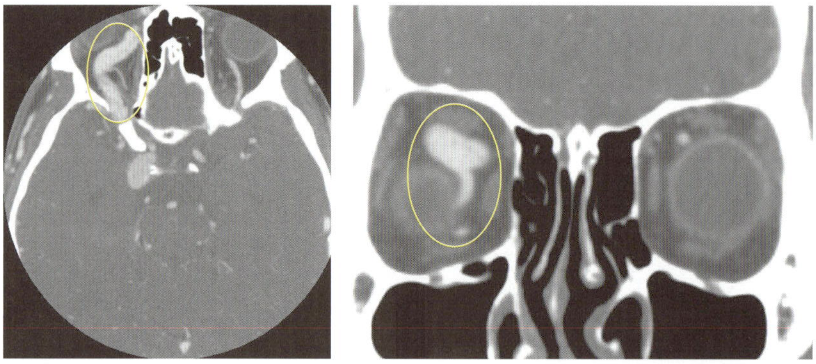

[A] CT 오른쪽의 안구정맥확장　　[B] Coronal에서의 안구정맥확장

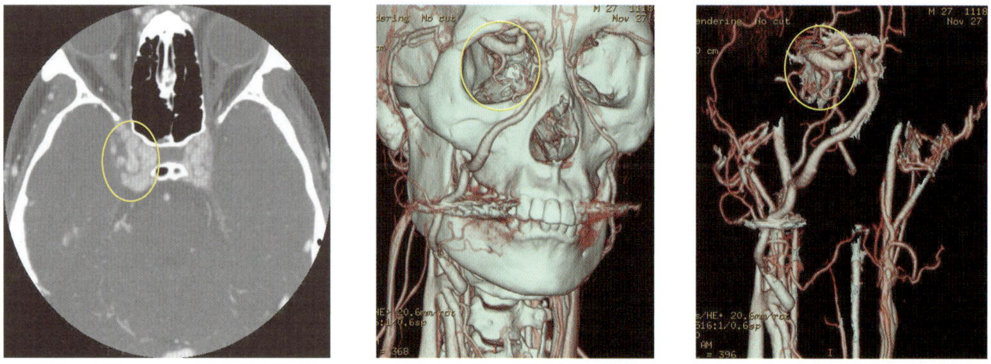

[C] CT axial에서의 CCF image　　[D]~[E] CT angio에서의 CCF image

그림 3-44 Diagnosis of the CT

(3) Coil 색전술 시술방법

① 국소마취 후 넙다리동맥을 천자한다.
② 넙다리동맥을 통해 guiding catheter 삽입(CCF가 있는 곳의 속목동맥 선택)
③ 혈관조영 시행후 CCF가 잘 보이도록 각도를 변경하면서 획득(혈관조영상을 얻을 경우에는 CCF의 혈류가 빠른 것을 감안하여 frame수를 높여서 영상을 얻어야 한다).
ex) 4~7 f/s
④ Road map을 얻고 마이크로카테터 삽입(마이크로카테터로 속목동맥과 해면정맥굴의 입구선택하여 정맥굴안으로 삽입)
⑤ 속목동맥 안으로 coil이 안나오도록 해면정맥굴에서 coiling을 시행
⑥ 속목동맥에서 해면정맥굴로의 혈류가 차단될 때까지 coiling 시행(fibered coil도 병행 사용)
⑦ 혈류가 차단되면 마지막 혈관조영술을 시행 후 시술을 끝낸다.
⑧ CCF의 coil embolization은 한번의 시술로 치료될 수도 있지만 동정맥샛길의 재개통으로 인해 재발할 수 있어 다시 색전술을 시행하여야 하는 경우도 있다.
⑨ 시술직후 안구돌출과 이명은 곧바로 치료될 수 있다.

(4) 합병증

① 혈관의 폐색
② 색전물질의 이동으로 인한 혈관폐색
③ 유출정맥(draining vein)의 폐색
④ 시술 중 혈관의 파열

(5) 목동맥해면정맥샛길 영상

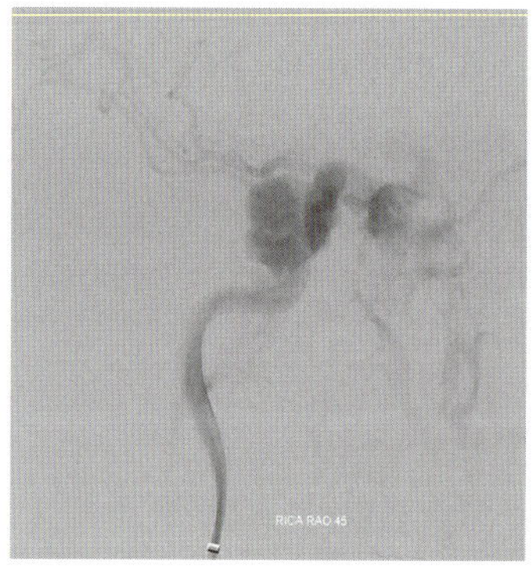

[A] CCF의 general angiography

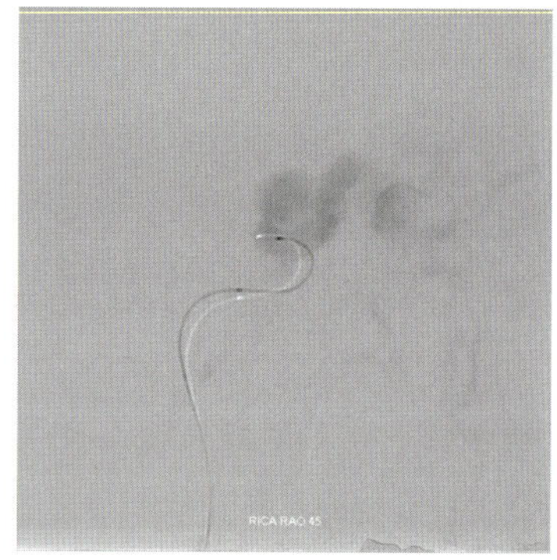

[B] micro catheter의 CCF 연결부위 입구 selection

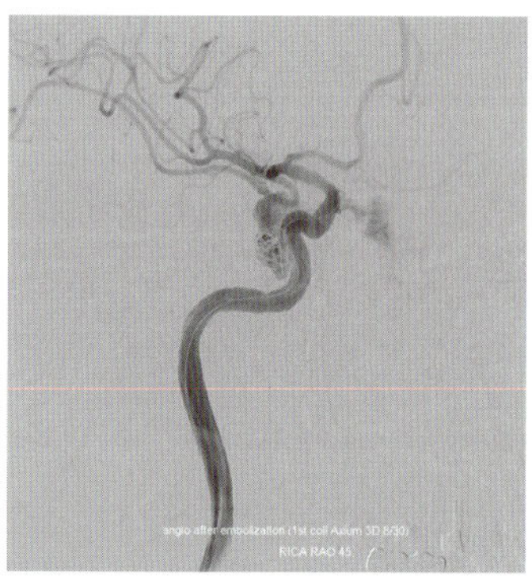

[C] CCF 연결부위의 detachable Coil coiling

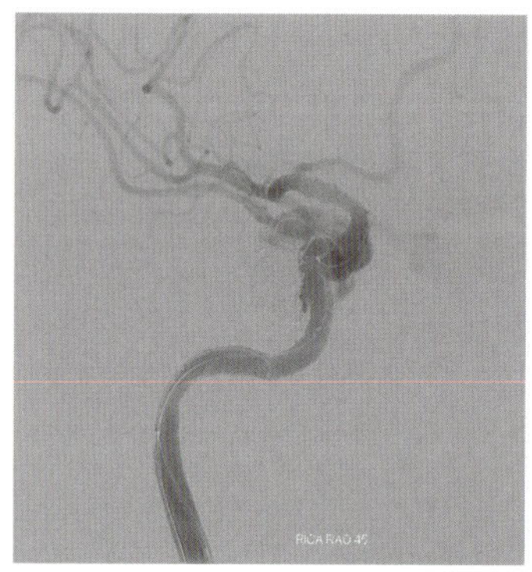

[D] 코일 색전술 후의 angiography (CCF의 혈류량이 많이 감소 을 알 수 있다)

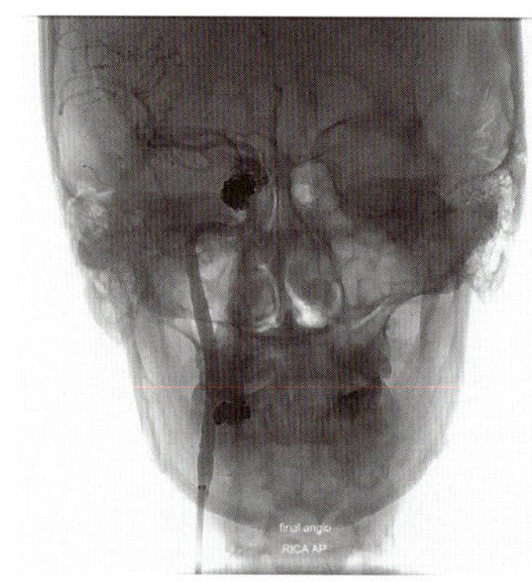

[E] 코일 색전술 후의 angiography (native image)

| 그림 3-45 | CCF embolization procedure

3) 뇌동정맥기형 색전술 (arteriovenous malformation embolization, AVM)

뇌동정맥기형(arteriovenous malformation)이란 비정상적인 혈관들의 집합으로 태아기 뇌혈관이 형성되는 시기에 이상이 생겨 동맥과 정맥사이에 모세혈관이 매개 되지 않고 이상혈관으로 연결되는 선천성 질환으로 나이가 어린 연령층에서 거미막밑출혈이나 발작원인의 하나인 뇌동정맥기형이 나타난다.

신체의 혈관은 폐에서 산소를 가득 싣고 심장을 통해 몸의 각 장기로 향해 가는 동맥과 이 동맥에 이어지는 모세혈관 그리고 모세혈관의 피를 모아 다시 폐와 심장으로 보내는 정맥이 있는데, 이 병은 정상적인 기능을 하는 모세혈관이 없는 질환이므로 뇌에 산소와 영양분의 공급이 원활히 이루어지지 않아 동맥혈이 거의 정맥혈과 차이가 없게 된다.

동정맥기형은 동맥과 정맥이 직접 연결되는 것으로 혈관조영상은 영양동맥(feeding artery), 혈관핵(nidus)과 동맥상에서 정맥이 조영되는 소견(early venous filling)이 보이며 유출정맥(draining vein)의 확장도 나타난다.

(1) 뇌동·정맥기형의 특징

① 선천성 질환이며, 증상은 주로 30대에 가장 많이 발생한다.
② 약 70%가 뇌출혈을 일으키고 30%에서 간질이 나타난다.
③ 그 밖의 증상으로는 지능장애, 뇌동정맥기형으로 흐르는 피가 많아짐에 따른 뇌허혈증상이 나타날 수 있고 20%에서는 머리내 잡음도 들릴 수 있다.
④ 발생부위는 대뇌에 약 85%, 소뇌 및 뇌줄기 부위에 약 15%가 발생.
⑤ 뇌동맥자루 순환과 관련 10~20% 정도 발생한다.

(2) 뇌동정맥기형의 임상적 특징

① 출혈(hemorrhage) : 약 50%이며 일반적으로 합병증을 동반
② 발작(seizure) : 약 25%이며, AVM 환자의 70% 정도에서 발생
③ 주변 뇌조직의 압박(mass effect)
④ 만성 두통(chronic headache)
⑤ 비출혈성 진행성 신경학적 결손이다(neurologic deficit).
뇌동정맥기형의 예후 평가를 위해 외과적 분류법인 Spetzler-Martin 등급 체계가 있으며, 이 방법은 AVM의 크기, 위치, 유출정맥의 경로에 따라 등급을 정하며 총 5등급으로 나뉜다. 등급에 따라 AVM을 어떠한 방법으로 접근할 것인지를 정하게 된다.

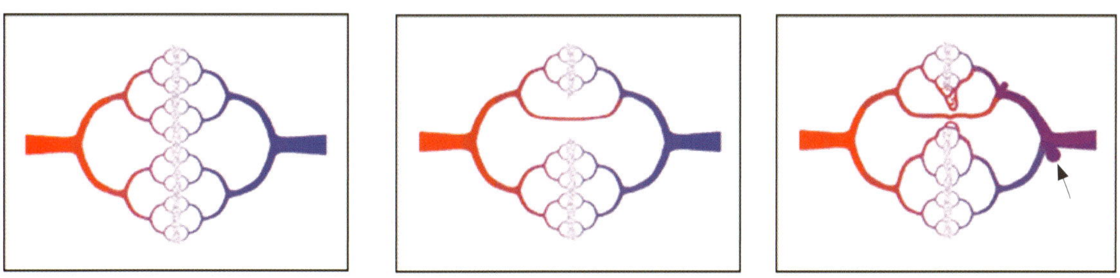

[A] normal system [B] AVM [C] advanced AVM with aneurysm

그림 3-46 Schematic diagram of the normal vessels and vascular malformation

표 3-2 Spetzler-Martin 등급 체계

	graded feature	points
size (크기가 클수록)	small (〈3cm)	1
	medium (3~6cm)	2
	large (〉6cm)	3
location (위치 : 기능적부위)	non-eloquent eloquent	0
	eloquence of adjacent brain	1
pattern of venous drainage (유출정맥 경로가 깊을수록)	superficial only	0
	deep	1

(3) 뇌동정맥기형 색전술의 적응증

① 임시 색전술(temporarily embolization)

AVM의 크기가 커서 혈관핵(nidus)안에 위치한 출혈 위험을 가진 동맥자루 등의 위험요소 제거를 목적으로 한다.

② 수술 전 색전술(pre-operative embolization)

수술전에 AVM의 크기를 줄이고 혈류량을 감소시켜 수술 중 출혈위험을 줄이기 위한 시술로서 수술시간을 단축시키고 수술로 병변을 제거할 때 혈류학적 변화를 최소화 할 수 있다.

③ 방사선치료 전 색전술(pre-radiosurgery embolization)

AVM의 치료성적을 높이기 위해 방사선치료에 적합한 크기로 감소시키기 위한 목적으로 시행한다. 혈관핵(nidus)의 크기가 10㎤ 정도가 치료결과가 좋다.

④ 완치적 색전술(curative embolization)

생체 내에서 분해되지않는 영구적인 색전물질을 이용하여 완치를 위한 색전술로 크기가 작은 AVM인 경우 색전술만으로 치료가 가능하다. 이때 입자성 혹은 흡수성물질은 사용할 수 없으며 색전술에 의한 치료는 최소 6개월이 경과되어야 확인이 가능하다. 색전 후 시간이 경과하면 주위에 곁순환이 생길 수 있으므로 관찰이 필요하다.

(4) 뇌동정맥기형의 진단

뇌동정맥기형의 진단은 CT, MRI, MRA로 진단할 수 있다(그림 3-47).

혈관조영은 영양동맥(feeding artery), 유출정맥(draining vein)의 상태 및 혈관핵(nidus) 크기를 보다 정확하게 평가하기 위해 행해진다(그림 3-48).

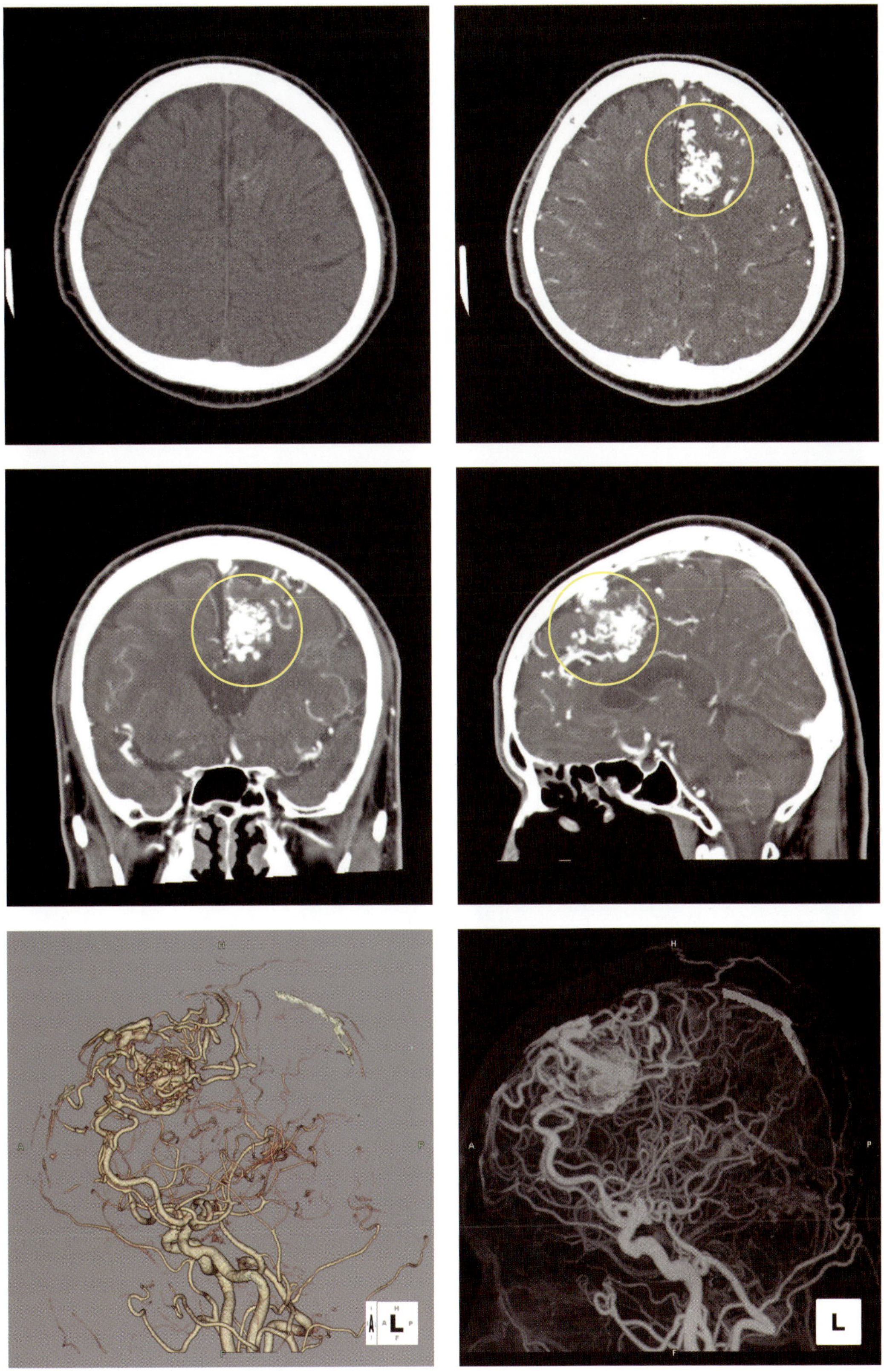

| 그림 3-47 | AVM diagnosis of the CT

(circle : nidus)

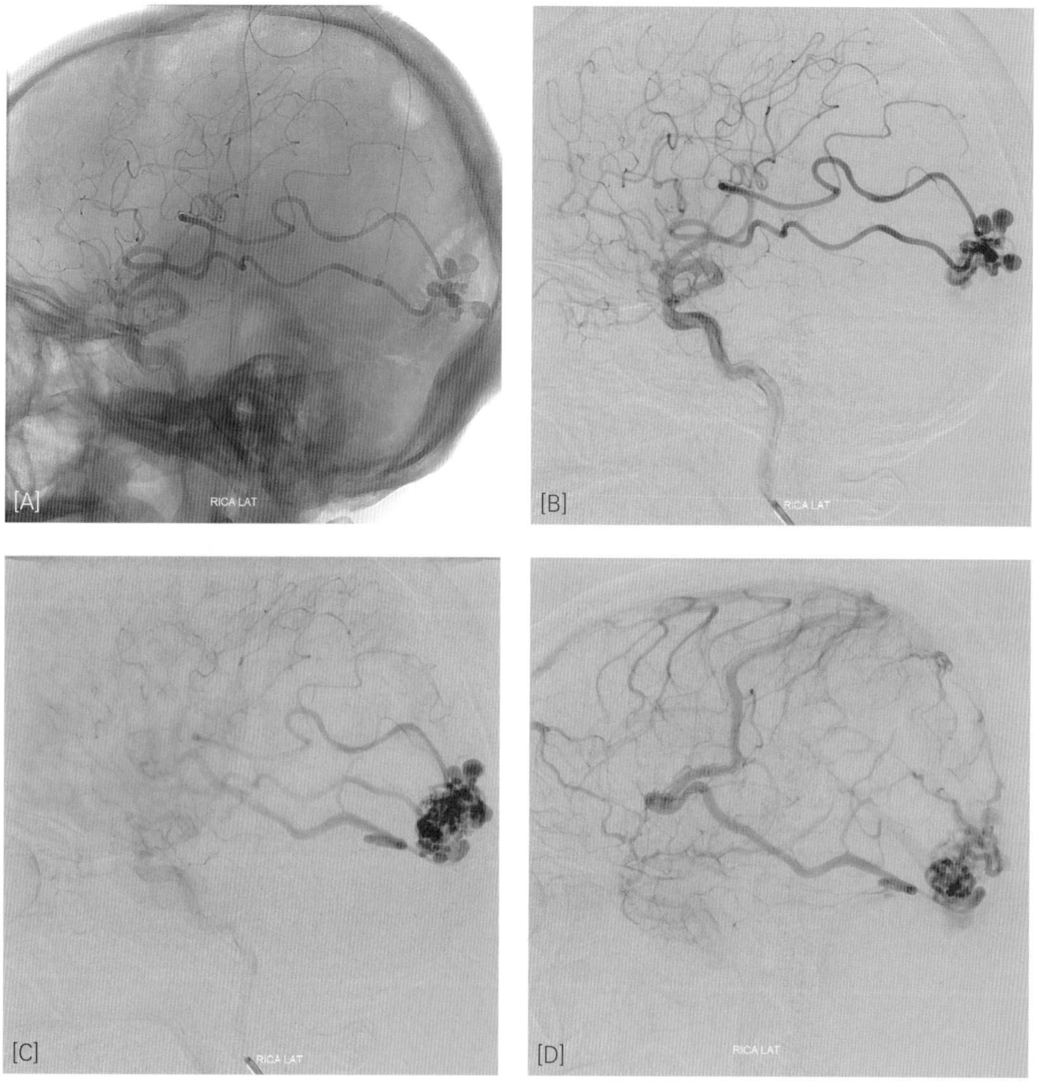

| 그림 3-48 | AVM angiography lateral image

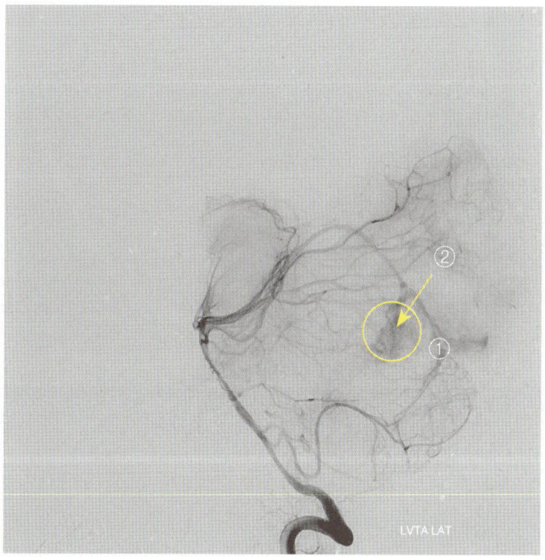

[A] LVA lateral angiography에서 AVM의 ① nidus(노란 원)와 ② aneurysm의(노란 화살표) image가 관찰되고 있다.

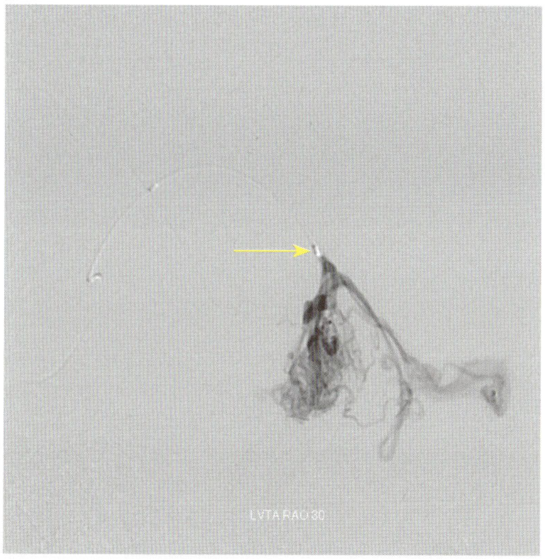

[B] micro catheter로 AVM의 feeder artery를 선택하여 혈관조영술을 실시 aneurysm과 draining vein이 보이고 있다.

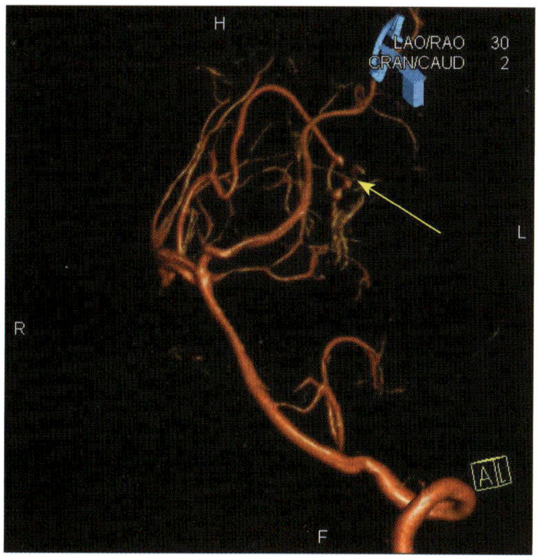

[C] general angiography의 3D 영상으로 aneurysm (노란 화살표)이 잘 보이고 있다.

| 그림 3-49 | AVM angiography

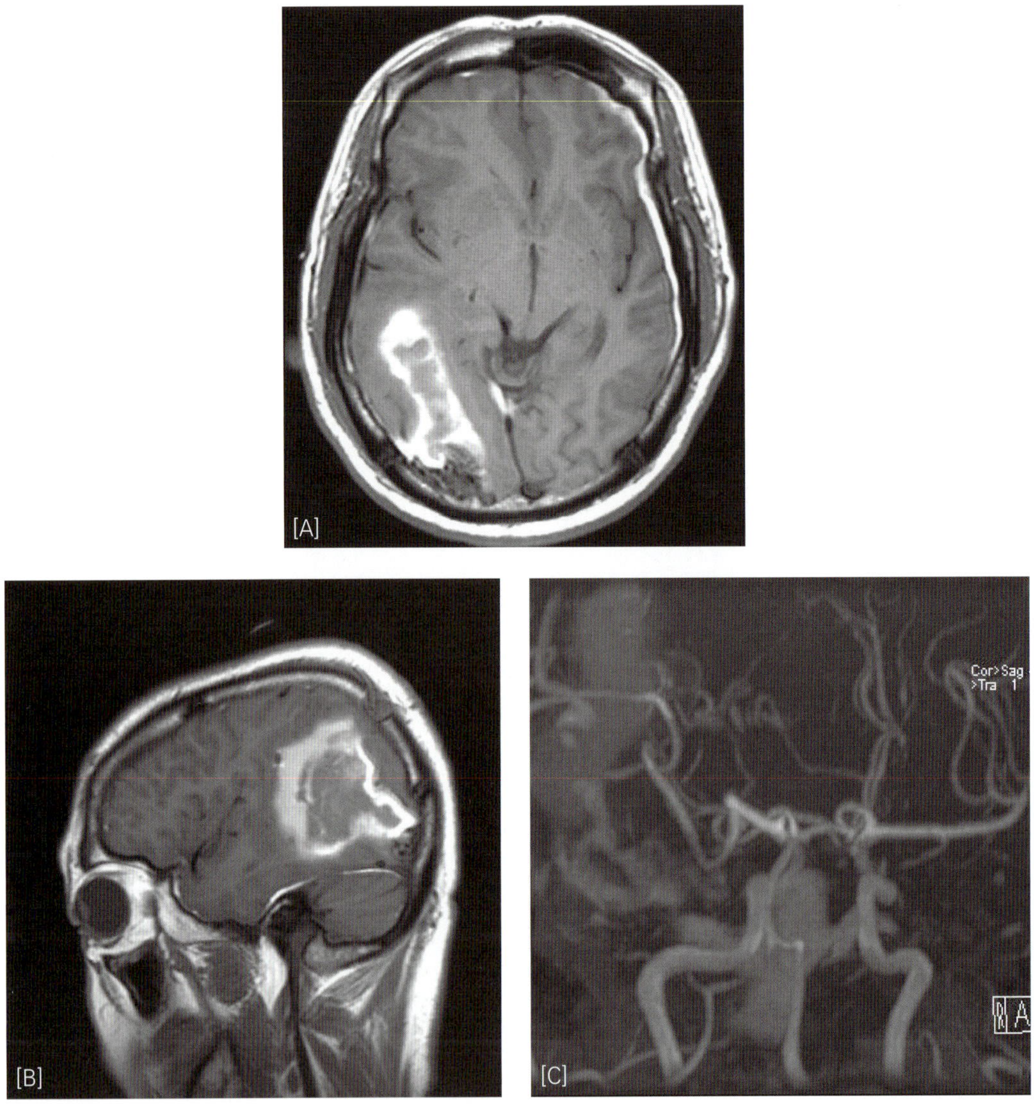

ㅣ그림 3-50ㅣ MRI and MRA image of AVM

ㅣ표 3-3ㅣ 뇌동정맥기형의 여러 가지 치료법의 장, 단점

	수술 (surgery)	방사선치료 (radiation theraphy)	색전술 (AVM embolization)	조합치료 (combination of treatments)
장점	·수술과 동시에 제거가 가능 ·AVM의 크기에 상관없이 치료가 능	·머리뼈 절개술 (craniotomy) 불필요 ·병소가 다소 깊더라도 안전하게 치료가능	·머리뼈 절개술 불필요 ·뇌로 가려져 있는 기능적 부위도 치료 가능 ·영구적 치료 이전에 약물의 주입을 통해 테스트를 시행하여 시술부위에 대해 확인 가능	·환자를 고려하여 특정한 AVM type에 대해 특성을 고려하여 치료법을 선택
단점	·전신마취 필요 ·깊은 곳에 위치한 AVM은 불가능할 수도 있음	·3 cm 이상의 병소는 효율적으로 치료 불가 ·방사선치료 후 2년 정도 안정 기간 소요	·여러번의 치료를 필요 ·재치료마다 새 치료기구 (catheter 등) 필요	·한가지 방법 이상의 조합치료이므로 시간과 여러 절차들이 추가되며 유기적 작용이 필요

(5) 뇌동정맥기형의 치료

뇌혈관기형의 치료는 매우 다양하다.

증상, 기형의 위치, 크기, 모양, 혈류역학, 환자의 상태 등을 고려하여 최선의 치료방법을 선택한다. 항경련제를 쓰면서 관찰하는 보존적 요법과 적극적 치료요법으로 크게 대별된다. 적극적 치료는 혈관색전술, 수술적 절제술, 감마나이프 치료 가운데 적절한 방법을 선택하여 사용한다(표 3-3).

혈관색전술은 뇌동맥을 따라 마이크로 카테터를 머리 속으로 집어넣은 후 다양한 색전물질을 이용하여 혈관기형으로 유입되는 동맥의 혈류를 차단한다. 혈관색전술 만으로는 완벽한 치료가 되기 어렵기 때문에 대개의 경우 수술 또는 감마나이프가 이차적으로 필요하다.

감마나이프는 뇌의 깊은 부위 또는 중요 기능이 있는 부위에 위치한 직경 3 cm 이내의 기형에 효과적이다. 감마나이프는 뇌를 직접 건드리지 않고 치료를 한다는 장점이 있으나, 치료의 효과가 나타나려면 2~3년의 시간이 필요하므로 그 전에 출혈의 위험성이 남아있는 문제와 방사선에 의한 뇌손상의 문제를 안고 있다.

수술적 치료는 혈관기형부위를 한 번 또는 두 세번의 단계적 수술을 통해 완전히 드러내므로 출혈의 위험성을 조기에 제거하는 장점이 있다. 그러나 수술적 접근을 하기에 깊은 부위나 중요 뇌조직에 위치한 기형인 경우는 수술로 인한 후유증이 동반될 위험성이 있다.

(6) 색전술 전 준비

머리부위의 시술은 비가역성의 뇌세포 생존에 직접적인 영향을 줄 수 있으므로 매우 철저한 준비와 시술계획을 세워야 한다. 준비해야 할 시술재료는 6 Fr 쉬스, 유도카테터, 마이크로카테터, 색전물질(NBCA), 리피오돌(lipiodol), tungsten powder 또는 taltalum powder, 5% 포도당 용액 등이 있다.

(7) 색전술 순서

① 국소마취 후 6~8 Fr의 쉬스를 넙다리동맥에 삽입한다.

② 유도카테터를 환부쪽 혈관에 선택 후 혈관조영술을 시행하여 시술에 적합하도록 tube의 각도와 방향을 정한다(유도카테터는 헤파린을 혼합한 생리식염수를 연결하여 흐르도록 하며 몸안에 삽입되어 목적 혈관에 위치하게 되면 혈전을 방지하기 위해 적절한 헤파린을 정맥주사하도록 한다).

③ 마이크로카테터를 유도카테터 안에 삽입하여 AVM nidus까지 위치하도록 시술한 후 혈관조영술을 실시하여 AVM의 구조와 정상혈관의 유무, 색전물질 주입 시의 속도 등을 결정할 수 있는 정보를 파악하도록 한다.

④ 혈관조영 후 색전술 시행전에 뇌기능검사(amytal test)를 시행하여 색전술 후 나타날 수 있는 신경학적 결손을 예측하도록 한다.

⑤ 색전술 시행이 결정되면 NBCA와 lipiodol을 혼합하여 준비한다. 이 색전물질을 주입하기 전에 5% DW(dextrose 물:포도당)를 마이크로 카테터안에 주입시킨다. 카테터 안쪽에 있는 조영제와 혈액 등 이온성 수용액을 마이크로카테터 내에서 제거하고 카테터 몸쪽부 끝부위를 포도당으로 세척해 준다(NBCA와 lipiodol의 혼합은 AVM의 혈류속도를 감안하여 혼합하도록 한다 - 조영제 통과시간을 감안하여 결정).

※ 최근에는 위험성이 적은 EVOH-DMSO(onyx)의 사용이 증가되고 있다.

⑥ 로드맵을 만든 후 색전물질을 주입하고 색전물질이 목적부분(유출정맥)을 채우기 시작하면 주입을 끝내고 마이크로 카테터가 색전물질에 의해 고정되기 이전에 신속히 제거하도록 한다.
⑦ 마이크로 카테터를 제거한 후에는 일정양의 혈액을 흡입한 후 연결되어 있는 생리식염수를 지속적으로 통과시켜준다.
⑧ 위의 과정을 여러 번 반복해서 AVM색전술을 시행하고 한 번의 시술로는 완치가 불가능하므로 일주일 이상의 간격을 가지고 다시 색전술을 시행하도록 한다.

(8) 합병증

① 색전술시 발생할 수 있는 정상혈관의 폐색
② 색전물질의 이동에 따른 동맥, 정맥의 폐색
③ 색전술 후 nidus 일부 파열에 따른 출혈
④ 카테터 등의 사용에 따른 혈관의 출혈

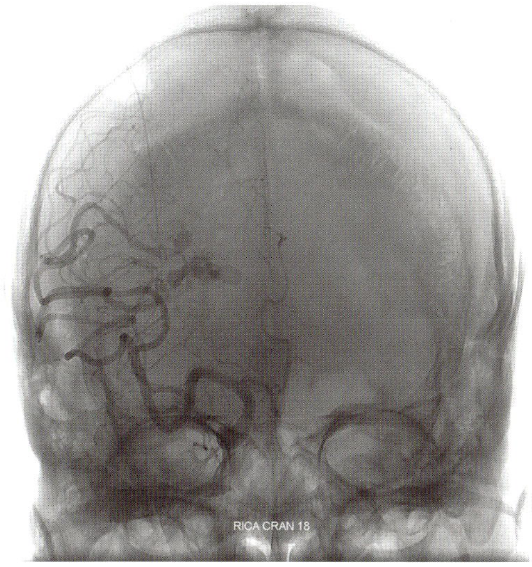

[A] Feeding artery와 nidus

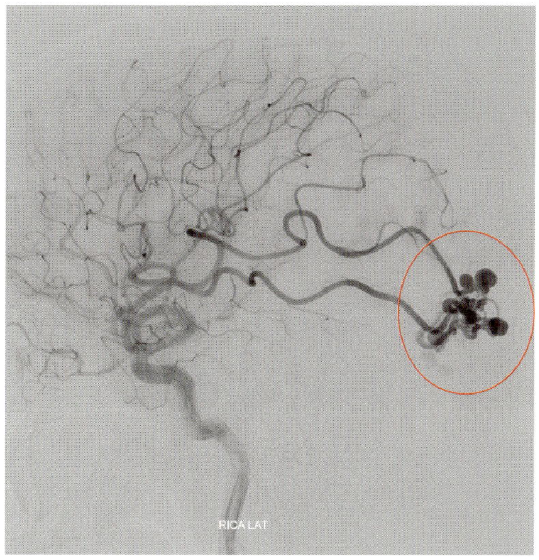

[B] 측방향촬영상

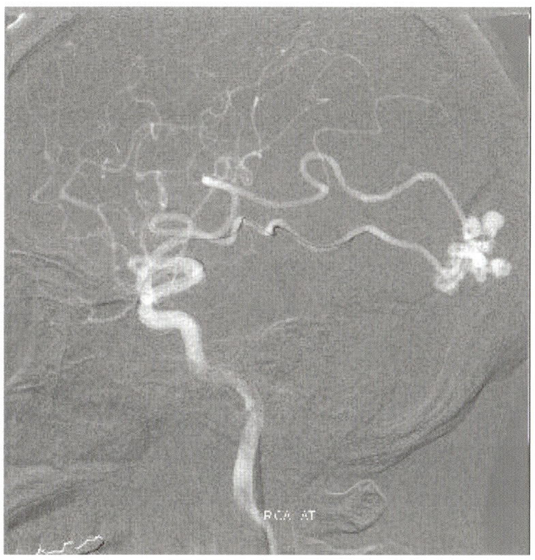

[C] Roadmap imaged(마이크로카테터 삽입)

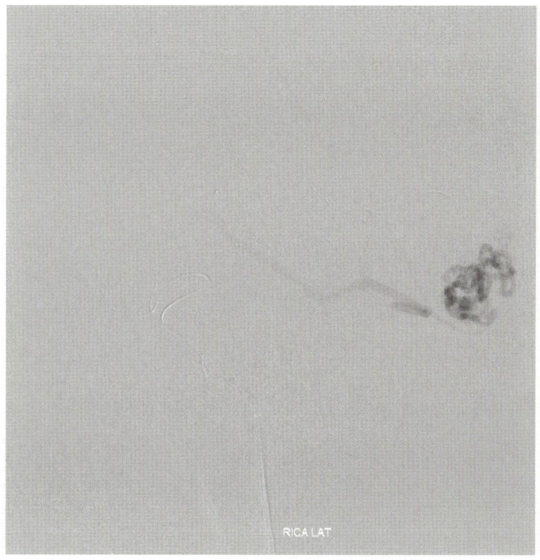

[D] Micro angio로 AVM 확인

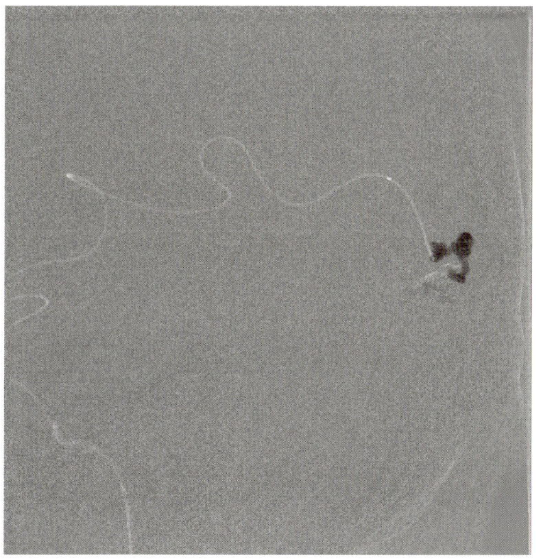

[E] NBCA 주입하여 색전

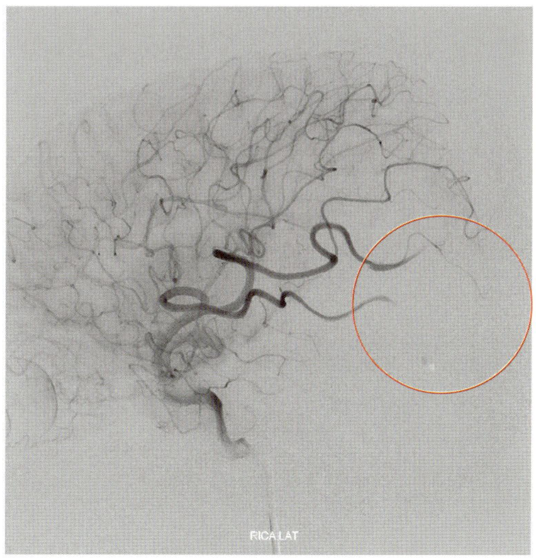

[F] 색전술 후 영상(혈관핵이 보이지 않음)

| 그림 3-51 | AVM procedure(circle : AVM 시술 전후)

4) 뇌혈관 혈전용해술(thrombolysis, neuro)

뇌혈관 혈전용해술이란 뇌조직으로 공급되는 혈류가 차단되어 산소와 영양 등이 뇌조직 안으로 공급이 원활하지 않게 되면 여러 증상이 발생이 되는데, 이와 같이 차단된 혈류공급을 재개하여 차단으로 인한 손상된 부분을 정상기능으로 회복할 수 있도록 시행하는 중재적 시술을 말한다.

뇌는 수없이 많은 다양한 기능을 가지고 있으며 이러한 뇌조직의 혈관이 막히게 되면 이 부분에서 담당하던 기능에 장애가 오게 되며 이것이 곧 뇌졸중의 증상이 된다. 뇌혈류가 차단되는 뇌졸중을 허혈성(ischemia) 뇌졸중이라 하며, 허혈성 뇌졸중에서는 뇌혈류의 일시적인 부족으로 증세가 나타났다가 몇 분 후에 다시 회복되는 경우가 있는데 이런 경우를 일과성 뇌허혈이라고 한다.

허혈성 뇌졸중 환자의 뇌세포는 일정시간 이상 산소와 포도당을 공급받지 못하면 다시 살아날 수 없기 때문에 3시간 이내에 치료가 가능한 환자는 정맥내 혈전용해술로 치료한다. 뇌의 구조 중 앞뇌순환(carotid, middle cerebral) 혈관은 발병 6시간 이내에, 뒤뇌순환(vertebral, basilar) 혈관은 발병 12시간 이내에 치료를 하여 조기에 막힌 혈관을 재개통(recanalization)시켜 뇌경색을 최소화하여 치료하는 것이 환자의 예후를 좋게 한다.

(1) 허혈성 뇌졸중의 종류

① 뇌혈전증(thrombotic stroke)

뇌혈전은 갑자기 생기는 것이 아니고 서서히 생긴다. 뇌혈전은 뇌동맥군음증이 심하여 혈관내벽이 손상되었거나 좁아진 상태에서 응고된 혈액이 혈관을 막아 발생하며 이로 인해 혈액공급을 받지 못하게 되어 뇌조직이 파괴되어 여러 가지 증상을 일으킨다.

혈압과는 직접적인 관계가 적고 사망률은 약 10%로 낮으나 재발율이 높다. 따라서 뇌혈전증은 재발의 방지가 가장 중요하다.

② 뇌색전증(embolic stroke)

뇌색전증이란 뇌 이외의 부위에서 생성된 색전이 뇌혈관으로 옮겨져 혈관을 막히게 하는 증상이다. 그 결과 이 혈관에서 공급되고 있는 뇌 조직이 파괴되는 것이다. 이 물질의 대부분은 심장질환을 가진 사람의 심장에서 공급된 피덩어리이다. 이 뇌경색 증상은 매우 급속도로 발전되는데 몇 초에서 2~3분 사이에 일어난다.

예비 증상이 전혀 없이 발생하며 주로 젊은사람에게서 많이 발생한다.

③ 소경색(lacunar stroke)

고혈압 등의 여러 인자에 의해 뇌안의 직경이 작은 동맥의 벽에 손상이 생겨 일으키는 조그만 경색이다. 아무런 증상을 일으키지 않을 수도 있으며, 위치에 따라 반신마비 등을 초래하기도 하며, 뇌의 여러 곳에 발생하면 치매의 원인이 되기도 한다.

④ 일과성 뇌허혈발작증(transient attack)

뇌혈압이 갑자기 올라가서 순환장애가 오기 때문에 생기는 병이다. 이 병으로 인해 콩팥의 혈관에 장애를 주어 콩팥기능상실과 뇌출혈을 일으킬 수도 있다. 그 외에도 뇌졸중이 잠시 생겼다가 하루도 안되어 씻은듯이 좋아지는 경우도 있는데 이를 일과성 뇌허혈발작이라고 한다.

돌발적으로 경련, 어지럼증, 가벼운 손발마비 등이 생긴다. 그러나 24시간 이내에 이들 증상이 해소된다. 이 발작은 반복적으로 생기는 경우가 많고 결국은 뇌혈전이 된다. 원인은 동맥굳음이 생긴 혈관의 말초부위에 작은 혈전이 정체되면서 혈류가 중단되어 마비가 생기는 것으로 알려져 있다. 그러나 이 혈전은 얼마 후 용해되어 다시 혈액이 순환되므로 나타난 증상이 해소된다.

(2) 허혈성 뇌졸중의 원인

① 큰 혈관의 동맥경화증 large artery atherosclerosis(40~45%)
② 심혈관혈전 cardioembolism(30~35%)
③ 혈관파열 penetrating artery, lacunar infarction(15~20%)
④ 그 외 박리(dissection), 혈관염(vasculitis), mixed 등이 있다.

※ 주간동맥의 동맥경화증(large artery atherosclerosis)이 뇌혈관 혈전용해술의 주된 대상이 된다.

(3) 동맥경화성 색전증의 호발부위

호발부위는 그림 3-52와 같으며 호발부위에서 발생한 색전이 급성 색전으로 인해 병소부위에 폐색이 일어나는 경우와 호발부위에서 발생한 색전이 먼쪽으로 떨어져서 뇌동맥의 먼쪽부로 흘러가 혈관폐색이 일어나는 두 가지 증상을 가진다.

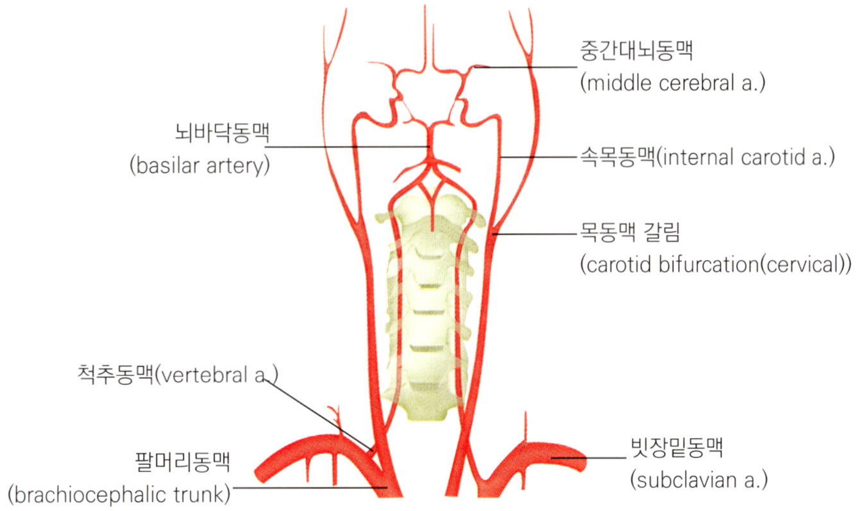

| 그림 3-52 | Atherosclerotic emboli lake area

(4) 허혈성 뇌졸중의 증상

① 반신 감각장애
② 언어장애(실어증)
③ 발음장애(구음장애)
④ 시력, 시약장애 및 복시
⑤ 두통, 어지럼증

(5) 허혈성 뇌졸중의 진단

허혈성 뇌졸중 환자는 MRI와 CT로서 진단이 가능하며 뇌졸중의 증상으로 병원에 내원한 환자는 응급환자로 구분 검사를 신속히 이루어 뇌조직의 손상을 최소화하여야 한다.

뇌혈관의 혈류가 차단되어 뇌혈류와 영양분을 공급받지 못하는 뇌세포는 괴사를 일으키게 되며 비가역적인 손상을 일으키게 되는데 이 부위를 뇌경색(infarction)이라 한다. 뇌경색이 발생하면 윌리스 순환이나 곁행로의 공급으로 인해 혈전색전증(thromboembolism)에 의해 직접적으로 차단된 부위 외의 다른 뇌조직은 혈류 공급을 받게 된다. 혈전용해술 등 치료를 받아 혈류의 재순환이 이루어지면 정상 기능으로 회복할 수 있게 되는데 이러한 부위를 허혈성 음영(ischemic penumbra)이라 한다.

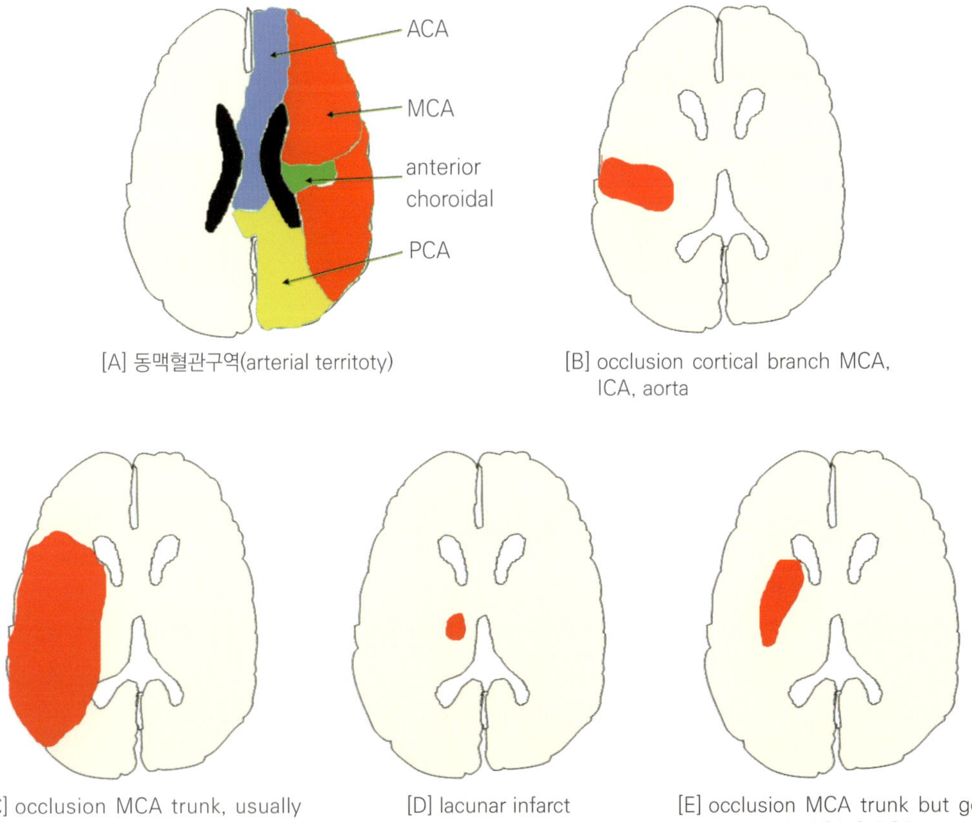

[A] 동맥혈관구역(arterial territoty)

[B] occlusion cortical branch MCA, ICA, aorta

[C] occlusion MCA trunk, usually embolic

[D] lacunar infarct

[E] occlusion MCA trunk but good collaterals ACA & PCA

그림 3-53 Segmental ischemic stroke diagnosis

MRI의 diffusion과 perfusion 검사(그림 3-54)를 받아 두 영상을 비교하면 뇌경색이 일어나는 부분이 나타나는데 그 불일치(mismatch)하는 부분만큼 치료를 받아 재개통이 빠른 시간에 이루어지면 정상 기능으로 회복할 가능성이 높다.

(6) 적응증

① 혈류차단시간이 6시간 이내인 뇌경색증 환자
② 출혈의 소견이 관찰되지 않은 환자

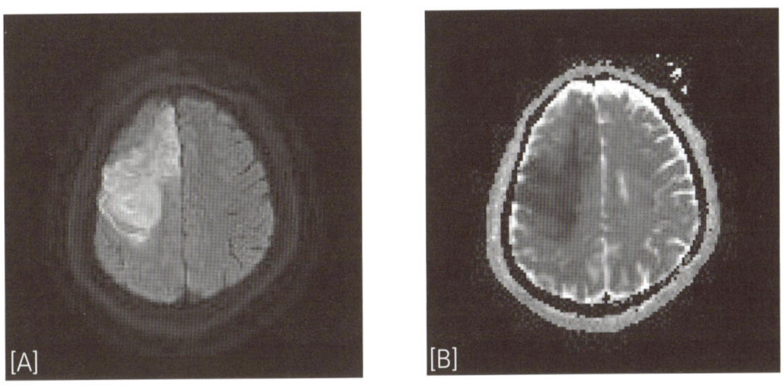

[A] 뇌경색 환자의 MR diffusion image
[B] 동일 환자의 apparanent diffusion coefficient 영상

그림 3-54 Infarction MRI image

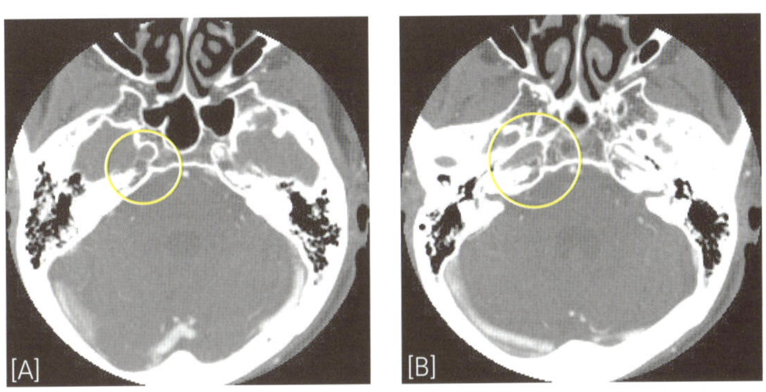

[A], [B] 동일환자의 CT angio axial image(Rt ICA의 혈류가 없음을 알 수 있다)

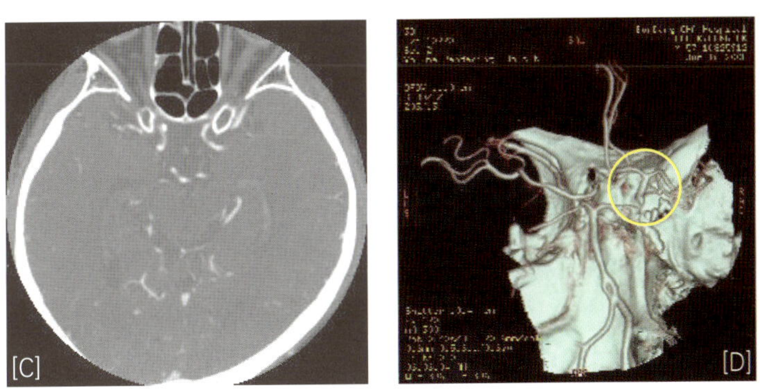

[C] ICA의 먼 부인 MCA는 혈류가 있음을 알 수 있다.
[D] 3D CT 영상으로 ICA가 중간에 폐색되어 있다.

그림 3-55 Infarction CT image

(7) 금기증

① 출혈성 질환
② 뇌동맥자루 파열, 뇌동정맥기형 파열등의 출혈소견
③ 임신, 수술 후 10일 이내
④ 기타 질환(위궤양, 혈액응고장애, 조절되지 않는 고혈압)

(8) 시술방법

혈전용해술 대상의 허혈성 뇌경색환자는 대부분 응급실을 내원해서 검사와 치료를 받으므로 CT, MRI검사 후 시간지연 없이 치료하여야 뇌손상을 줄일 수 있다. 또한 환자는 뇌경색으로 인해 안정적이지 못한 상태로 시술 전에 진정제를 사용하여 시술에 협조적인 상태가 될 수 있도록 하는 게 좋다(그림 3-56).

① TFCA를 시행하여 의심이 되는 혈관을 먼저 검사하고, 곁혈관 등의 정보를 얻기 위해 필요한 혈관만 추가적으로 검사한다.
② TFCA를 끝낸 후 유도카테터로 병변의 혈관 선택, 마이크로 카테터를 유도카테터 안으로 삽입하여 폐색된 부위의 혈전에까지 이동 혈전용해제를 주입한다(유도카테터는 Y-connector를 연결하여 헤파린이 첨가된 생리식염수를 연결하여 지속적으로 유지).
③ 혈전용해제(표 3-4)가 일정량만큼 주입이 되면 중간마다 혈관조영술을 시행하여 혈관의 이상 유무 확인(시술 시간이 길어지면 시간마다 헤파린 정량을 IV주사한다).
④ 혈전용해제와 동시에 장치적 용해술을 시행할 수 있다(마이크로 카테터와 와이어를 사용 와이어의 끝부분이 혈관주행을 하더라도 혈관손상이 없도록 커브를 만들어 주고 카테터와 함께 폐색된 부위를 통과시키는 방법과 풍선카테터를 사용하여 혈전을 혈관벽에 밀착시키는 시술 등을 말한다).
⑤ 혈전용해제와 장치적 용해술을 시행하여 간헐적으로 혈관의 개통과 이상 유무를 확인하고 개통시까지 혈전용해술을 시행한다.
⑥ 시술 중 뇌출혈이 의심되면 시술을 중지하는 것이 좋다.
⑦ 시술이 종료되면 환자의 뇌출혈 유무를 확인하기 위해 CT 검사를 시행한다.

(9) 합병증

① 혈전용해제 사용에 의한 뇌출혈
② 장치적 용해술에 의한 뇌출혈 및 혈관 박리

표 3-4 | 혈전용해제의 종류

	Streptokinase(SK)	Urokinase(UK)	Tissue Plasminogen Activator(tPA)
source	그룹 C 베타용혈성 연쇄구균에서 추출한 단백질	태아의 신장세포에서 분리 정제	재조합 생명 공학 기술을 사용하여 제조 (DNA 재조합)
mark	The first fibrinolytic drug to be widely used in clinical practices	safer and more effective than Streptokinase	tPA enzyme catalyzes the conversion of plasminogen to plasmin.
antigenecity	positive	negative	negative
Half life	16 min	15~20 min	4~6 min
pyrogenecity	positive	negative	negative

(10) 뇌혈관 혈전용해술 영상

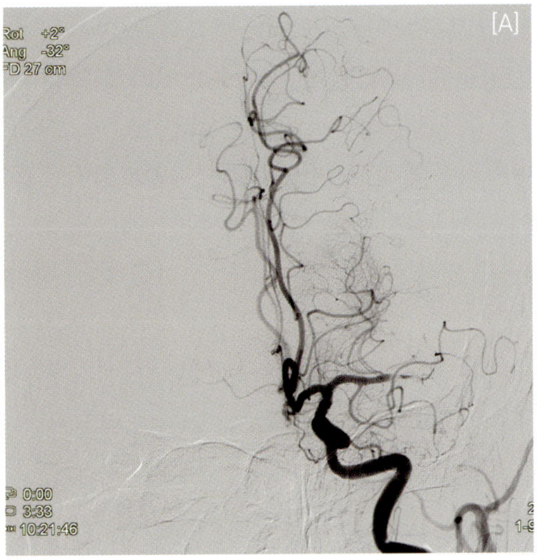

[A] 중간대뇌동맥의 폐색이 확인됨

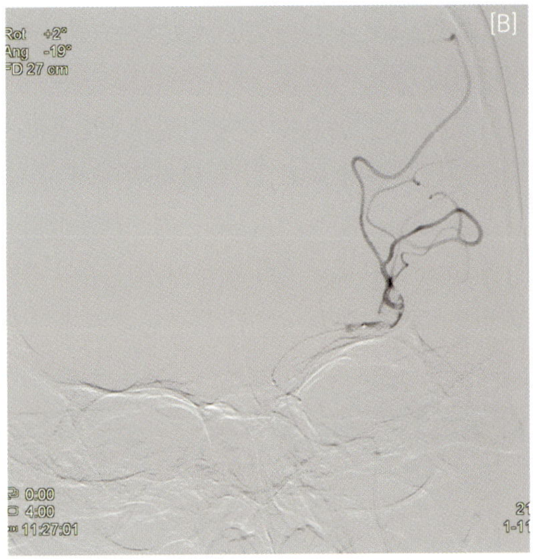

[B] 마이크로카테터를 폐색이 있는 중간대뇌동맥에 위치시킴

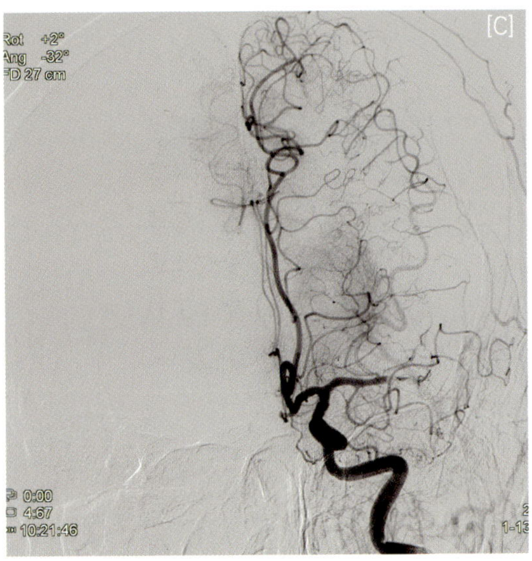

[C] 혈전용해제를 주입하여 혈전을 녹이고 있음

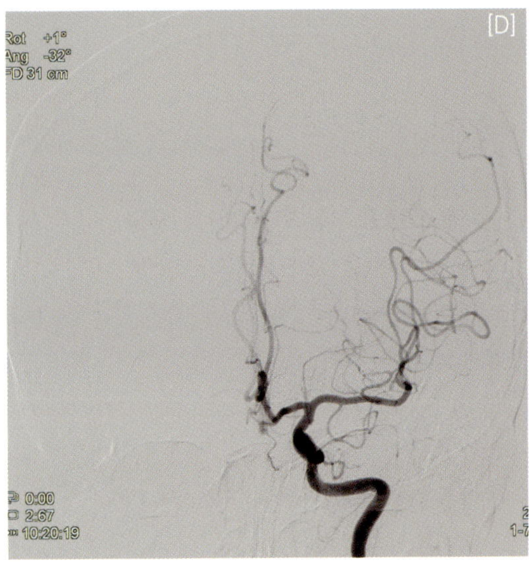

[D] 속목동맥조영술을 시행하여 혈관이 개통되어 있음을 확인함

그림 3-56 Cerebrovascular thrombolysis treatment process

5) 경동맥 스텐트 설치술

목동맥은 머리로 혈액을 보내는 중요한 역할을 하며 목동맥의 혈액주행이상은 뇌에 혈액 공급을 감소시켜 뇌졸중을 유발하는 원인이 된다. 목동맥이 좁아지는 대표적인 원인은 나이, 성별, 당뇨, 고혈당, 고지혈증, 고혈압, 흡연, 비만 등이 있으며 이런 위험인자를 많이 가지고 있는 사람일수록 뇌졸중 발생위험율도 높다. 목동맥 협착의 치료는 항혈소판응고제를 투여하는 내과적 치료법, 위험과 부작용이 크지만 목동맥절제술을 시행하는 외과적치료법, 인터벤션시술 등이 있다. 목동맥스텐트삽입술에 사용되는 스텐트는 목동맥이 머리의 움직임에 의하여 구부러지기 때문에 유연성이 좋으며 혈전형성이 잘되지 않는 조건을 갖춘 자가팽창형을 사용한다.

(1) 해부학적 구조

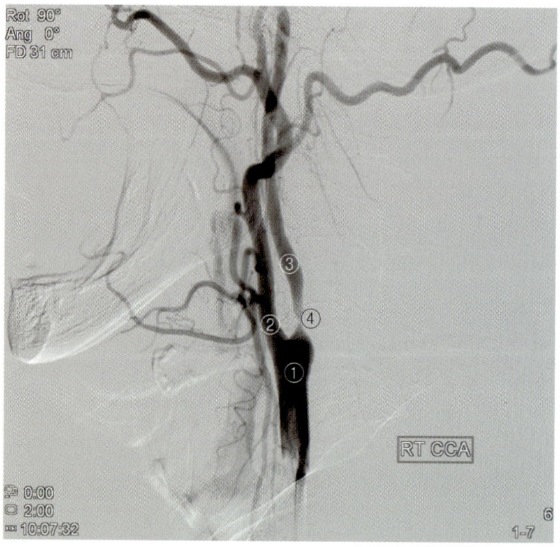

① 온목동맥 → ② 바깥목동맥(앞으로 분지) → ③ 속목동맥 (뒤로 분지) → ④ 협착부위

그림 3-57

(2) 적응증

① 목동맥의 협착이 70% 이상 진행되어 혈류가 반대쪽 목동맥 보다 현저히 적은 환자
② 고령이나 마취 위험 등으로 수술 및 외과적 치료가 불가능하거나 환자가 원치 않는 경우
③ 외과적 수술치료 후 목동맥에 재협착이 나타난 환자
④ 방사선 치료 등의 이유로 방사선조사에 의한 협착이 나타난 환자

(3) 시술재료

시술재료로는 9 French sheath, 90 cm carotid sheath, guide wire, balloon catheter, self expandable stent, temporary pacemaker, protection device를 준비하여야하며 모든 기구 및 재료는 무균상태를 유지하여야 한다.

시술 중에 색전물 이탈로 인한 뇌경색, 혈관내막 박리, 혈관연축, 혈류증가로 인한 뇌출혈, 느림맥, 혈압강하 등의 부작용이 발생할 수 있으므로 주의를 기울여야 하며 부교감신경 차단제인 아트로핀(atropine), 신경전달 물질인 도파민(dopamine) 등의 약물도 준비되어 있어야 한다.

(4) 시술방법

① 48~72시간 전에 항혈소판제재를 투여하여 시술 중 혈액응고로 인한 혈전의 부작용에 대비한다.
② 풍선확장시 목부위의 미주신경을 자극하여 심장의 펄스가 느려질 수 있으므로 일시적 심박동기를 삽입한다.
③ 9Fr 쉬스를 넙다리동맥에 삽입하고 5Fr 카테터로 TFCA를 시행하여 협착부위를 확인하고 크기 및 길이를 측정한다.
④ 90cm carotid 쉬스를 협착부위 아래에 위치시킨다.
⑤ 부드러운 가이드와이어(필터와이어)를 협착부위를 통과시킨다.
⑥ 가이드와이어를 따라 풍선카테터를 협착부위에 두고 예비확장시킨다.
⑦ 예비확장 후 자가팽창형 스텐트를 협착부에 위치시켜 확장시키고 충분히 확장되지 않으면 풍선 카테터를 이용하여 스텐트를 혈관벽에 밀착시킨다.
⑧ 풍선카테터를 확장시킬 때 심장의 느린맥이나 혈압강하등에 대비하여야 한다.

(5) 부작용

① 시술 중 색전물이 이탈하여 가는동맥을 막는 뇌경색을 방지하기 위해 필터와이어(filter wire, protection device)를 사용한다.
② 풍선확장으로 인하여 혈관내막의 박리(dissection)가 발생할 수 있다.
③ 시술재료들이 혈관벽을 자극하여 혈관연축(vasospasm)이 발생할 수 있다.
④ 스텐트 공간을 통한 재협착(restenosis)이 발생할 수 있다.
⑤ 감염에 대비하여 모든 것이 무균상태이어야 한다.

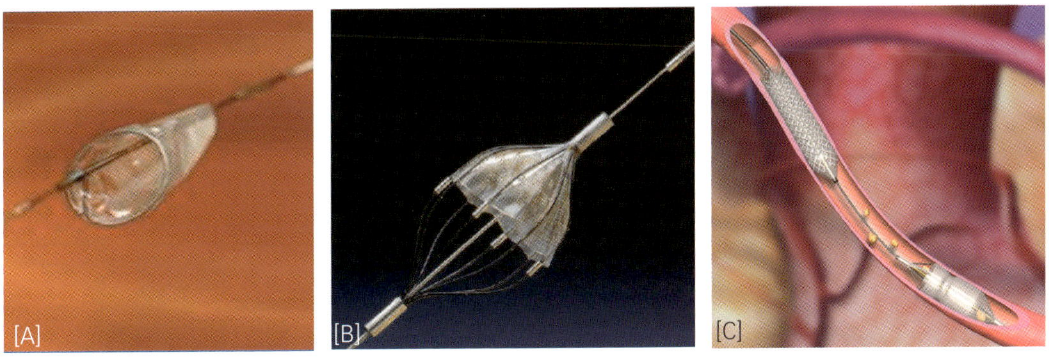

그림 3-58 protection device

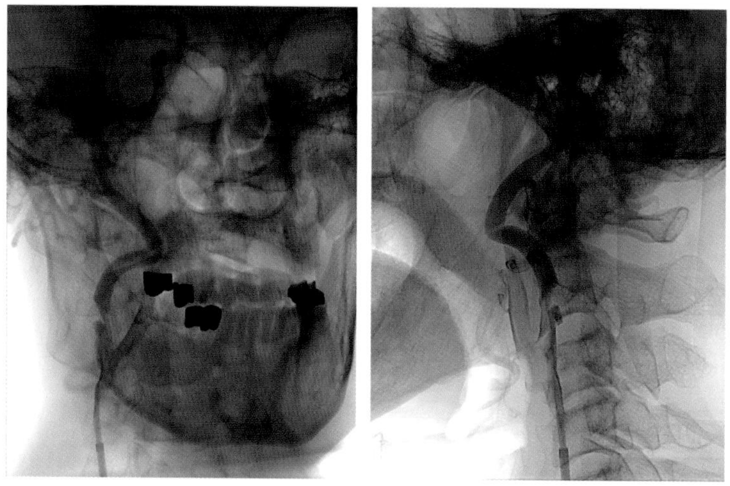

right carotid angiography(AP and lateral view)

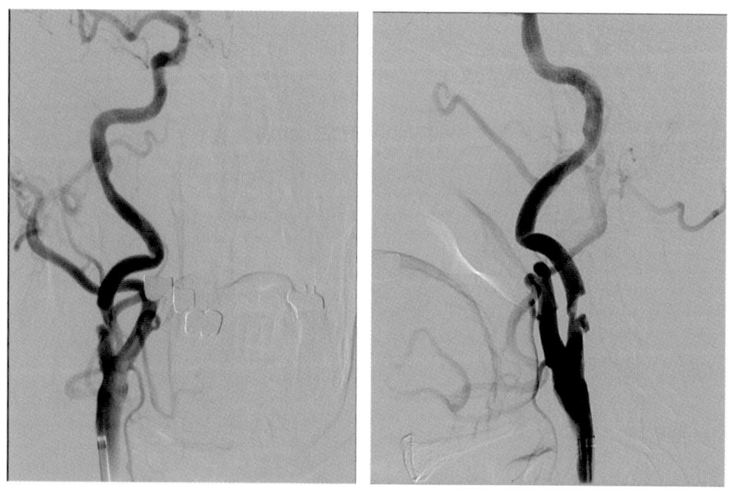

right carotid angiography DSA image (AP and lateral view)

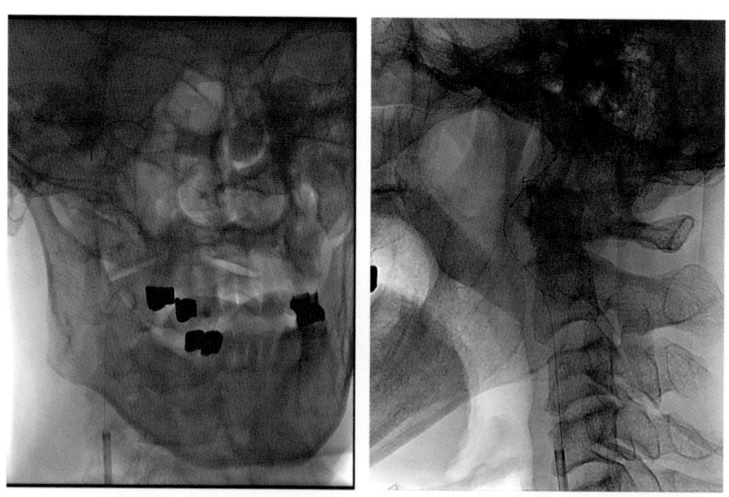

filter wire insertion

| 그림 3-59-1 | Carotid stent placement process

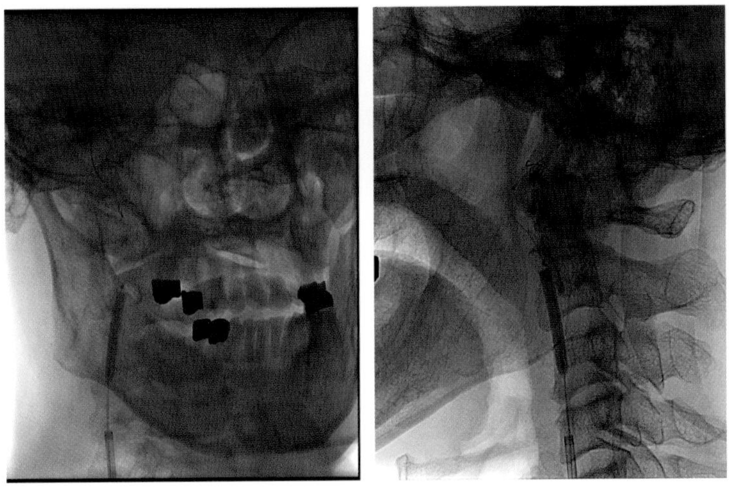

balloon expand

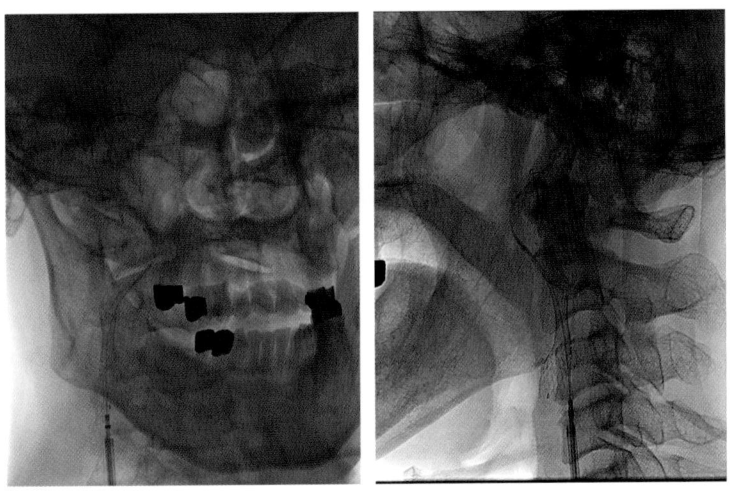

self expandable type stent placement

ㅣ그림 3-59-2ㅣ Carotid stent placement process

Chapter 4
흉부 · 복부혈관계

학습목적

- 흉부대동맥 조영술은 대동맥의 해부학적 구조와 형태, 위치, 크기, 동맥자루 및 석회화 유무진단을 위해 유용하며, 대동맥 박리를 관찰하는데 이용되고 있다.
- 본 장에서는 흉부대동맥 조영의 목적과 금기증, 검사방법을 익히며 조영술을 통해 얻어진 영상의 진단 유용성을 높일 수 있도록 하며, 복부대동맥 조영술에서도 흉부대동맥 조영술과 마찬가지로 해부학적 구조와 형태, 위치, 크기 뿐만 아니라 장기의 종양진단이나 혈관분포와 이상출혈 등 배대동맥으로부터 갈라진 혈관가지를 선택 조영하거나 중재적 진단과 치료법에 대한 수기를 익히며 조영상의 평가능력을 기른다.

학습목표

- 가슴대동맥 및 배대동맥의 해부학적 구조와 형태를 설명할 수 있어야 한다.
- 가슴대동맥 및 배대동맥의 호발질환에 관해 설명할 수 있어야 한다.
- 가슴대동맥 및 배대동맥 조영술의 목적과 금기증을 설명할 수 있어야 한다.
- 가슴대동맥 및 배대동맥 조영촬영법의 순서와 원칙 및 카테터 사용과 영상획득을 설명할 수 있어야 한다.
- 촬영영상에 대한 평가를 할 수 있어야 한다.

01 흉부

1) 해부학적 구조

가슴대동맥은 오름가슴대동맥(ascending thoracic aorta)과 대동맥활(aortic arch) 및 내림가슴대동맥(descending thoracic aorta)으로 구성되어 있다.

오름가슴대동맥은 왼심실의 바닥에서 팔머리동맥이 시작하기 전까지로 오른심장동맥과 왼심장동맥이 갈라지고, 대동맥활(aortic arch)은 팔머리동맥이 시작하는 부위에서 왼빗장밑동맥이 시작하는 곳까지로 팔머리동맥(brachiocephalic trunk), 왼온목동맥(Lt. common carotid artery), 왼빗장밑동맥(Lt. subclavian artery)으로 이루어져 있다.

또한 내림가슴대동맥은 왼빗장밑동맥 분지 이후부터 가로막의 상부까지를 말하며 이 혈관으로부터 심장막동맥(pericardial arteries), 기관지동맥(bronchial arteries), 식도동맥(esophageal arteries), 세로칸동맥(mediastinal arteries), 가로막동맥(phrenic arteries), 뒤갈비사이동맥(posterior intercostal arteries) 등이 분지한다.

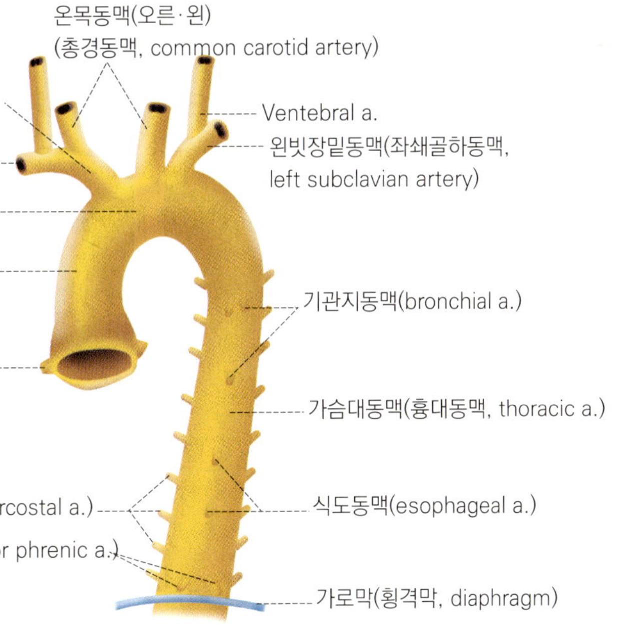

| 그림 4-1 | The structure of the thoracic aorta

2) 흉부대동맥 조영술(thoracic aortography)

흉부대동맥 조영술은 대동맥의 해부학적 구조와 형태, 위치, 크기, 동맥자루, 석회화유무 등을 확인하는데 유용하며 특히 대동맥 박리를 관찰하는데 널리 이용되고 있다.

(1) 검사목적

흉부대동맥 조영술은 다음의 질환 진단이나 검사를 목적으로 한다.

① 가슴대동맥과 관련된 질환의 진단과 수술전후의 평가
② 가슴대동맥의 중재적시술 후 추적검사
③ 가슴대동맥의 해부학적 구조, 형태, 위치 및 크기 관찰
④ 동맥자루 및 대동맥 박리증의 stent graft의 시술 전, 후의 평가를 위해
⑤ 죽상동맥굳음증(atherosclerosis) : 주로 혈관의 가장 안쪽을 덮고있는 내막(endothelium)에 콜레스테롤이 침착되어 발생하는 질환
⑥ 동맥자루(aortic aneurysm) 진단
⑦ Takayasu's arteritis를 진단(대동맥과 팔다리로 가는 주요 부위의 혈관을 침범하는 동맥염 진단)

(2) 금기증

아래 질환을 가진 환자는 가슴대동맥 조영술을 시행할 수 없다.

① 부정맥(arrythmia) : 심장박동이 비정상적으로 빨라지거나 늦어지거나 혹은 불규칙해지는데 이를 부정맥이라고 한다(정상치 : 60~100회/min).
② 심근경색(myocardiac infarction) : 심장동맥이 막혀 심장의 전체 또는 일부분에 산소와 영양 공급이 급격하게 줄어들어서 심장근육의 조직이나 세포가 죽는 상황을 심근경색증이라 한다.
③ 약물이나 조영제 과민 환자
④ 콩팥기능 저하, 콩팥질환 환자

(3) 검사 방법

① 넙다리동맥(femoral artery) 부위를 소독한 후 국소마취를 한다.
② 셀딩거침으로 넙다리동맥을 천자하여 6F sheath를 삽입한다.
③ 가이드와이어를 따라 pigtail 카테터를 이용하여 대동맥 조영술을 시행한다.
④ 조영제는 20~25 cc/sec, total 40~45 cc가 되게 한다.
⑤ 대동맥활로부터 3가닥으로 분지된 곳을 충분히 포함하도록 LAO 자세(25°~30°)로 촬영하면 대동맥활을 넓게 관찰할 수 있다.
⑥ 내림대동맥, 갈비사이동맥, 기관지동맥, 식도동맥 등이 목적인 경우에는 카테터 끝은 대동맥보다 조금 아래에 위치시킨다.

(4) 흉부대동맥 조영에 사용되는 카테터

흉부대동맥 조영에는 pigtail 카테터와 pigtail sizing 카테터가 주로 사용된다.

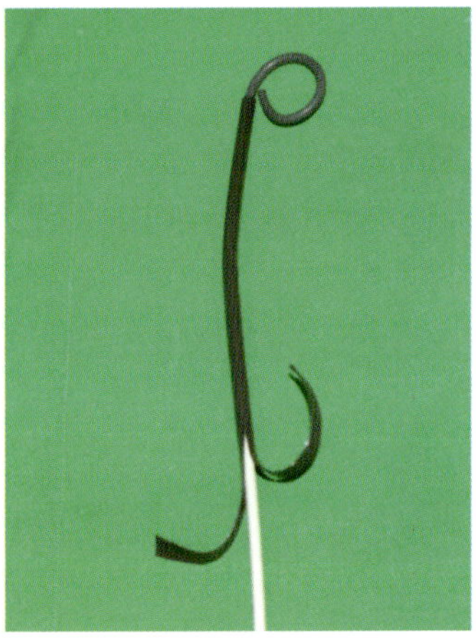

ㅣ그림 4-2ㅣ Pigtail catheter

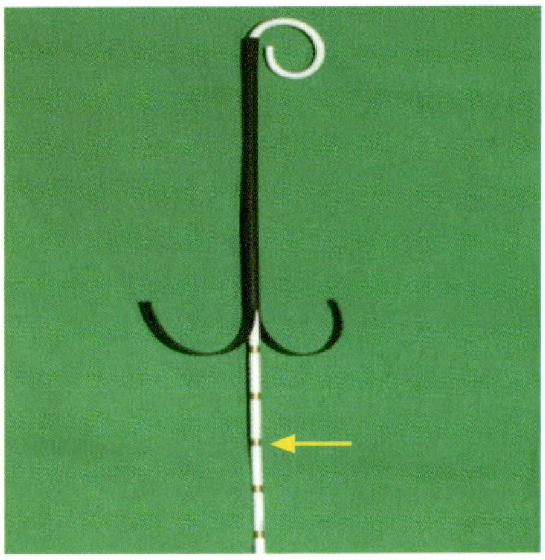

ㅣ그림 4-3ㅣ Pigtail sizing catheter

화살표에서 표시하는 것과 같이 눈금이 있어 혈관조영과 동시에 병변부위의 크기도 동시에 측정할 수 있다.

(5) 혈관조영 영상

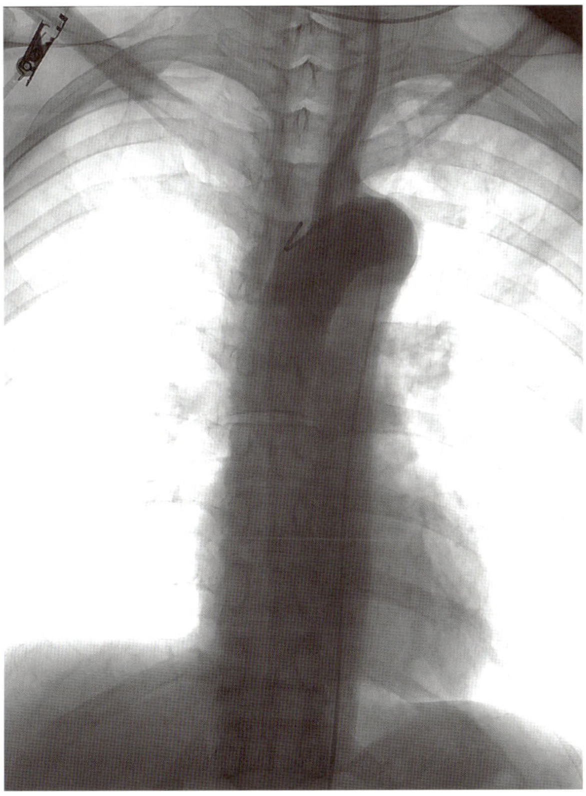

ㅣ그림 4-4ㅣ Native image

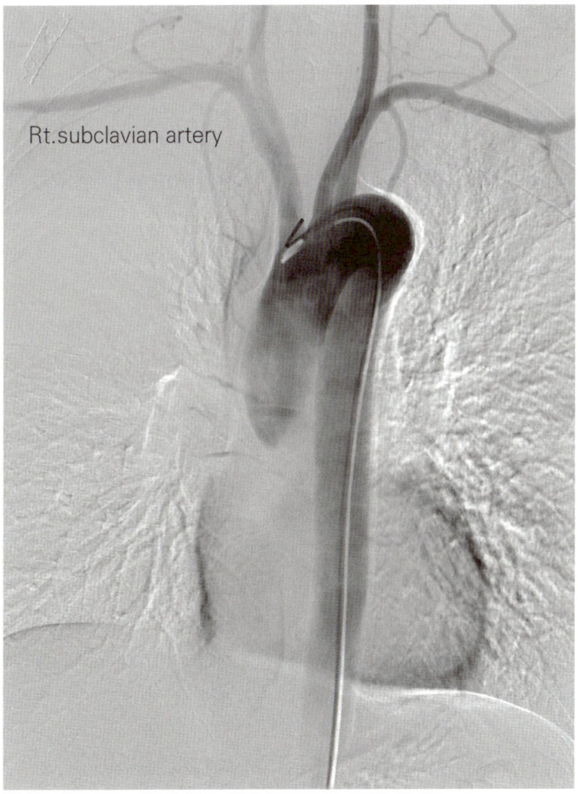

ㅣ그림 4-5ㅣ DSA image

IV

3) 대동맥궁 조영술(aortic arch aortography)

① 팔머리동맥(brachiocephalic artery)

- 오른온목동맥(Rt. common carotid artery)
- 오른빗장밑동맥(Rt. subclavian artery)

② 왼온목동맥(left common carotid artery)

- 속목동맥(internal carotid artery)
- 바깥목동맥(external carotid artery)

③ 왼빗장밑동맥(left subclarian artery)

- 겨드랑동맥(axillary artery)
- 위팔동맥(brachial artery)
- 척추동맥(vetebral artery)
- 갑상목동맥(thyrocerviacal artery)
- 속가슴동맥(internal mammary artery)
- 위가슴동맥(thoracic superior artery)
- 가슴어깨봉오리동맥(thoracoacrominal artery)
- 가쪽가슴동맥(lateral thoracic artery)
- 어깨밑동맥(subscapular artery)

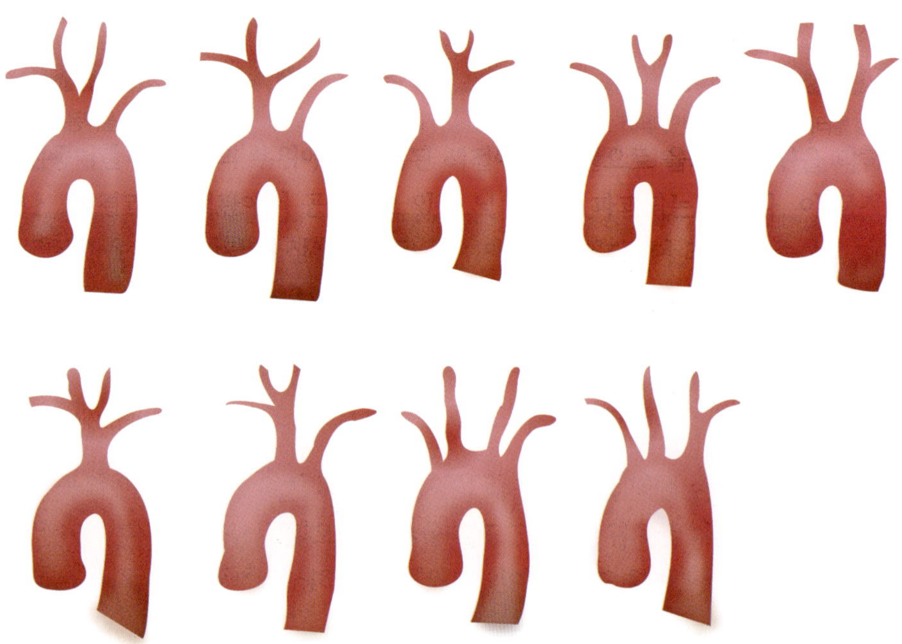

| 그림 4-6 | Variations in aortic arch

(1) 검사목적

대동맥궁 조영술은 pigtail 카테터를 왼심실과 팔머리동맥이 기시하는 사이에 위치시켜 팔머리동맥~왼빗장밑 동맥 기시하는 곳까지를 보고자 하는 조영술이다.

(2) 검사방법

① Seldinger needle로 넙다리동맥(femoral artery)을 천자한다.
② Pigtail 카테터를 역행성으로 삽입하여 배대동맥, 가슴대동맥을 지나 대동맥활에 위치시킨다.
③ 오름대동맥과 내림대동맥의 겹침이나, 4 vessel의 겹침을 방치하기 위해서 엑스선관의 각도는 LAO 25° ~30° 로 한다.
④ 조영제는 automatic injector를 이용해 초당 20~25 mL가 들어가도록 하며 총 50 cc를 주입한다.
⑤ 호흡은 들어마신 후 정지 상태에서 2~3 f/s로 연속촬영을 한다.

(3) 혈관조영 영상

대동맥활에서 갈린 곳의 혈관을 잘 관찰할 수 있다(그림 4-7).

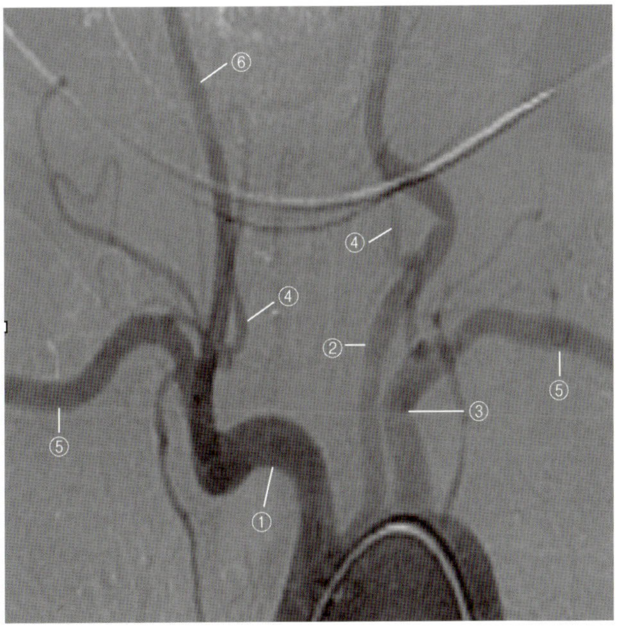

| 그림 4-7 | Aortic arch image

① brachiocephalic artery ② left common carotid artery
③ left subclavian artery ④ vertebral artery
⑤ subclavian artery ⑥ right common carotid artery

4) 하행흉부대동맥 조영술(descending thoracic aortography)

내림가슴대동맥 조영술은 팔머리동맥과 왼빗장밑동맥이 시작하는 사이에 pigtail catheter를 위치시켜 왼빗장아래동맥~가로막상부(T11)까지를 보고자 하는 조영술로 내림가슴대동맥으로부터 분지혈관은 아래와 같다(그림 4-8).

① 심장막동맥(pericardiac artery)
② 기관지동맥(bronchial artery)
③ 식도동맥(esophageal artery)
④ 세로칸동맥(mediastinal artery)
⑤ 가로막동맥(phrenic artery)
⑥ 뒤갈비사이동맥(posterior intercostal artery)

(1) 검사목적

하행흉부(내림가슴)대동맥 조영술은 다음의 질환진단이나 검사를 목적으로 한다.

① 오른심장동맥과 왼심장동맥과 관련된 질환의 진단과 수술 전·후의 평가
② 내림가슴대동맥의 중재적 시술 후의 추적검사
③ 내림가슴대동맥의 해부학적 구조, 형태, 위치 및 크기 관찰
④ 동맥자루 및 대동맥박리증의 stent graft의 시술 전·후의 평가

(2) 금기증

아래 질환을 가진 환자는 하행흉부(내림가슴)대동맥 조영술을 시행할 수 없다.

① 부정맥
② 심근경색

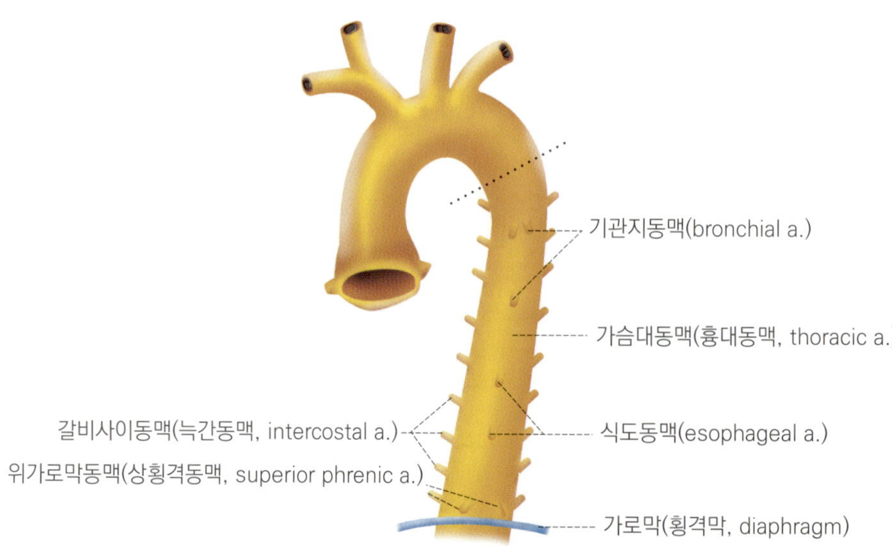

| 그림 4-8 | Descending thoracic arota

③ 약물이나 조영제 과민 환자
④ 콩팥기능저하, 콩팥질환환자

(3) 검사방법

① 넙다리동맥 부위를 소독한 후 국소마취를 한다.
② 셀딩거침(Seldinger needle)으로 넙다리동맥을 천자한다.
③ Pigtail 카테터를 역행성으로 삽입한다.
④ 내림가슴대동맥 기시부에 카테터 끝을 위치시킨다.
⑤ 조영제를 automatic injector를 이용해 주입한다.
⑥ 호흡을 들어마신 상태에서 정지한 후 연속촬영한다.

(4) 혈관조영 영상

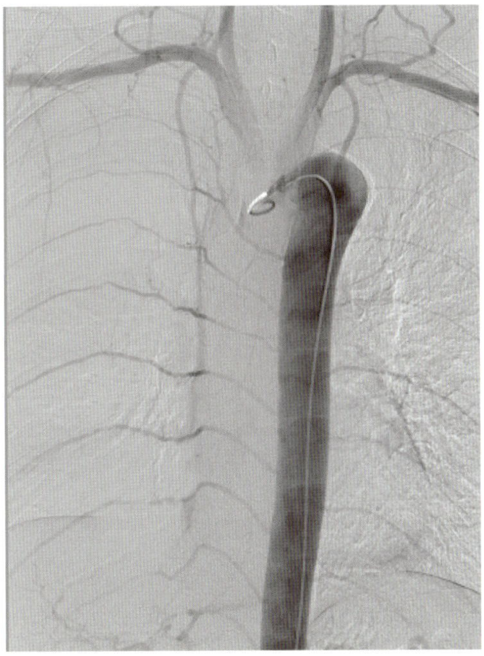

| 그림 4-9 | Posterior intercostal artery

Adamkiewicz artery

이 혈관은 주로 T_9~T_{12} 사이의 갈비사이동맥(intercostal artery)에서 시작하고, 오른갈비사이동맥보다는 왼갈비사이동맥에서 더 많이 시작한다. 경우에 따라 T_5~L_2 사이의 갈비사이동맥 또는 허리동맥(lumbar artery)에서 시작하기도 하며, 앞척수동맥(anterior spinal artery)과 연계되므로 매우 중요하다. 혈관조영상에서 머리핀이 세워져 열린 모양으로 보이는 특징이 있으며 색전되면 하반신마비(paraplegia)를 유발한다.

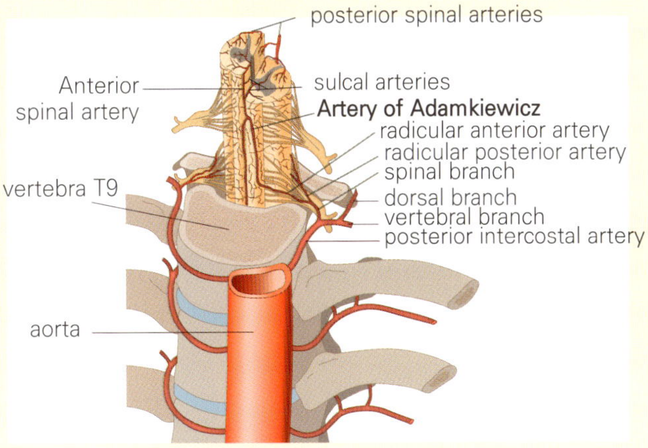

5) 기관지동맥 조영술(bronchial artery angiography)

기관지동맥 조영술은 원발성 전이암 및 전이성 폐암, 폐결핵, 폐농양 등과 같이 염증성 질환이나 선천성 혈관이상 등의 진단을 목적으로 시행한다. 기관지동맥은 T3에서부터 T8 부근의 대동맥에서 시작하는 것이 흔하며 전체 기관지 동맥의 80%는 T5, T6 부근에서 시작한다. 기관지동맥은 주로 기관(trachea), 기관지(bronchial), 뒤세로칸(posterior mediastinum), 식도(esophagus) 등에 동맥피를 공급한다.

가장 흔한 기관지동맥 변이(그림 4-10)는 아래와 같다(Uflacker et al. 1985).

Type 1 : Single right intercostobronchial trunk with single left artery(31%)

Type 2 : Single right intercostobronchial trunk and right & left bronchial arteries sharing a common trunk(25%)

Type 3 : Single right intercostobronchial trunk and two left bronchial arteries(13%)

Type 4 : Single right intercostobronchial trunk with separate bronchial arteries bilaterally(11%)

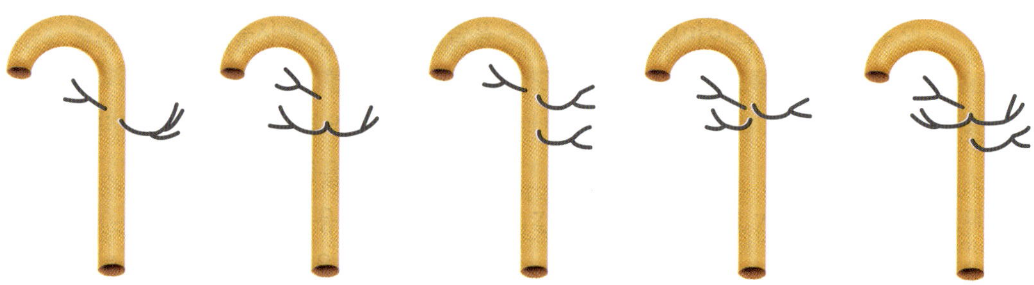

[A] 30.5% [B] 25.0% [C] 12.5% [D] 11.1% [E] 8.3%

| 그림 4-10 | Bronchial artery interest rate changes

(1) 검사목적

① 원발성 및 전이성 폐암, 기관지확장증, 폐농양, 폐결핵 등과 같은 염증성 질환을 진단할 수 있다.

② 세로칸종양, 선천성 혈관이상(혈관직경의 확장 유무)을 진단할 수 있다.

(2) 검사방법

① 셀딩거법에 의해 넙다리동맥에서 천자하여 쉬스를 삽입한다.

② 카테터는 cobra 카테터(그림 4-15)나 bronchial 카테터(그림 4-16)를 사용하여 조영한다.

오른기관지동맥은 대동맥오른쪽연과 왼주기관지와 교차하는 근처에 있고 왼기관지동맥은 오른기관지동맥에 비해 전방에 있고 제4등뼈에서 제6등뼈의 높이에 위치한다.

③ 비이온성 수용성 조영제를 5~7 mL/sec의 속도로 총 10 mL를 사용한다.

④ 기관지동맥 출혈(bronchial artery bleeding)이 의심되는 환자는 하행흉부대동맥 조영술을 우선적으로 시행하여 기관지동맥의 위치 및 기관지동맥 병변(abnormalous bronchial artery) 등의 위치를 파악하는 것이 좋다.

(3) 혈관 조영상

왼·오른기관지동맥 조영을 통해 그림 4-11~14과 같은 영상을 얻게 된다.

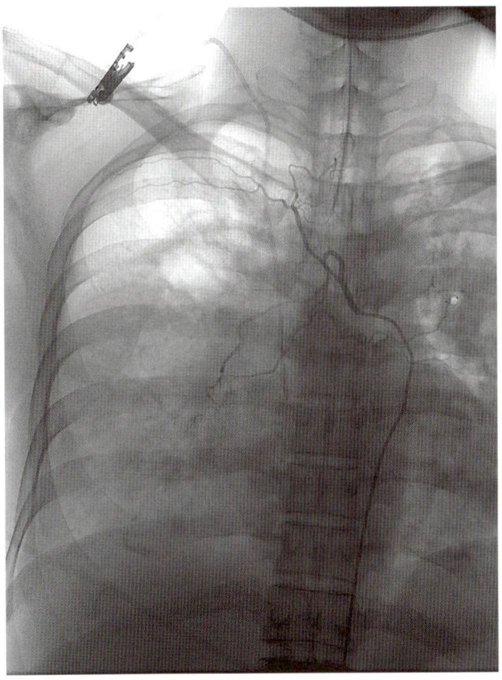

| 그림 4-11 | Rt. bronchial artery(negative)

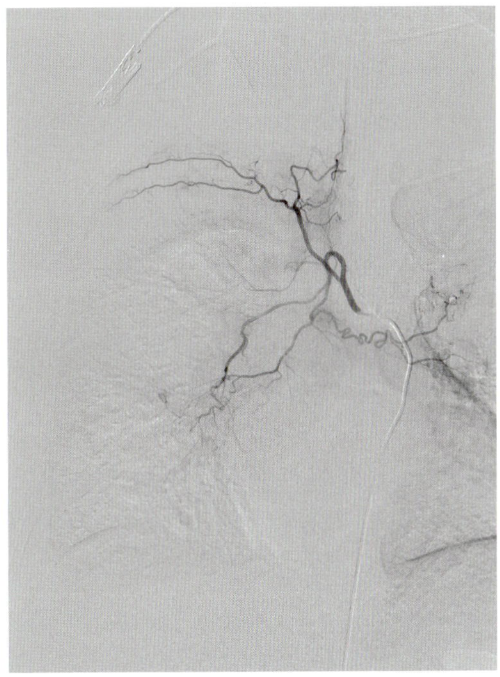

| 그림 4-12 | Rt. bronchial artery(DSA)

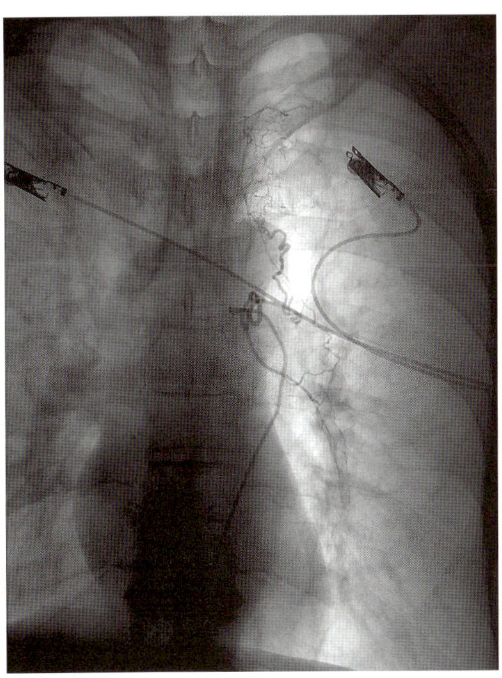

| 그림 4-13 | Lt. bronchial artery(negative)

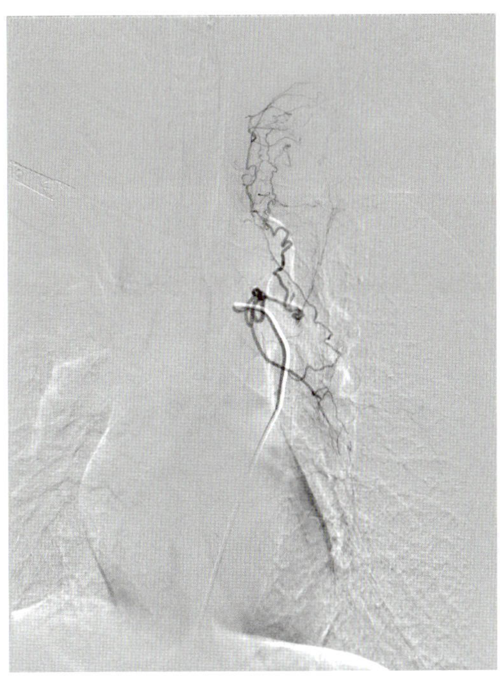

| 그림 4-14 | Lt. bronchial artery(DSA)

IV

(4) 기관지동맥 조영술에 사용되는 catheter

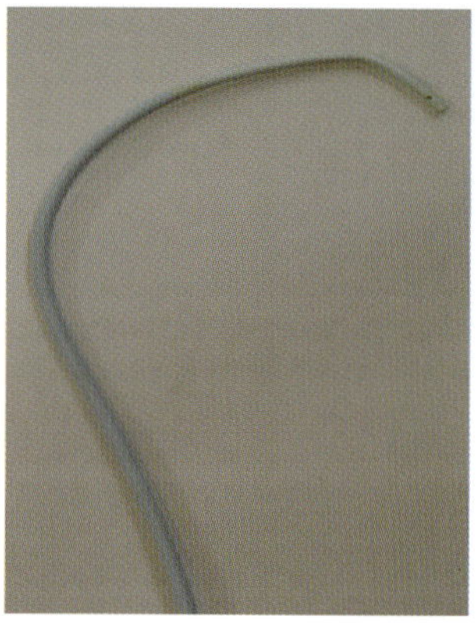

| 그림 4-15 | Cobra catheter

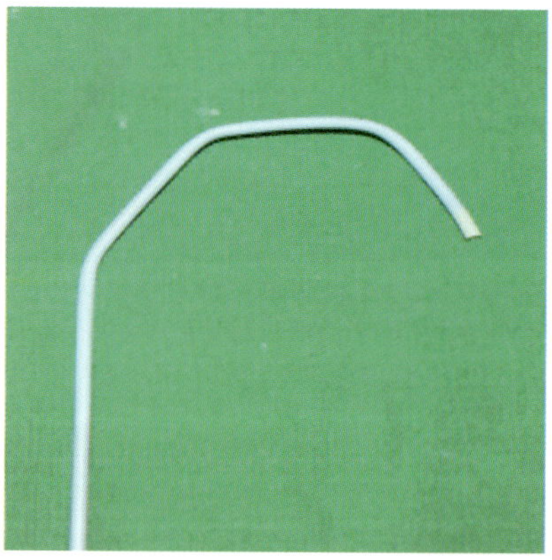

| 그림 4-16 | Bronchial catheter

6) 폐동맥 조영술(pulmonary angiography)

폐동맥 조영술(pulmonary angiography)은 허파동맥에 조영제를 주입하여 촬영하는 허파동맥 엑스선검사이다.

폐동정맥기형(pulmonary arteriovenous malformaition, AVM)이나 폐동정맥샛길(pulmonary arteriovenous fistula, AVF)의 중재적 시술 전·후 평가를 위하여 시행한다.

허파색전이 의심되는 경우에는 폐혈관 조영술을 시행하기 전에 허파의 이상 소견이 있는지 알아보고 병변의 위치나 이를 진단할 수 있는 근거가 되는 가슴 엑스선 사진과 방사성 동위원소검사를 시행한다.

(1) 검사목적

① 폐동맥 색전증
② 폐동맥 질환
③ 폐동맥 출혈 및 협착

(2) 금기증

① 임신 중인 환자
② 요오드화 조영제에 대한 알레르기가 있을 때
③ 출혈이상이 있을 때
④ 콩팥기능저하, 콩팥질환환자

(3) 검사방법

① 넙다리정맥이나 위팔정맥 혹은 정맥을 통해서 천자한 후 sheath를 삽입한다.
② NIH 카테터나 pigtail 카테터를 이용하여 오른심실을 통해 허파동맥으로 삽입한 뒤에 조영한다.

(4) 허파동맥 색전증

폐동맥 색전증은 주로 다리에 위치한 깊은 부위의 깊은정맥(deep vein)에 혈전이 생기고 이것이 오른심방, 오른심실을 경유하여 허파의 혈관으로 이동하여 허파의 혈관을 막은 상태를 말한다

(5) 합병증

① 호흡 곤란
② 가슴막성 통증, 기침, 객혈
③ 한쪽 다리의 통증
④ 열이나 부종

(6) 혈관 조영상

폐동맥 조영술을 통해 혈전과 같은 질환진단 정보를 제공하고 있다.

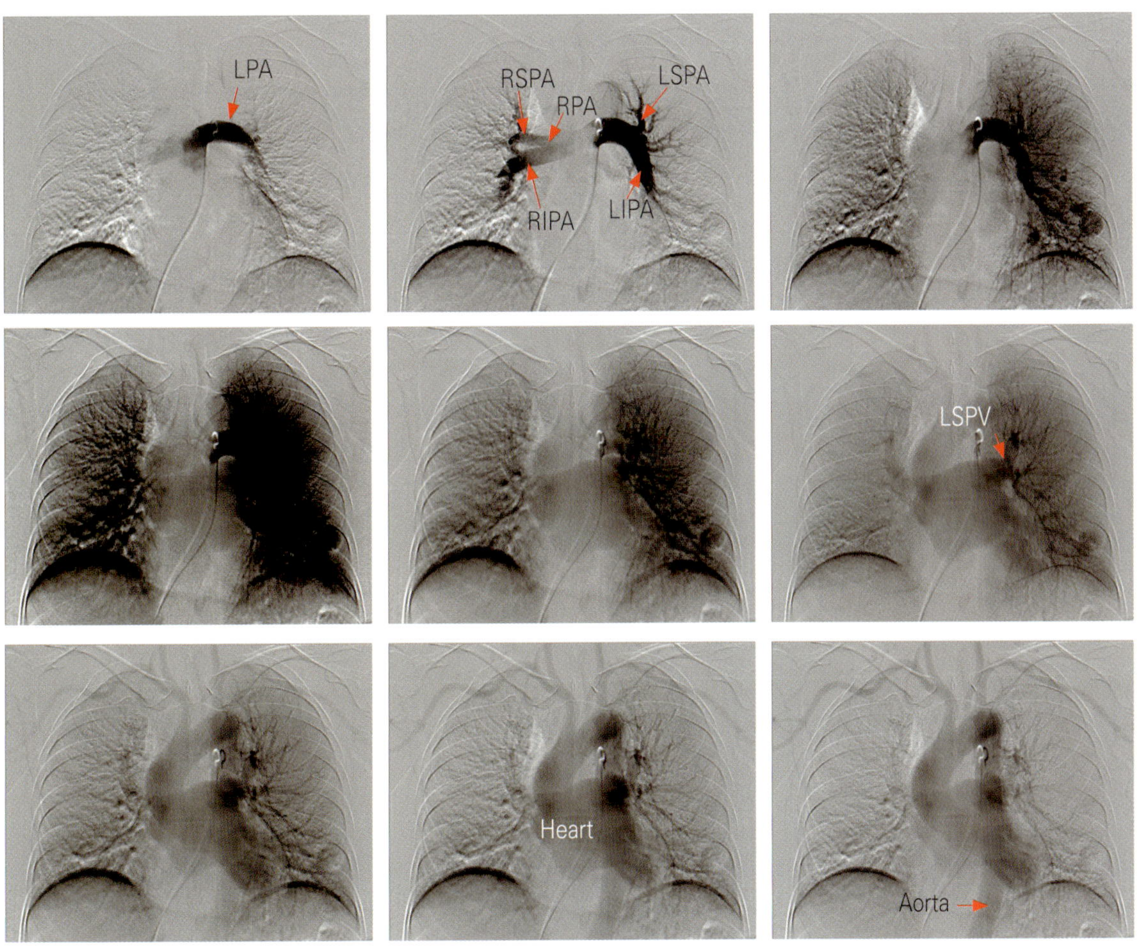

| 그림 4-17 | Pulmonary artery

02 흉부대동맥 스텐트 그라프트 설치술 (stent graft for thoracic aorta)

스텐트 그라프트(stent graft)는 금속 스텐트 위에 폴리테트라플루오로에틸렌(polytetra fluoroethylene, PTFE), 폴리에스테르 재질의 그라프트(graft)가 덮어져 있는 구조로 이 스텐트 그라프트를 대동맥질환 부위에 삽입하면 질환부위를 스텐트 그라프트가 대신하여 정상혈관과 정상혈관을 연결하여 질환부위로의 혈류를 차단하는 치료기구이다.

스텐트 그라프트가 사용되는 가슴대동맥(thoracic aorta) 질환으로는 대동맥자루(thoracic aorta aneurysm, TAA)와 대동맥박리(thoracic aorta dissection, TAD)가 대표적이다. 대동맥질환의 전통적 치료는 전신마취 하에 개흉술(open thoracotomy) 후 외과적 수술방법으로 시행되는 인조혈관치환술이다.

그러나 대동맥질환은 일반적으로 응급상황에서 발생되는 경우가 많아 환자 수술시의 조건 및 건강상태 등이 좋지 않은 상태에 있기 때문에 외과적 수술법에 의한 질환의 치료는 예후가 좋지 않았다. 많은 장치의 발전으로 인해 척수마취 후 영상진단기기 유도하에 시행되는 스텐트 그라프트 설치술은 외과적 수술에 비해 적은 합병증과 낮은 사망률이 장점으로 보고되고 있다.

1) 적응증

(1) 대동맥자루(thoracic aorta aneurysm, TAA)

여러 원인으로 인해 대동맥 벽이 약화되어 정상혈관의 1.5배 이상 대동맥이 부분적으로 확장되는 증상

(2) 대동맥박리(thoracic aorta dissection, TAD)

대동맥벽의 내막(intima)이 파열되어 혈류가 파열된 혈관안으로 주행하여 참혈관(true lumen)과 거짓혈관(false lumen)으로 분리되어 혈관진행이 되는 증상

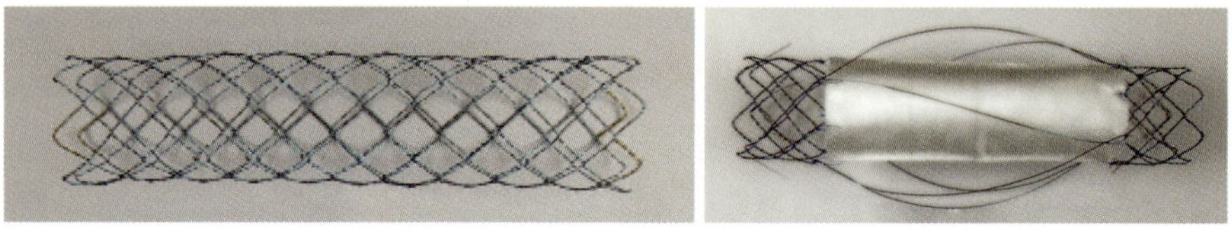

[A] nitinol stent [B] polyesterfabric

| 그림 4-18 | Stent and fabric

가슴대동맥의 동맥자루와 동맥박리 진단검사 시에는 2mm 두께로 CT를 검사하여 질환의 크기 및 위치정보를 정확히 진단한다. 가슴, 배대동맥을 전부 포함시켜 검사하여 가슴과 배에 다른 동맥자루, 동맥박리의 유무와 전체의 혈관을 파악한다. 중재적 시술시 넙다리동맥혈관의 접근성(혈관이 많이 구부러져 있을 시에는 스텐트 그라프트 및 시술기구의 삽입이 용이하지 않다)과 시술 후의 전체 평가가 가능하도록 한다.

2) 진 단

가슴대동맥자루 및 박리 등은 CT와 MRI, 혈관조영술에 의해 많이 진단된다. 우선 가슴 통증에 의해 내원한 환자들은 CT 등의 검사를 받게 된다. CT검사를 통해 병명이 진단되면 정확한 혈관의 크기, 위치 등의 정보를 알기 위해 혈관조영술이 시행된다.

CT와 혈관조영술에 의한 진단 검사 후에는 그림 4-19와 같이 동맥자루와 동맥박리에 대한 혈관의 정보를 기록해 두면 환자에게 적합한 크기의 스텐트 그라프트(stent graft)를 선택할 수 있으며, 중재적시술 시에도 치료 전에 혈관조영술을 실시하여 치료전의 기록과 치료당일날의 기록을 비교하여 혈관질환의 진행정도 등을 알 수 있다.

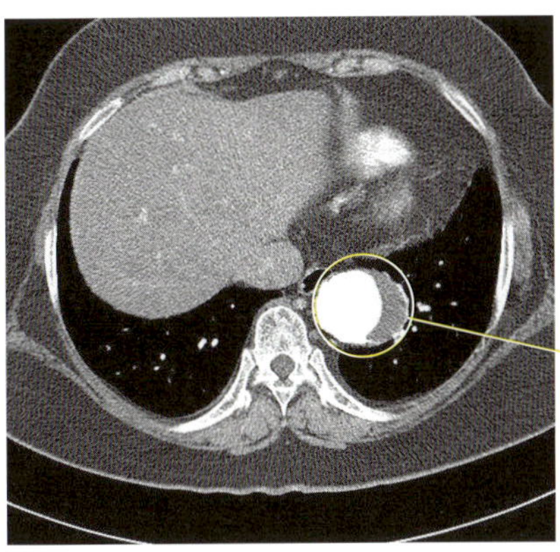

[A] CT axial

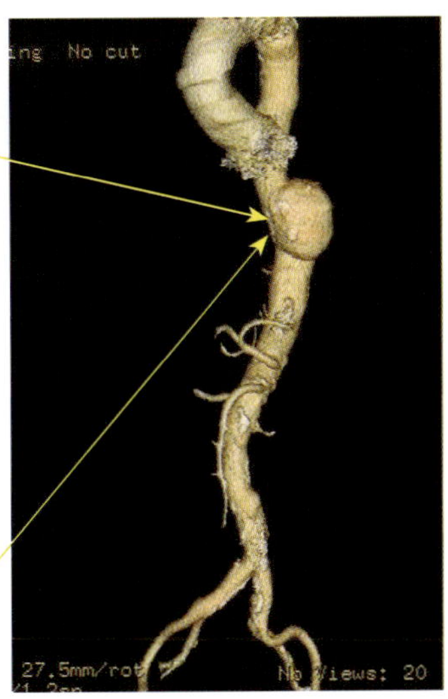

[C] CT angio에서의 동맥자루

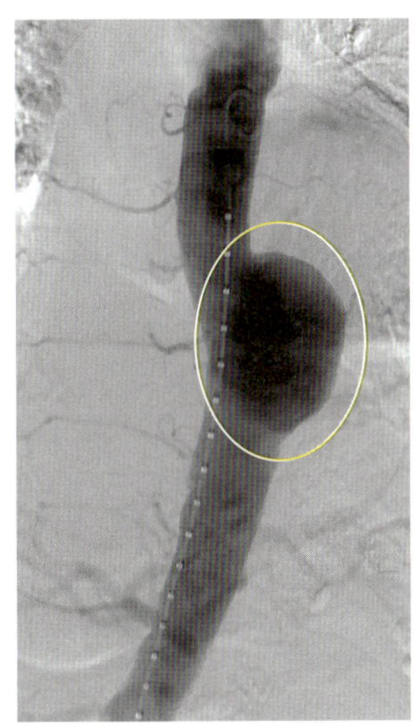

[D] 혈관조영술에서의 동맥자루

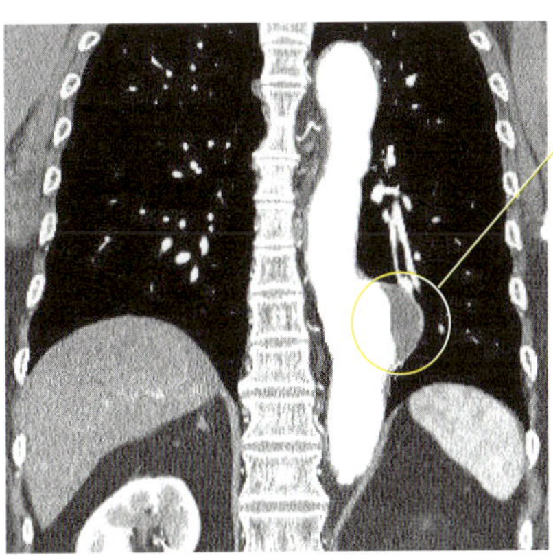

[B] CT coronal의 동맥자루

| 그림 4-19 | Thracic aorta aneurysm

(1) 대동맥자루(aortic aneurysm)(그림 4-19)

대동맥자루의 경우는 왼쪽의 빗장밑동맥이 스텐트 그라프트에 의해 혈류가 차단되면 뇌 혈류를 공급하는 척추동맥이 차단될 수 있으므로 빗장밑동맥으로부터 1.5cm 이상의 혈관을 확보한다. 복강동맥(celiac artery) 또한 혈류를 차단하지 않도록 주의한다.

(2) 대동맥박리(aortic dissection)(그림 4-20)

대동맥박리의 경우는 대동맥박리의 시작부분을 기점으로 참혈관(true lumen), 거짓혈관(false lumen)으로 구분되므로 시작부분을 스텐트 그라프트가 충분히 포함시켜 설치되도록 해부학적 위치를 정확히 진단한다.

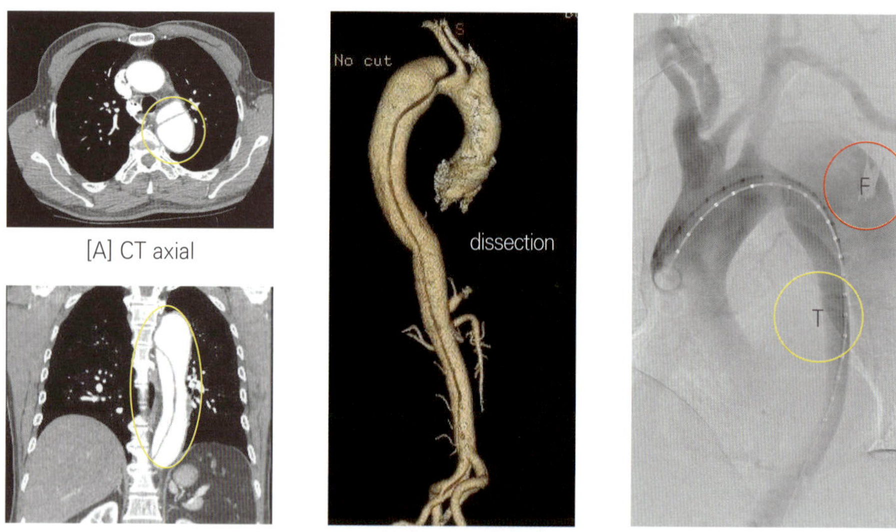

[A] CT axial

[B] CT coronal의 동맥박리

[C] CT angio에서의 동맥박리

[D] 혈관조영술에서의 동맥박리

그림 4-20 Thoracic aorta dissection

3) 시술방법

① 가슴대동맥 스텐트그라프트 설치술은 일반적으로 척수마취 하에 시행된다.

② 마취과에서 척수마취를 환자에게 시행한 후 흉부외과팀이 스텐트 그라프트가 삽입될 부위의 넙다리동맥 부분을 외과적으로 절개한다.

③ 절개 뒤부터는 영상의학과팀에 의해 시술이 진행된다. 절개된 부분의 반대편에 스텐트 그라프트를 삽입할 때 위치정보를 알 수 있도록 혈관조영을 실시할 카테터를 삽입할 수 있도록 5F 쉬스를 삽입한다.

④ 5F 쉬스를 삽입하고 pigtail 카테터(sizing)를 병변부위 위에 위치시켜 혈관조영술을 시행하여 치료될 부위를 확인하고 시술전 영상과 변화가 없는지를 확인한다.

⑤ 절개된 넙다리동맥에 적절한 크기의 sheath를 삽입하여 5F DAV(or berenstein)를 사용하여 amplatz(260 cm, stiff) 가이드와이어를 오름대동맥(ascending aorta) 기시부에 위치시키고 5F 카테터를 제거한다.

⑥ Amplatz wire를 통해 스텐트 그라프트가 설치되어 있는 쉬스를 병변부위까지 삽입하고 이전에 들어가 있는 pigtail 카테터를 사용하여 혈관조영술을 실시하고 스텐트 그라프트가 설치될 혈관부위를 파악하도록 한다.

⑦ 설치될 부위에 스텐트 그라프트를 조정해서 이동시키고 다시 한번 확인하기 위해 조영술을 시행한다.

⑧ 설치될 위치가 결정되고 스텐트 그라프트가 정확히 위치되면 스텐트 그라프트를 설치하기 시작한다(혈류에 의해 스텐트 그라프트의 첫 번째 마디가 이동하는 등 시술의 어려움이 발생할 수 있으므로 설치 전에 혈압을 확인하고 필요에 따라 약물을 이용하여 혈압을 조절할 필요가 있다).

⑨ 스텐트 그라프트의 설치가 완료되면 그라프트가 설치되어 있던 쉬스를 아래로 내려 배대동맥에 위치시킨다. pigtail 카테터를 이용하여 혈관조영술을 실시하여 시술의 성공유무를 확인하도록 한다(스텐트설치 전에 혈류내 혈전생성을 방지하기 위해 heparin을 투여할수 있으며, 시술시간이 길어지게 되면 1시간당 heparin을 추가 투여할 수 있다). 단, 스텐트 그라프트 설치시 그라프트의 첫 번째 마디는 나이티놀스텐트만 구성되어 있고, 다음 마디부터 폴리에스테르패브릭이 착용되어 있으므로 혈관 병변부위와 위치 조절을 잘 맞추어야 한다.

IV

4) 흉부대동맥 스텐트 그라프트 설치술 영상

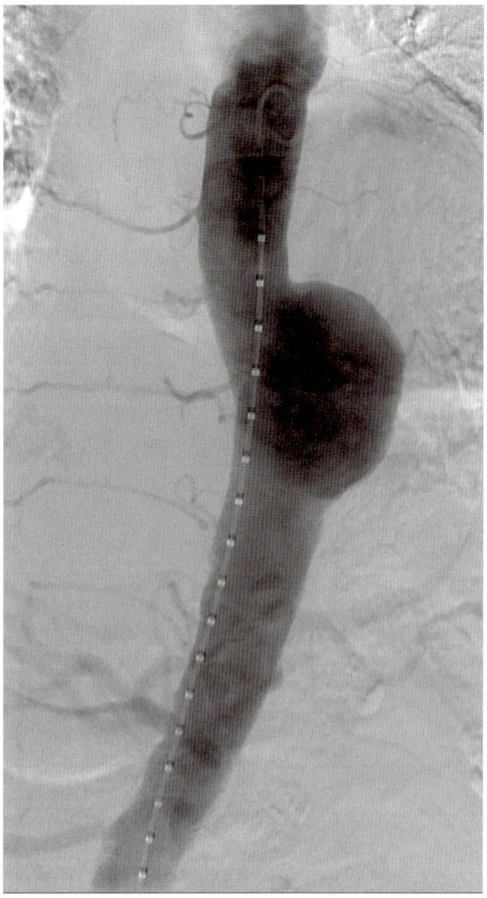

[A] aortography(sizing catheter)

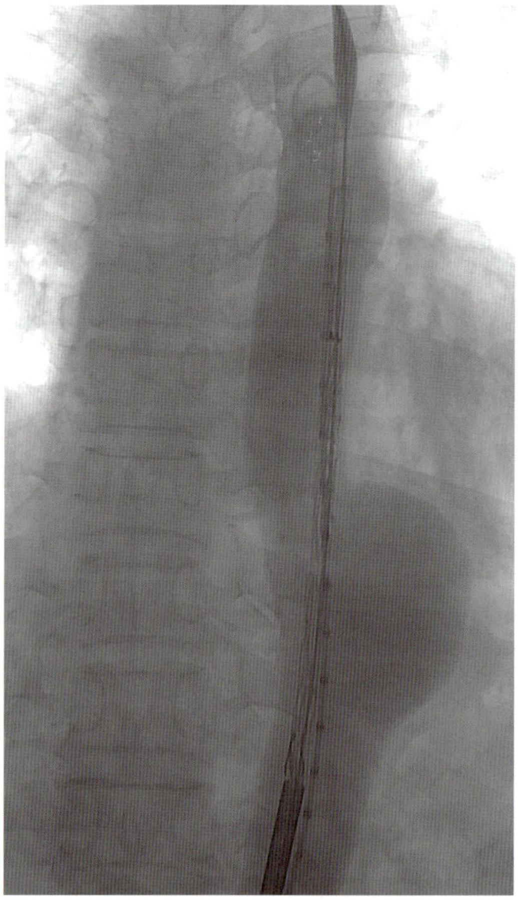

[B] stnt graft insertion

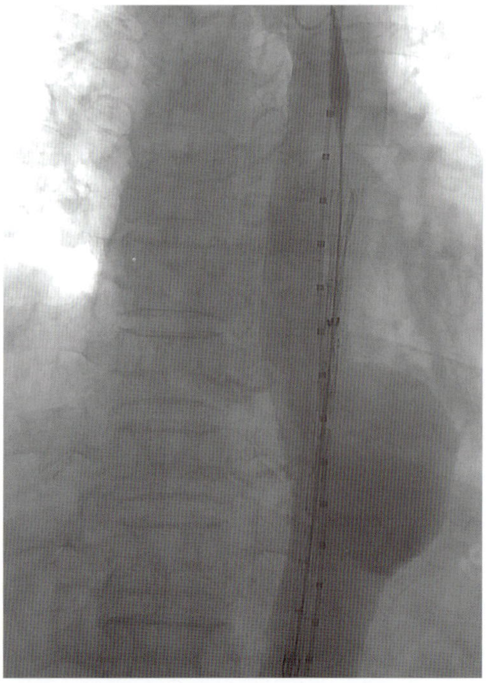

[C] aortography(check image)

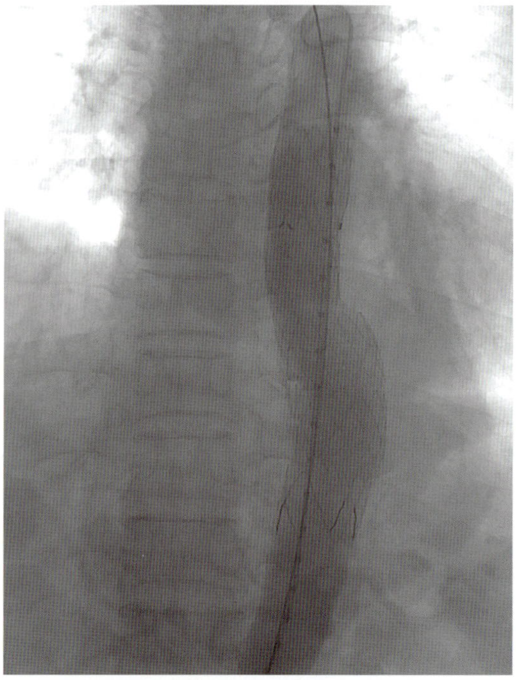

[D] final image

ㅣ그림 4-21ㅣ Stent graft treatment process(aneurysm)

5) 대동맥박리의 중재술 영상

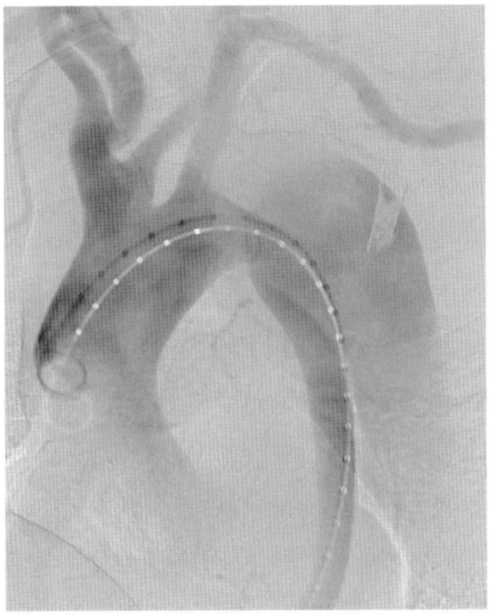

[A] pigtail 카테터를 삽입하여 혈관조영실시(혈관크기를 측정할수 있는 sizing 카테터 사용)

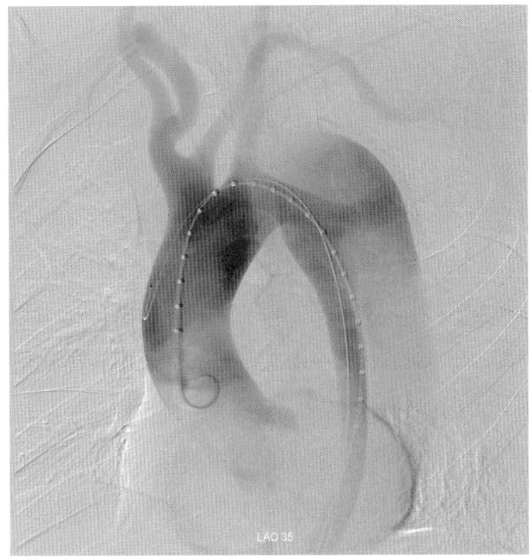

[B] amplatz wire(260cm, stiff, 와이어는 그라프트설치까지 위의 위치에 있도록 한다)

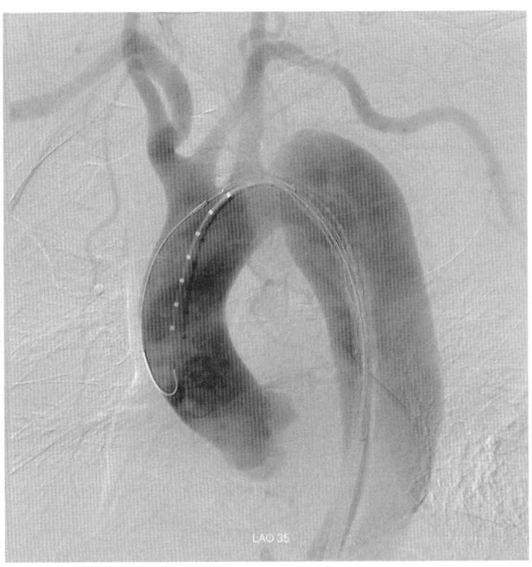

[C] stent graft sheath를 삽입하고 혈관조영실시(graft가 설치될 곳의 시작점과 위치확인)

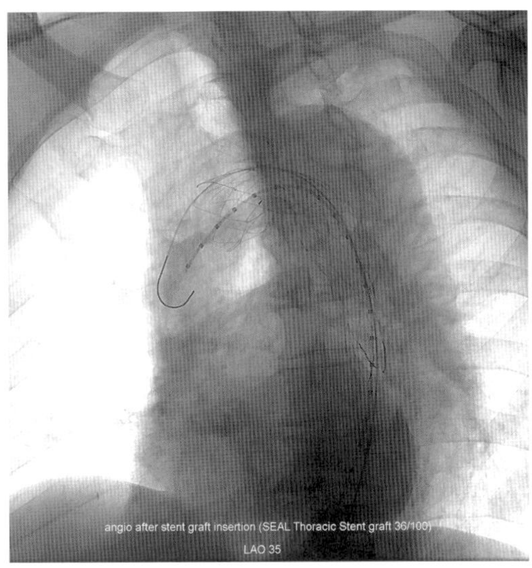

[D] 스텐트 그라프트의 설치

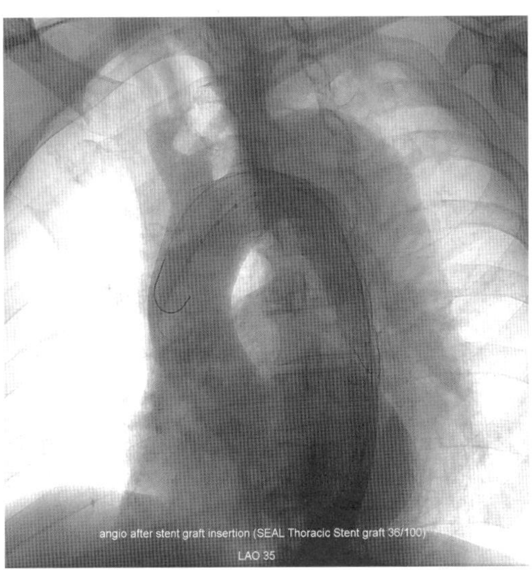

[E] 설치 후 조영 충만상

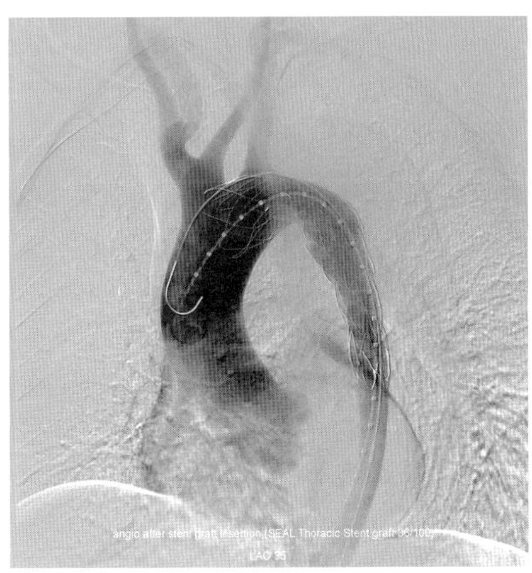

[F] 시술후 정확한 설치 위치 확인(거짓혈관이 보이지 않음)

Ⅰ 그림 4-22 Ⅰ Stent graft treatment process(dissection)

03 복부

1) 해부학적 구조

배(abdomen)에는 간(liver), 지라(spreen), 위(stomach), 작은창자(small intestine) 및 큰창자(large intestine) 등의 장기가 배·골반안에 복막으로 싸여 있으며 이자(pancreas)와 콩팥(kidney)은 배·골반안과 척추뼈 사이에 위치하고 있다. 이들 장기들은 배대동맥에서 갈라진 혈관가지로부터 영양을 공급받아 신진대사를 하며 문맥(portal vein)과 아래대정맥(IVC)을 거쳐 심장으로 재유입된다.

배·골반안의 장기의 종양진단이나 혈관분포 및 이상출혈의 원인진단을 목적으로 복부(배)대동맥 조영술과 갈라진 혈관가지를 선택조영하거나 중재적 시술로 진단과 치료를 같이 시행하고 있다.

배대동맥 조영에는 환자 관리와 감염에 주의해야 하며, 장내 가스제거 등 전처치가 있어야 하고 검사와 장기에 적합한 카테터 선택도 중요하다. 무엇보다도 시술자의 경험이나 숙련도는 영상진단 성패에 큰 영향을 미치게 되며 검사 전반에 대한 이해와 조영진행 중 주의가 요구되는 부위이다.

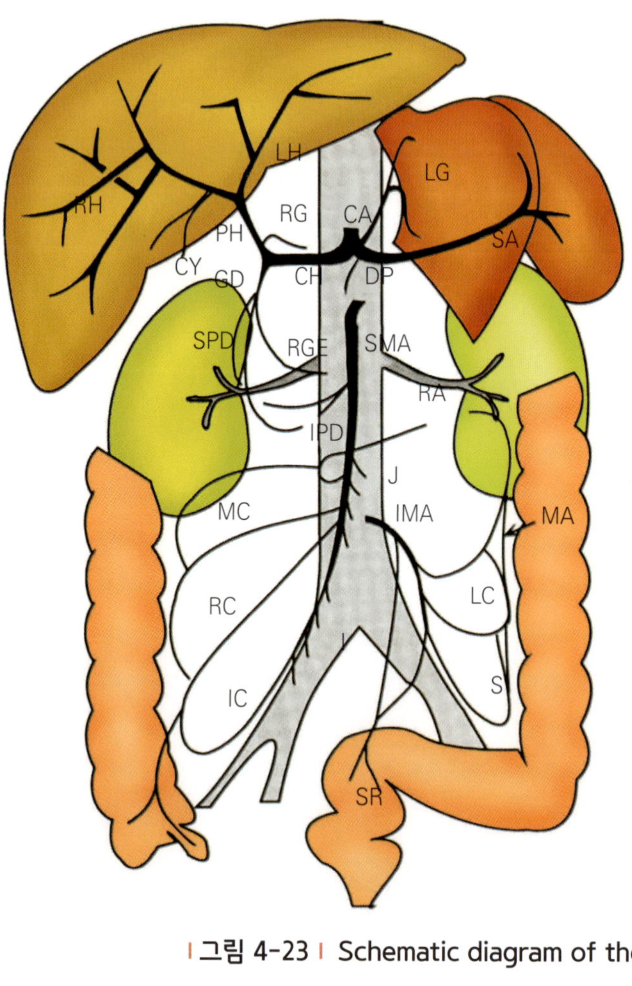

복강동맥(CA : celiac trunk)
지라동맥(SA : splenic a.)
온간동맥(CH : common hepatic a.)
고유간동맥(PH : proper hepatic a.)
오른위동맥(RG : right gastric a.)
오른간동맥(RH : right hepatic a.)
왼간동맥(LH : left hepatic a.)
쓸개동맥(CY : cystic a.)
위샘창자동맥(GD : gastroduodenal a.)
오른위그물막동맥(RGE : rt. gastroepiploic a.)
왼위동맥(LG : left gastric a.)
등 이자동맥(DP : dorsal pancreatic a.)
위이자샘창자동맥(SPD : superior pancreaticoduodenal a.)
아래이자샘창자동맥(IPD : inferior pancreaticoduodenal a.)
위창자간막동맥(SMA : superior mesenteric a.)
콩팥동맥(RA : renal a.)
빈창자동맥(J : jejunal a.)
돌창자동맥(I : ileal a.)
가운데큰창자동맥(MC : middle colic a.)
오른큰창자동맥(RC : right colic a.)
돌잘록창자동맥(IC : ileocolic a.)
아래창자간막동맥(IMA : inferior mesenteric a.)
모서리동맥(MA : marginal a.)
왼큰창자동맥(LC : left coli a.)
구불창자동맥(S : sigmoid a.)
위곧창자동맥(SR : superior rectal a.)

| 그림 4-23 | Schematic diagram of the abdominal aorta

2) 복부대동맥 조영술(abdominal aortography)

배대동맥은 가로막 높이(T11)에서 허리뼈(L4)의 온엉덩동맥 갈린 곳까지를 말하며 아래 가로막동맥(inferior phrenic artery), 복강동맥(celiac artery), 위창자간막동맥(superior mesenteric artery), 아래창자간막동맥(inferior mesenteric artery), 콩팥동맥(renal artery) 등으로 갈라진다. 소화기계 혈관들은 abdominal aorta를 통해 각 장기로 공급된 동맥혈이 모두 문맥(portal vein: PV)을 통해 유입되고 간(liver)의 화학 공정을 통해 온몸으로 순환하게 되는 특징을 가지고 있다. CT, MR angiography 검사법이 발전되면서 진단 목적으로서의 혈관조영은 감소하고 있는 대신 중재적 방사선을 목적으로 한 시술이 증가하고 있는 추세이다.

(1) 검사목적

배 장기를 검사하기 전에 촬영하는 경우가 많으며 아래의 질환 진단을 목적으로 한다.

① 대동맥자루(aortic aneurysm)
② 대동맥 박리증(aortic dissection)
③ 대동맥의 협착(stenosis)
④ Takayasu's arteritis
⑤ 종양성 병변의 유무진단
⑥ 중재적 시술 전·후의 평가
⑦ 분지혈관의 위치 및 개수 파악

- 배대동맥자루는 동맥경화가 주요 원인이며 시간이 지나면 혈관이 파열된다.
- CT나 MRI로도 가능하며 IVR을 목적으로 혈관조영술을 시행한다.
- 배대동맥협착 역시 동맥경화로 발생하며 완전히 막히는 경우도 있다.

(2) 금기증

아래 질환을 가진 환자는 배대동맥 조영술을 시행할 수 없다.

① 부정맥(arrythmia)이 있는 환자
② 심근경색(cardiac infarction / myocardiac infarction) 환자
③ 약물이나 조영제 과민환자
④ 콩팥기능저하나 콩팥질환환자

(3) 검사방법

① 바로누운자세에서 제2허리뼈가 중심이 되게한 후 조영전촬영(scout)을 한다.
② 넙다리동맥부위를 소독한 후 국소마취를 한다.
③ 셀딩거침으로 넙다리동맥을 천자한 후 가이드와이어를 삽입한다.
④ 가이드와이어를 따라 5F 쉬스를 삽입한다.
⑤ 5F 카테터(pigtail 카테터)를 가이드와이어와 함께 삽입한다.
⑥ 등뼈11번 높이에 카테터를 위치시킨다.
⑦ 조영제는 15~20 mL/sec의 속도로 30~40 mL 전후를 주입한다.
⑧ DSA인 경우 혈관조영술과 조영제의 양은 같으나 생리식염수와 1 : 1로 희석해 사용한다.
⑨ DSA인 경우는 1~3 f/s로 조정한다.

(4) 혈관조영 영상

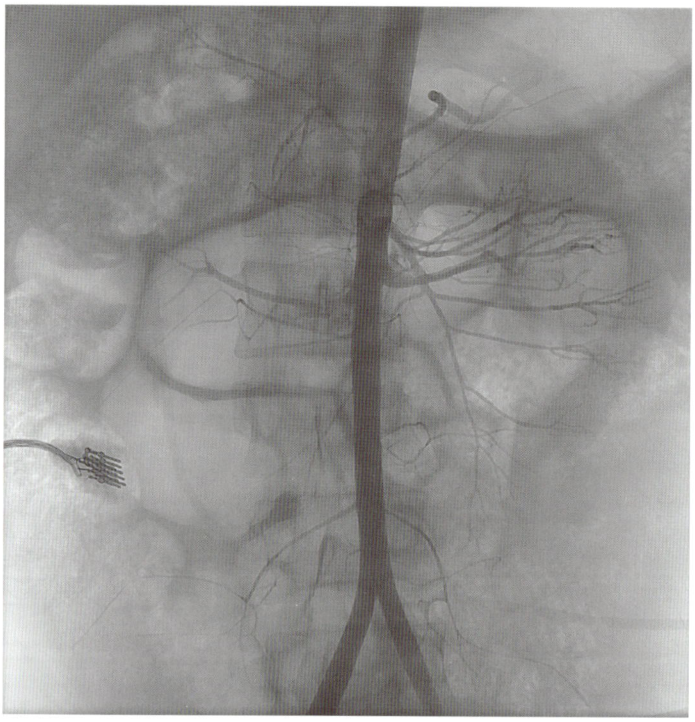

ㅣ그림 4-24ㅣ Native image of abdominal aorta

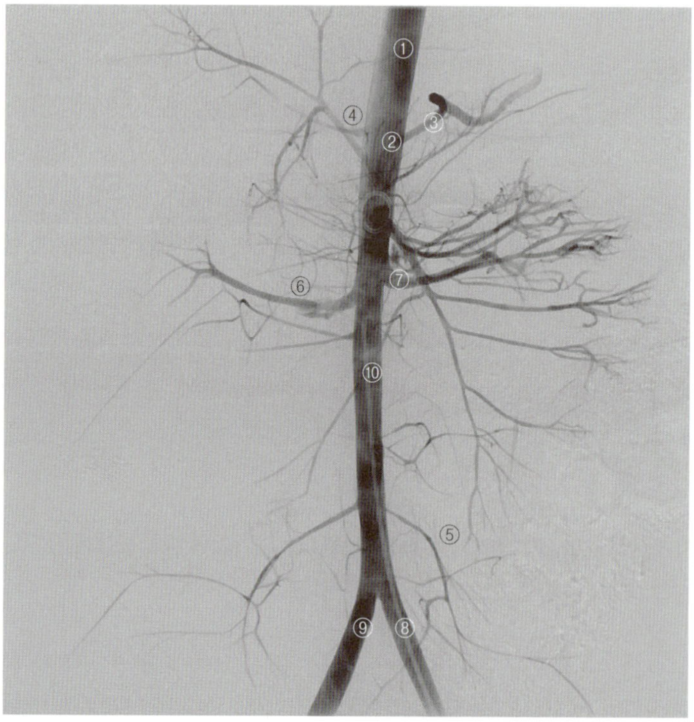

ㅣ그림 4-25ㅣ DSA image of abdominal aorta

① 배대동맥(abdominal aorta)
② 복강동맥(celiac artery)
③ 지라동맥(splenic artery)
④ 온간동맥(common hepatic artery)
⑤ 아래창자간막동맥(inferior mesenteric artery)
⑥ 오른콩팥동맥(Rt. renal artery)
⑦ 왼콩팥동맥(Lt. renal artery)
⑧ 왼온엉덩동맥(Lt. common iliac artery)
⑨ 오른온엉덩동맥(Rt. common iliac artery)
⑩ 돼지꼬리 카테터(pigtail catheter)

3) 하횡격막동맥 조영술(inferior phrenic arteriogrphy)

대부분이 복강동맥 시작점에서 분지되지만 배대동맥(abdominal aorta)에서 직접분지되는 경우와 콩팥동맥(renal artery)에서 분지되는 경우가 있고, 왼위동맥(Lt. gastric artery), 왼간동맥(Lt. hepatic artery), 위창자간동맥(superior mesenteric artery) 등에서 분지되는 경우도 있다.

(1) 검사목적

가로막이나 부신, 뒤복막의 국소적 종양성 병변을 진단하고자 할 때, 간세포암에 대한 기생혈관 공급이 의심될 때 또는 출혈소견을 보여 색전술을 시행할 때 아래가로막동맥 조영검사를 시행한다.

(2) 금기증

① 부정맥(arrythmia)이 있는 환자
② 심근경색(myocardiac infarction; MI) 환자
③ 약물이나 조영제 과민 환자
④ 콩팥기능저하, 콩팥질환 환자

(3) 검사방법

① 넙다리동맥부위를 소독 후 국소마취한다.
② 셀딩거침으로 넙다리동맥을 천자 후 가이드 와이어를 삽입한다.
③ 가이드 와이어를 따라 5F sheath를 삽입한다.
④ 5F 카테터(RHR, cobra)를 가이드 와이어와 함께 삽입한다.
⑤ 아래가로막동맥을 선택하고 마이크로 카테터를 삽입하여 조영한다.
⑥ 조영제는 2~3mL/sec 속도로 총 6~10mL를 주입한다.

IV

(4) 혈관조영상

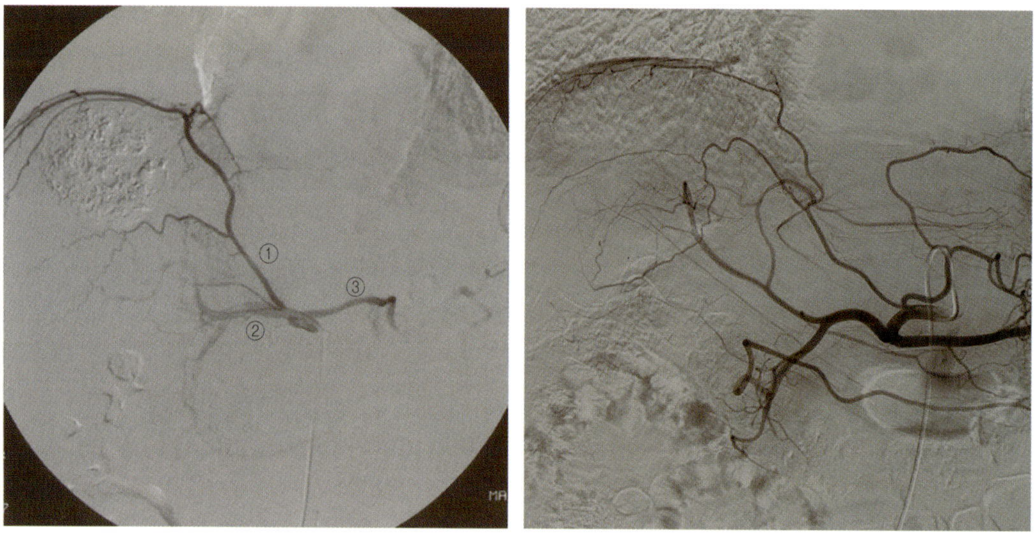

| 그림 4-26 | Arising from the celiac artery and hepatic artery

① 오른아래가로막동맥(Rt. inferior phrenic artery) ② 온간동맥(common hepatic artery)
③ 지라동맥(splenic artery)

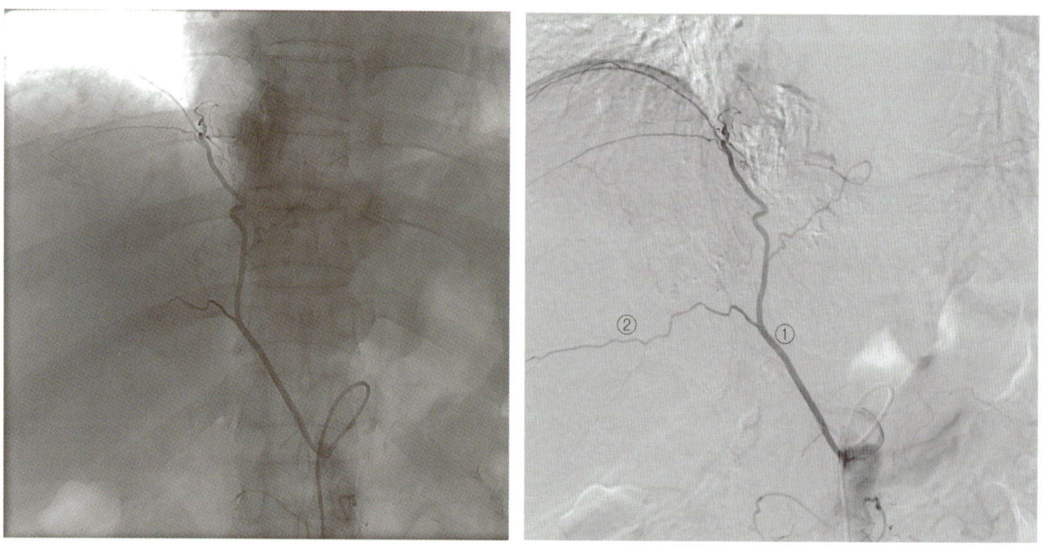

| 그림 4-27 | Arising from the aorta

① 오른아래가로막동맥(Rt. inferior phrenic artery) ② 갈비사이동맥(intercostal artery)

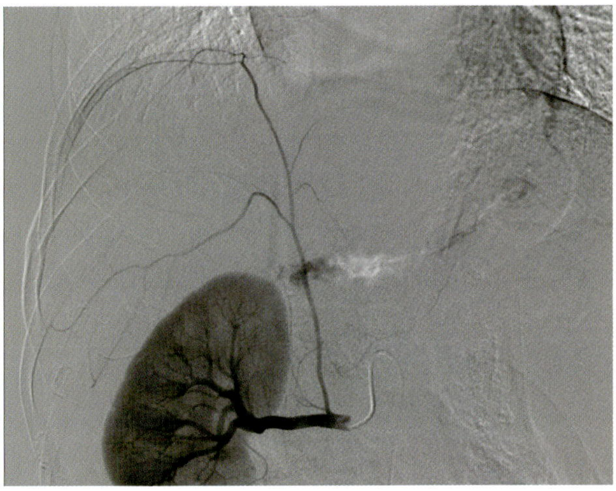

ㅣ그림 4-28ㅣ Arising from the renal artery

4) 복강동맥 조영술(celiac arteriography)

복강동맥은 비대칭성으로 대동맥이 가로막을 관통한 바로 아래 배대동맥에서 갈리며 다시 왼위동맥·지라동맥·온간동맥의 세 갈래로 갈라지는데, 왼위동맥은 위의 작은굽이로, 지라동맥은 지라, 위, 이자로, 온간동맥은 간·위·샘창자로 분포해 나간다.

(1) 검사목적

① 원발성 또는 전이성 간세포암의 간동맥 색전술을 위해
② 위, 창자관 출혈의 혈관을 찾기 위해
③ 동맥류, 이자질환 및 문맥압항진증 진단을 위해
④ 중재적 시술의 전·후 평가를 위해

(2) 금기증

① 부정맥(arrythmia)이 있는 환자
② 심근경색(myocardiac infarction) 환자
③ 약물이나 조영제 과민 환자
④ 콩팥기능저하, 콩팥질환환자

(3) 검사방법

복강동맥 조영술은 복부(배)대동맥 조영술과 유사하다.

가로막이 필름의 상단에 오게하여 간과 지라가 충분이 포함되도록 조영전촬영(scout radiography)을 한다.

① 넙다리동맥 부위를 소독한 후 국소마취한다.
② 넙다리동맥을 천자한 후 가이드 와이어를 삽입한다.
③ 가이드 와이어를 따라 5F 쉬스를 삽입한다.
④ 5F 카테터(RHR, RH)를 이용하여 복강동맥을 선택한다.
⑤ 문맥이 관찰될 때까지 촬영한다.
⑥ 허파와 간이 겹치지 않게 숨을 내쉰 후 촬영한다.
⑦ 조영제는 7 mL/sec의 속도로 총 30 mL를 주입한다.
⑧ 방사선영상은 1초에 1영상씩 6초간 6회를 촬영하여 동맥상을 관찰하며 DSA인 경우 1 f/sec로 문맥상이 관찰될 때까지 촬영한다.

(4) 혈관 조영상

복강동맥의 질환 진단을 위해서는 scout 영상, 혈관조영영상, DSA 영상뿐만 아니라 지연영상을 통해 정맥영상을 얻게 된다.

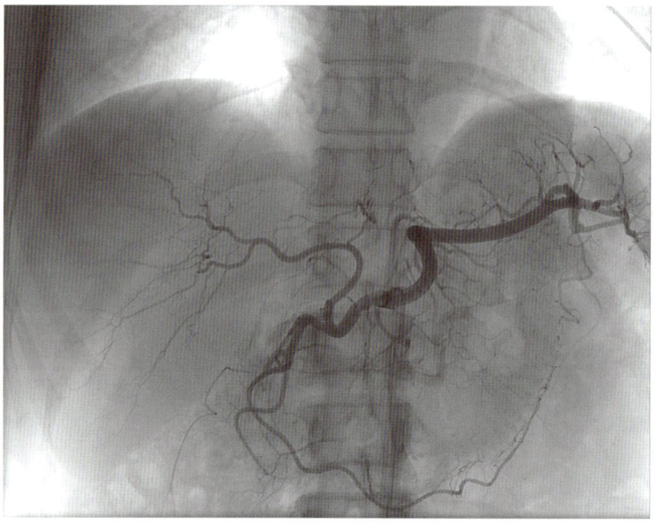

ㅣ그림 4-29ㅣ Celiac artery

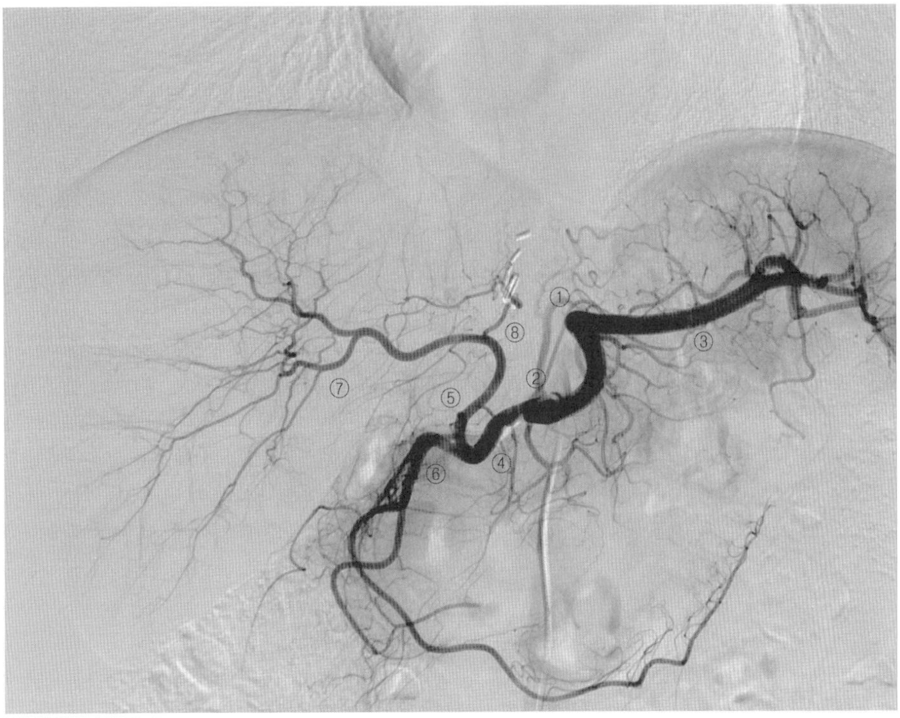

ǀ 그림 4-30 ǀ Celiac artery DSA image

① 왼위동맥(Lt. gastric artery)
② 복강동맥(celiac artery)
③ 지라동맥(splenic artery)
④ 온간동맥(common hepatic artery)
⑤ 고유간동맥(proper hepatic artery)
⑥ 위샘창자동맥(gastrodudenal artery)
⑦ 오른간동맥(Rt. hepatic artery)
⑧ 왼간동맥(Lt. hepatic artery)

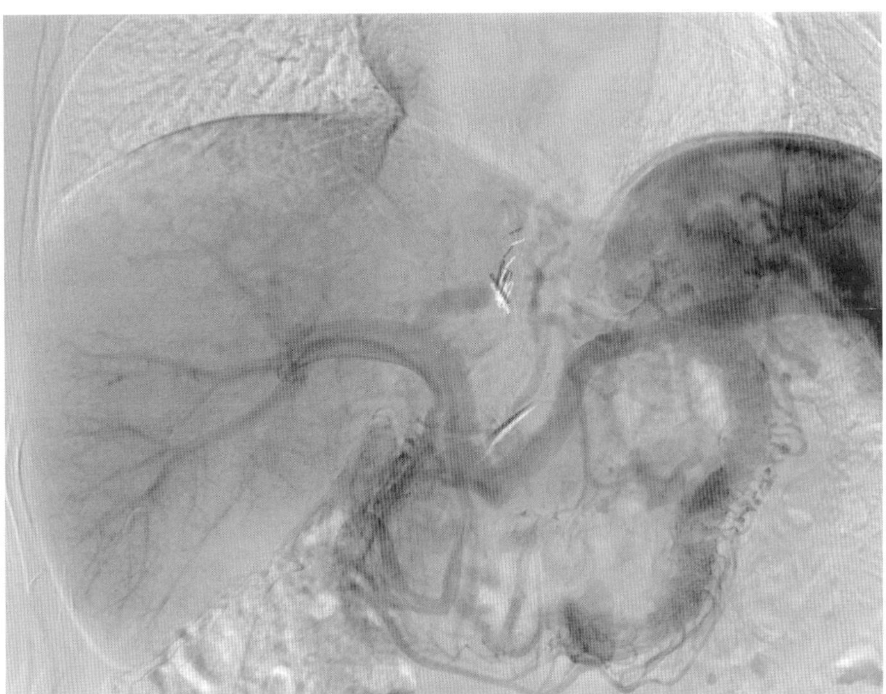

ǀ 그림 4-31 ǀ Celiac artery phase delay(venous phase)

5) 총간동맥 조영술(common hepatic arteriography)

온간동맥은 복강동맥에서 갈라지며 고유간동맥(proper hepatic artery)의 앞쪽에서 문맥과 평행하게 주행하면서 왼간동맥(Lt. hepatic artery), 중간동맥(middle hepatic artery)과 오른간동맥(Rt. hepatic artery)으로 갈라진다. 간장의 전체 혈액유입량의 30% 정도를 공급하고, 나머지 70%는 문맥에서 공급한다. 고유간동맥에서 좌·우 간동맥이 모두 갈라지며 정상 간동맥의 해부학적 구조를 갖는 환자는 60% 정도이고 나머지는 정상변이(normal variation)를 가진다.

(1) 검사목적

과혈관성 간세포암(hypervascular hepatocellular carcinoma)의 간동맥 화학색전술 환자를 대상으로 한다. 간암은 혈류가 풍부한 종양혈관을 보이며, 혈관종은 시간이 지나면서 서서히 크고 농후하게 종양 전체로 조영증강이 확산되어 보인다. 위, 창자관 출혈 시나 또는 중재적 시술 전·후의 평가를 검사 목적으로 한다.

간암(hepatoma)은 한국인의 간질환 중 가장 높은 발병율을 보이는 질환으로 만성간염환자나 만성알콜중독환자에게도 생긴다. 간암은 과혈관성병변으로 간동맥조영상에서는 주위 정상 간조직에 비해 고음영으로 보인다. 그러나 문맥에서는 혈액공급을 받지 못하므로 저음영으로 보인다.

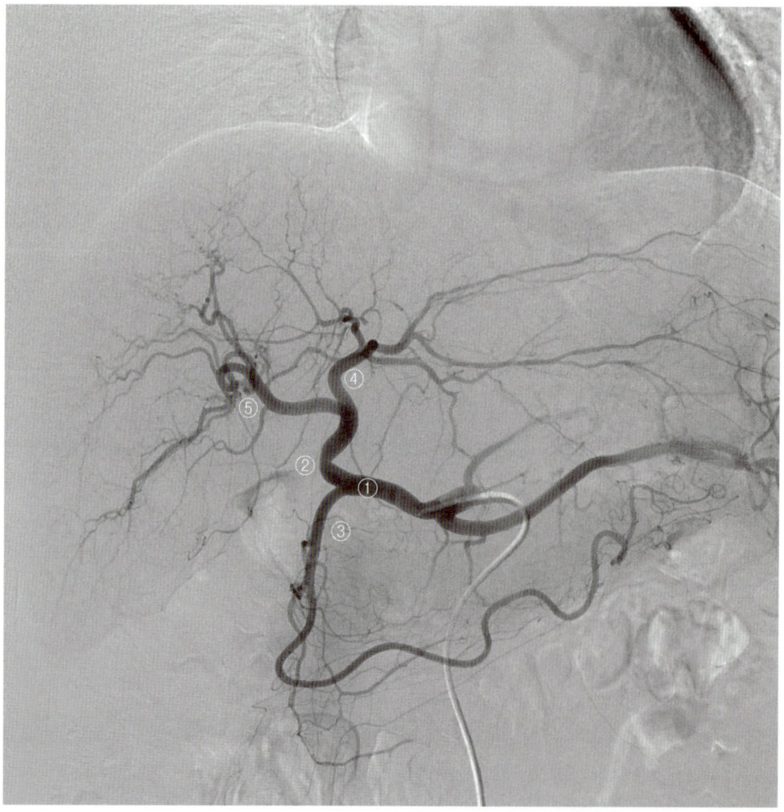

| 그림 4-32 | Common hepatic artery(DSA)

① 온간동맥(commom hepatic artery) ② 고유간동맥(proper hepatic artery)
③ 위샘창자동맥(gastrodudenal artery) ④ 왼간동맥(Lt. hepatic artery)
⑤ 오른간동맥(Rt. hepatic artery)

간혈관종(hepatic hemangioma)은 흔한 3cm 이하의 간종양으로 증상없이 발견된다. 큰 혈관구조(vascular channel)를 형성하므로 내부 혈류속도가 빠르다. 혈관조영술에서 정상조직에 비해 오래동안 조영증강이 남아있다.

(2) 검사방법

① 넙다리동맥부위를 소독한 후 국소마취한다.
② 넙다리동맥을 천자한 후 가이드와이어를 삽입한다.
③ 가이드와이어를 따라 5F 쉬스를 삽입한다.
④ 5F 카테터(RHR, RH)를 이용하여 온간동맥을 선택한다.
⑤ 허파와 간이 겹치지 않게 숨을 내쉰 후 촬영한다.
⑥ 조영제는 7mL/sec의 속도로 총 15~20mL를 주입한다.
⑦ 0.5~1f/s로 문맥을 확인할 때까지 촬영한다.

(3) 간동맥의 정상 변이(normal variation)

고유간동맥에서 좌·우 간동맥이 시작하는 해부학적 구조를 갖는 사람은 60% 정도이며 나머지 40%에서는 서로 다른 간동맥의 모습을 나타내고 있다.

IV

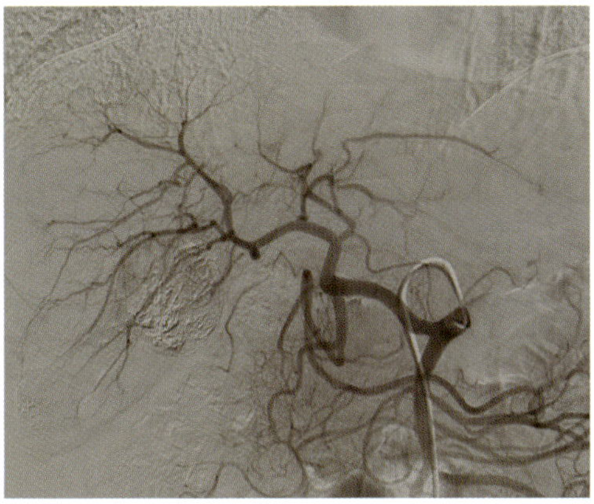

SMA에서 기시하는 RHA

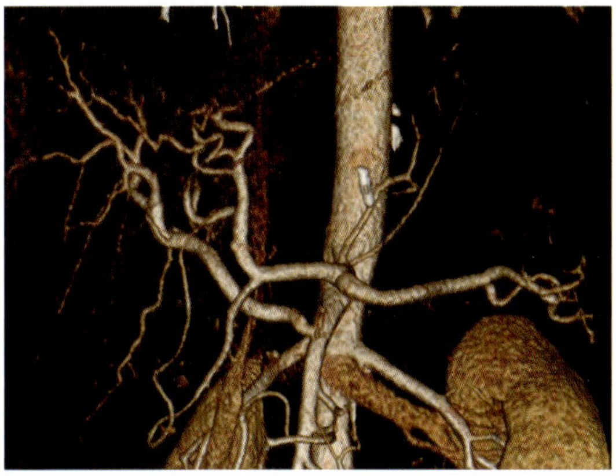

Celiac trunk에서 기시하는 LHA와 SMA 기시하는 RHA

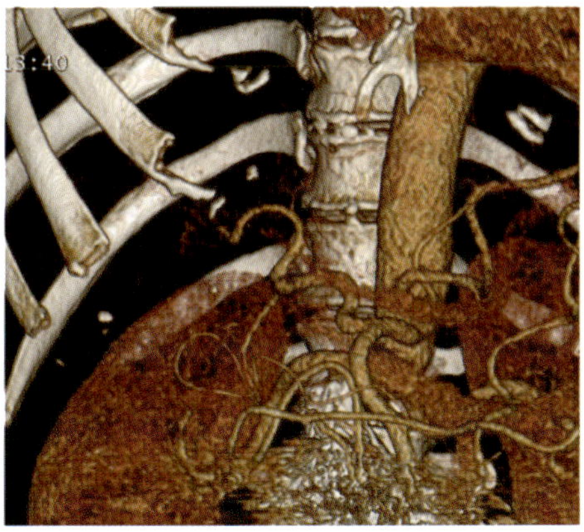

SMA에서 기시하는 RHA의 CTA

| 그림 4-33 | Hepatic artery(arising from the SMA)

6) 비동맥 조영술(splenic arteriography)

복강동맥에서 갈라지는 혈관중 가장 큰 가지인 지라동맥(splenic artery)은 왼쪽으로 갈라져 지라, 위, 이자 등에 혈류를 공급한다. 이자에 공급되는 혈류는 많으며 지라동맥이 이자 위를 지나면서 갈라진다.

지라동맥 끝부의 아래에서 관찰되는 왼위그물막동맥은 위의 큰 굽이를 따라 주행하여 오른위그물막동맥과 결합하면서 위장의 그물막주위에 혈류를 공급한다.

(1) 검사목적

① 지라의 종양 진단을 위해
② 비종대된 혈관의 이상 유무를 관찰하기 위해
③ 위장관출혈 진단을 위해
④ 지라동맥자루의 중재적시술 전·후 평가를 위해
⑤ 지라의 항진증인 경우 부분적 지라동맥색전술(PSE) 등을 시행하기 위해
⑥ 문맥의 지연상을 얻기 위해

(2) 금기증

① 부정맥(arrythmia)이 있는 환자
② 심근경색(myocardiac infarction) 환자
③ 약물이나 조영제 과민 환자
④ 콩팥기능저하, 콩팥질환환자

(3) 검사방법

① 넙다리동맥부위를 소독한 후 국소마취한다.
② 넙다리동맥을 천자한 후 가이드와이어를 삽입한다.
③ 가이드와이어를 따라 5F sheath를 삽입한다.
④ 5F 카테터(RHR, RH)를 이용하여 지라동맥을 선택한다.
⑤ 허파와 지라가 겹치지 않게 숨을 내쉰 후 촬영한다.
⑥ 조영제는 5 mL/sec의 속도로 총 15~20 mL를 주입한다.
⑦ 문맥이 관찰될 때까지 촬영한다.

(4) 혈관 조영상

지라동맥조영상과 DSA영상 및 지라동맥 지연영상으로 지라정맥영상을 관찰할 수 있다.

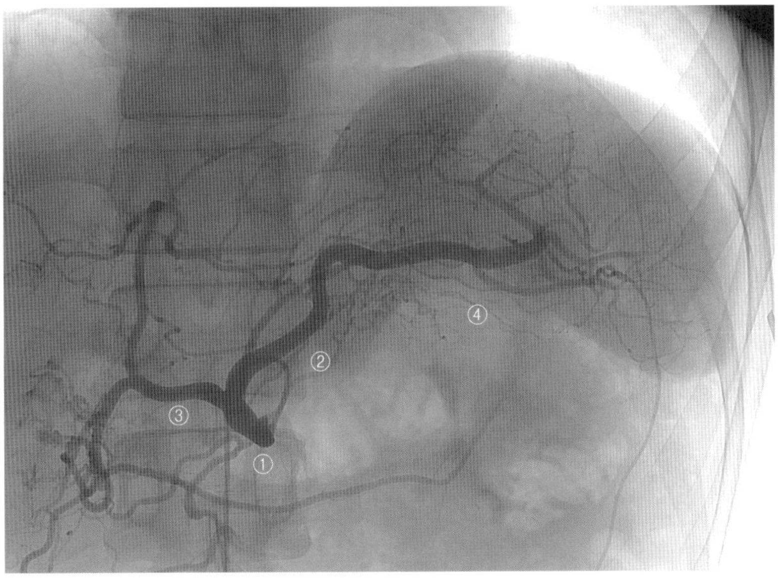

ㅣ그림 4-34ㅣ Splenic artery

① RH catheter
② 지라동맥(splenic artery)
③ 온간동맥(common hepatic artery)
④ 이자동맥(pancreatic artery)

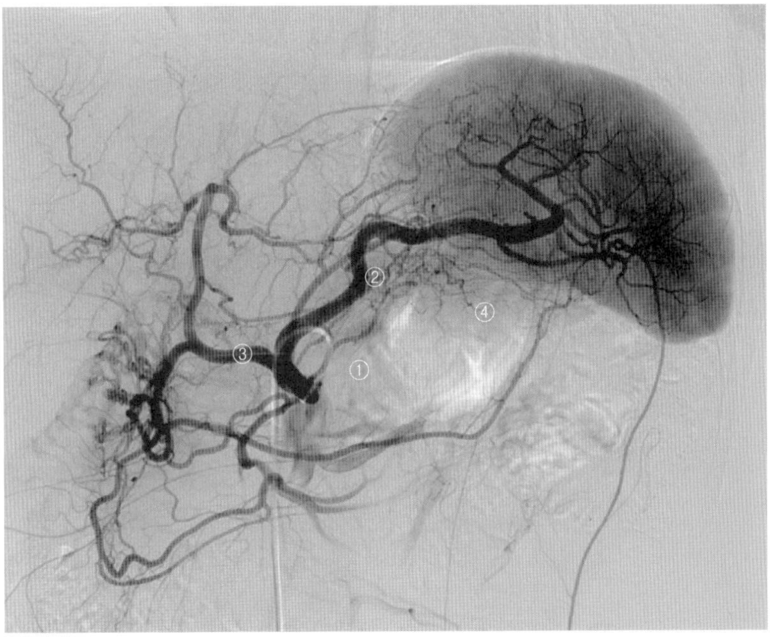

ㅣ그림 4-35ㅣ Splenic artery of DSA image

① RH catheter
② 지라동맥(splenic artery)
③ 온간동맥(common hepatic artery)
④ 이자동맥(pancreatic artery)

IV

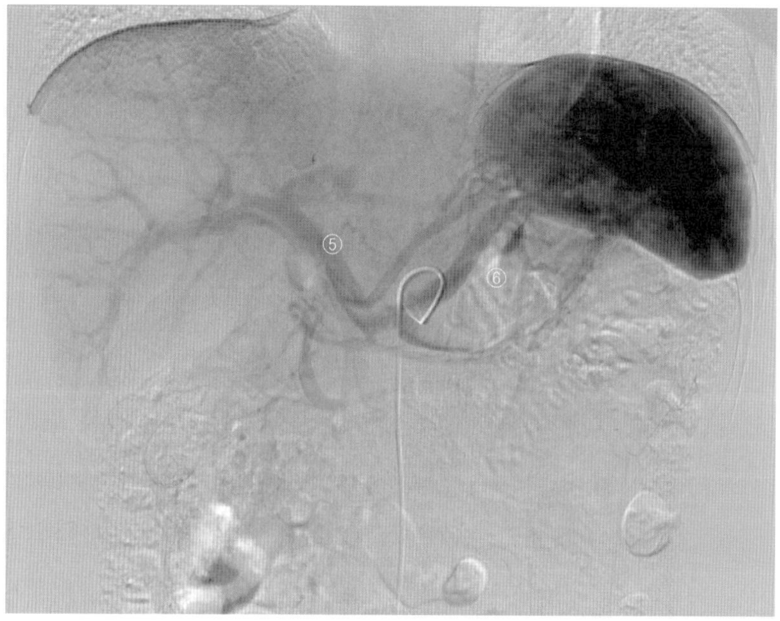

ǀ 그림 4-36 ǀ splenic artery phase delay(venous phase)

⑤ 주문맥(main portal vein) ⑥ 지라정맥(splenic vein)

7) 상장간막동맥 조영술 (superior mesenteric arteriography, SMA)

복강동맥의 1~2cm 아래로 약간 오른쪽에 위치하고 있으며 아래이자샘창자동맥(inferior pancreaticduodenal artery), 빈창자동맥(jejunal artery), 돌창자동맥(ileal artery), 막창자동맥(ileocolic artery), 오른잘록창자동맥(Rt colic artery), 중간잘록창자동맥(middle colic artery) 등으로 갈라진다.

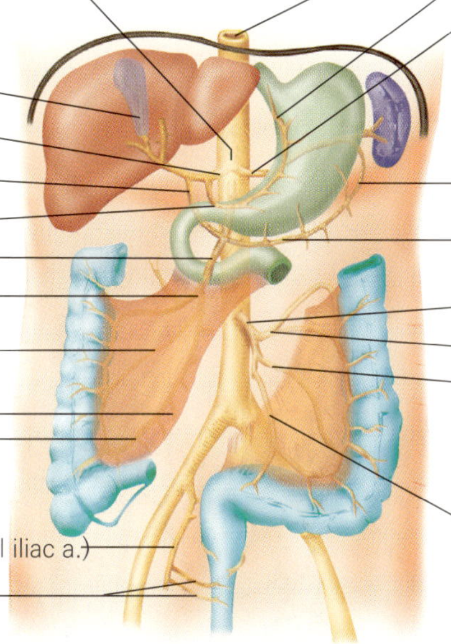

| 그림 4-37 | schematic diagram of the mesenteric artery

(1) 검사목적

① 간동맥색전술을 시행하기 전 문맥의 개통상태를 알기 위해
② 간동맥색전술을 시행하기 전 간동맥이 시작하는 변이를 보기 위해
③ 작은창자와 오른잘록창자의 혈관질환 관찰을 위해
④ 위장관출혈 및 SMA 중재적 시술을 위해

작은창자출혈(small bowel bleeding)

작은창자출혈의 내시경적 검사가 불가능하므로 상장(위창자)간막동맥 조영술이 필수적이다. 출혈의 원인은 수술 후 생긴 가성동맥류(pseudoaneurysm)나 변연부 궤양과 작은창자종양 때문일 때도 있다.

IV

(2) 금기증

① 부정맥(arrythmia)이 있는 환자
② 심근경색(myocardiac infarction) 환자
③ 약물이나 조영제 과민 환자
④ 콩팥기능저하, 콩팥질환 환자

(3) 검사방법

① 넙다리동맥부위를 소독한 후 국소마취한다.
② 셀딩거침으로 넙다리동맥을 천자한 후 가이드와이어를 삽입한다.
③ 가이드와이어를 따라 5F 쉬스를 삽입한다.
④ 5F 카테터(RHR, RH)를 이용하여 위창자간막동맥을 선택한다.
⑤ 문맥이 관찰될때까지 촬영한다.

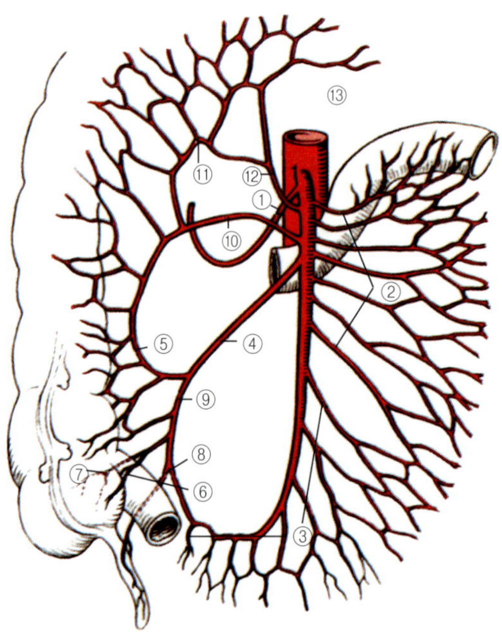

그림 4-38 Branches of the superior mesenteric artery

① 아래이자샘창자동맥(inferior pancreaticoduodenal artery) ② 빈창자가지(jejunal branches)
③ 돌창자가지(iieal branches) ④ 돌잘록창자동맥(iiecolic artery)
⑤ 잘록창자가지(colic branch) ⑥ 앞막창자동맥(anterior cecal artery)
⑦ 뒤막창자동맥(posterior cecal artery) ⑧ 막창자꼬리동맥(appendicular artery)
⑨ 돌창자가지(iieal branch) ⑩ 오른(잘록)창자동맥(right colic artery)
⑪ 오른창자굽이동맥(right colic artery) ⑫ 중간(잘록)창자동맥(middle colic artery)
⑬ 가로잘록창자동맥(transvers colic artery)

(4) 혈관 조영상

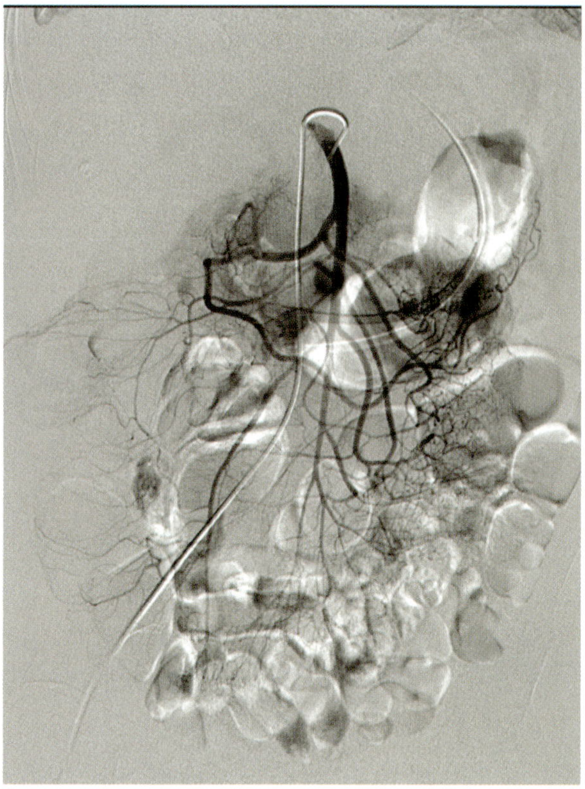

| 그림 4-39 | SMA

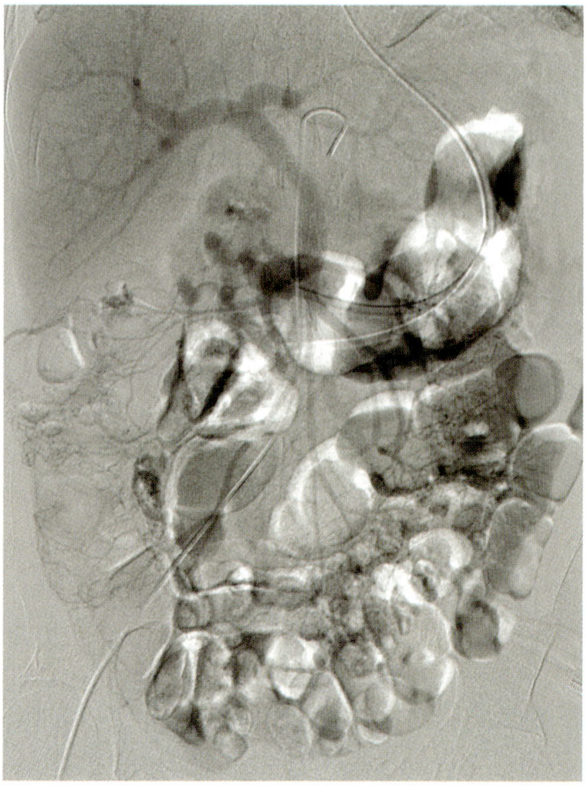

| 그림 4-40 | SMA phase delay(portal vein)

8) 하장간막동맥 조영술 (inferior mesenteric arteriography, IMA)

제3허리뼈 높이에서 배대동맥의 앞·아래 방향에서 시작하며 가로잘록창자의 왼쪽 1/3, 내림잘록창자, 구불잘록창자, 곧창자의 일부에 혈액을 공급한다. 왼잘록창자동맥(Lt. colic artery), 구불창자동맥(sigmoid artery), 위곧창자동맥(superior rectal artery) 등으로 갈라진다.

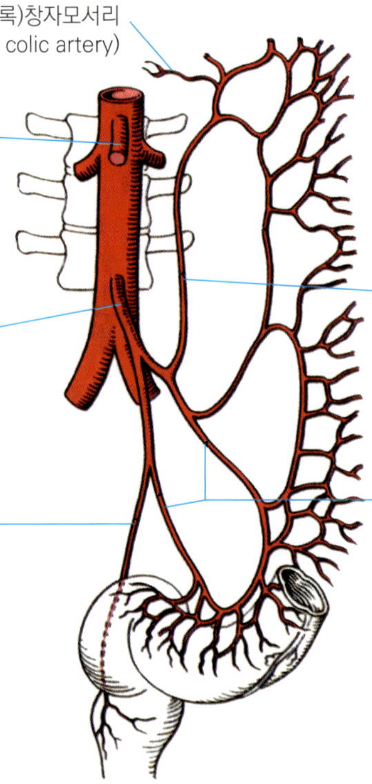

ı 그림 4-41 ı Inferior mesenteric artery branch

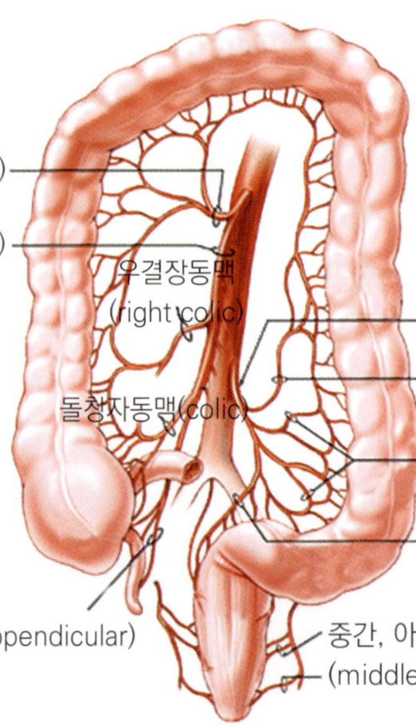

ı 그림 4-42 ı Branches of the inferior mesenteric artery

(1) 검사목적

내림잘록창자, 구불잘록창자 및 곧창자혈관의 중재적시술 전·후 평가를 위해 시행한다.

(2) 금기증

① 부정맥(arrythmia)이 있는 환자
② 심근경색(myocardiac infarction) 환자
③ 약물이나 조영제 과민 환자
④ 콩팥기능저하, 콩팥질환환자

(3) 검사방법

상장(위창자)간막동맥 조영술과 거의 동일하며, 제4허리척추뼈가 중앙이 되게 한 후 조영전 영상을 촬영한다.

① 넙다리동맥부위를 소독한 후 국소마취한다.
② 셀딩거침으로 넙다리동맥을 천자한 후 가이드와이어를 삽입한다.
③ 가이드와이어를 따라 5F 쉬스를 삽입한다.
④ 5F 카테터(RHR, RH, simmons)를 이용하여 아래창자간막동맥을 선택한다.
⑤ DSA인 경우는 1f/s로 조정하여 아래창자간막정맥과 문맥이 관찰될 때까지 촬영한다.

IV

(4) 혈관 조영상

조영전 scout촬영상, 아래창자간막동맥 조영영상, 아래창자간막동맥 DSA영상 및 동맥지연영상을 통해 정맥영상을 얻을 수 있다.

큰창자출혈(Large bowel bleeding)

큰창자질환의 진단과 치료는 대장내시경으로 하는 경우가 많다. 출혈의 원인은 혈관이형성(angiodysplasia)이나 게실염(diventiculitis)이 가장 크며 종양이나 수술합병증으로 생길 수도 있다.

상부위장관 출혈(Upper GI bleeding)

소화성 궤양(peptic ulcer), 출혈성 위염, 정맥류, 간 수술, 생검 등의 원인으로 위장관의 상부에서 출혈이 있을 경우 혈액은 변을 통해서 배출되며 변의 색이 흑색(melena)으로 보인다. 그러나 과도한 출혈이 있을 때는 혈변(hematochezia)이 보이기도 한다. 상부위장관 출혈에서 확인해야 할 혈관으로는 왼위동맥(left gastric artery), 오른위동맥(right gastric artery), 위샘창자동맥(gastroduodenal artery), 이자샘창자동맥(pancreaticoduodenal artery) 등이 있다.

하부위장관 출혈(Lower GI bleeding)

염증성 잘질환, 게실에 의한 출혈, 동정맥 기형, 외상 등에 의한 하부장관의 출혈인 경우 붉은 색의 혈변(hematochezia)을 동반한다.
하부위장관 출혈에서 확인해야 할 혈관으로는 위창자간막동맥(superior mesenteric artery), 아래창자간막동맥(inferior mesenteric artery), 빈창자동맥(jejunal arteries), 복강동맥(celiac artery) 등이 있다.

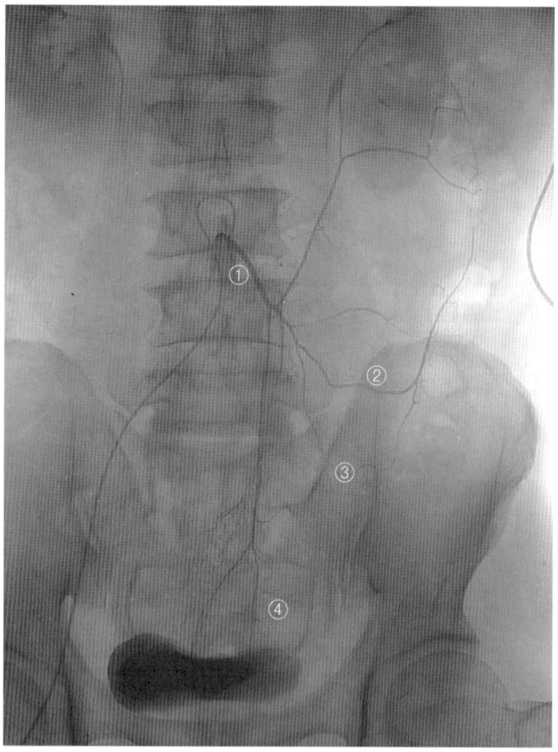

ı 그림 4-43 ı IMA

① 아래창자간막동맥(inferior mesenteric artery) ② 좌잘록창자동맥(lt colic artery)
③ 구불잘록창자동맥(sigmoid artery) ④ 위곧창자동맥(superior rectal artery)

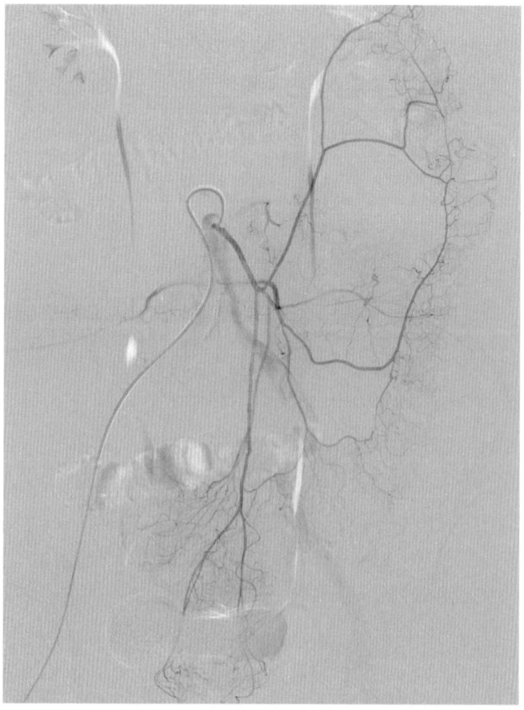

ı 그림 4-44 ı IMA DSA image

9) 신동맥 조영술(renal arteriography)

허리뼈($L_{1\sim2}$) 높이의 배대동맥 안쪽에서 갈라지며 오른콩팥동맥(Rt.renal artery)이 왼콩팥동맥(Lt. renal artery)보다 약간 낮게 앞쪽에서 시작하는 경우가 많다.

전체 콩팥동맥 중 20~30%에서 한 개 이상의 콩팥동맥을 가지고 있다.

(1) 검사목적

① 콩팥동맥 협착에 의한 콩팥혈관고혈압(renovascular hypertension)
② 혈뇨(hematuria)
③ 콩팥세포암(renal cell carcinoma)
④ 콩팥이식공급자(kidney donor)
⑤ 콩팥동맥자루(renal artery aneurysm)
⑥ 외상(trauma) 등으로 인한 출혈의 중재적시술

(2) 금기증

① 부정맥(arrythmia)이 있는 환자
② 심근경색(myocardiac infarction) 환자
③ 약물이나 조영제 과민 환자
④ 콩팥기능저하, 콩팥질환환자

(3) 검사방법

① 넙다리동맥부위를 소독한 후 국소마취한다.
② 넙다리동맥을 천자한 후 가이드와이어를 삽입한다.
③ 가이드와이어를 따라 5F 쉬스를 삽입한다.
④ 양측을 동시에 검사할 경우는 배대동맥의 콩팥동맥 시작점에서 2~3cm 위에 pigtail 카테터를 위치시킨다. 선택적 신동맥 조영술은 cobra 또는 RDC로 각각의 콩팥동맥의 기시부에 위치시킨다.
⑤ 조영제는 15~20mL/sec의 속도로 총 30~35mL를 주입한다.
⑥ DSA인 경우 3f/s로 조정하여 콩팥정맥이 나타날 때까지 연속촬영한다.
  · 콩팥동맥 고혈압 : 고혈압의 대부분은 특별한 원인이 없으나 1~2%는 콩팥동맥 협착으로 생긴다. 콩팥동맥 고혈압은 동맥경화가 원인이며, 섬유성이형성(fibromuscular dysplasia)이나 Takayasu's 동맥염이 원인일 수 있다.
  · 콩팥세포암 : 가장 흔한 종양이며, 과혈관성 병변이다. 콩팥세포암의 진단은 초음파나 CT로도 가능하다.
  · 섬유근이형성 : 동맥의 섬유근이 비정상적으로 증식해 동맥내경이 좁아지고, 콩팥동맥 협착을 가져온다.

콩팥의 기능

- 노폐물 제거
- Vitamin D 활성화
- 조혈호르몬 분비(적혈구생성 및 빈혈예방)
- 혈압, 체내 수분량 조절
- 전해질, 산·염기 균형 유지

(4) 혈관 조영상

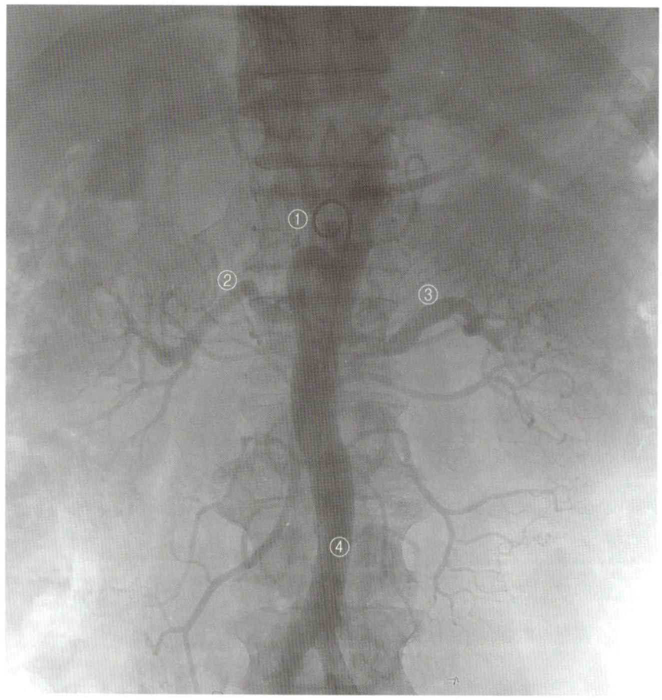

| 그림 4-45 | Abdominal aortogram(show the renal artery)

① pigtail catheter ② 오른콩팥동맥(Rt. renal artery)
③ 왼콩팥동맥(Lt. renal artery) ④ 배대동맥(abdominal aorta)

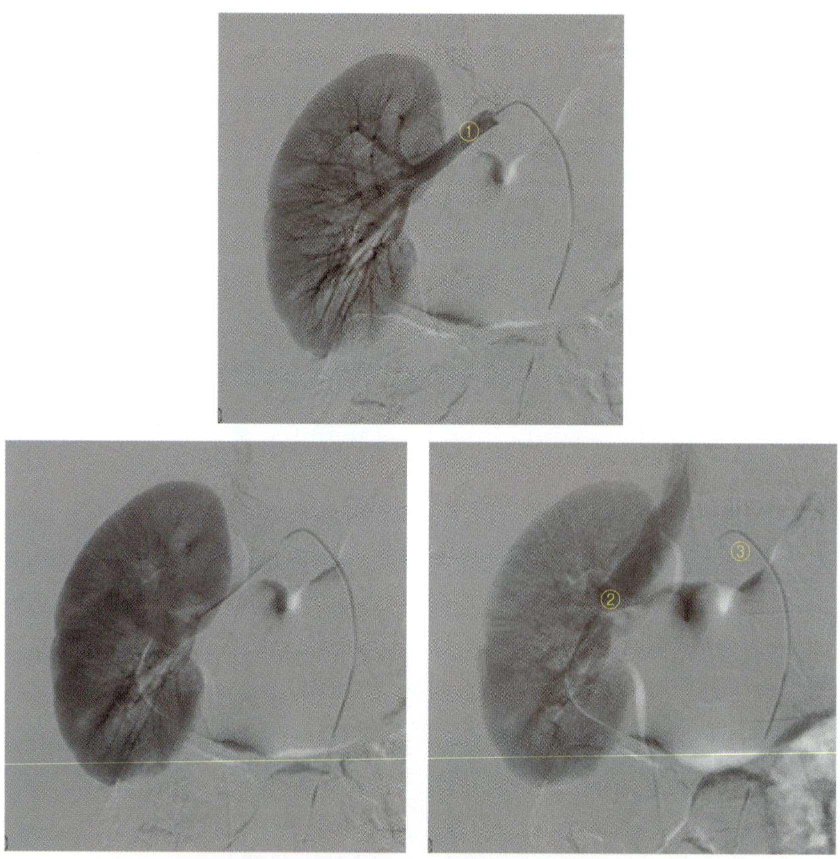

| 그림 4-46 | Renal angiography image

①콩팥동맥(renal artery) ② 콩팥정맥(renal vein) ③ RDC catheter

신(콩팥)동맥 촬영으로 확인한 콩팥동맥 질환들

1. 동맥자루(aneurysm)

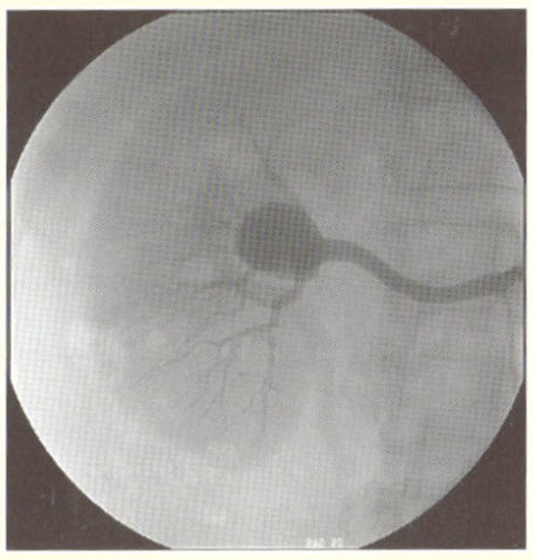

[A] angio image

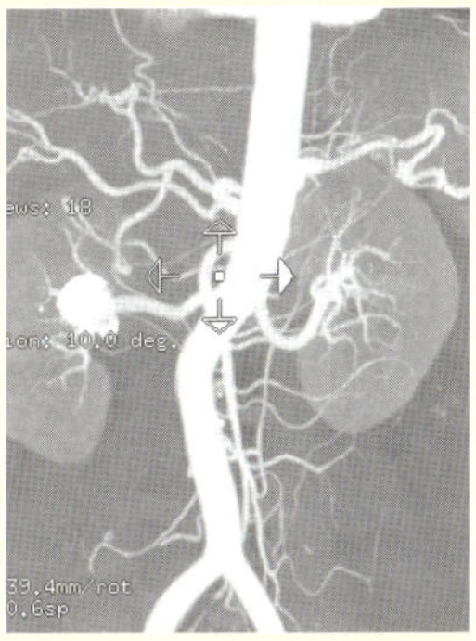

[B] CT angio image

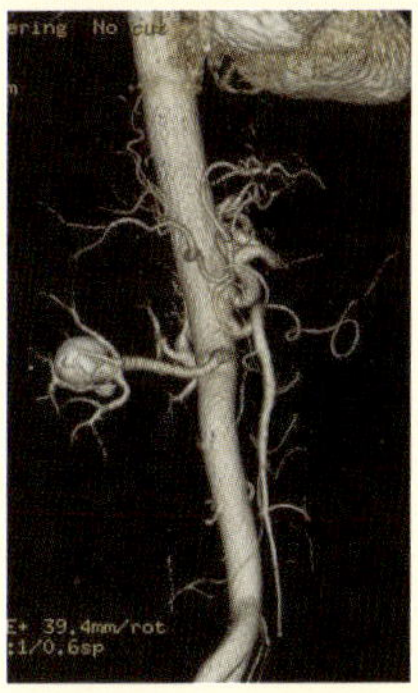

[C] CT 3D image

2. 콩팥세포암(renal cell carcimoma)

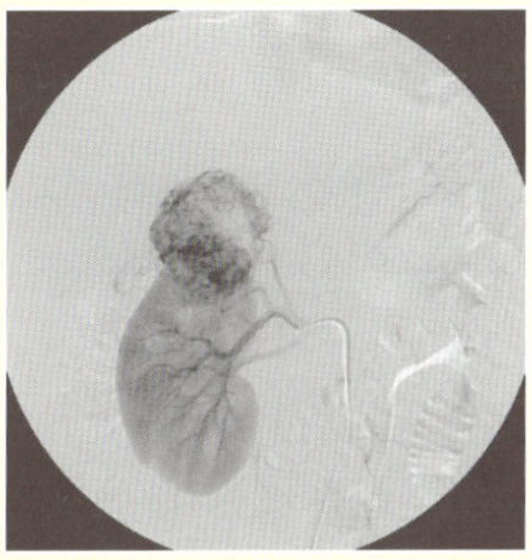

[A] angio image

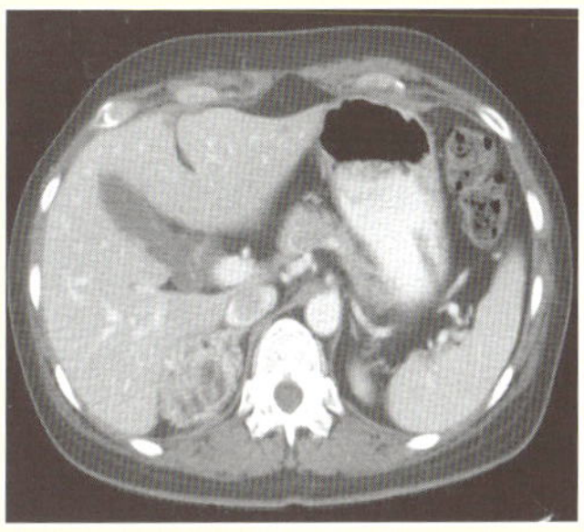

[B] CT image

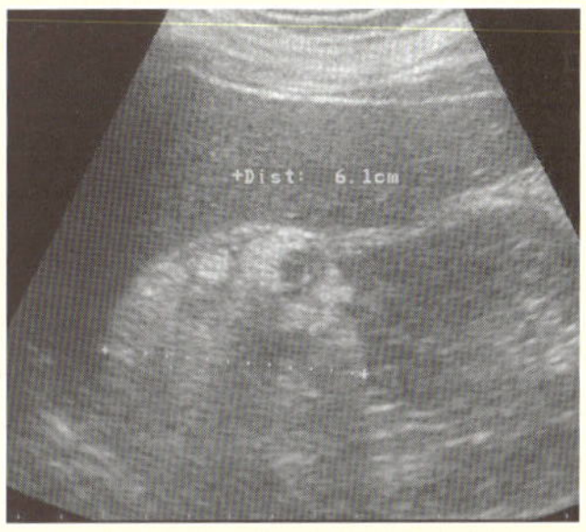

[C] sono image

3. 콩팥동맥 출혈(bleeding)

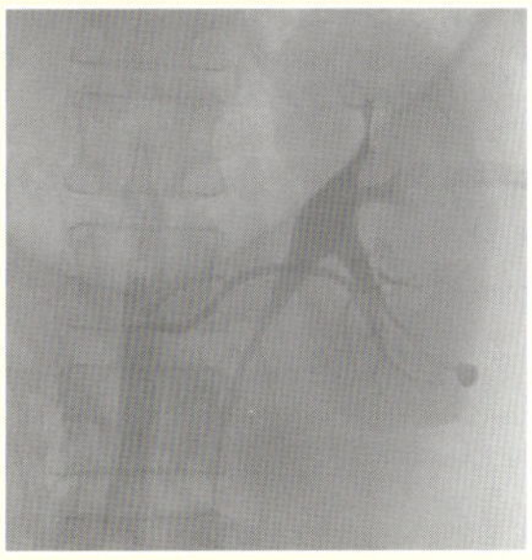

[A] angio image

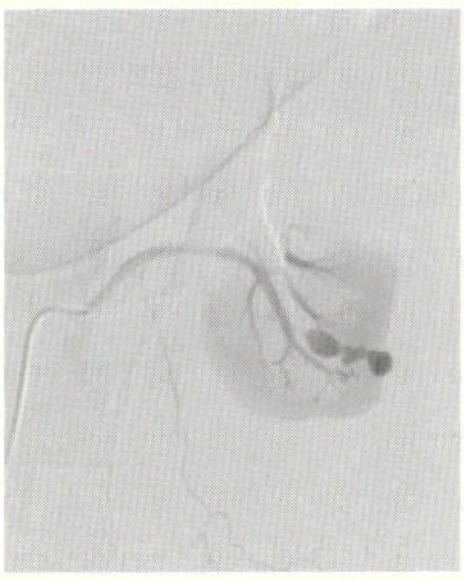

[B] angio image

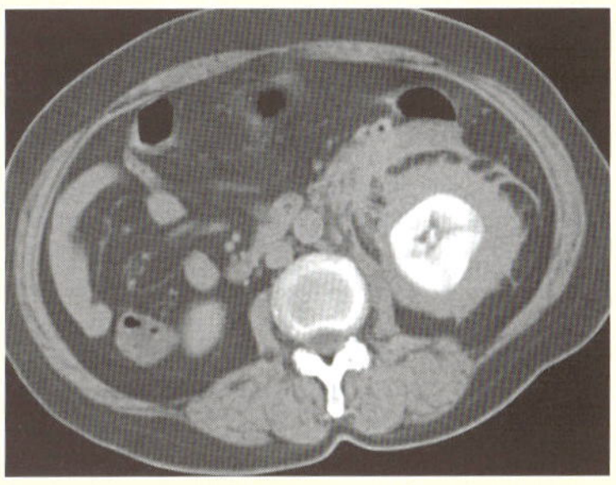

[C] CT image

4. 콩팥동맥 협착(stenosis)

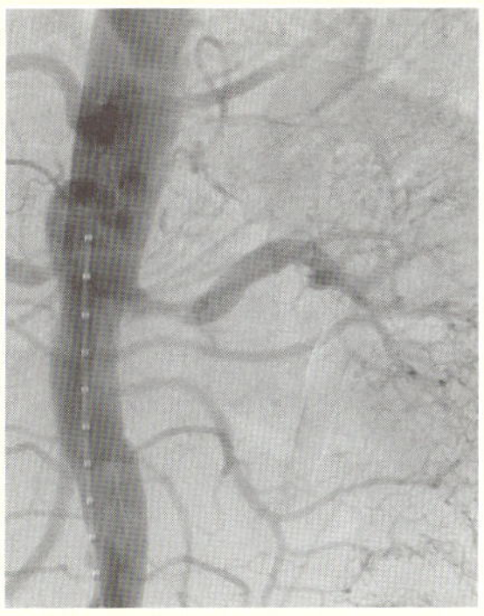

[A] angio image

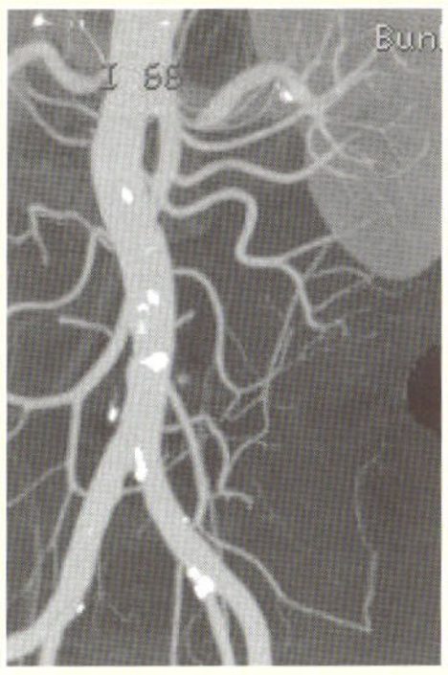

[B] CT angio image

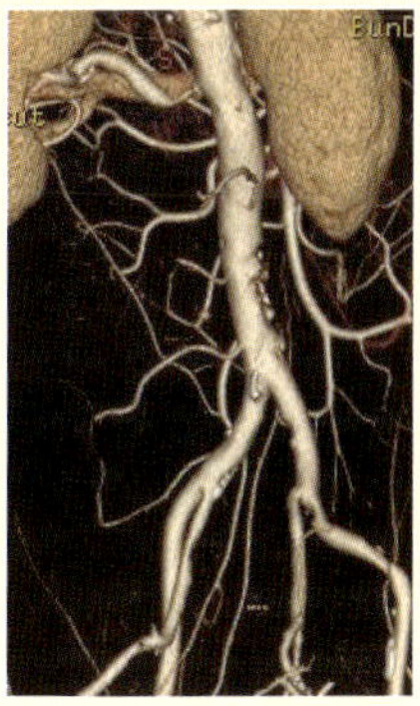

[C] CT 3D image

04 복부 대동맥 스텐트 그라프트 설치술 (stent graft for abdominal aorta)

대동맥 동맥자루는 가슴안(thoracic cavity : thoracic aorta)에서도 발생하지만 대부분은 배대동맥에서 발생한다.

배대동맥자루(abdominal aorta aneurysm, AAA)는 심장으로부터 몸의 각 부분에 혈류를 공급하는 주요 동맥의 벽이 약해진 곳에 발생하며 풍선과 같이 볼록해진다. 대부분의 대동맥자루는 대동맥에서 콩팥으로 혈류를 공급하기 위해 양쪽으로 갈라져 있는 콩팥동맥의 아래부분과 골반과 다리에 혈액을 공급하기 위해 갈라져 있는 엉덩동맥이 갈라지는 부위에서 발생된다. 이 주요 부위에서 발생되는 대동맥자루를 배대동맥자루라 한다.

대동맥의 정상 크기는 2.5 cm이며 작은 동맥자루가 5 cm 이하이며 이는 파열될 확률이 드문 편이다. 동맥자루는 점차 커질수록 동맥자루가 파열되거나 출혈되어 생명을 위협하거나 파열될 확률이 높아지며 대부분 5.5 cm 이상의 동맥자루일때 생명에 치명적이라 할 수 있겠다.

배대동맥자루는 60세 이상에서 발생될 확률이 5~7%이며 남성이 여성보다 4배 정도 많다. 50세 이상의 성인에 있어 200명 중 1명의 비율로 배대동맥자루에 의해서 생명을 잃고 있다. 그러나 초기에 이를 진단하게 되면 치료에 의해 완치가 가능하며 많은 기술과 기구의 발전 이전에는 외과의사의 개인적인 수술능력에 그 수술의 성공여부가 많이 결정되었으나 최근에는 영상장치의 발달로 인해 영상장치의 가이드하에 보다 비침습적이고 높은 성공률로 치료를 받을 수 있게 되었다.

배대동맥자루는 거의 증상이 없고 작은 동맥자루일때는 많은 환자가 자각하지 못한다. 그리고 이 때에 증상이 있다면 배의 지속적인 팽대감과 배, 사타구니나 다리부분에서 심장박동 등이 감지되며, 때때로 배에서 부드러운 덩어리처럼 촉진될 수 있다. 대개의 배대동맥자루는 동맥굳음과 고혈압에 의해 발생되며, 동맥굳음은 콜레스테롤과 육아조직의 점진적인 플라크(plaque)의 형성에 의하여 혈관을 악화시켜 동맥자루의 발생율을 높이고 고혈압은 흡연과 유전적요인으로 원인을 보이며 이 외 드물게 결합조직관련 질병과 혈관염 또한 분류되지 않은 천성적인분류에 의해 발생된다.

1) 적응증

복부대동맥자루나 복부대동맥 박리에 의하여 대동맥의 급속한 팽창으로 파열 위험성이 있는경우

① 복부대동맥자루(abdominal aorta aneurysm, AAA)

여러 원인으로 인해 대동맥 벽이 약화되어 정상혈관의 1.5배 이상 대동맥이 비정상적으로 확장되는 증상으로 주로 노인층에서 동맥경화증이 원인이 된다.

동맥자루는 우리 몸에 있는 동맥 어디에서나 발생할 수 있지만 대동맥에서 가장 흔하게 발생한다. 대동맥자루의 약 75%는 복부대동맥에, 약 25%는 가슴대동맥에 생기고 복부대동맥자루의 약 90%는 콩팥동맥이 나오는 곳보다 아래 부위에서 발생한다. 대동맥자루는 대부분 증상이 없으므로 정기 검진이나 다른 질환으로 검사 도중 발견하는 경우가 많다.

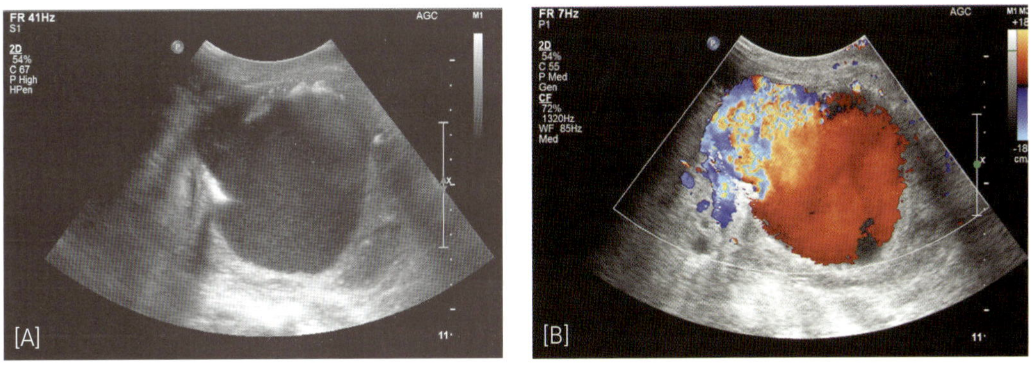

ı 그림 4-47 ı Abdominal aorta aneurysm of sonography

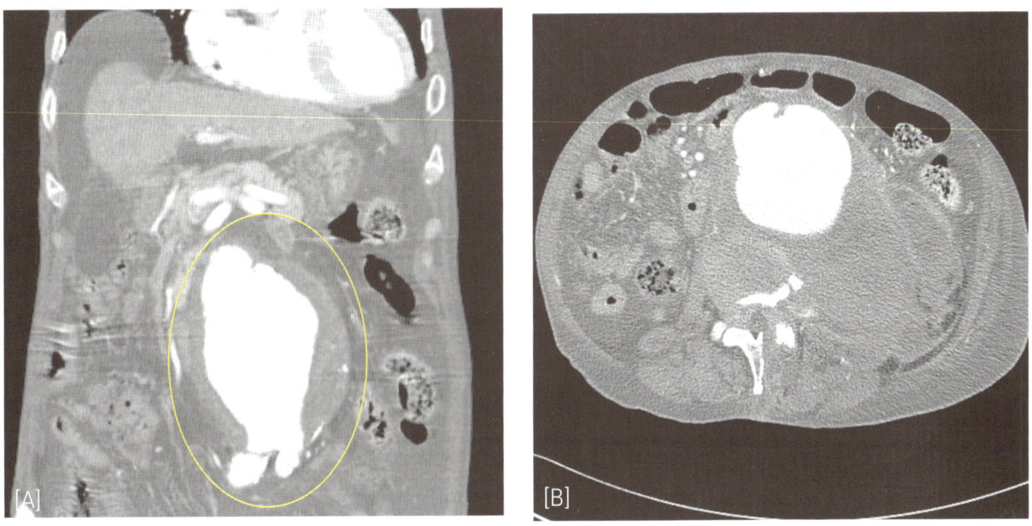

ı 그림 4-48 ı Abdominal aorta aneurysm of computed tomography

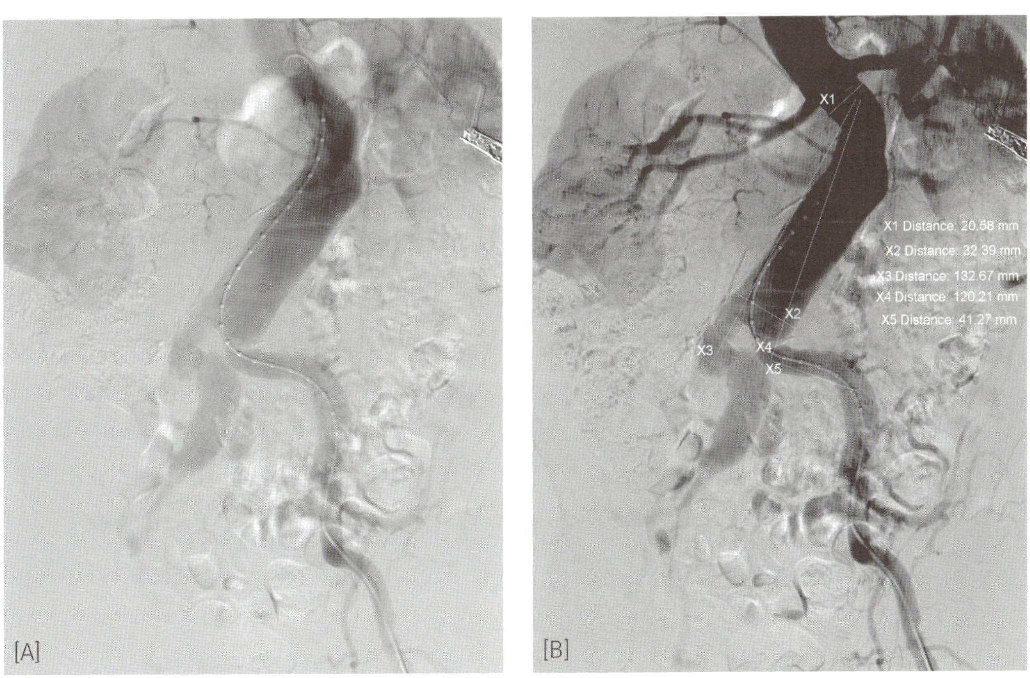

ı 그림 4-49 ı Abdominal aorta aneurysm of angiography

IV

② 복부대동맥박리(abdominal aorta dissection, AAD)

대동맥벽의 내막(intima)이 파열되어 혈류가 내막과 중막사이로 주행하여 참혈관(true lumen)과 거짓혈관(false lumen)으로 분리되는 것으로 진행되어 혈관이 파열되면 사망률이 높은 위험한 질환이다.

내막 파열은 오름대동맥에서 발생하는 경우가 약 65%, 내림대동맥에서 약 30%, 대동맥활에서 약 10% 미만, 복부대동맥에서 약 1% 정도로 알려져 있다. 오름대동맥을 침범하는 급성 박리의 경우 응급수술이 필요하다.

2) 진 단

배대동맥자루의 진단은 초음파와 CT를 이용하여 진단할 수 있으며, 중재적 치료를 위해 정확한 혈관의 정보를 얻기 위해 혈관조영술을 시행한다.

3) 시술방법

혈관조영술을 통한 배대동맥자루 영상에서 sizing pigtail 카테터를 사용하여 대동맥자루의 크기와 위치정보를 확인하고 콩팥동맥과 엉덩동맥의 위치와 부풀어진 정도 등을 통해 시술계획을 세운다.

배대동맥자루의 치료를 위한 스텐트 그라프트 설치술은 콩팥동맥을 폐색시키지 않으며 스텐트 그라프트가 설치될 곳의 유효혈관의 길이(1.5 cm 이상)가 있어야 배대동맥에 그라프트를 밀착시켜 누설되는 혈류가 없이 설치할 수 있다. 또한 엉덩동맥이 많이 부풀어져 있지 않아야 넙다리동맥을 통한 시술의 접근이 용이하다. 엉덩동맥이 많이 부풀어져 있다면 스텐트 설치를 위한 스텐트 그라프트의 sheath가 혈관을 통해 들어가기가 쉽지 않다. 혈관조영과 CT영상을 통해 치료할 부위의 혈관위치와 크기 정보를 획득할 수 있다.

① 배대동맥 스텐트 그라프트 설치술은 일반적으로 척수마취 하에 시행된다.

② 마취과에서 척수마취를 환자에게 시행한 후 흉부외과팀이 스텐트 그라프트가 삽입될 부위의 넙다리동맥 부분을 수술적으로 절개한다. 배대동맥자루는 양쪽의 넙다리부위를 절개하여야 한다.

③ 절개뒤부터는 영상의학과팀에 의해 시술이 진행된다. 삽입할 때 위치정보를 알 수 있도록 혈관 조영을 실시할 5F sheath를 삽입한다.

④ 5F sheath를 삽입하고 pigtail 카테터(sizing)를 병변부위 위에 위치시켜 혈관조영술을 실행하여 시술될 부위를 확인하고 시술전과의 영상과 변화가 없는지를 확인한다.

⑤ 절개된 부분의 넙다리동맥에 적절한 크기의 sheath를 삽입하여 5F DAV(or berenstein)를 사용하여 amplatz wire(260 cm, stiff)를 오름대동맥(ascending aorta) 기시부에 위치시키고 5F 카테터를 제거한다.

⑥ Amplatz wire를 통해 스텐트 그라프트가 설치되어 있는 sheath를 병변부위까지 삽입하고 이전에 들어가 있는 pigtail 카테터를 사용하여 혈관조영술을 실시하여 스텐트 그라프트가 설치될 혈관부위를 파악하도록 한다(콩팥동맥 아래쪽에 설치한다).

⑦ 설치될 부위에 스텐트 그라프트를 조정해서 이동시키고 다시 한번 확인하기 위해 조영술을 시행한다.

⑧ 설치될 위치가 결정되고 스텐트 그라프트가 정확히 위치되면 스텐트 그라프트를 설치하기 시작한다(스텐트 그라프트의 첫 마디는 그라프트가 없는 스텐트만으로 제작되어 있으며 그라프트로 인해 콩팥동맥의 폐색이 없어야 한다).

⑨ 스텐트 그라프트의 몸통(body)부분이 설치되면 양쪽 사지의 그라프트를 설치한다. 설치시에는 사이징 카테터(sizing catheter)를 사용하여 정확한 길이의 스텐트 그라프트를 사용한다.

⑩ 스텐트 그라프트의 설치가 완료되면 그라프트가 설치되어 있던 sheath를 통해 풍선카테터를 사용하여 스텐트 그라프트의 입구, 몸통부분과 사지부분의 연결부를 풍선카테터로 확장하여 혈관과 그라프트 간의 연결이 잘 밀착되도록 풍선확장술을 실시한다.

⑪ 풍선확장술을 마친 후 pigtail 카테터를 사용하여 시술의 성공여부를 확인한다. 스텐트설치 전에 혈류내 혈전생성을 방지하기 위해 heparin을 투여할수 있으며 시술시간이 길어지게 되면 1시간 당 heparin을 추가 투여할 수 있다.

시술 후 그라프트 내부에 동맥의 누설이 발생할 수 있으며 이러한 현상은 스텐트 그라프트가 치료의 기능을 제대로 할 수 없으며 동맥자루의 압력을 상승시켜 파열할 수도 있다.

Endoleak의 분류

TYPE 1 Related to endovascular stent graft or its attachment sites
TYPE 2 Collateral endoleak from patient lumbar artery, patent IMA etc
TYPE 3 Midgraft endoleak from fabric tear
TYPE 4 Fabric porosity endoleak of suture hole

TYPE 1은 스텐트 그라프트가 시작되는 콩팥동맥부위와 엉덩동맥부위의 스텐트 그라프트가 혈관과 잘 밀착되지 않았을때 발생한다(이 경우는 풍선카테터를 사용하여 혈관과 그라프트를 잘 밀착되도록 풍선확장술을 시행하거나 스텐트 등을 내부에 설치하여 치료할 수 있다).

TYPE 2는 대동맥에서 갈라지는 허리동맥, 아래창자간막동맥 등을 통해 혈류가 동맥자루내로 역류하여 발생한다(이 경우는 바로 치료하지 않고 추적검사를 통해 시술의 여부를 판단할 수 있으며, 치료방법으로는 혈류를 역류시키는 혈관을 색전하는 방법과 등부분을 통해 피부경유로 endoleak 부위를 천자하여 색전하는 방법이 있다).

TYPE 3는 스텐트 그라프트 자체의 결함으로 그라프트 내에 결손이 생겨 혈류가 동맥자루 내로 유입되는 현상이다(이 경우는 TYPE 1과 마찬가지로 스텐트 그라프트를 내부에 연장해서 설치하여 치료할 수 있다).

TYPE 4는 스텐트 그라프트의 fabric부분의 pore(작은구멍)이 커지면서 혈류가 동맥자루 내로 유입되는 현상으로 이러한 발생은 자연치료되는 것으로 보고되어 있다.
이 외에 아무런 원인 없이 배대동맥자루의 크기가 커지는 현상도 보고되어 있다.

4) 복부 대동맥 스텐트 그라프트 설치술 영상

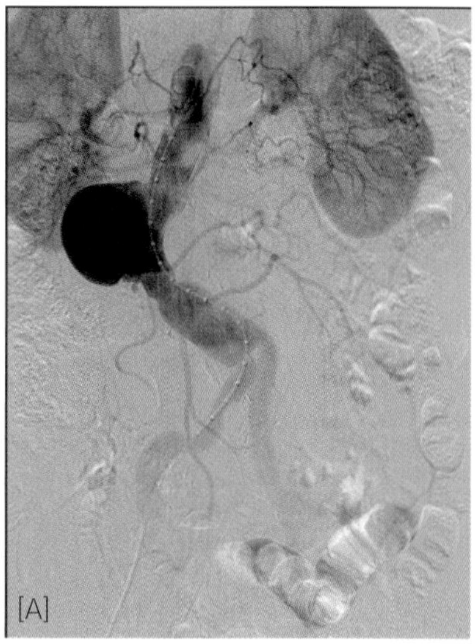

[A] angiography

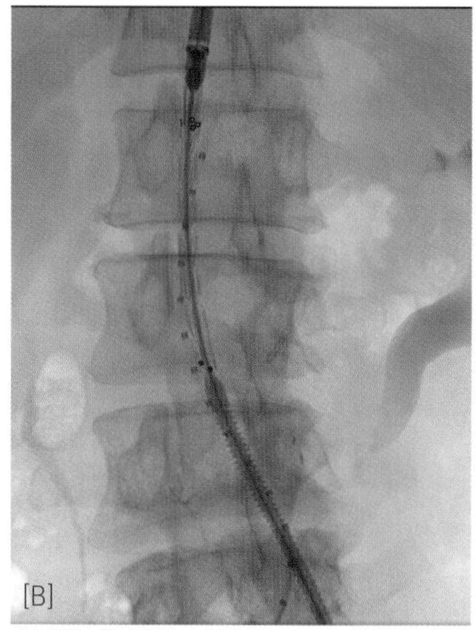

[B] stent graft insertion

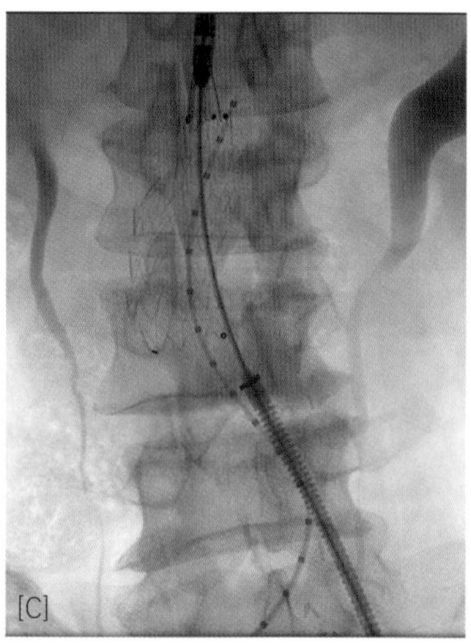

[C] stent graft setting

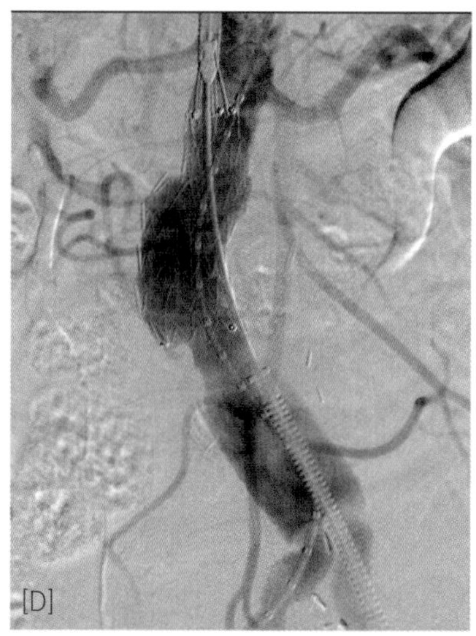

[D] re-angiography

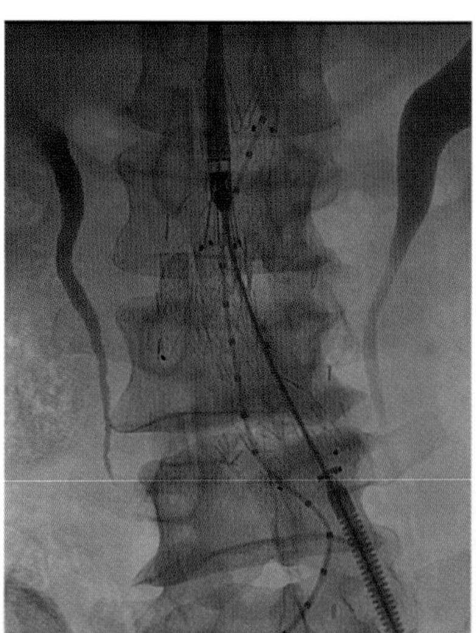

[E] stent graft setting

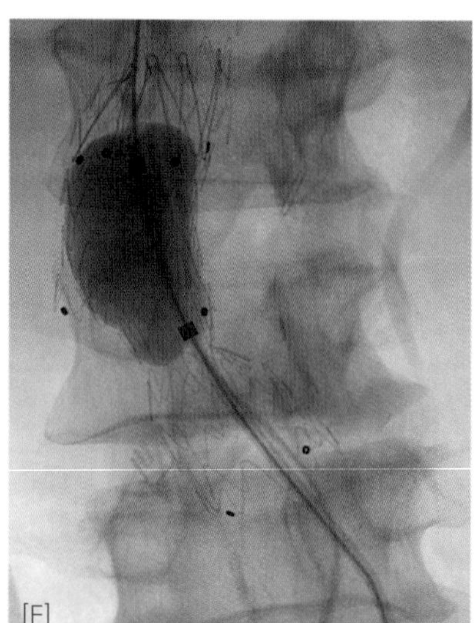

[F] balloon dilation

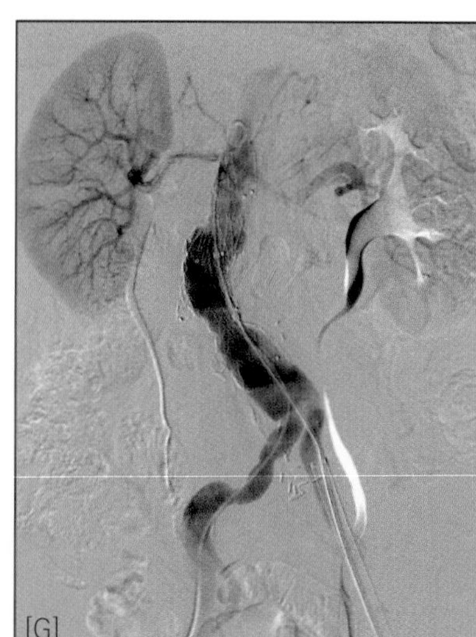

[G] final angiography

| 그림 4-50 | Stent graft treatment process

05 하대정맥 필터설치 및 제거술 (IVC filter insertion & filter retrieval)

정맥의 기능상실로 인해 혈액의 흐름이 정체되고, 이로 인해 혈액응고가 발생하여 혈관을 막거나 혈전(혈액덩어리)이 되어 떠다니는 것을 깊은정맥 혈전증(deep vein thrombus, DVT)이라고 한다.

이 혈전은 미세혈관이나 허파동맥, 심장동맥에 치명적인 영향을 줄 뿐만 아니라 혈액의 흐름을 지속적으로 방해하여 여러 가지 질환을 발생시킨다. 특히, 폐동맥 색전증(pulmonary embolism)의 경우 혈전이 허파 동맥을 막음으로써 급속한 사망에 이르게 하는 질환이다.

깊은정맥 혈전증은 혈전증이 생긴 부위(주로 다리)가 붓고 통증을 호소한다. 특히 폐동맥 색전증(PE)이 합병되면 호흡곤란, 빈호흡, 가슴통, 기침, 각혈, 의식장애, 빠른맥, 저혈압과 발열 등의 소견을 보인다.

깊은정맥 혈전증은 주로 넙다리부위와 종아리부위의 정맥에 혈전 등의 형성에 의해 발생하며 이 혈전은 부분적 또는 완전하게 정맥의 혈류장해를 발생한다.

깊은정맥 색전증의 발생위험 인자로는 4시간 이상 지속되는 비행승객, 40세 이상의 성인, 과체중자, 정맥류환자, 수술경력이 있는자, 흡연, 가족력 등이 있다. 최근에는 비활동적인 자세로 앉아 넙다리부위나 종아리 부위의 정맥이 굽힘되어 있는 상태로 혈류의 방해를 주어 혈전증이 생기는 경우가 많으며 갑자기 움직여 혈전이 허파혈관을 막아 급성으로 사망하는 경우도 발생하고 있다. 깊은정맥 혈전증의 발생원인은 깊은창자관련 질환, 정맥류, 장기간의 비활동적인 요양, 정맥의 손상, 수술이나 방사선치료에 의한 합병증, 임신 등을 들 수 있다.

깊은정맥 혈전증(DVT)의 진단방법은 심한 경우에는 사지 등에 위치한 정맥이 많이 부어 있어 육안으로도 확인할 수 있으며 의료진단방법으로는 도플러 초음파와 정맥조영술, CT, MRI, 핵의학검사로 진단이 가능하다.

예방을 위해서는 다리를 심장 높이보다 올려주거나 압박 스타킹을 착용시키며, 항응고제(anticoagulant drug)를 투여한다. 깊은정맥 혈전증이 심한 경우에는 혈전제거술이나 혈전용해술을 통해 빠른 시간 내에 혈전을 제거하여 막혀있던 정맥 혈류를 회복시킬 수 있다. 항응고제 투여가 어렵거나 약제 투여 중에도 지속적으로 깊은정맥 혈전증이 발생하면 아래대정맥 필터설치술을 시행하기도 한다.

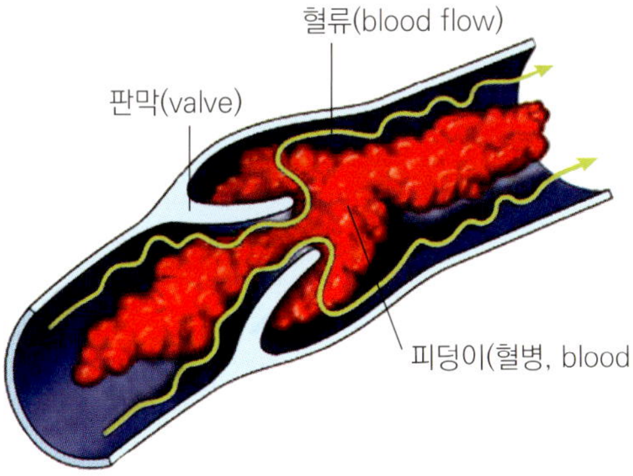

그림 4-51 Vein thrombosis within the schematic diagram

폐색전증(pulmonary embolism)

폐동맥의 혈관갈림부가 혈전, 지방 등에 의해 막히는 것을 폐색전증이라고 한다. 색전 등에 의해 산소를 공급하는 경로에 장애가 발생하게 되면 폐경색증이 생기며 이로 인해 사망에 이르기도 한다.

원 인

깊은정맥 혈전증은 폐동맥 색전증의 가장 중요한 원인이다. 외상 등에 의한 혈관손상, 심장관련 질환, 비활동성에 따른 혈액순환의 저류, 암 등에 의한 혈액응고 이상이 혈전색전증의 중요한 요인이 된다.

증 상

별다른 증상이 없는 경우가 대부분이며 증상이 없는 폐색전증의 2/3는 진단이 되지 않고, 갑자기 생기는 호흡곤란만 있는 경우가 흔하다. 증상이 있는 경우는 통증이나 부정맥이 갑자기 발생하며 폐쇄성 폐질환이 갑자기 악화되는 소견으로 나타날 수 있다. 가슴통, 객혈, 발열은 폐경색을 진단하는 대표적 증상이다.

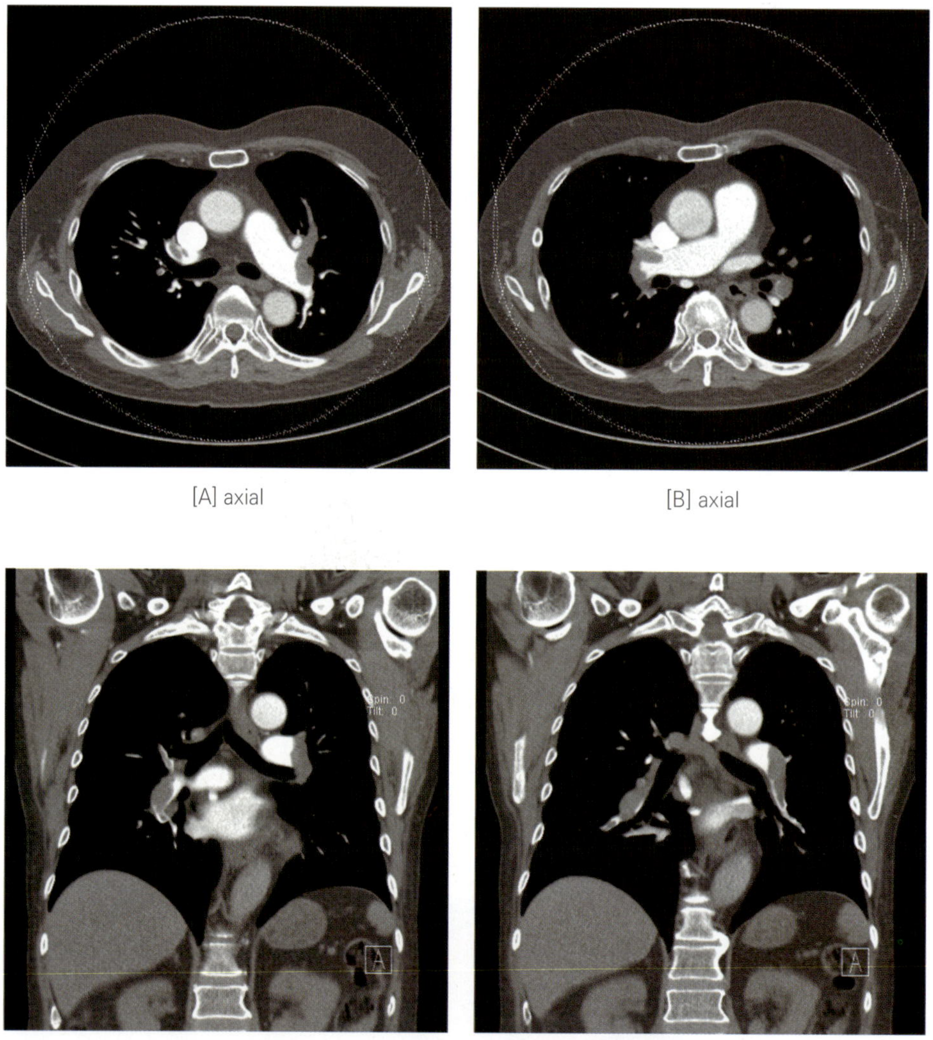

[A] axial [B] axial

[C] coronal [D] coronal

ㅣ그림 4-52ㅣ Pulmonary embolism CT image

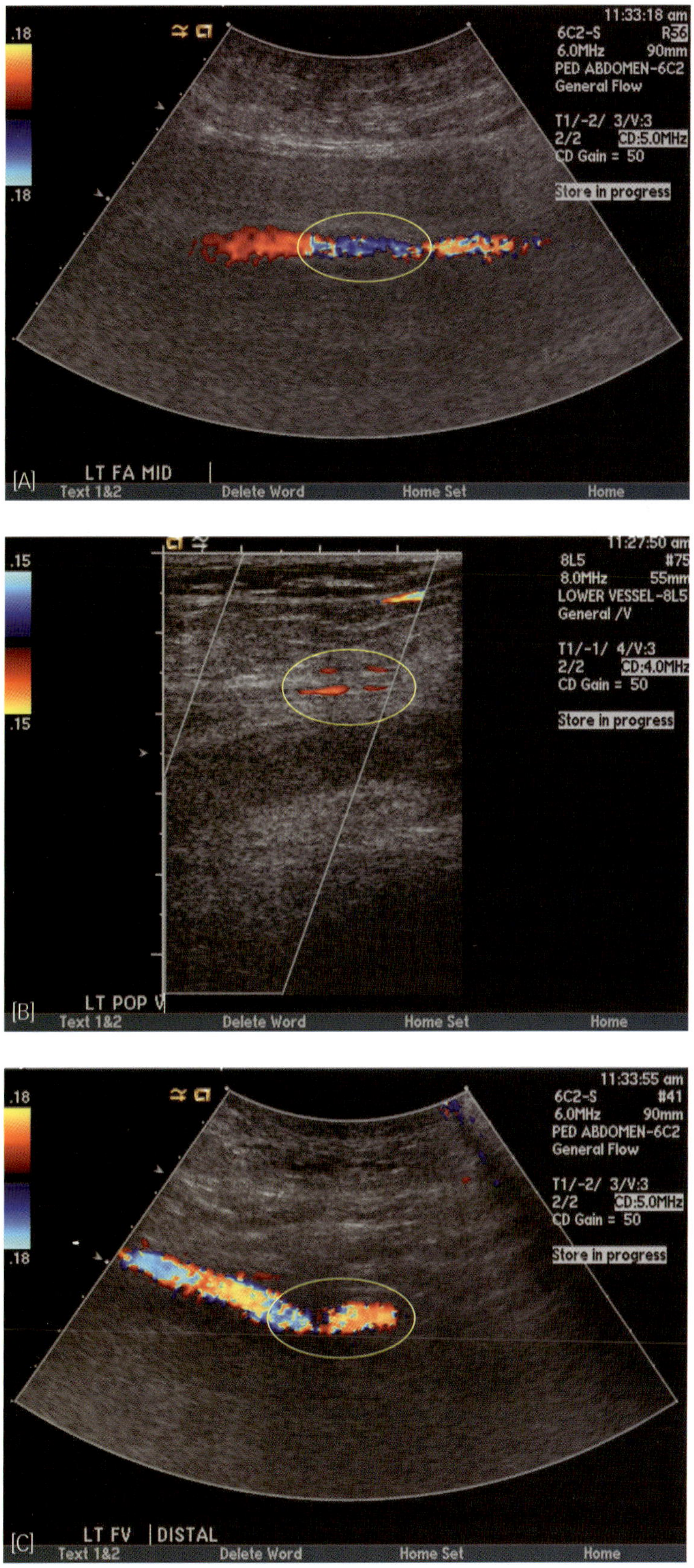

| 그림 4-53 | DVT sonography image

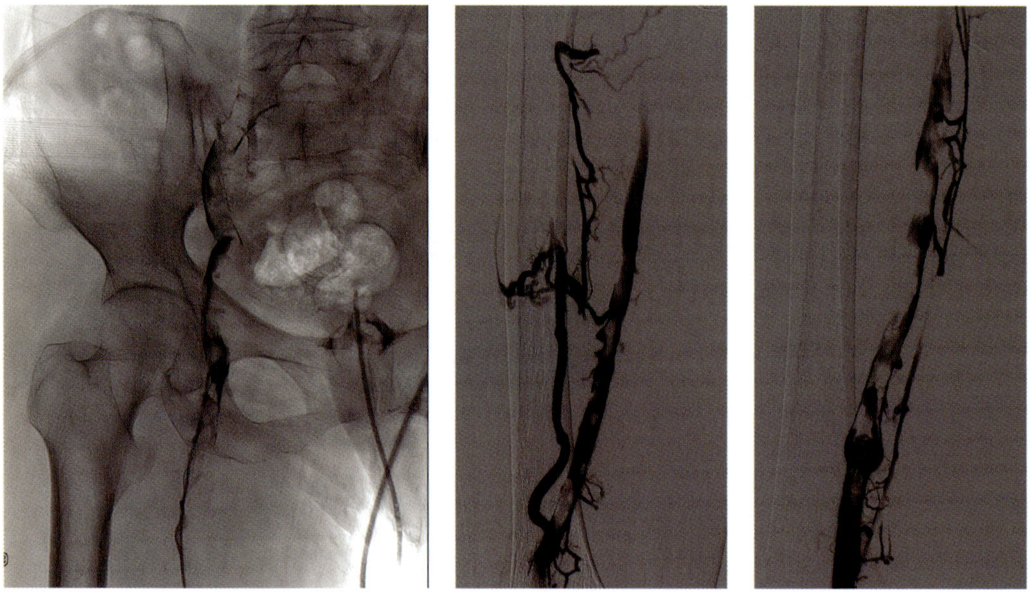

| 그림 4-54 | Venography (DVT in the femoral vein area)

1) 심부정맥 혈전증(DVT)의 치료

깊은정맥 혈전증의 치료는 약물치료와 외과적 혈전제거술(surgical thrombectomy), 그리고 중재적시술이 있다.

(1) 외과적 혈전제거술

깊은정맥 혈전증의 치료 방법으로 세 가지 방법중 제일 먼저 시도되었다. 현재에는 중재적시술 후 혈전반응이 없는 경우 시행하고 있다.

(2) 약물 치료

항응고제재와 항혈소판 제재를 사용하여 치료하는 방법이다(항응고제재 : 헤파린, 와파린 항 혈소판제제 : 아스피린). 이 방법은 급성 심정맥 색전증의 치료에는 효과가 좋지 않으며 정맥의 혈류를 유지하거나 재발방지를 위해 사용된다.

(3) 중재적 시술

깊은정맥 혈전증의 중재적 시술로는 정맥조영술을 시행하여 질환의 병소부위와 정도 등을 확인하고 치료전 혈전 등이 허파혈관으로 이동하여 발생할 수 있는 폐색전증을 방지하기 위함이다. 중심정맥에 혈전을 여과해 주는 필터를 설치한 후 유로키나아제 등을 사용하는 혈전용해술과 장치적으로 혈전을 제거하는 혈전제거술을 시행할 수 있다.

혈전용해술이나 장치적 혈전제거술 후에 엉덩정맥 혈전에 의해 심한 협착이 남아 있는 경우가 많이 생기는데 이러한 경우에는 풍선카테터와 스텐트를 삽입 설치하여 치료할 수 있다. 스텐트를 설치한 후에는 항응고제재를 복용하여 스텐트의 재협착이 되지 않도록 하며 추적검사를 통하여 재발하지 않도록 주의하여야 한다.

2) 심부정맥 혈전증의 중재적시술 기구

다리정맥 혈전증이 있을 때 아래대정맥에 삽입되어 사용되는 중심정맥 필터이다. 다리정맥에서 발생한 혈전 등이 허파혈관으로 이동하여 허파혈관을 색전시키는 일이 없도록 사지에서의 중심정맥을 향한 혈액을 여과시키는 역할을 한다.

사용기간에 따라 영구, 일시적 필터로 분류되며 영구적 필터는 한 번 삽입 후 영구적으로 아래대정맥에 삽입되어 있으며, 일시적 필터는 심정맥 혈전증의 치료 후 삽입하고 3~4주이내에 제거하는 필터이다.

아래대정맥 필터의 삽입경로는 속목정맥과 넙다리정맥으로 접근이 가능하며, 필터의 설치 위치는 콩팥정맥(renal vein) 아래에서 온엉덩정맥(common iliac vein) 사이에 위치시켜 콩팥정맥으로 혈전 · 색전물질이 이동하여 콩팥부전(renal failure)이 되지 않도록 예방하도록 한다. 그러나 콩팥정맥 혈전증(renal vein thrombosis)이나 콩팥정맥 위쪽의 아래대정맥에 혈전(thrombus)이 있는 경우에는 콩판정맥의 위쪽으로 filter를 설치한다.

혈전용해술에 사용되는 multi side hole catheter는 카테터의 끝측면에 많은 구멍이 있어서 혈전 · 색전이 있는 부위에 카테터를 위치시키고 유로키나아제를 주입하여 혈전 등을 녹여서 치료하도록 고안된 기구이다. 사진(그림 4-58)을 보면 구멍 양쪽으로 marker가 있어서 투시영상에서 카테터의 위치를 쉽게 하도록 하였다.

Trerotora는 장치적 혈전제거술에 사용되는 기구이다. 위에 기구들이 혈관안에서 회전하며 혈전 등을 부수어서 작은 크기로 만들기도 하며 잘게 부수어서 내경의 크기가 큰 카테터를 사용하여 잘게 부서진 혈전 등을 흡입하여 치료할 수 있다.

원래는 인조 혈관에서 사용되어 왔으나 최근 들어 일반 혈관내에서 사용되고 있다. 치료기구의 회전에 의해서 정상 정맥과 밸브 등이 손상을 입을 수도 있어 사용에 주의하여야 한다.

Guiding catheter(유도카테터)는 내경이 큰 카테터로서 혈전을 흡입하여 제거할 때 사용되는 카테터이다. 카테터의 끝부분을 혈전에 위치하도록 하여 카테터를 30~50 cc 주사기와 연결하여 주사기로 흡입하여 혈전을 카테터 내부로 잡아당겨 제거한다.

Filter retriever는 일시적 아래대정맥 필터를 제거할 때 사용되는 기구로 필터를 잡아서 밖으로 제거하는 역할을 한다.

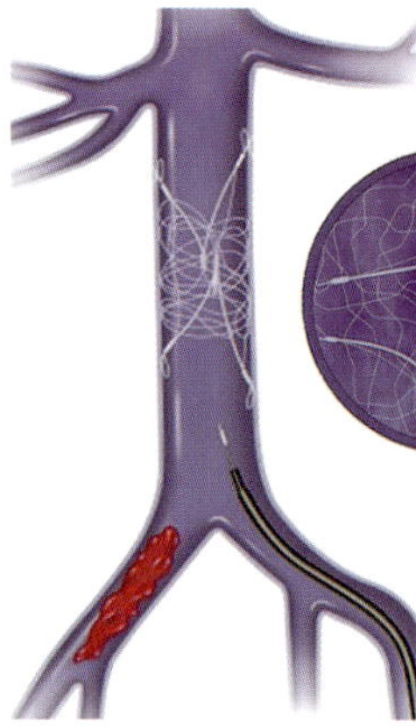

| 그림 4-55 | Bird's nest filter

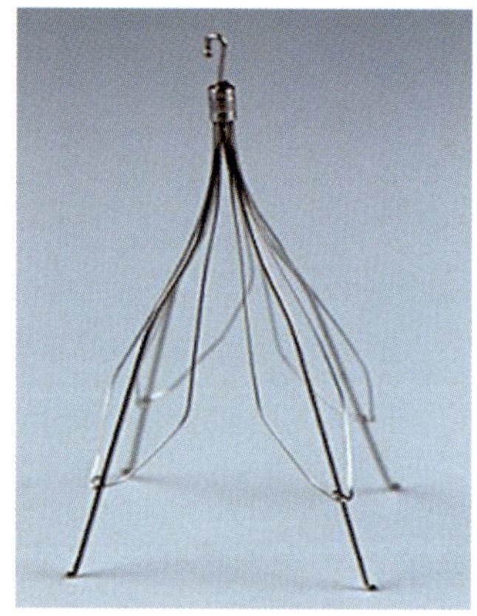

| 그림 4-56 | Tulip filter

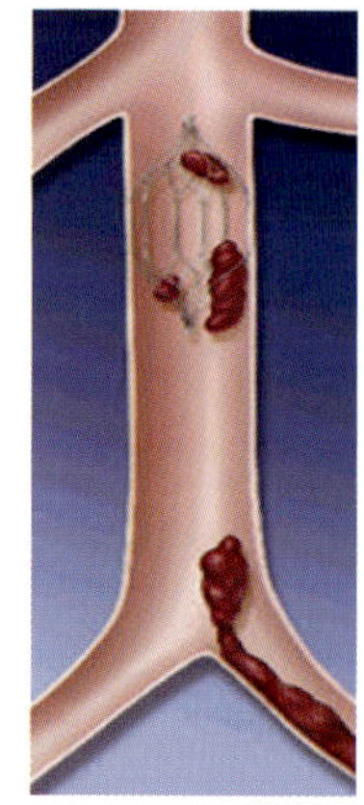

| 그림 4-57 | Opt-ease filter

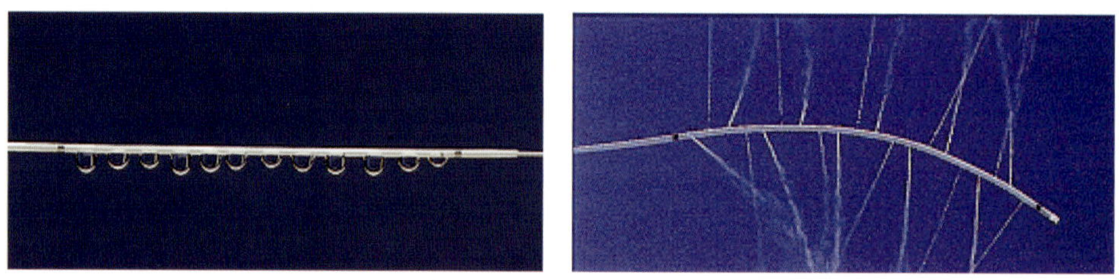

[A] 멀티사이드홀 카테터의 외형

[B] 멀티사이드홀 카테터의 분출모습

| 그림 4-58 | Multi side hole catheter

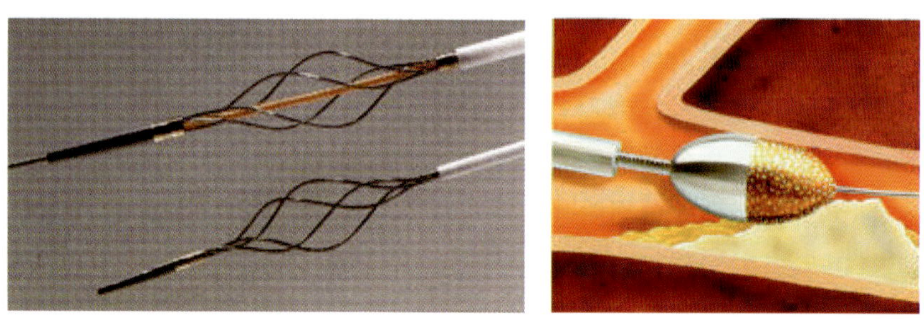

[A] Trerotora

[B] Rotablator(심장동맥용)

| 그림 4-59 | Thrombectomy device

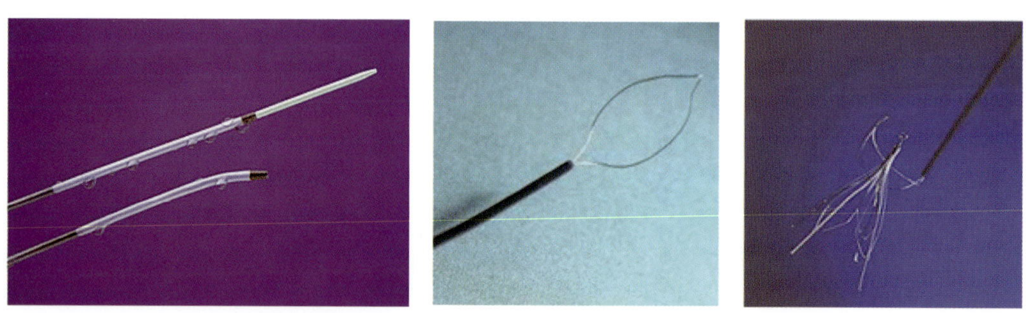

[A] Guiding catheter

[B], [C] Filter retriever

| 그림 4-60 | Guiding catheter and filter retriever

3) 하대정맥 필터설치술 방법

① 아래대정맥 필터설치술은 목정맥(jugular vein)과 넙다리정맥 두 부위로 접근이 가능하다(넙다리정맥에 색전 등이 있으면 목정맥으로 접근하도록 한다).

② 초음파 유도하에 넙다리정맥을 천자하여 5F 쉬스를 설치하고 pigtail 카테터를 사용한다. 필터가 설치될 콩팥정맥의 위치와 넙다리정맥 및 아래대정맥 내부에 혈전·색전 등의 침범 유무를 알기 위해서 정맥조영술을 시행한다.

③ 콩팥정맥의 위치를 파악하고 필터를 설치한다(아래대정맥및 말초정맥의 색전증이 정맥의 혈류를 많이 방해하지 않거나 심하지 않을 경우에는 필터를 삽입하여 허파동맥의 색전을 방지하고 약물치료로만 치료하는 경우도 있다).

4) 하대정맥 필터설치술 영상

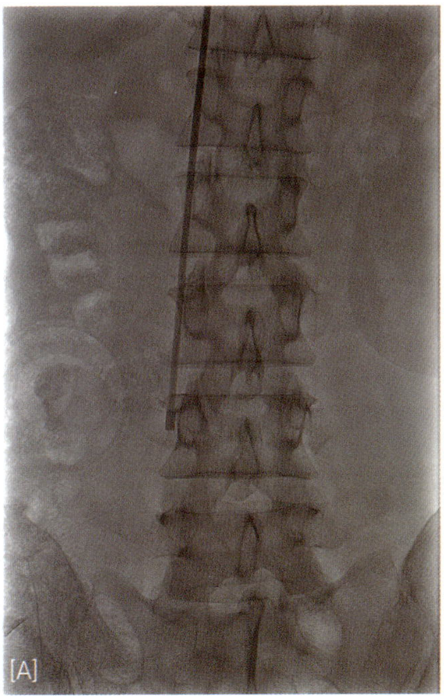

Catheter approach

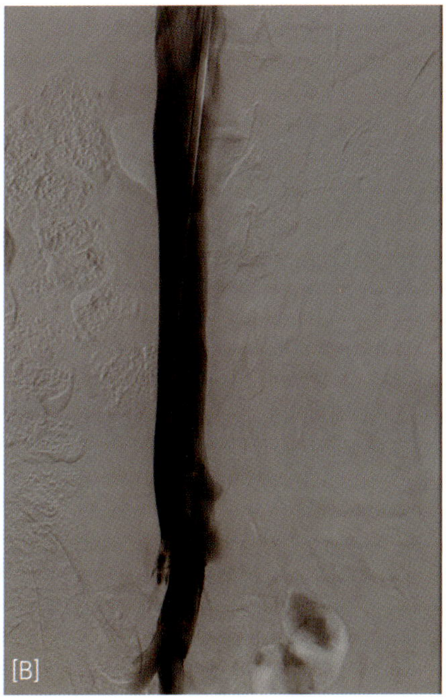

Venography

| 그림 4-61-1 | IVC filter insertion image

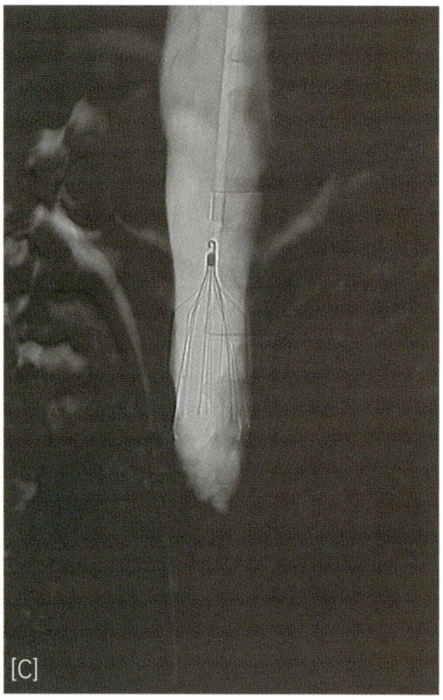

IVC filter insertion

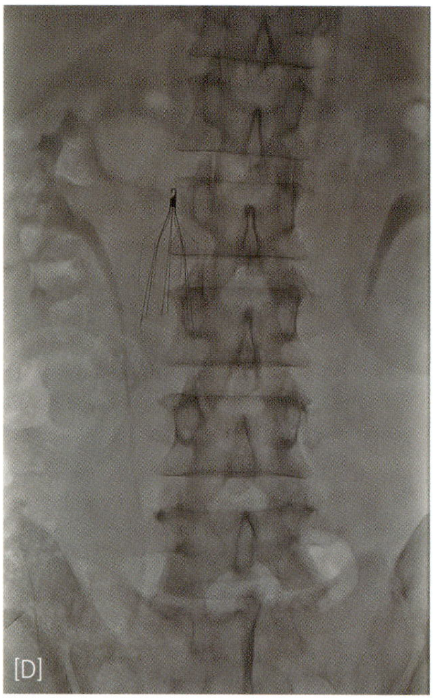

final image

ㅣ그림 4-61-2ㅣ IVC filter insertion image

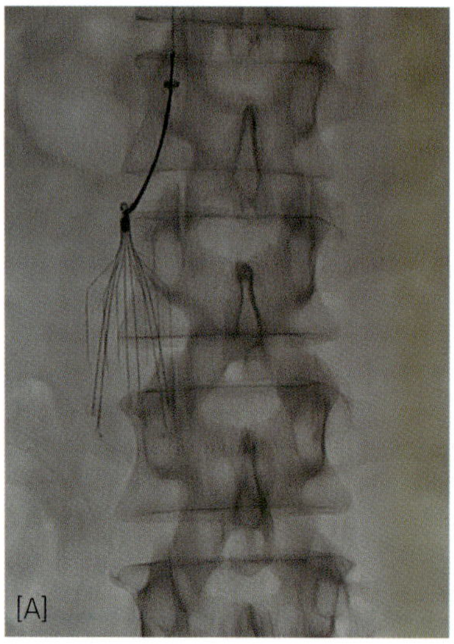

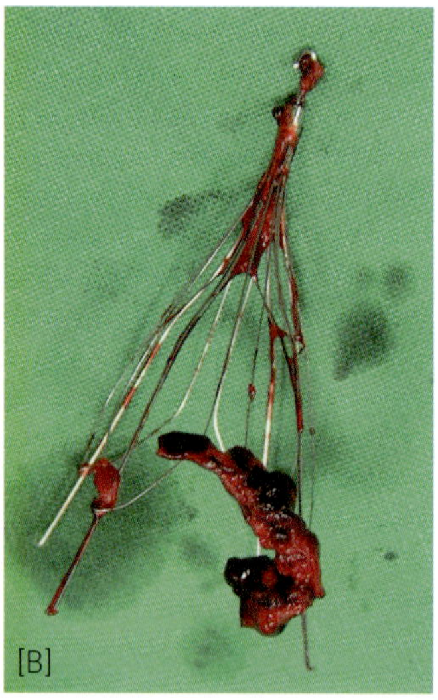

필터안의 혈전

ㅣ그림 4-62ㅣ Angiographic vein 2 weeks after the elapse[A] and after remove thrombus filter[B]

5) 하대정맥 필터제거(inferior vena cava(IVC) filter retrieval)

아래대정맥에 삽입된 필터는 혈전 등을 치료한 후 3~4주 이내에 체외로 제거되어야 하며, 이 기간이 지난 후에는 제거될 수 없는 영구필터로 설치되어 있어야 한다.

또한 아래대정맥 필터를 제거하기 이전에는 항상 정맥조영술을 통해 잔여 혈전 등이 없음을 확인하고 필터내에 혈전 등이 여과되는지를 확인하여야 한다.

정맥조영술을 시행하였을 때 혈전 등이 더욱 진전되어 콩팥정맥 부분까지 침범하거나 기존 필터의 윗 부분까지 혈전이 침범했을 경우에는 기존 필터의 윗 부분에 하나의 필터를 추가로 설치 할 수 있다.

6) 심부정맥혈전증(DVT)의 혈전용해술과 혈전제거술

① 아래대정맥 필터를 삽입 후 환자를 엎드린 자세(prone positoin)로 한 후 깊은정맥혈전이 있는 곳의 종아리 부분을 소독한다(깊은정맥혈전증은 오른쪽보다 왼쪽 부분의 다리 정맥에서 많이 발생하는데, 그 이유는 배 부분의 혈관주행에서 왼쪽의 엉덩정맥이 갈라질 때 엉덩동맥의 아래부분으로 겹치면서 주행되어 동맥에 압력을 받을 수 있기 때문이다).

② 오금정맥(popliteal vein)을 초음파 유도하에 천자하여 10F sheath를 삽입한다.

③ Sheath를 삽입한 후 sheath를 통하여 조영제를 주입하여 다리정맥의 정맥조영술을 아래대정맥까지 실행한 후 DVT의 분포를 진단한다.

④ 정맥조영술을 마친 후 호프만(Hoffman) 또는 유도(guiding) catheter를 삽입, 혈전 앞까지 카테터를 삽입한 후 카테터의 tip에 30, 50cc 주사기를 연결하여 흡입하여 혈전을 몸 밖으로 제거하는 혈전제거술을 시행한다(장치적 혈전제거술을 시행하는 경우도 있는데 국내에서 주로 사용되는 장치적방법 기구로는 trerotora가 있다).

⑤ 혈전제거술을 시행하여 혈전을 제거한 후 정맥조영술을 시행하여 시술의 성공여부를 판단한 후 시술을 끝낸다(혈전제거술로 혈전제거가 완전하지 않을 경우에는 유로키나아제를 사용하는 혈전용해술을 시행한다).

⑥ 혈전용해술은 Multi side hole 주입카테터를 사용하는데 주입카테터의 선택은 병소가 있는 부위의 혈관 길이만큼 주입카테터의 길이를 선택하여 시술할 수 있다.

주입카테터의 길이는 7cm부터 30cm까지 다양하게 있으며 그 길이에 해당하는 카테터 부분에 많은 측공이 있어서 생리식염수에 유로키나아제를 혼합하여 혈전이 있는 부분에 혼합된 용액을 주입하면 혈전이 서서히 용해되는 시술이다.

이 방법은 주입카테터를 혈전이 있는 부위에 위치 시킨 후 유로키나아제를 시간당 일정량이 주입되도록 수액주입기(infusion pump)를 연결한다. 위치 변경이 안 되도록 고정한 후 하루동안 유로키나아제를 주입하고 그 다음날 정맥조영술을 시행하여 잔여 혈전들의 유무를 확인하는 방법이다.

주로 이 주입카테터가 위치하는 곳은 엉덩-넙다리정맥이다. 유로키나아제 주입후에도 잔여 혈전이 혈류에 영향을 많이 줄 경우에는 풍선카테터와 혈관용 스텐트를 사용하여 혈관성형술을 시행한다.

⑦ 혈전용해술과 제거술을 시행 후 정맥조영술을 실행하여 시술의 성공여부를 확인한다.

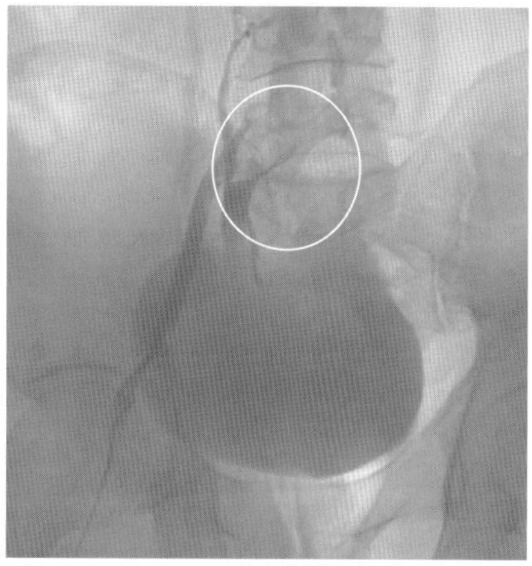

[A] 정맥조영술영상으로 엉덩정맥에 혈전이 있다.

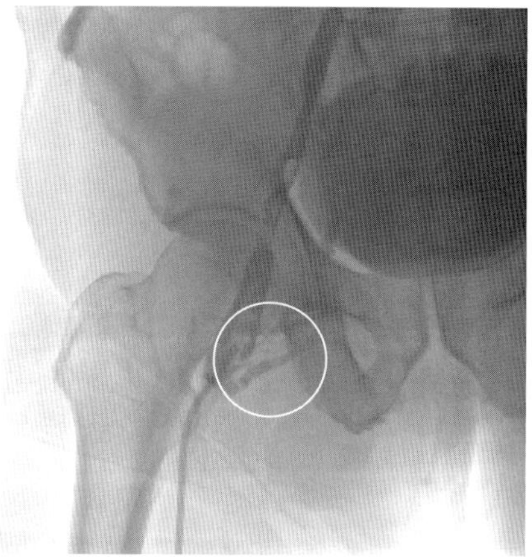

[B] 9F 유도(guiding)카테터로 혈전을 흡입하는 시술이다.

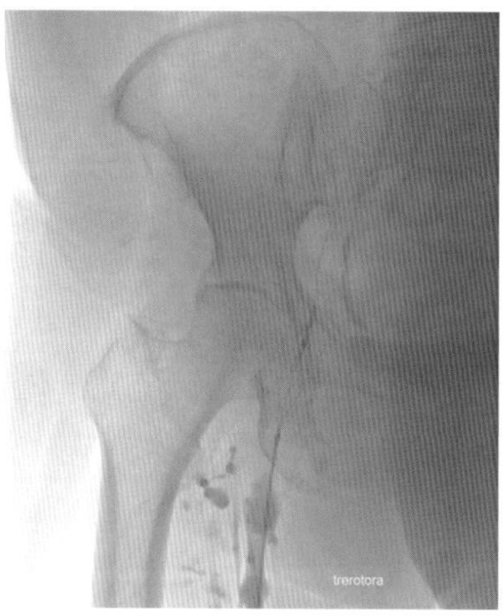

[C] Trerotora를 이용한 장치적 혈전 제거술(그물망 모양의 카테터가 회전을 하면서 혈전을 작게 부수고 카테터를 통해 잘게 부순 혈전을 흡입할 수 있다.)

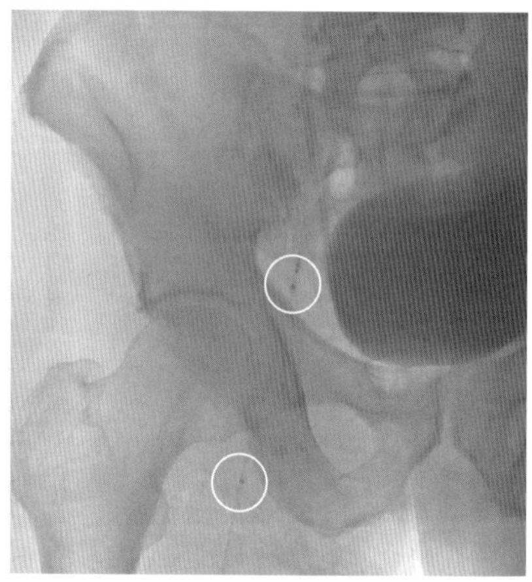

[D] 멀티사이드홀 주입카테터를 사용한 혈전용해술(영상의 원 부분이 사이드 홀(측공)이 있는 부분을 나타내는 marker이며 그 사이로 많은 측공이 있어 약물을 주입하면 측공으로 약물이 주입되며 혈전에 대한 치료를 하게 된다).

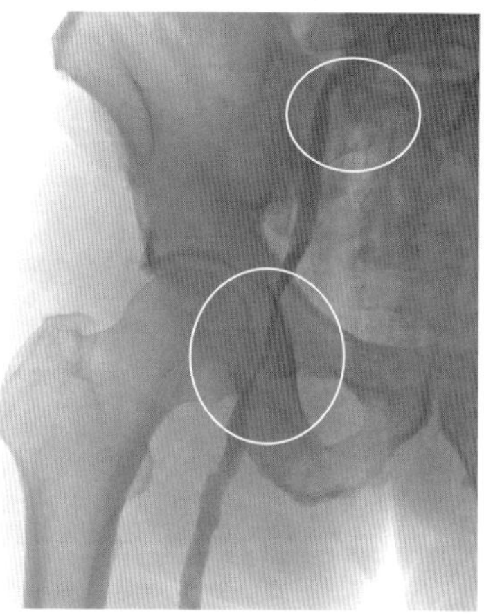

[E] 멀티사이드홀 카테터로 유로키나아제를 사용한 혈전용해술을 시행한 후 다음날 정맥조영술이다. 엉덩정맥부분의 혈전은 용해되어 보이지 않고 있지만 넙다리정맥 부분에 stenosis가 있는 것을 볼 수가 있다.

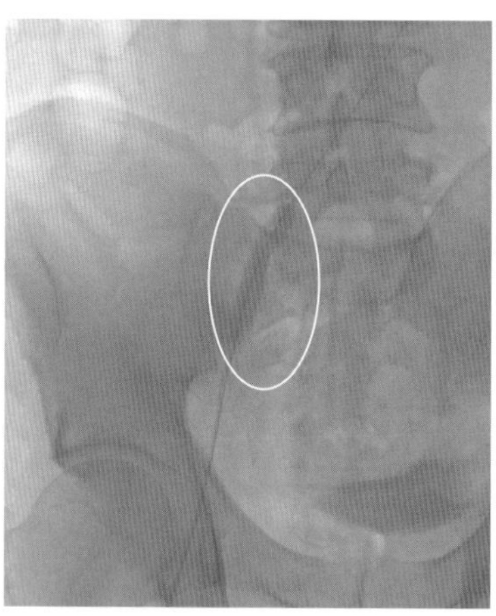

[F] 풍선카테터를 사용하여 풍선확장술을 시행하는 영상이다. 엉덩정맥부터 넙다리정맥까지 풍선카테터로 혈관성형술(PTA)을 시행한다.

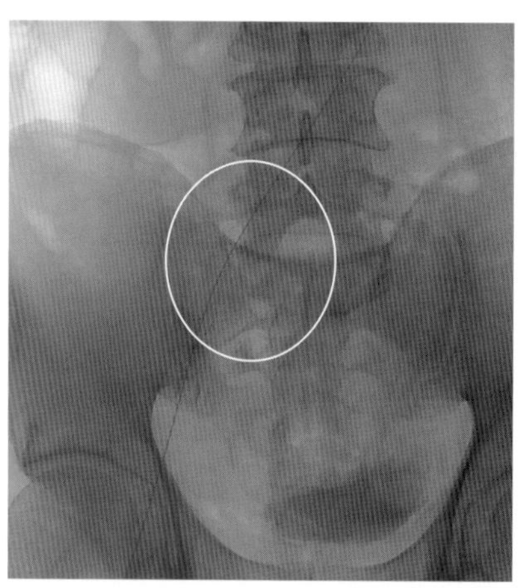

[G] 풍선확장술(PTA)를 시행한 후 남아있는 혈전과 협착이 있어 스텐트 설치술을 실시한다.

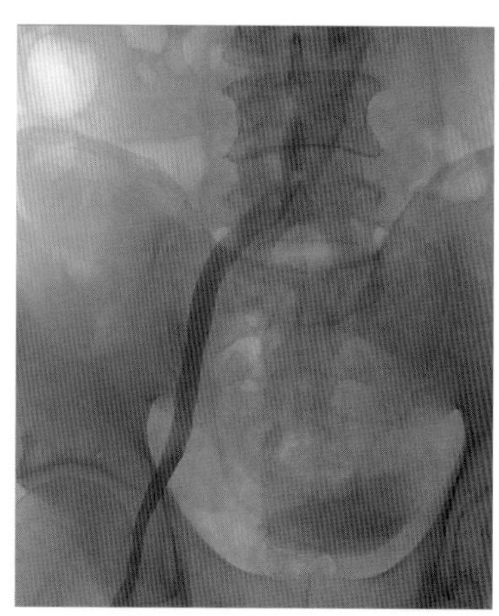

[H] 스텐트 설치술을 실시한 후 풍선카테터를 삽입하여 스텐트 안쪽으로 풍선확장술을 실시한 후의 정맥조영상이다(엉덩정맥부터 넙다리정맥까지 잔여 혈전없이 혈관이 잘 개통되어 있음을 알 수 있다).

| 그림 4-63 | Thrombectomy and thrombolysis

06 문맥색전술(Portal Vein Embolization)

배안의 장기, 즉 위, 작은창자, 큰창자, 이자, 지라 및 쓸개주머니 등의 정맥혈은 아래대정맥으로 직접 들어가지 않고 문맥을 통해 간(liver)을 거쳐 아래대정맥에 유입된다. 길이는 약 7 cm 정도이다. 문맥으로 혈액이 유입되는 장기는 작은창자, 막창자, 오름잘록창자, 가로잘록창자의 오른쪽 1/2의 정맥혈을 운반하는 위창자간막정맥(상장간막정맥, superior mesenteric vein)과 지라, 위큰그물망, 이자의 정맥을 운반하는 지라정맥(비정맥, splenic vein)이 있고, 가로잘록창자 왼쪽 1/2, 내림잘록창자, 구불잘록창자 및 곧창자 윗부분의 정맥혈을 운반하는 아래창자간막정맥(하장간막정맥, inferior meseteric vein)이 지라정맥과 합류하여 문맥으로 유입된다. 한편 위(stomach)의 정맥혈을 운반하는 위정맥(gastric veins)과 쓸개주머니에서 오는 정맥혈은 직접 문맥으로 유입되어 간으로 들어간다.

입으로부터 섭취되어 소화관의 흡수작용에 의해 창자사이막정맥에 들어간 영양물질과 지라 속에서 파괴된 적혈구성분은 모두 문맥을 통해 간으로 운반된다. 문맥은 간 안에서 모세혈관망을 만든 후에 합류하여 간정맥(hepatic vein)이 되고 아래대정맥(IVC)에 유입된다. 순환하는 동안 체내에 들어간 유해물질은 간의 해독작용을 받으며 여분의 포도당은 당원질(glycogen)로서 간에 축적된다.

1) 목적

문맥색전술은 간절제술 환자가 대상이 되며 수술의 안정성을 높이기 위해 시행하는 시술이다. 질병이나 기타 사고로 간 우엽을 절제할 경우 수술전에 절제부위의 문맥혈류를 차단하여 절제부위를 위축시키고, 수술 후 나머지 간의 확대(약 하루에 9~21 cm 정도)를 유도하고, 수술후 발생하는 문맥압의 증가에 환자가 스스로 적응하도록 하는 시술이다.

2) 적응증

① 간세포암(HCC/hepatocellular carainoma)
② 담도암(Klaskin's tumor)
③ 담낭암(GB cancer)
④ 총담관암(CBD cancer)
⑤ 기타 간 질환

3) 금기증

① 문맥 폐쇄 환자
② 출혈성 경향이 있는 환자

4) 합병증

① 기구나 재료의 삽입으로 인한 간실질의 손상
② 발열, 통증
③ 복강내 출혈, 혈종, 패혈증 등

5) 시술기구

① 5F cobra catheter
② introduce set
③ guide wire, occlusion balloon catheter
④ gelatine sponge, occlusion coil(stainless steel coil)

6) 시술방법

① 피부를 경유하고 절제할 간엽을 통하여 문맥을 천자한다.
② 가이드와이어와 쉬스 삽입한다.
③ 가이드와이어와 카테터(cobra side hole catheter)를 주문맥에 삽입하여 문맥압을 측정한다.
④ 문맥조영술을 시행하여 색전 부위를 확인 및 설정 후 색전물질을 주입한다.
⑤ 색전 유무를 확인하기 위하여 주문맥 조영술을 재시행한다.
⑥ 색전 후 문맥압을 측정하여 시술 전·후의 압력을 비교한다.
⑦ 쉬스 삽입으로 인한 간 실질조직의 출혈을 방지하기 위하여 색전용코일을 삽입한다.
⑧ 예상되는 부작용이나 합병증에 대응하기 위하여 환자관리를 철저히 한다.

7) 문맥색전술 영상

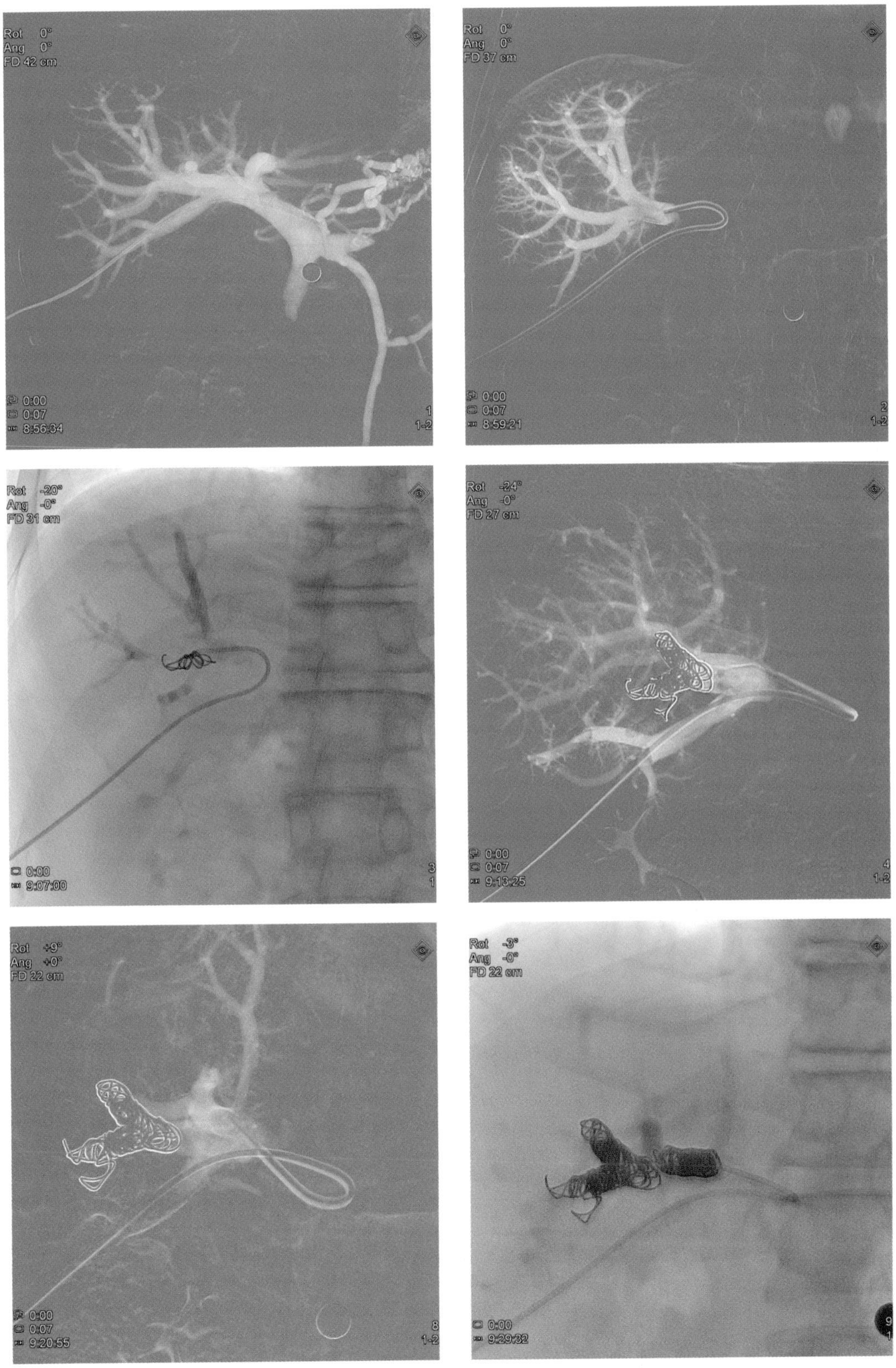

| 그림 4-64 | PVE treatment process context

Chapter 5
사지혈관계

학습목적

- 말초혈관조영술은 상지·하지(팔·다리)의 동맥·정맥 조영검사를 말하며, 본 장에서는 팔·다리 혈관에 발생하는 각종 질환 진단법을 습득하는 것을 목적으로 한다.
- 상지·하지 혈관조영술은 혈관질환 진단의 중요성 뿐만아니라 치료방침을 결정하는 데도 매우 중요하다.
- 본 장에서는 특히 방사선 중재적 시술의 여러 기법들에 관하여 학습한다.
- 상지·하지 혈관 조영술의 특징인 bolus chasing 기법이나 침천자법 및 수동 조영제 주입법 등에 관한 것을 익힐 수 있도록 한다.

학습목표

- 팔·다리 혈관의 해부학 명칭을 설명할 수 있어야 한다.
- 상지동맥 조영술의 목적, 금기증 및 검사방법을 설명할 수 있어야 한다.
- 하지동맥 조영술의 목적, 금기증 및 검사방법을 설명할 수 있어야 한다.
- bolus chasing 영상을 설명할 수 있어야 한다.

01 해부학적 구조

말초혈관조영술(peripheral angiography)에는 상지동맥 조영술(upper extremity angiography), 상지정맥 조영술(upper extremity venography), 하지동맥 조영술(lower extremity angiography), 하지정맥 조영술(lower extremity venography)로 나눌 수 있다. 팔·다리 중재적 방사선시술(interventional radiological procedure)로는 혈전용해술(thrombolysis)과 혈관성형술(percutaneous transluminal angioplasty, PTA), 드물게는 혈관색전술(embolization)을 시행한다.

1) 팔동맥(arteries of upper limb)

대동맥활에서 시작한 빗장밑동맥(subclavian artery)은 앞가슴벽에 분포하는 속가슴동맥(internal thoracic artery, internal mammary artery), 목뼈의 가로구멍을 지나 머리뼈공간으로 들어가는 척추동맥 (vertebral artery), 갑상샘 및 목의 근육에 분포하는 갑상목동맥(thyrocervical trunk), 목뒷부분의 근육 및 첫째~둘째갈비사이에 분포하는 목갈비동맥(costocervical trunk) 등의 가지를 낸 후 겨드랑동맥(axillary artery)으로 이어진다.

팔동맥은 4부분으로 구분한다.

① 겨드랑동맥(액와동맥, axillary artery)
② 위팔동맥(상완동맥, brachial artery)
③ 노동맥(요골동맥, radial artery)
④ 자동맥(척골동맥, ulnar artery)

V

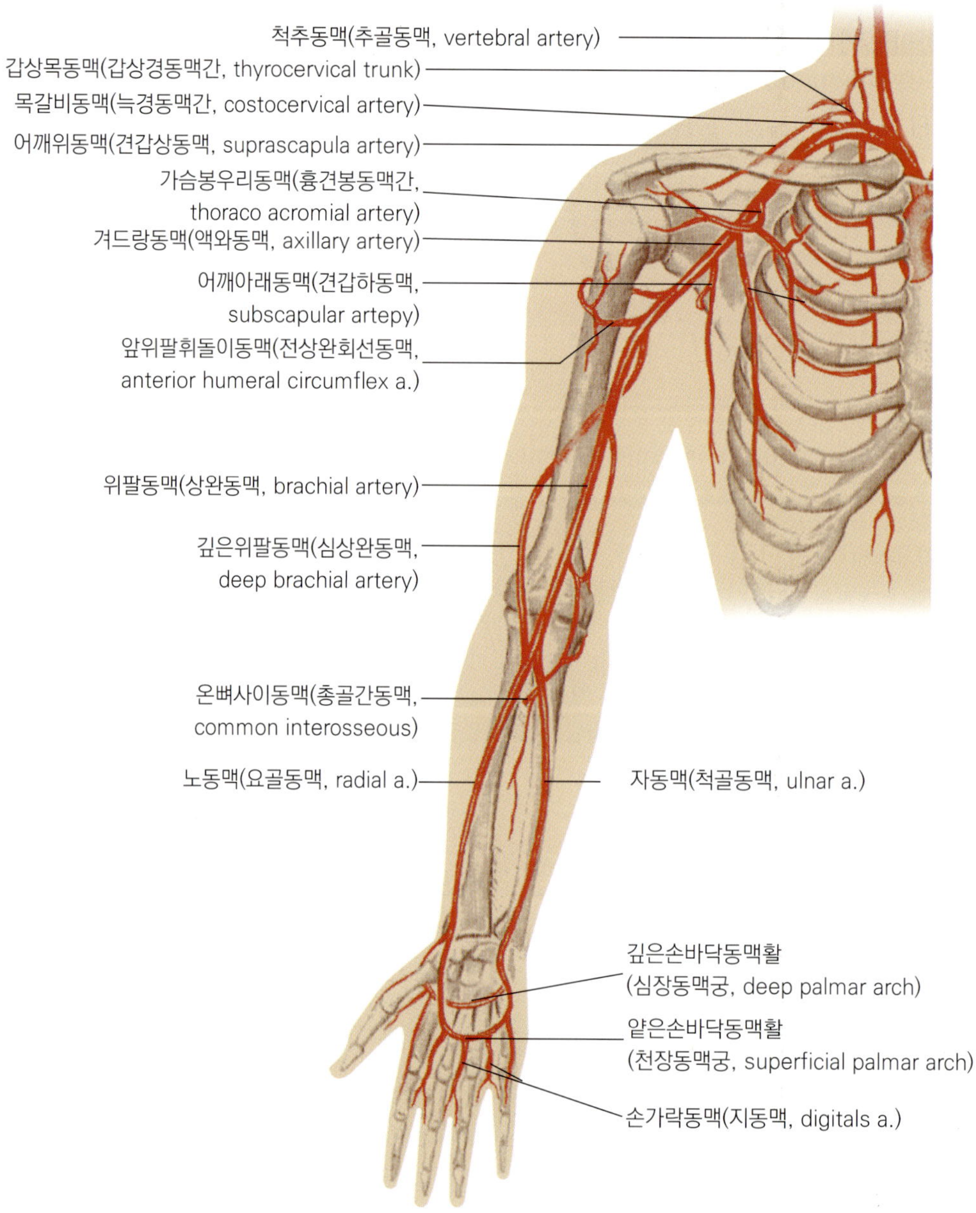

| 그림 5-1 | Arm artery anatomy

2) 팔정맥(veins of upper limb)

팔의 정맥은 깊은정맥과 얕은정맥으로 나뉘어진다.

① 깊은정맥(심부정맥, deep vein)

깊은정맥은 동반정맥(accompanying vein)으로서 그 경로와 명칭은 동맥과 유사하다. 즉 깊은정맥은 손의 손가락 정맥(digital veins) 및 얕은·깊은손바닥 정맥활(superficial, deep palmar venous arch)에서 시작되고 자정맥(ulnar veins)과 노정맥(radial veins)에 합류하여 위팔정맥(brachial veins)이 되고 다시 겨드랑정맥(axillary vein), 빗장뼈밑정맥(subclavian vein)이 된다. 빗장밑정맥은 속목정맥과 합류하여 팔머리정맥을 구성한다.

② 얕은정맥(천정맥, superficial vein)

팔의 얕은정맥은 동맥을 동반하지 않고 독자적인 경로를 취하고 있는 피부정맥(cutaneous vein)이다. 정맥주사나 채혈은 보통 팔오금(cubital fossa)에서 보이는 얕은정맥에서 선택된다. 팔의 얕은정맥은

a. 노쪽피부정맥(요측피정맥 / cephalic vein) : 아래팔·위팔 및 위팔두갈래근을 따라 올라가 어깨세모근과 큰가슴근사이를 지나 빗장뼈 바로 밑에서 겨드랑정맥(axillary vein)에 합류한다.
b. 자쪽피부정맥(척측피정맥 / basilic vein) : 아래팔자쪽을 올라가서 위팔 아래쪽 약 1/3 부근에서 위팔정맥(brachial vein)에 들어간다.
c. 팔오금중간피부정맥(주정중피정맥 / median cubital vein) : 팔오금에서 노쪽피부정맥과 자쪽피부정맥이 서로 연결하여 이루어진다.
d. 아래팔중간피부정맥(전완중피정맥 / median vein of the forearm) : 아래팔의 거의 정중부를 올라가 노쪽피부정맥(cephalic vein) 혹은 자쪽피부정맥(basilic vein)에 합류하거나 팔오금중간피부정맥(median cubital vein)에 들어간다.

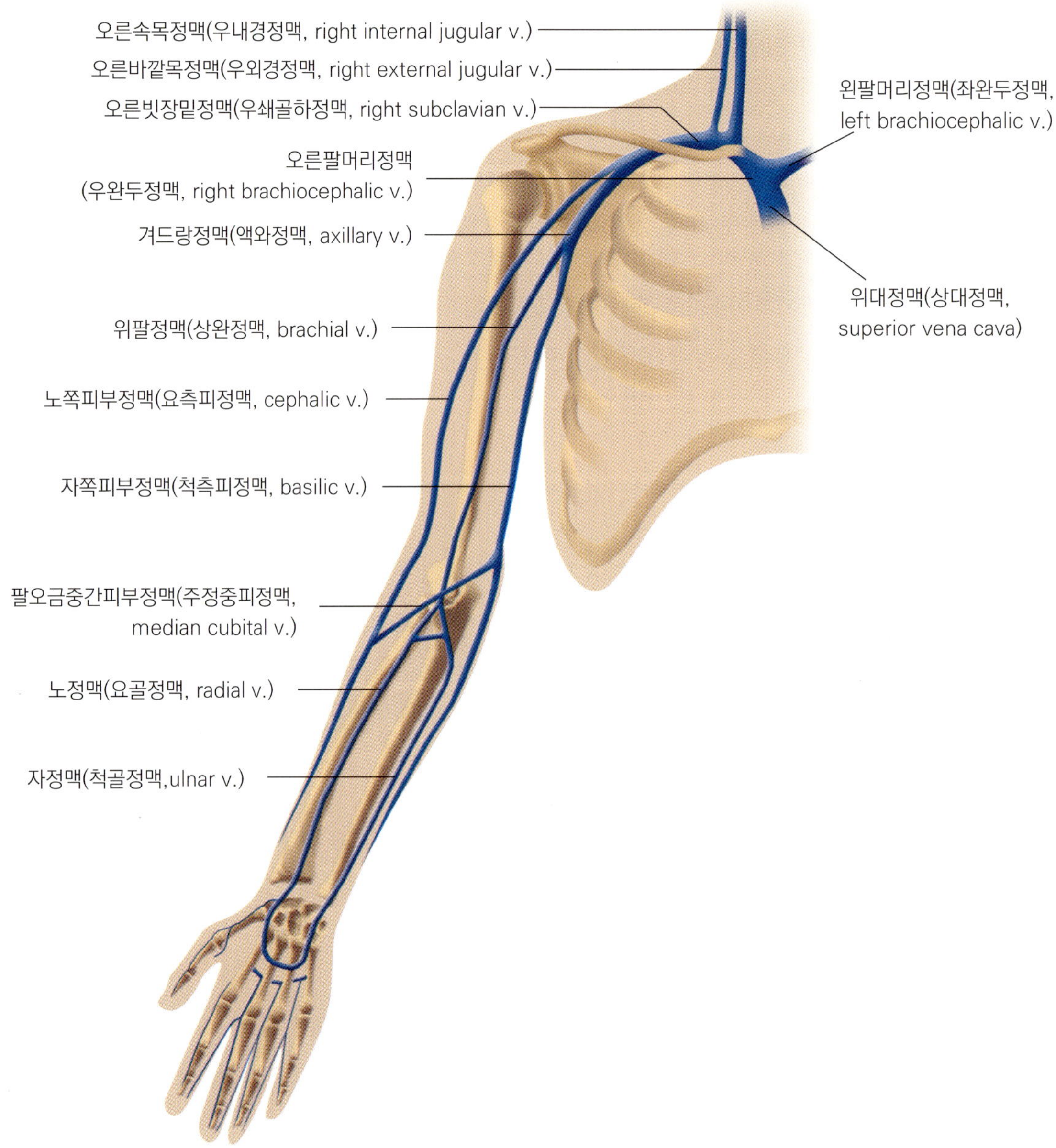

ㅣ그림 5-2ㅣ Arm vein anatomy

3) 다리동맥(arteries of lower limb)

다리동맥은 바깥엉덩동맥에서 시작하여 발까지 이어지는 동맥으로 주요 다리동맥은 다음과 같다.

① 넙다리동맥(대퇴동맥, femoral artery)

샅인대 아래모서리에서 시작된 넙다리동맥은 다리쪽으로 내려가면서 바깥음부동맥(external pundendal artery), 깊은넙다리동맥(deep femoral artery) 등의 곁가지를 내면서 모음근굴(adductor canal)을 지나 다리오금에 이르러 다리오금동맥(popliteal artery)으로 이행한다.

② 무릎동맥(슬와동맥, popliteal artery)

다리오금(popliteal fossa)에 위치하며 무릎관절, 넙다리뼈 아래쪽, 정강뼈, 종아리뼈의 윗쪽 근처의 근육에 가지를 낸 다음 다리오금 근육 밑에서 앞정강동맥과 뒤정강동맥을 낸다.

③ 앞정강동맥(전경골동맥, anterior tibial artery)

다리오금동맥에서 기시하여 종아리뼈사이막의 위모서리위에 있는 구멍을 통하여 종아리의 전면으로 나와 종아리뼈사이막 전면을 따라 내려간다. 발목에 이르러 발등으로 내려가는 발등동맥으로 이어진다. 발등동맥(dorsalis pedis artery)은 발목 앞을 지나 바깥쪽으로 뻗는 활꼴동맥(arcuate artery)이 된다.

④ 뒤정강동맥(후경골동맥, posterior tibial artery)

다리오금동맥의 종말지인 뒤정강동맥은 장딴지근육과 가자미근육 깊숙한 곳에서 종아리동맥(peroneal artery)을 낸다. 종아리동맥은 종아리뼈(fibula)를 따라 발꿈치 heal의 바깥쪽에 이른다.

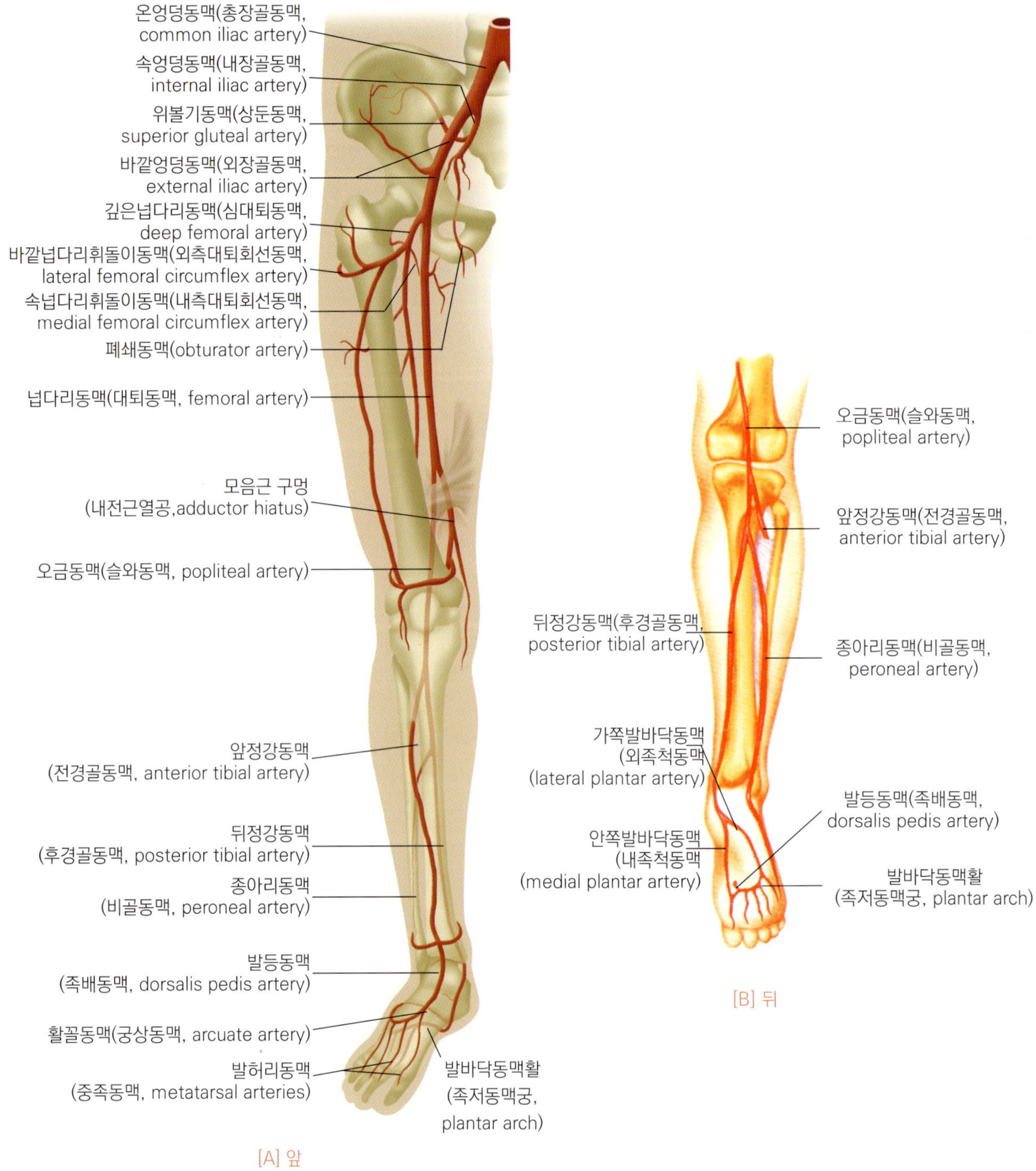

ㅣ그림 5-3ㅣ Leg artery anatomy

4) 다리정맥(veins of lower limb)

다리의 정맥은 동맥과 같은 이름의 깊은정맥과 동맥과 동반하지 않고 독자적인 경로를 취하는 얕은정맥으로 구분된다.

① 깊은정맥(심부정맥, deep vein)

발가락에서 오는 발바닥쪽발가락정맥(plantar digital vein)은 발바닥쪽발허리정맥(plantar metatarsal vein)을 거쳐 발바닥쪽정맥활(plantar venous arch)에 이른다. 발바닥쪽정맥활에서 속 및 바깥발바닥정맥(medial and lateral plantar vein)이 시작되어 뒤정강정맥으로 들어간다. 앞정강정맥(anterior tibial vein)은 발등의 발등정맥 그물에서 시작하여 뒤정강정맥(posterior tibial vein)과 합쳐져 다리오금정맥(popliteal vein)이 되며 넙다리 정맥(femoral vein)을 거쳐 샅인대 밑을 지나 바깥엉덩정맥(external iliac vein)으로 이어진다.

② 얕은정맥(표재정맥, superficial vein)

다리의 얕은정맥 즉 피부정맥은 주로 발등정맥활에서 시작되는 큰두덩정맥(greater saphenous vein)과 작은두덩정맥(small saphenous vein)이 있다.

a. 큰두덩정맥(great saphenous vein) : 발등정맥활의 안쪽에서 출발하여 안쪽복사 앞을 거쳐 종아리 및 넙다리의 안쪽을 올라가 두덩정맥구멍에서 넙다리정맥(femoral vein)에 합류하게 된다.

b. 작은두덩정맥(small saphenous vein) : 발등정맥활의 가쪽에서 출발하여 가쪽복사 뒤를 돌아 종아리의 뒷면으로 올라가서 다리오금정맥(popliteal vein)에 합류한다. 이들 두 개의 피부정맥에는 정맥판박이 많이 있어 정맥류(varicose)가 빈발한다.

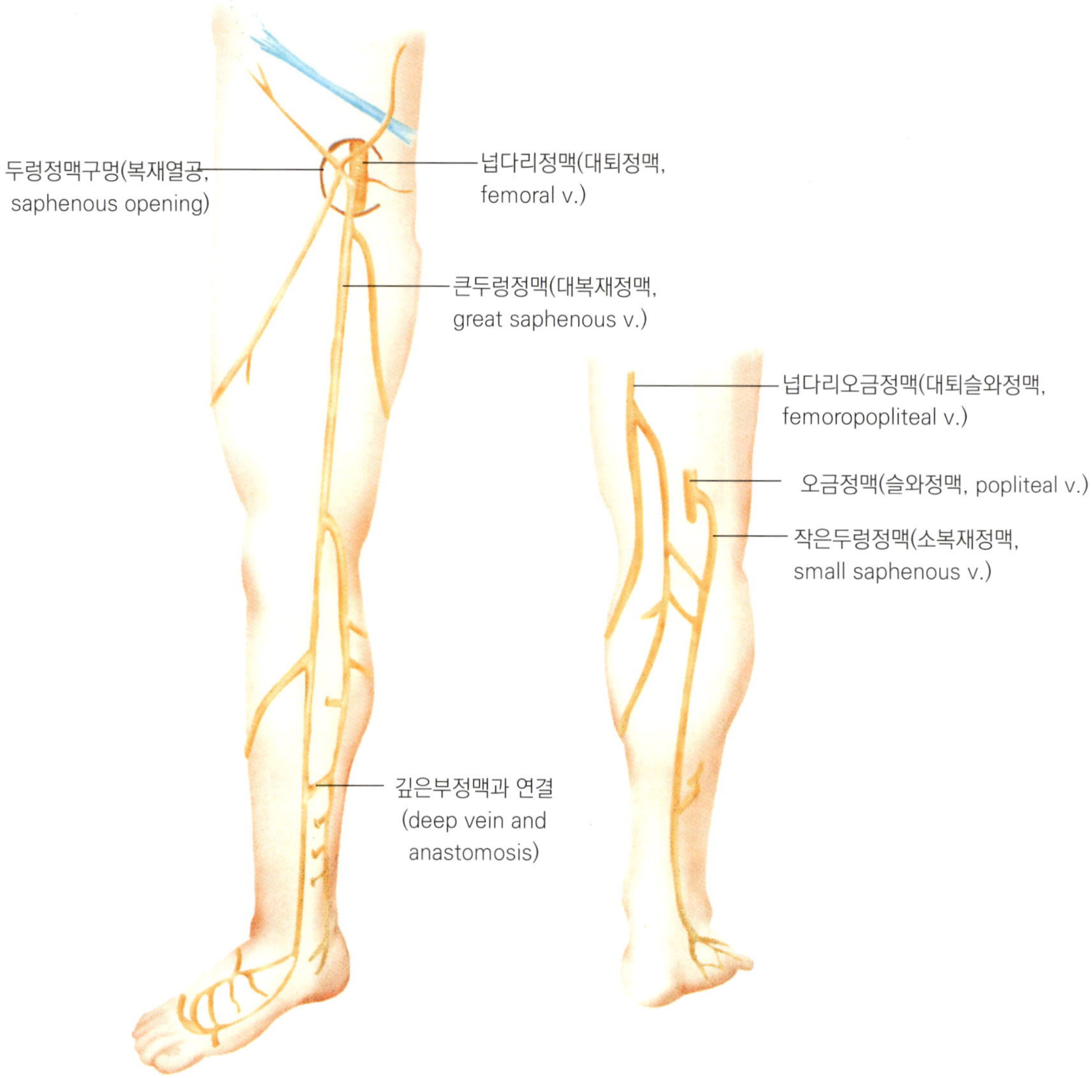

| 그림 5-4 | Leg vein anatomy

02 상지동맥 조영술(upper extremity angiography)

팔 동맥 조영술은 빗장밑동맥(subclavian artery)을 포함한 위팔, 팔꿉관절, 아래팔, 손목 등 네 부분으로 나누어 검사를 한다.

(1) 검사목적

① 팔 혈관질환의 중재적시술 전·후 평가
② 외상에 의한 혈관의 손상 여부
③ 죽상동맥굳음증 등에 의한 협착 및 폐쇄 진단
④ 레이노이드 증후군(Raynaud's syndrome) 진단
⑤ 폐쇄성 동맥경화증(arteriosclerosis obliterans, ASO)
⑥ 팔동맥의 협착(stenosis) 및 폐쇄(occlusion)
⑦ 동정맥기형(arteriovenous malformation, AVM)
⑧ 혈관종(hemangioma)
⑨ 팔의 골조직 및 연부조직 종양의 혈관분포 진단
⑩ 외상에 의한 혈관의 변위, 압박, 손상
⑪ 동맥염(Takayasu's arteritis)

(2) 금기증

① 부정맥(arrythmia)이 있는 환자
② 심장근육 경색(myocardiac infarction)이 있는 환자
③ 약물이나 조영제 과민 환자
④ 콩팥기능저하, 콩팥질환 환자

(3) 검사방법

① 5F 쉬스를 서혜부(inguinal lesion)에 삽입한다.
② Headhunter 카테터를 사용하여 검사 측 빗장밑동맥에 위치시킨 후 위팔동맥은 주입 직후부터, 팔꿈관절은 2초 후, 손관절은 4초 후 부터 연속촬영한다.
③ 조영제의 주입속도와 양은 3~4cc/sec, total volume 15~20cc, pressure 300psi 정도로 하며, 영상취득은 1~3f/s로 시행한다.
④ 혈관종(angioma)과 골육종(osteosarcoma)의 경우는 조영제 사용량을 늘려 촬영한다.

(4) 혈관 조영상

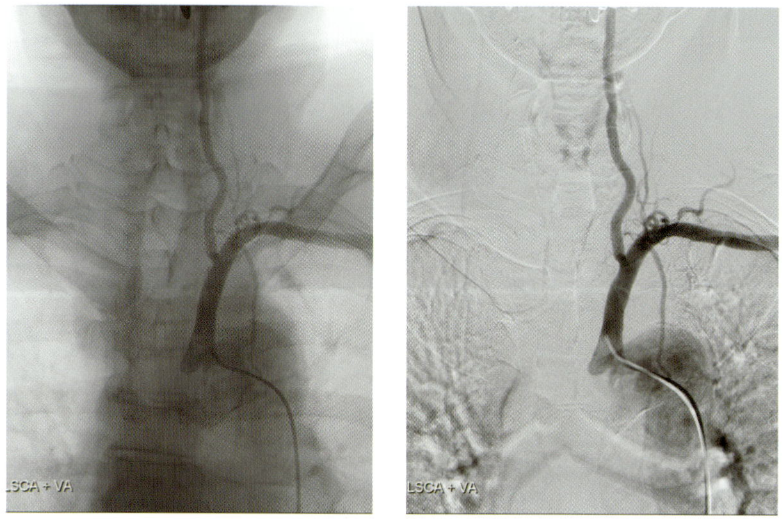

native image　　DSA image

ㅣ그림 5-5ㅣ Subclavian arteriography

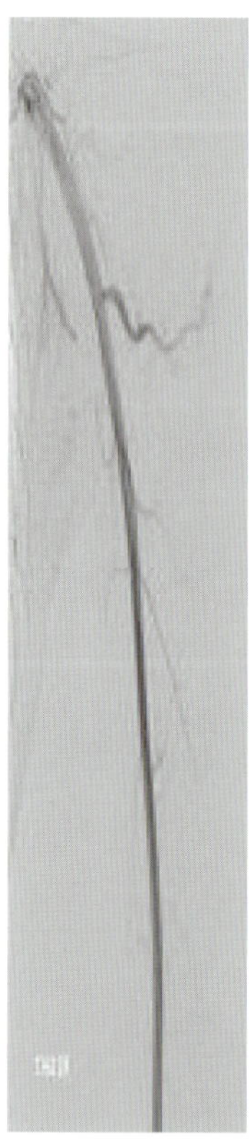

ㅣ그림 5-6ㅣ Axillary arteriography

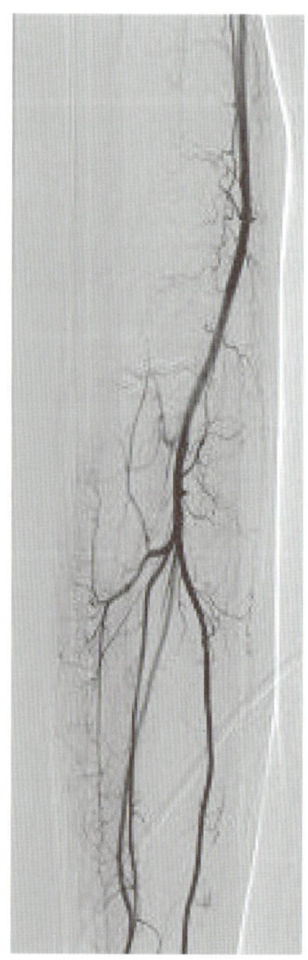

ㅣ그림 5-7ㅣ Brachial arteriography

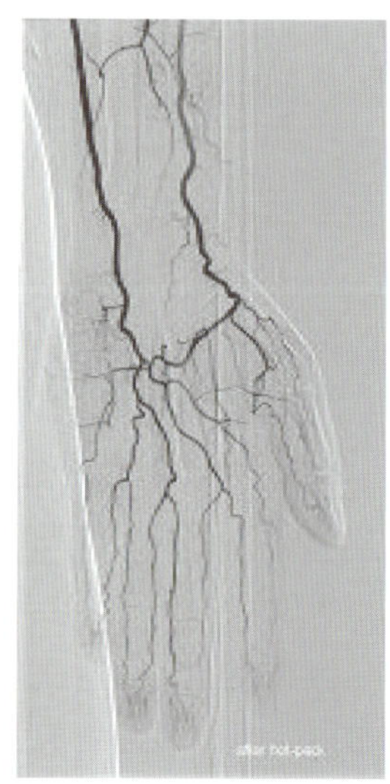

ㅣ그림 5-8ㅣ Hand & finger arteriography

03 하지동맥 조영술(lower extremity angiography)

다리동맥 조영술은 촬영부위에 있어서 골반, 넙다리, 무릎관절, 종아리 및 발등 다섯 부분으로 나뉘어 검사를 한다.

(1) 검사목적

① 다리혈관과 관련된 질환의 진단과 수술 전·후의 평가
② 다리혈관의 중재적시술 후 추적검사
③ 다리종양의 혈관분포
④ 버거병(Buerger's disease) 등에서 혈관의 상태 및 모습 확인
⑤ 폐쇄성 동맥경화증(arterio sclerosis obliterans)
⑥ 다리동맥의 협착 및 폐쇄
⑦ 동정맥기형(AVM), 동맥염(Takayasu's arteritis)
⑧ 다리의 골조직 및 연부조직 종양의 혈관분포를 보고자 할 때
⑨ 외상에 의한 혈관의 변위, 압박, 손상
⑩ 폐쇄성 혈전성맥관염
⑪ 무릎오금동맥 포착증후군, 골반안 내 장기의 종양

(2) 금기증

① 부정맥(arrythmia)이 있는 환자
② 심장근육경색(myocardiac infarction)이 있는 환자
③ 약물이나 조영제 과민 환자
④ 콩팥기능저하, 콩팥질환 환자

(3) 검사방법

① 천자부위는 일반적으로 오른쪽 넙다리동맥이며, 시술목적 및 병변의 위치에 따라 왼쪽 넙다리동맥 또는 위팔동맥을 천자한다.
② 셀딩거법에 의해 쉬스 삽입 후 pigtail 카테터를 이용하여 양쪽 다리혈관을 동시에 관찰할 경우 온엉덩동맥의 갈린 곳에서 3~4cm 위에 카테터의 끝을 위치하여 검사한다.
③ 하지동맥의 조영은 촬영방법(분할, 1회, 양쪽다리, 한쪽다리), 질환에 의해 조영제의 양이나 촬영시간이 다르다.
④ 한번의 조영제 주입으로 골반부위에서 발끝까지 검사하는 하지조영촬영은 Bolus chasing법을 이용하여야 한다.
⑤ 골반에서 다리쪽으로 갈수록 두께가 얇아져 균일한 농도로 촬영을 위해서 필터를 사용한다.

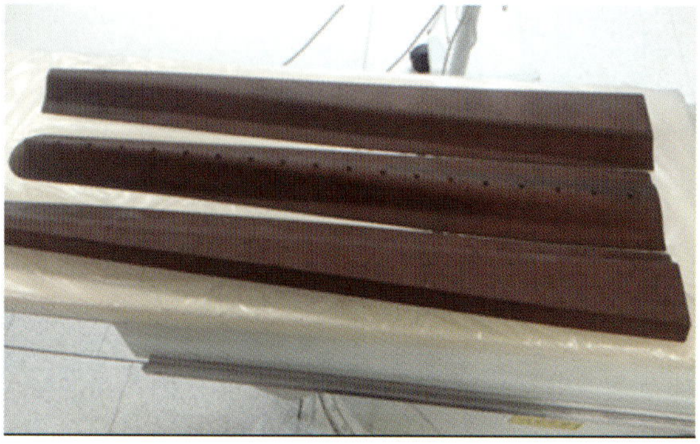

| 그림 5-9 | Lower extremity filter

(4) 주요 다리동맥혈관 질환

① 폐색성 질환

급성 동맥폐색증과 만성 동맥폐색증이 있다. 급성 동맥폐색증은 동맥색전증과 급성동맥혈전증이 있고 모두 급성 혈행재건술(수술이나 IVR)의 대상이 되기 때문에 급성으로 조영검사가 필요하게 된다. 한편 동맥을 완만하게 폐색하는 만성 동맥폐색증은 폐색성 동맥경화증(arteriosclerosis obliterans, ASO)과 폐색성 혈전혈관염(thromboangitis obliterans, TAO)의 두가지 질환이 중시되고 있으며, 일반적으로 사지동맥촬영의 대부분은 두 질환이다. 또한 후자는 Buerger's병이라고도 불리고 있다.

양자의 식별이 곤란할 경우도 있지만, 일반적으로 폐색성 동맥경화증(ASO)은 동맥경화증을 기반으로 하고 있기 때문에 고령자에게 많고 전신의 동맥계에 광범위하게 동맥경화성 또는 죽상경화성 변화가 보이며 비교적 중심부에서 발생하고, 조영촬영에 의해 동맥의 폐쇄나 불규칙적인 협착의 소견으로서 나타난다.

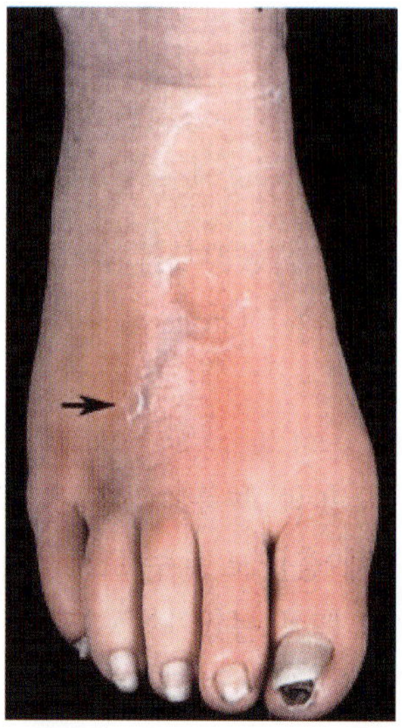

| 그림 5-10 | Foot of DM

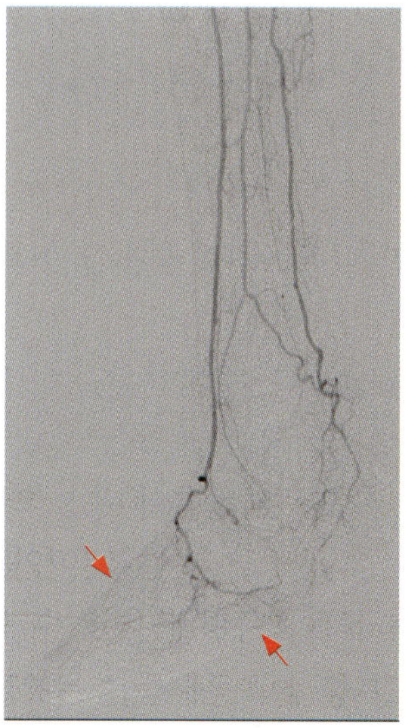

| 그림 5-11 | Have no vessel

이에 비하여 폐색성 혈전혈관염(TAO)은 담배를 피우는 청장년층에 많이 발생하고 대부분의 병소는 동맥에 국한되어 있으며 다리에서는 다리나 발에서, 팔에서는 아래팔에서 손의 말초동맥에서 발생한다. 폐색부 말초측에서는 나선상으로 형성된 동맥 소견으로 얻어진다. 또 폐색성 질환은 조영에 의한 측부 혈행로가 나타나며, 말초 run-off의 평가가 수술이나 치료에서 중요하게 된다.

② 동맥류

발생원인에 의해 선천성과 후천성으로 나뉘며, 후천성 원인에는 동맥경화, 외상, 동맥염, 세균감염 등 여러 가지의 것이 있다. 형태에 따라 주머니모양(낭상), 방추상의 것이 있다. 혈관조영술에 의해 동맥류의 위치, 크기, 형상을 파악할 수 있다.

③ 혈관기형

혈관기형에는 동정맥기형(arteriovenous malformation, AVM)과 동정맥샛길(arteriovenous fistular, AVF), 정맥기형(venous malformation, VM) 그리고 혈관종(hemangioma) 등이 있다. 동정맥기형은 동맥과 정맥사이에 모세혈관이 형성되지 않고 기형혈관인 혈관핵(nidus)이 존재하는 것으로 유입된 동맥혈이 nidus를 지나 바로 정맥으로 배출된다.

동정맥샛길은 동맥에서 정맥으로 유입되는 혈류가 빠르고 혈압이 높아 정맥의 확장 및 파열의 가능성이 높다. 혈관종은 전체가 잘 조영되는 것, 미만성으로 불균일하게 조영되는 것, 부분적으로 조영되는 것 등의 소견으로 얻어진다. 정맥기형은 동맥촬영에서는 관찰되지 않으므로 정맥조영을 실시한다.

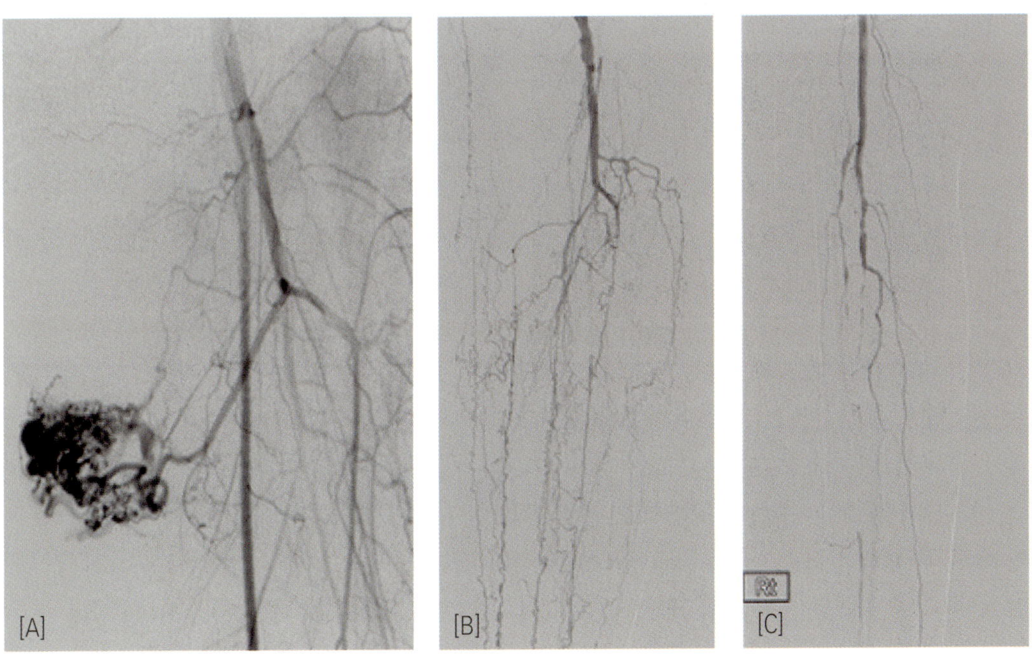

AVM of deep femoral artery　Buerger's disease of tibial artery　Sclerosis of tibial artery

| 그림 5-12 | Disease of leg

④ 기능성 질환

혈관이 강축되는 경련(spasm)병, 가슴문증후군(thoracic outlet syndrome), 오금동맥 조임증후군(popliteal artery entrapment syndrome) 등이 있다. Raynaud병은 혈관벽의 변성이나 폐색은 없지만 전반적으로 협소화된 동맥이 나타나고, 가슴문증후군은 팔을 올림으로써 동맥의 도중 절단, 협착의 소견이 조영에 의해 얻어진다.

⑤ 뼈·연부종양

뼈·연부조직의 종양은 CT, MRI 등에 의해 많은 진단정보를 얻을 수 있지만, 혈관조영은 양·악성의 감별, 종양의 크기나 범위, 주요 혈관의 형상, 공급혈관의 확인, 수술이나 IVR 등 치료방침의 결정, 치료효과의 판정 등을 목적으로 행해진다. 일반적으로 양성종양은 혈관이 풍부한 것부터 부족한 것까지 여러 가지의 소견이 있다.

(5) 혈관 조영상

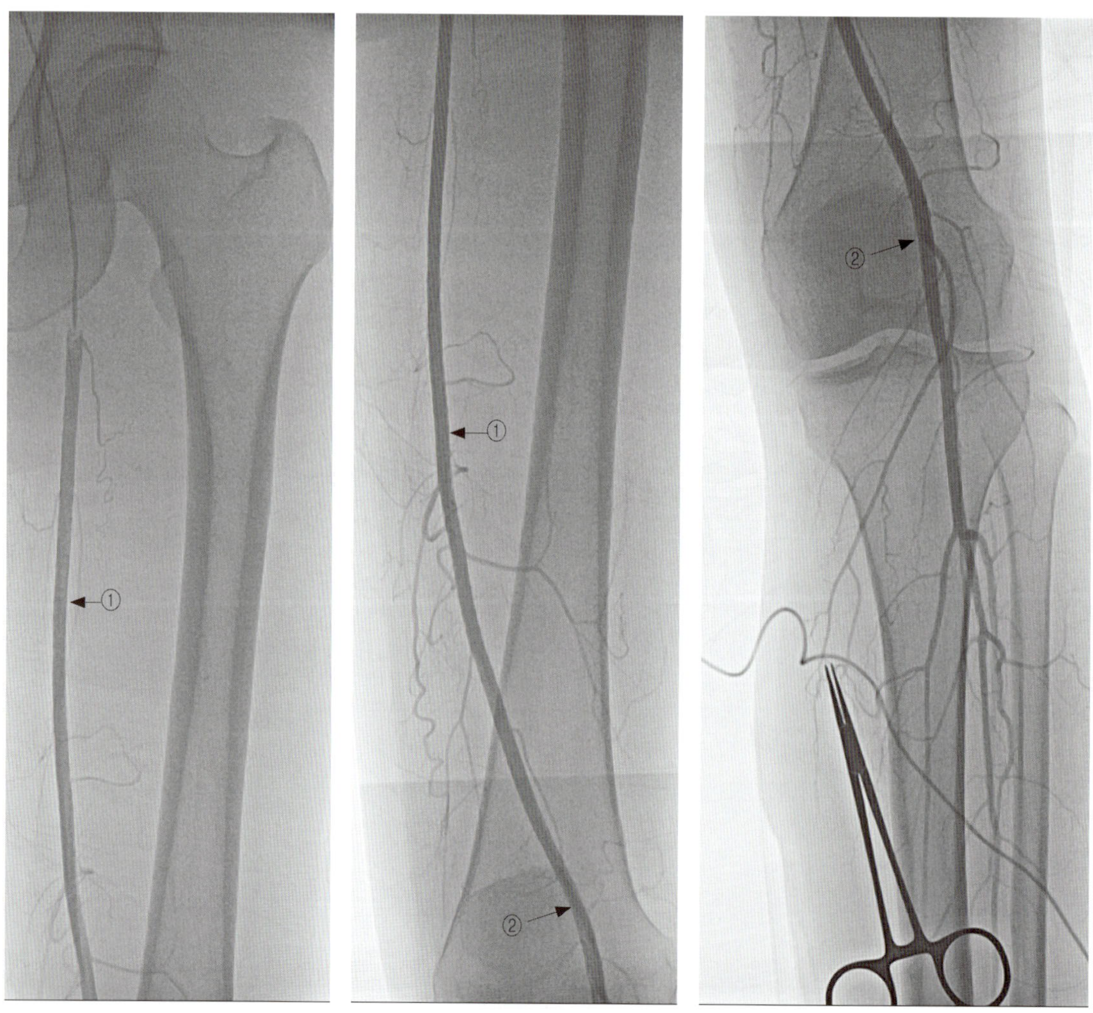

| 그림 5-13-1 | Lower extremity angiography

① femoral artery ② popliteal artery

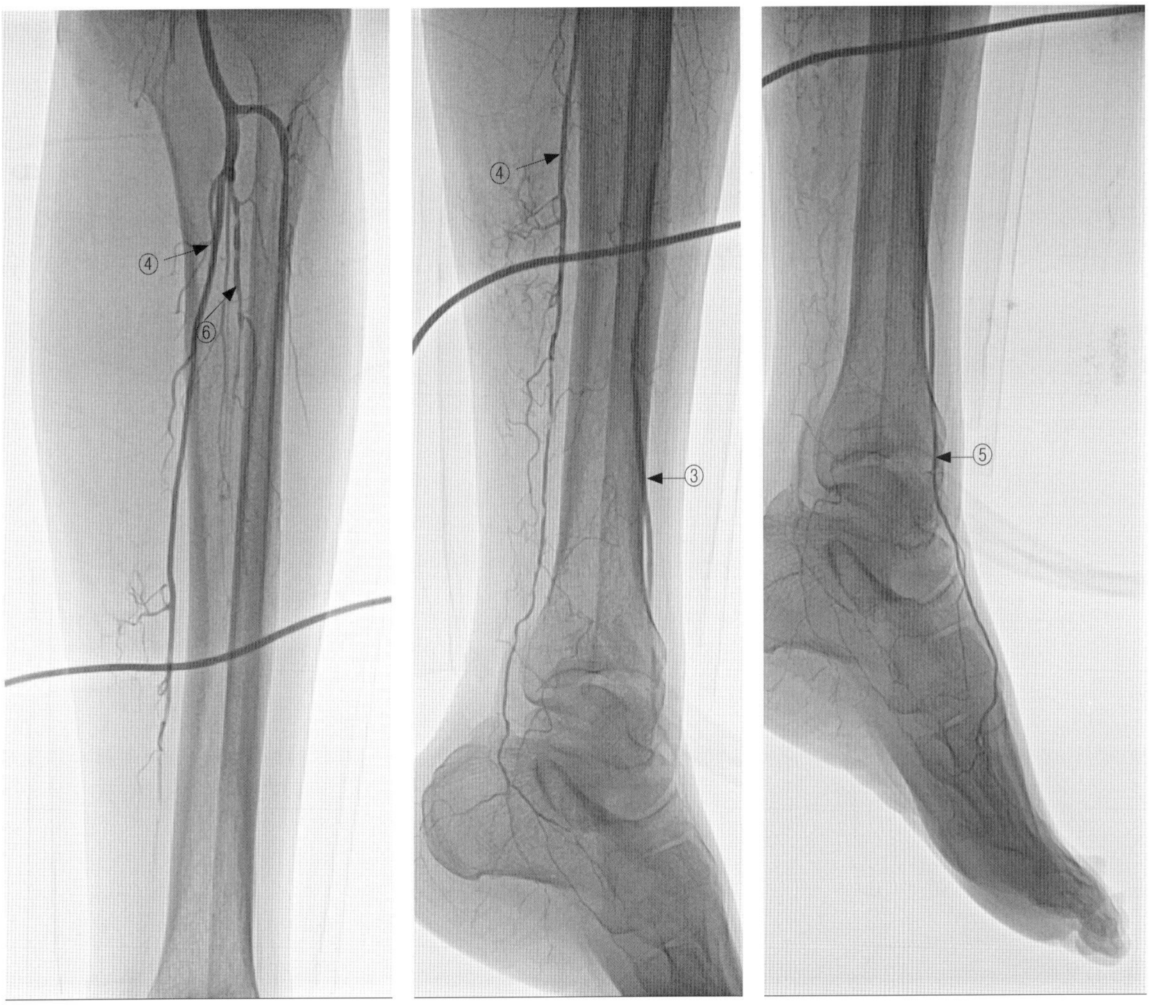

ǀ 그림 5-13-2 ǀ Lower extremity angiography

③ anterior tibial artery ④ posterior tibial artery
⑤ dorsalis pedis artery ⑥ peroneal artery(종아리)

04 상지정맥 조영술(upper extremity venography)

정맥의 혈관벽(wall)은 동맥과 마찬가지로 내막(tunica intima) 및 중간막(media), 외막(adventitia)으로 되어 있으나 동맥에 비하여 근육층이 약하고 탄력층(elastic tissue)이 미약하다. 정맥의 혈관중간막층은 정맥의 내경의 크기에 따라 다양하게 나타나는데, 세정맥(venule)에서는 얇고 거의 대부분이 근육으로 이루어진 반면 중간크기의 정맥에서는 탄력섬유(elastic fiber)를 포함한 두꺼운 결체조직 및 약간의 민무늬근섬유들로 이루어져 있다.

동맥과는 달리 팔·다리정맥에는 판막이 있어 혈압이 비교적 낮은 정맥혈액이 역류하는 것을 막아주는 역할을 한다. 대뇌정맥계와 위·아래대정맥에는 판막이 없으며 신체의 끝으로 갈수록 판막의 수는 많아진다. 팔정맥에서는 판막은 다리정맥보다 중요한 역할을 하지 않으며, 혈전에 의한 판막손상은 있으나 다리정맥에서 만큼 심각한 후유증을 초래하지 않는다.

(1) 검사목적

① 만성 신부전 환자에서 혈액투석을 위해 조성한 동정맥샛길(AVF)의 협착에 대한 중재적 시술 전·후 평가
② 팔의 혈전에 의한 협착, 부종(edema), 정맥염 진단
③ 혈전에 의한 협착 및 폐쇄
④ 표피정맥류
⑤ 부종 및 정맥염
⑥ 종양에 의한 혈관의 변위
⑦ 선천적인 혈관기형
⑧ 혈액투석용 동정맥샛길(AVF) 설치 전 혈관의 평가
⑨ 동정맥샛길 설치 후 기능평가

(2) 금기증

① 부정맥(arrythmia)이 있는 환자
② 심장근육경색(myocardiac infarction)이 있는 환자
③ 약물이나 조영제 과민 환자
④ 콩팥기능저하, 콩팥질환환자

(3) 검사방법

① 정맥조영술은 18~22gauge의 나비형바늘(butterfly needle)을 이용하여 외피정맥에 직접 천자하여 시술자가 주사기를 이용하여 조영제를 주입하면서 검사를 한다.

② 겨드랑정맥(axillary vein)쪽을 고무밴드(tourniquet)를 이용하여 묶어 정맥에 조영제가 충만되는 영상을 얻고, 고무밴드를 풀어 위대정맥(superior vena cava, SVC)으로 흘러가는 모습을 연속 촬영한다.

(4) 혈관 조영상

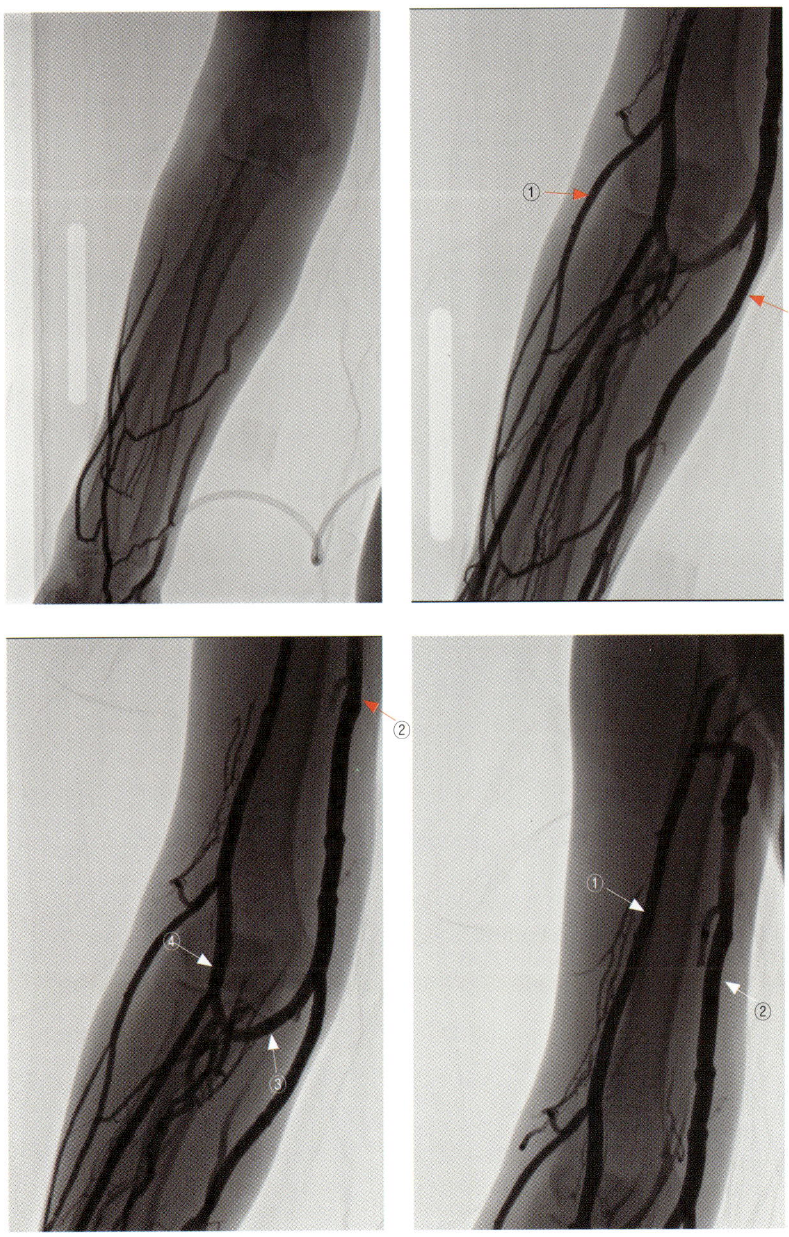

| 그림 5-14-1 | Upper extremity venography

① cephalic vein ② basilic vein
③ median basilic vein ④ median cephalic vein

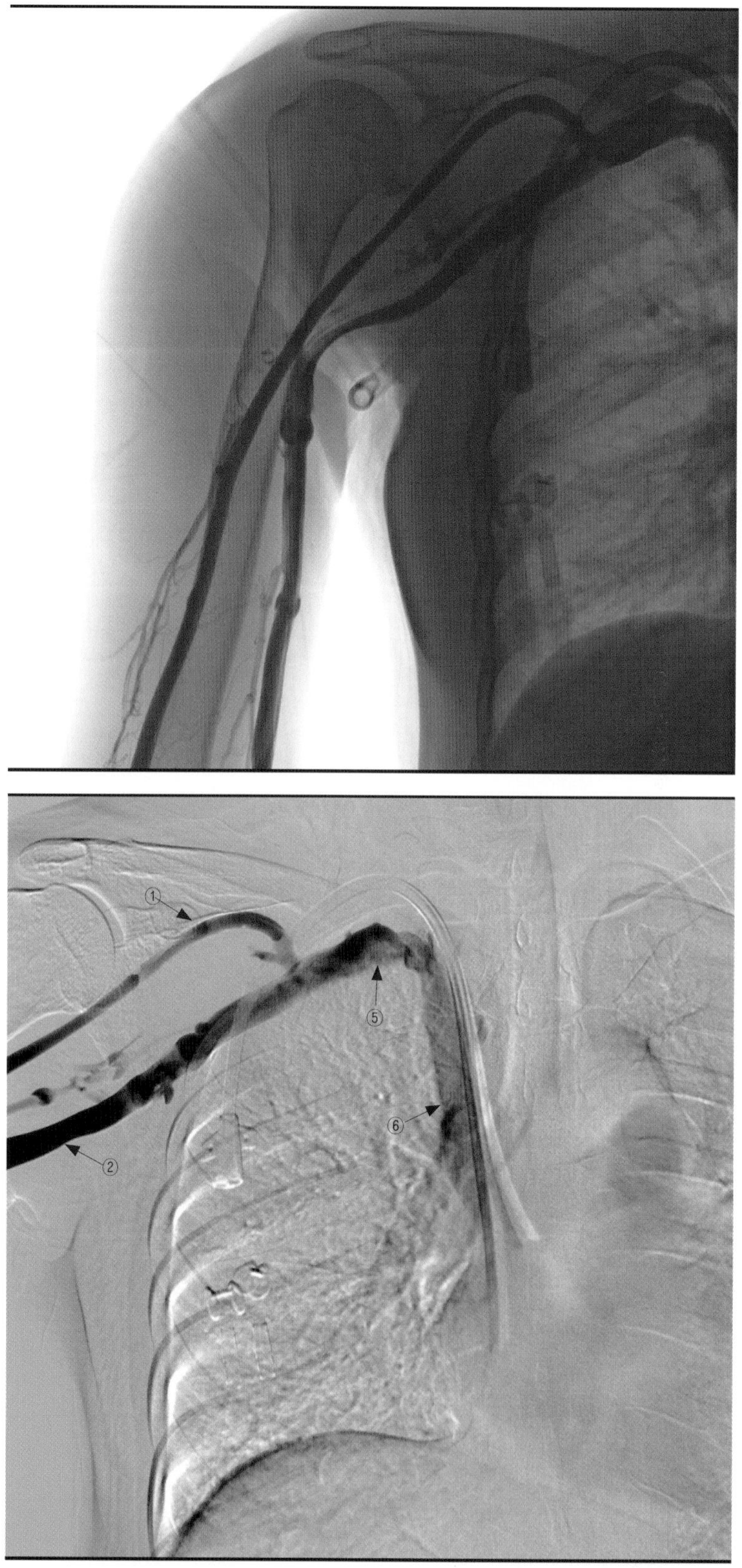

ㅣ그림 5-14-2ㅣ Upper extremity venography

① cephalic vein ② basilic vein
⑤ subclavian vein ⑥ SVC

05 하지정맥 조영술(lower extremity venography)

(1) 검사목적

① 다리정맥의 정맥류 및 깊은정맥혈전 환자에서 중재적시술 평가
② 다리정맥의 정맥류(varicose vein)
③ 정맥기형, 판막이상, 정맥염(phlebitis), 종양(tumor)으로 인한 혈관 변위
④ 깊은정맥 혈전증(deep vein thrombosis, DVT)

(2) 금기증

① 부정맥(arrythmia)이 있는 환자
② 심장근육경색(myocardiac infarction)이 있는 환자
③ 약물이나 조영제 과민 환자
④ 콩팥기능 저하, 콩팥질환 환자

V

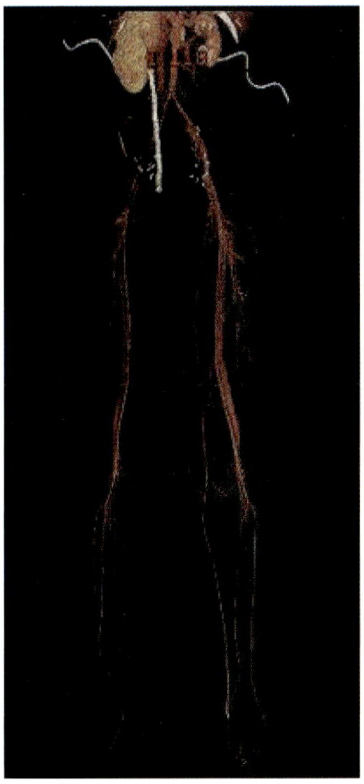

| 그림 5-15 | CT

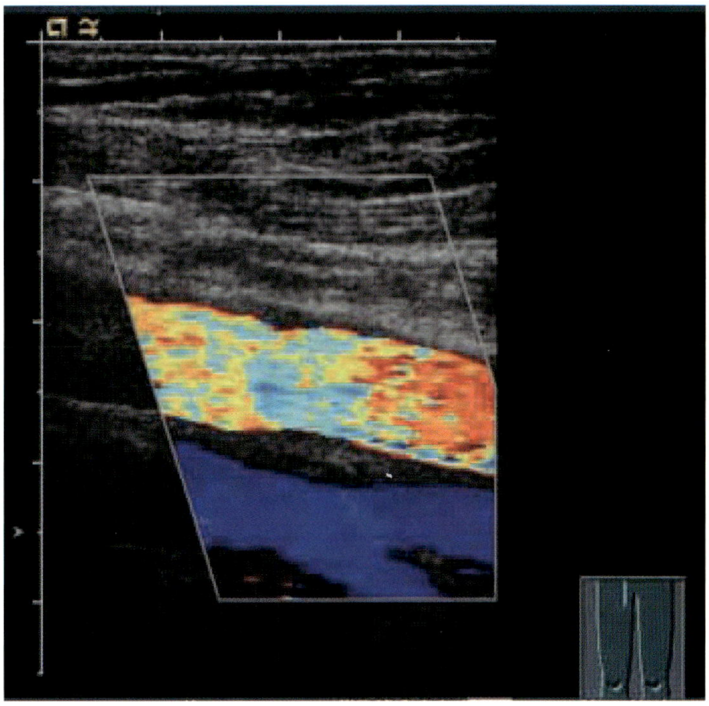

| 그림 5-16 | Sonography

(3) 검사방법

① 시술목적에 따라 천자부위가 달라질 수 있으며, 일반적으로 누운(supine) 자세에서 발목의 바깥쪽얕은 정맥(external superficial vein)을 butterfly needle(18~22 G)로 천자한다.

※ 깊은정맥혈전증(DVT) 환자의 경우에는 일반적으로 엎드린(prone) 자세에서 검사쪽 오금정맥(popliteal vein)을 천자

② 환자의 검사쪽 다리를 곧게 편 상태에서 엉덩관절 부위와 무릎관절에서 5 cm 윗 부분을 고무밴드로 묶어 정맥 흐름을 막는다.

③ 조영제가 정맥에 충만될 때까지 hand injection하고 정맥영상을 관찰한다.

④ 무릎관절 부위의 고무밴드를 풀어 조영제를 넙다리정맥(femoral vein)에 유입시킨 후 관찰한다.

⑤ 엉덩관절 부위의 고무밴드를 풀어 조영제가 바깥엉덩정맥(external iliac vein)과 온엉덩정맥(common iliac vein)을 지나 아래대정맥(IVC)으로 유입되는 모습을 연속촬영한다.

※ 최근 검사장비의 발달로 투시를 이용한 검사가 대부분의 병원에서 컴퓨터단층촬영으로 전환되고 있다(그림 5-20).

(4) 주요 정맥질환

① 폐색성 질환

폐색성 질환은 대동맥계의 혈행장애 때문에 일어난다. 팔에서는 폐나 종격의 종양 등에 의한 위대정맥의 협착, 폐색에 의해 2차적인 변화가 나타난다. 그림 5-17에 나타내는 바와 같이 정맥조영에 의해 혈행의 동태, 측부혈행로의 영상을 얻을 수 있다.

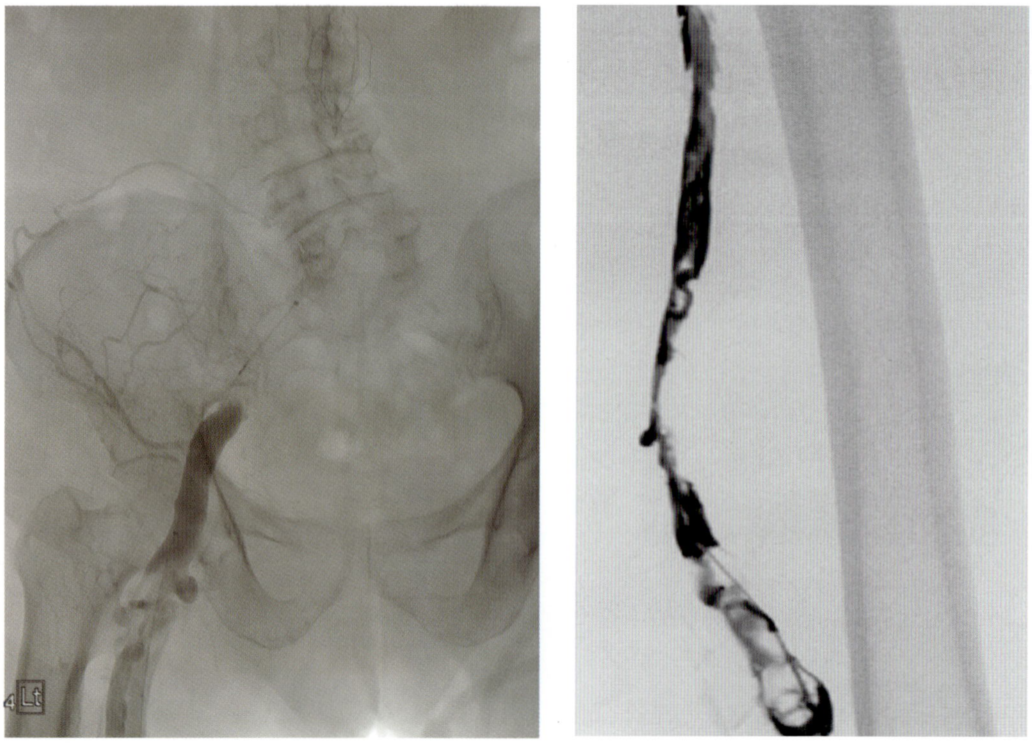

[A] 폐쇄성 질환 [B] 혈전증

| 그림 5-17 | Disease of the veins

② 혈전증

혈전증은 하지의 심부에 발생하는 심부 정맥혈전증(deep vein thrombosis)이 많고, 하지에 보이는 경우는 적다. 정맥조영은 가장 효과적인 진단방법이지만 발등정맥으로부터 순행성으로 행하기 때문에 하지의 정맥계가 모두 조영되지 않는 점에 주의를 하는 것이 필요하다.

③ 정맥류

정맥류는 정맥이 이상적으로 확장한 것으로 하지의 표재정맥에 발생하는 경우가 많다. 정맥조영은 단순히 정맥류의 진단목적으로 행해지는 것이 아니라 심부정맥의 상태나 정맥형성이상, 혈액의 역류 등에 대한 정보를 얻는 것이다. 또 기능적 정맥조영에서는 심부 및 교통정맥의 밸브기능을 평가할 수 있다.

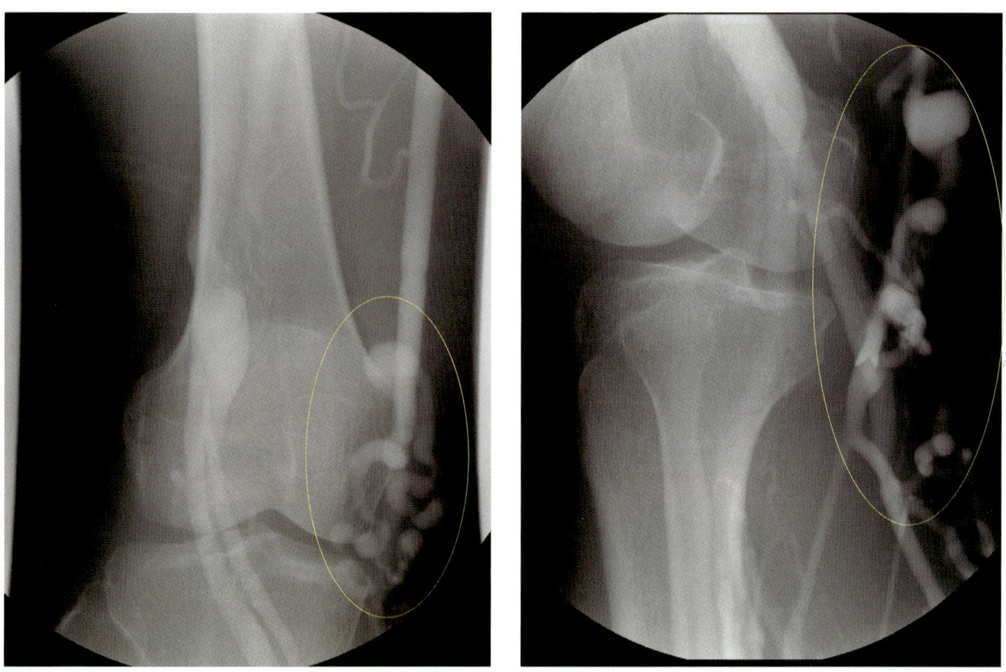

| 그림 5-18 | Varicose veins image

(circle : show the reverse flow of the blood)

(5) 혈관 조영상

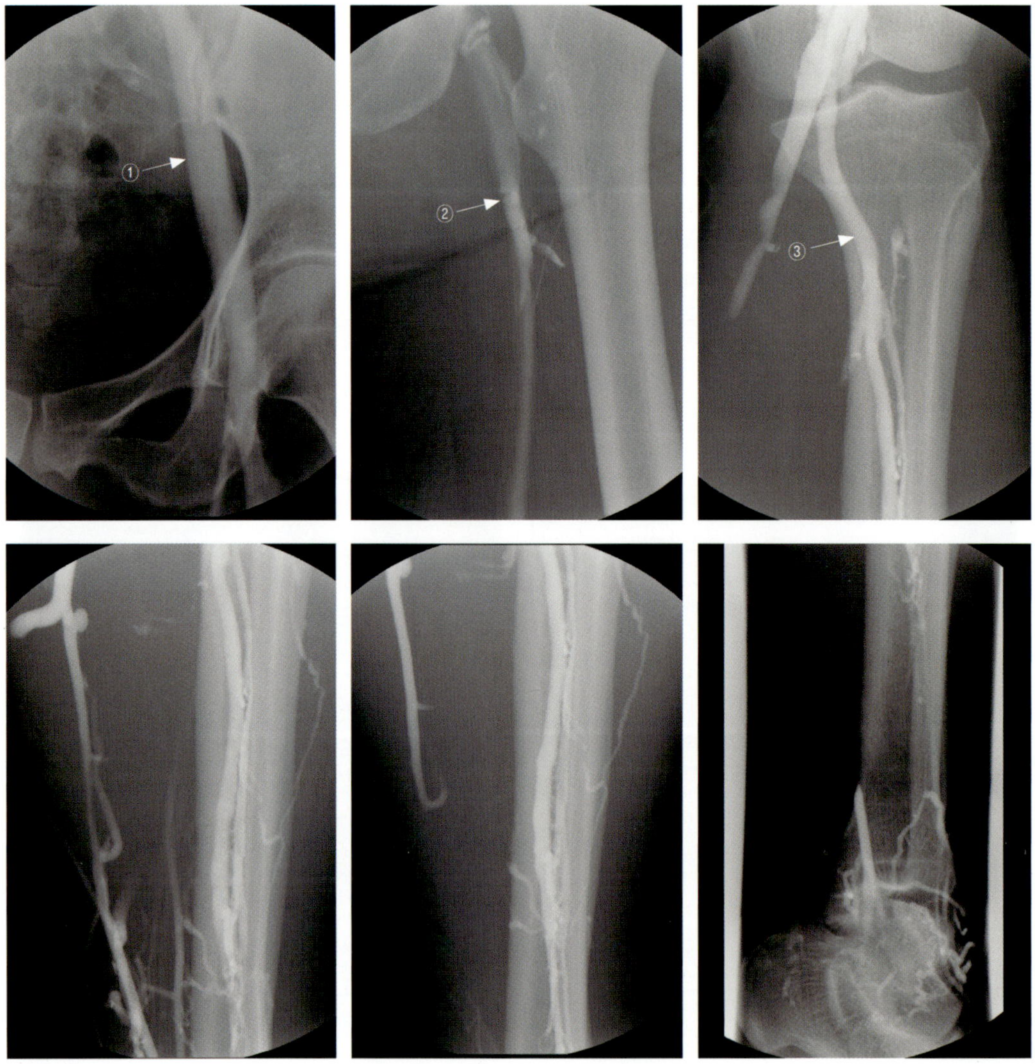

ㅣ그림 5-19ㅣ Venography on leg

① common iliac vein ② femoral vein
③ popliteal vein

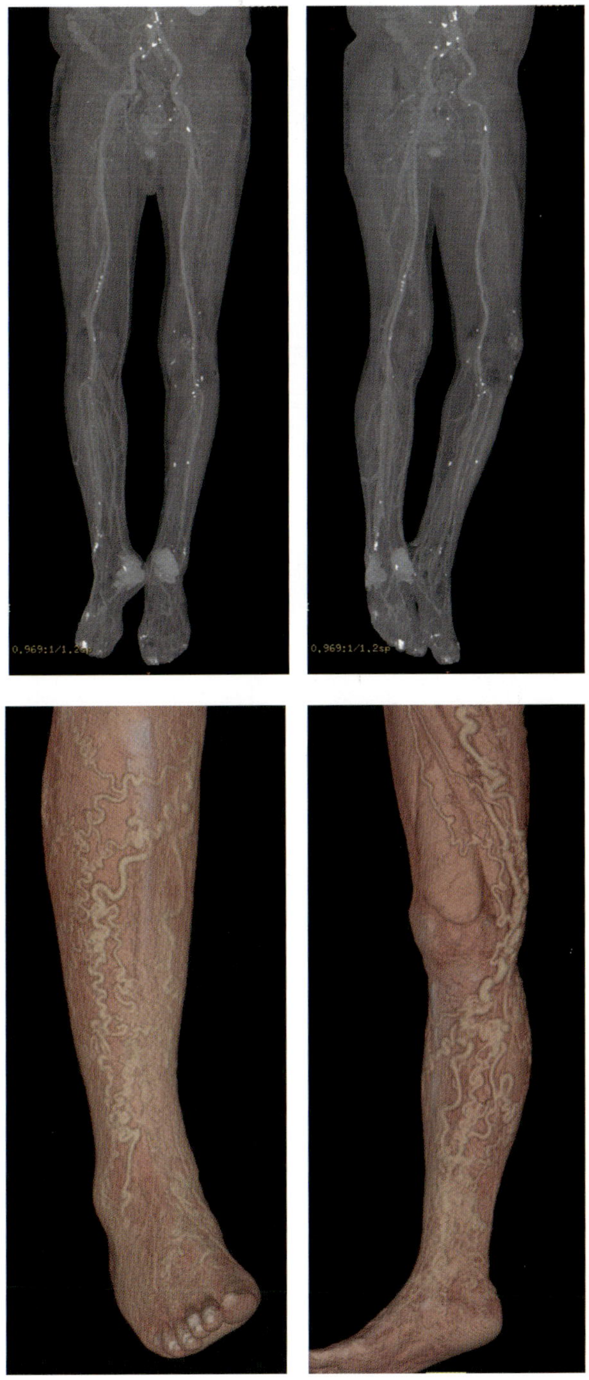

ǀ 그림 5-20 ǀ CT venography 3D image

06 경피적말초혈관성형술 (PTA/percutaneous transluminal angioplasty)

혈관 안쪽의 협착부위를 혈관성형용 풍선을 이용하여 넓혀 주거나 금속그물망 스텐트를 삽입하여 좁아진 혈관벽을 바깥쪽으로 밀어붙여 혈관 내강을 넓혀 혈액의 흐름을 원활히 하는데 목적이 있다.

혈관성형술의 대상이 되는 말초혈관은 다리동맥의 성형술과 만성신부전증(CRF)으로 투석을 하기 위하여 인위적으로 만든 동정맥샛길(arteriovenous fistula, AVF)의 폐쇄가 대부분을 차지하고 있다.

외과적인 수술보다 부작용과 합병증은 적고 시술도 비교적 간단하지만 혈관내막 증식 등의 원인으로 재협착이 발생되는 단점도 보고되고 있다.

(1) 하지동맥 혈관성형술 및 스텐트삽입술

다리동맥은 복부대동맥에서 골반부위를 지나 발가락까지 이어지며 몸의 먼쪽으로 갈수록 직경은 가늘어진다. 일차적으로 혈관에서 유래되는 협착과 더불어 당뇨병과 같은 질병을 원인으로 하는 2차적인 협착도 동반된다. 혈관의 협착을 치료하는 방법은 항혈액응고제, 혈전용해제, 혈관확장제 등을 사용하는 약물치료와 다른 부위의 혈관을 이식하는 수술적 치료법 그리고 혈관성형술이 있다.

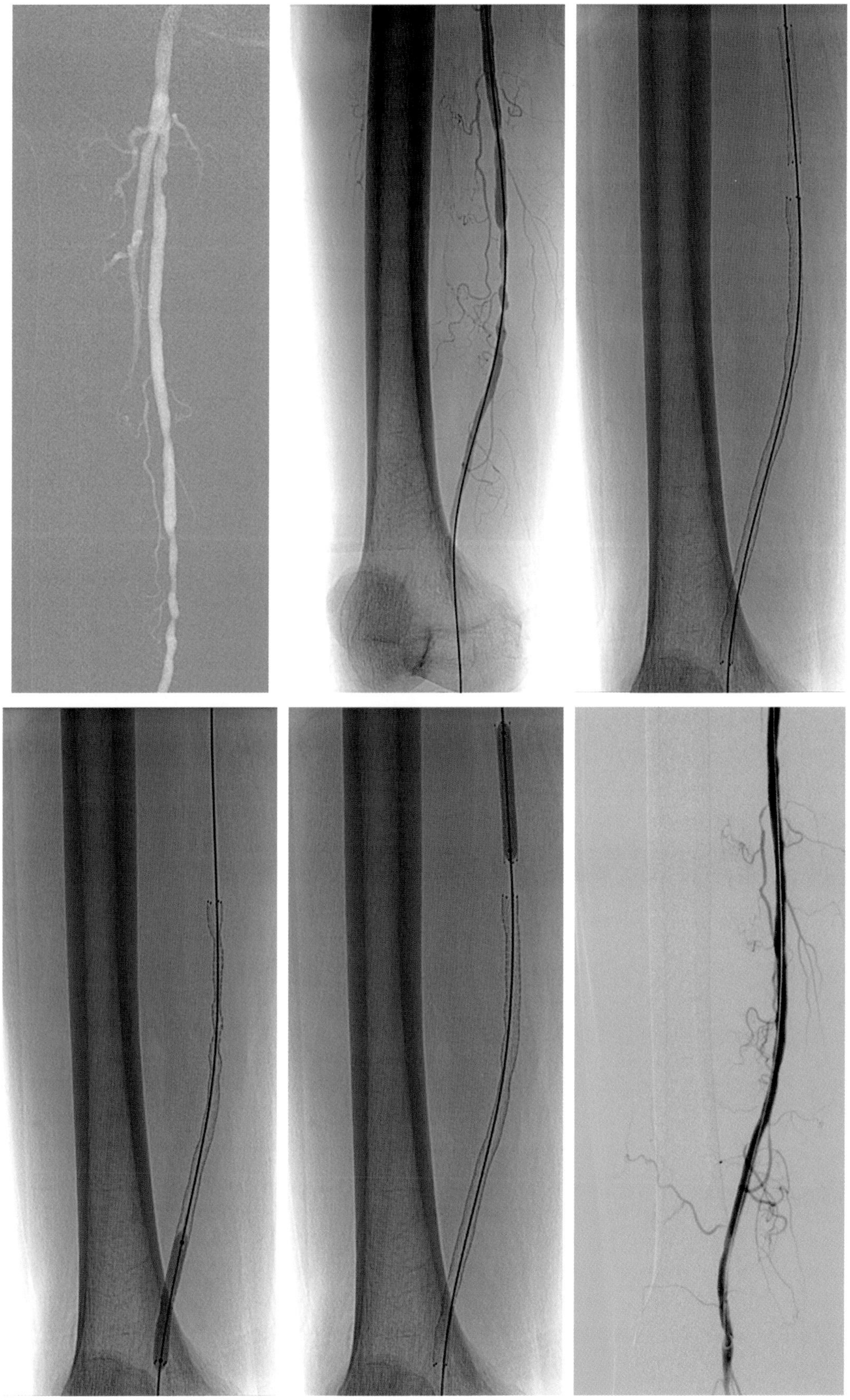

ㅣ그림 5-21ㅣ Femoral artery stent insertion process

(Road map image → guide wire insertion → stent insertion → post ballooning(stent expand) → final image(vascular patency check))

V

(2) 동정맥루혈관성형술

만성신부전증(CRF) 환자의 생명유지를 위해서는 콩팥이식이나 체외혈액투석기를 이용하여 혈액의 노폐물을 주기적으로 걸러 주어야 한다. 혈액투석을 할 경우 주기적인 혈관천자가 필수적 이어서 인위적으로 팔의 동맥과 정맥을 연결하는 인조혈관으로 동정맥샛길(arteriovenous graft/AVG)을 만든다. 동맥과 직접 연결된 정맥은 점차 직경이 커져서 천자하기에 유리하고 혈액투석을 하는데 유리한 환경이 된다.

인조혈관의 부정적 특징은 협착의 발생이다. 동맥이나 정맥의 연결부위, 또는 인조혈관의 협착(stenosis)이나 폐쇄(occlusion)로 혈관천자를 통한 투석에 어려움이 있을 경우 혈관성형술을 시행한다.

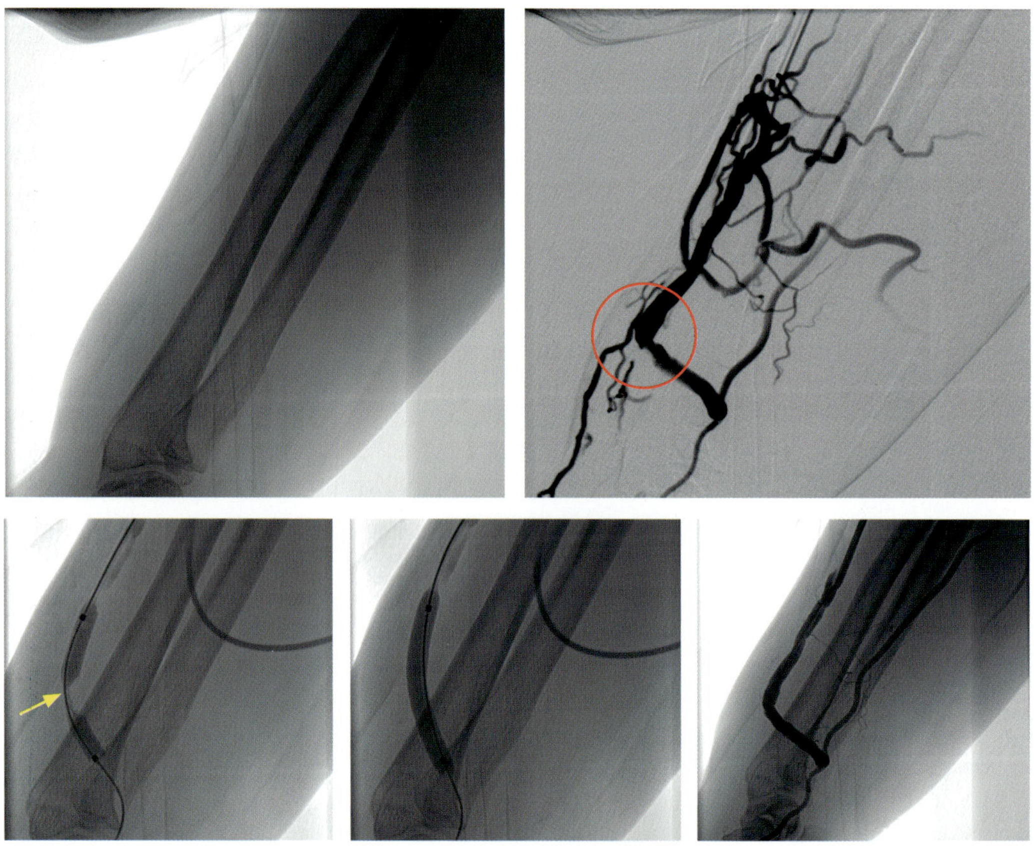

| 그림 5-22 | AVF angioplasty

(scout image → stenosis lesion check → balloon catheter inflation → final image)
(circle and arrow : stenosis site)

AVG(arteriovenous Graft)의 일반적인 규칙

① 혈류는 분당 600 cc 이상
② 인조혈관의 직경은 6 mm 시상
③ 피부와 인조혈관의 거리는 6 mm 이하
④ 정맥의 길이는 6 cm 이상
⑤ 6주 내에 안정화

Chapter 6 혈관계 중재적시술

학습목적

■ 진단과 치료목적으로 외과적 수술 대신에 시행하는 중재적 시술의 장점과 중재적 시술의 여러 종류별 시술법을 학습하는 것을 목적으로 한다.

■ 중재적 시술법에는 혈관이 막히거나 좁아진 경우 시술을 통해 확장시켜 혈류를 증가시키는 혈관성형술과 종양치료를 하는 색전술 뿐만 아니라 하대정맥 필터설치술 등 새로운 시술기법들이 소개되고 있다. 이외에도 비혈관계 중재적 시술 또한 다양한데 이 모든 시술의 기법과 적용범위를 학습하는 것을 목적으로 한다.

학습목표

■ 중재적 시술의 적용부위를 설명할 수 있어야 한다.

■ 중재적 시술용으로 개발된 기구와 스텐트 등의 용도와 적용 부위를 설명할 수 있어야 한다.

■ 혈관계 중재적 시술의 기법을 설명할 수 있어야 한다.

■ 비혈관계 중재적 시술의 적용부위를 설명할 수 있어야 한다.

■ 혈관색전술에 관하여 설명할 수 있어야 한다.

■ 피폭선량 및 환자관리에 관해 설명할 수 있어야 한다.

01 간동맥화학색전술

간동맥 화학색전술(transarterial chemoembolization, TACE)이란, 간종양의 치료에 많이 시행되고 있는 시술로써, 간 종양에 영양을 공급하는 동맥을 찾아 항암제를 투여한 뒤, 혈관을 막아 주는 치료법이다. 간 조직은 2가지의 혈관에 의해 산소 및 영양을 공급을 받고 있는데, 하나는 작은창자 및 큰창자 등을 돌아나오는 문맥(portal vein)이며, 다른 하나는 대동맥에서 직접 갈라지는 간동맥(hepatic artery)으로 이루어져 있다. 정상 간은 주로 문맥(70~80%)에서, 종양조직은 주로 간동맥(80~90%)에서 혈액을 공급받게 된다. 그러므로 간동맥 화학색전술은 종양에 영양을 공급하는 간동맥을 선택하여 항암제를 투여하고 항암제 투여 후 색전물질(ex. lipiodol, gelform)을 이용하여 혈관을 일시적으로 막게 되면 정상 간 조직은 크게 손상시키지 않으면서 종양조직만을 선택적으로 괴사시킬 수 있는 치료법이다.

간동맥화학색전술은 대부분의 경우 간세포암의 근본적인 치료보다는 간세포암의 부피를 줄이거나 성장속도를 줄여 추적검사를 통해 지속적으로 치료하는데 그 목적이 있다. 현재는 고주파 열치료법(radiofrequency ablation, RFA), 경피적 에탄올 주입술(percutaneous ethanol injection, PEI) 등 피부경유로 간암을 치료하는 시술이 많이 증가하고 있다. 간세포암이 다발성이거나 시술 후 재발되는 경우에 위의 방법과 병행하여 치료하게 되면 더욱 효과적인 치료가 될 수 있다.

1) 간의 해부학

복강안 오른쪽위에 위치하는 간은 무게가 체중의 약 2%인 1,200~1,600g으로 인체에서 가장 큰 장기이다. 해부학적으로 간은 왼엽과 오른엽으로 구분되며 왼엽의 크기는 오른엽의 1/6 정도이다. 간세포는 간문맥으로부터 간정맥쪽으로 판상배열을 하고 있으며 혈류에 직접 노출되지 않고 혈관내피세포에 의해서 감싸여 보호된다. 혈관내피세포에서 형성되는 샛길에 의해서 혈류와 간세포 사이에 교류가 조절된다. 간혈류량의 80% 정도는 간문맥혈관을 통해서 유입되며 20%는 간동맥을 통해서 유입된다. 간동맥은 산소공급을 담당하며 간문맥은 창자에서 흡수된 영양분을 간으로 공급한다.

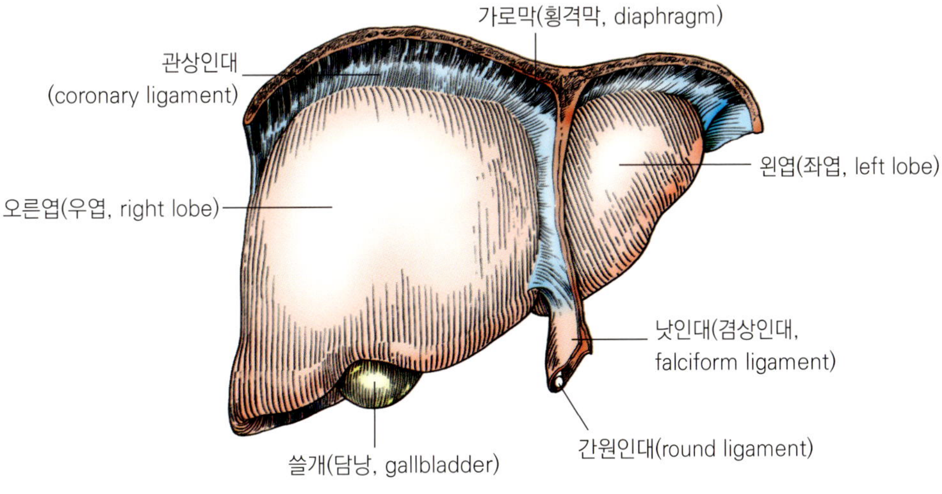

I 그림 6-1 I Schematic diagram of the liver

VI

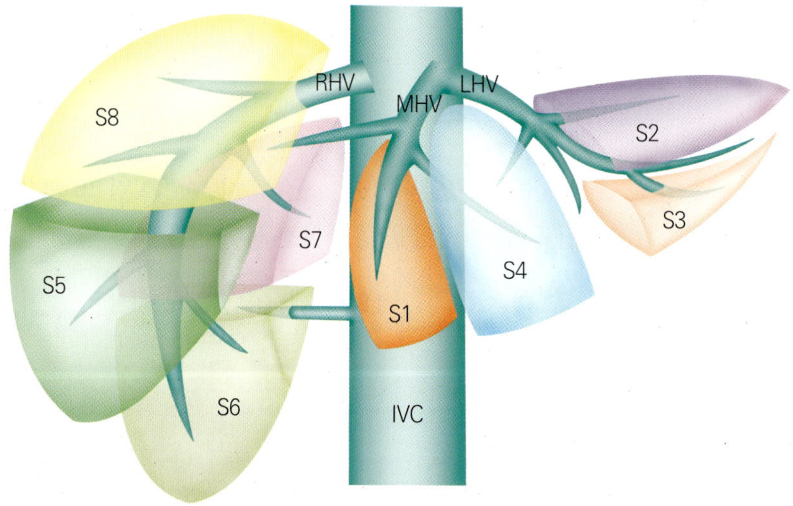

ㅣ그림 6-2ㅣ Couninaud's classification of liver

S1 : caudate S2 : laterosuperior segment S3 : lateroingferior segment S4 : quadrate
S5 : anteroinferior segment S6: posteroinferior segment
S7 : posteroinferior segment S8 : anterosuperior segment
RHV : Rt. hepatic vein MHV : middle hepatic vein
LHV : Lt. hepatic vein

2) 간의 기능

① 흡수된 영양소를 필요한 물질이나 영양소로 가공 처리한다.
② 몸에서 필요로 하는 중요한 단백질이나 화합물들을 합성한다.
③ 몸에 들어온 각종 약물을 대사하여 배출될 수 있게 한다.
④ 몸에 축적된 해로운 물질들을 해독한다.
⑤ 당대사를 조절하여 신체에 필요한 에너지를 공급한다.
⑥ 쓸개즙을 만들어 배출한다.
⑦ 체내 호르몬 균형을 유지한다.
⑧ 비타민, 철분 등을 저장한다.
⑨ 혈액의 저장고 역할을 한다.
⑩ 인체의 면역기관 중에 하나이다.

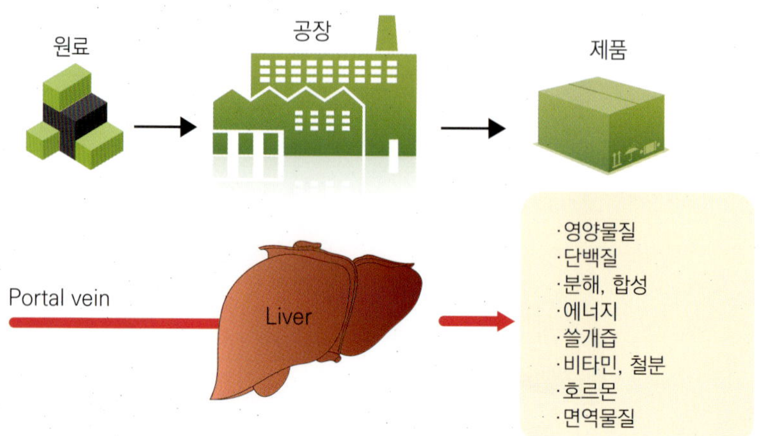

ㅣ그림 6-3ㅣ Schematic diagram of liver function

3) 간암(liver cancer)

간암은 우리나라에서 위암에 이어 두 번째로 많은 암 사망의 원인이며 원발성과 전이성 간암으로 구분된다. 원발성 간암은 간세포, 쓸개관, 결체조직이나 혈관에서 발생되며, 전이성 간암은 큰창자나 유방 또는 허파에서 전이되는 것을 의미한다. 간세포암과 쓸개관세포암이 95%를 차지한다. 성인 간암의 대부분은 간세포암이라 할 수 있다.

Caudate lobe		I
Left lobe		
Lateral seg	: sup / inf	II/III
Medial seg		IV
Right lobe		
Anterior seg	: sup / inf	VIII/V
Posterior seg	: sup / inf	VII/VI

간암은 대부분 바이러스간염 보균자와 이로 인한 만성간염 및 간경화 환자들에게 발병한다.

우리나라는 전 국민의 10%가 B형 간염바이러스 보균자로서 중국, 대만을 비롯한 동남아시아 지역에 간암이 많이 발생하는 것은 이들 지역에 B형 간염바이러스 보균률이 높기 때문이며, 특히 B형 간염 바이러스가 신생아 때 모태감염(수직감염)되면 출생 이후 평생 B형 간염보균자로 남아 중장년 이후 간암 발생의 위험이 높다. B형 간염바이러스는 일부 보균자에서 만성간염이나 간경화를 진행시키고 이들의 합병증으로 간암이 발생되는 것이 순서이지만, 때로는 바이러스 자체가 발암성이 있을 가능성도 제시되고 있다.

C형 간염도 간암의 중요한 원인이지만 우리나라 C형 간염 보유율은 1% 정도로 B형 간염보다 훨씬 낮기 때문에 우리나라의 간암 발생 원인의 20%(B형 간염바이러스에 관련된 간암은 전체 간암 원인의 70% 이상을 차지함) 정도만 차지한다. C형 간염으로 인한 간암 발생률이 점차 증가하고 있는 추세이고, B형 간염에 의한 간암보다 고령층에 발생하며 남녀 발생빈도가 비슷하다는 특징을 가지고 있다.

그 외 과도한 음주로 인한 알코올성 간경화도 우리나라에서 중요한 간암의 원인으로 알려져 있다.

(1) 간암의 종류

① Benign

· 혈관종(Angioma), 선종(Adenoma), 담관낭선종(Bile duct cystadenoma)
· 주결절증식증(Focal nodular hyperplasia), 재생 결절(Regenerating nodules)

② Malignant

· 간암(Hepatoma), 담관암(Cholangiocarcinoma), 혈관육종(Angiosarcoma)

③ Metastatic tumors

· 과혈관성(Hypervascular) - 융모막육종(Choriosarcoma),
신장암(Renal carcinoma),
평활근육종(Leiomyosarcoma)
· 저혈관성(Hypovascular) - 췌장(Pancreas), 소화기 암(GI tract tumors)

(2) 간암의 증상

간암에는 특징적인 증상이 적으며, 간염 및 간경변 등에 의한 간장장애로서의 증상이 주된 것이다. 우리나라에서 간암은 간염바이러스의 감염에 의해 시작되는 경우가 대부분이며 간염, 간경변과 동시에 존재하는 경우가 보통이다.

간염, 간경변 때문에 의사의 진찰을 받다가 간암이 발견되는 사례가 많으며 무증상인 경우가 가장 많다.

증 상

· 식욕부진, 전신 권태감
· 변비, 설사 등의 변통 이상, 소변의 농염
· 황달, 토혈, 하혈
· 빈혈증상(어지러움, 식은땀, 탈력감, 부정맥 등)
· 오른윗배 통증
· 체중감소
· 간암 파열시 급성 복통 및 복부팽만

(3) 간암의 진단

· Ultrasonography(US)(그림 6-4)
· Computed tomography(CT)(그림 6-6)
· Radionuclide imaging(RI)
· Angiography
· Lipiodol-CT(그림 6-8)
· Serum AFP(alpha-fetoprotein)
· Aspiration cytology or biopsy

(4) 간암의 치료방법

간암의 치료법은 크게 두 가지로 나눌 수 있다. 첫 번째는 수술적 방법이고, 두 번째는 비수술적 방법으로 방사선치료(radiation theraphy), 고주파 치료(RF ablation), 에탄올 주입치료(PEIT), 그리고 간동맥 화학색전술(TACE)이 있다.

TACE는 암의 진행 정도에 따른 제한이 없기 때문에 적용범위가 광범위하고 반복적인 재시술이 가능하여 많이 사용되는 치료법이지만 완치를 목적으로 하기에는 아쉬움이있다.

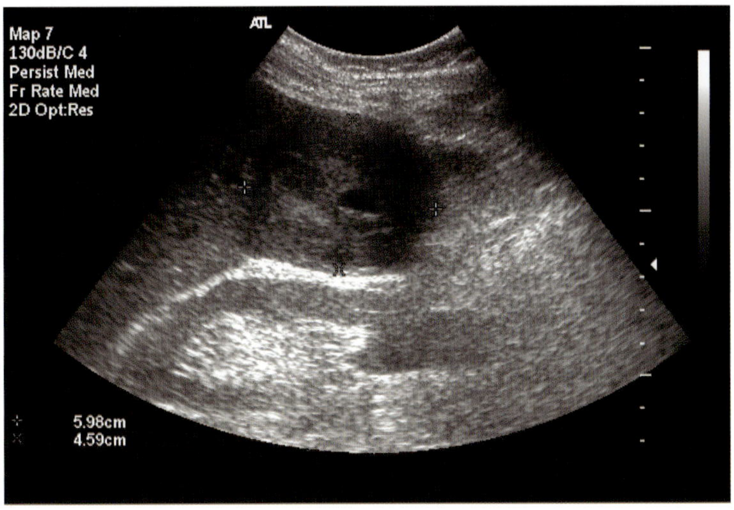

| 그림 6-4 | Ultrasound image of hepatoma

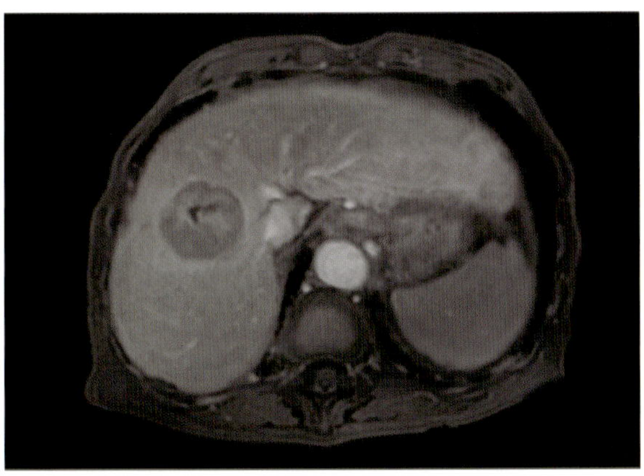

| 그림 6-5 | MRI of hepatoma

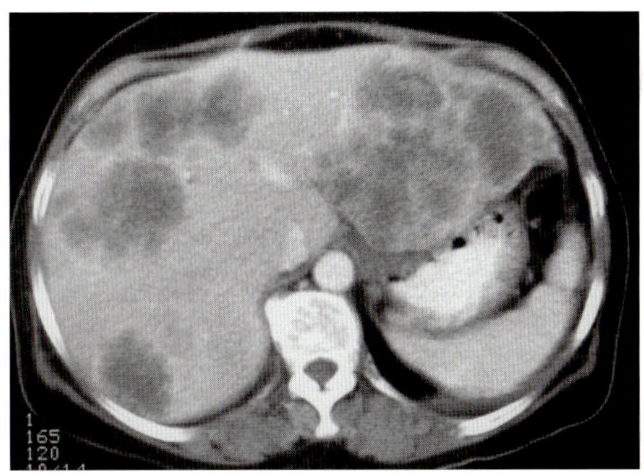

| 그림 6-6 | CT image of hepatoma

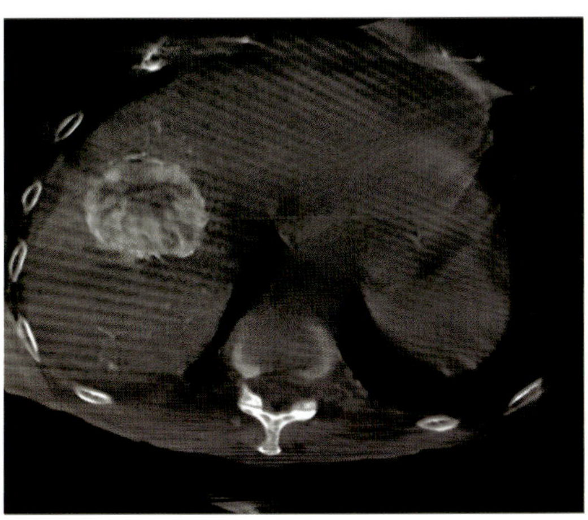

| 그림 6-7 | Lipiodol cone beam CT image

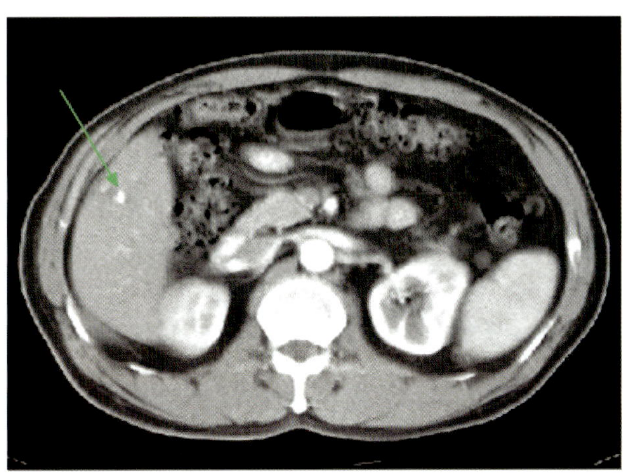

| 그림 6-8 | Lipiodol CT image

4) 간동맥 화학색전술(TACE)

(1) TACE에 사용되는 항암제와 색전물질

① 항암제

간세포암의 화학색전에 쓰이는 가장 대표적인 항암제로는 adriamycin(ADF)과 cisplatin (CDDP), Mitomycine-C를 들 수 있다.

· Adriamycin(붉은색)

ADF의 표준 사용량은 20~30 mg/m^2이며 종괴의 크기와 갯수, 색전범위, 간기능 등에 따라 용량을 조절하여야 한다.

색전술에서의 사용량은 종양의 지름×10 mg과 Iodized oil(lipiodol)과 1:2의 비율로 유제(emulsion)를 만들어 주입하게 된다. 부작용으로는 일반적인 오심, 구토 외에 장기간 다량 사용시에 심독성(cardiotoxicity)이나 골수억제(myelosuppression) 등의 치명적인 부작용을 초래할 수 있다.

· Cisplatin(무색)

CDDP는 ADF과 비슷한 항암효과를 가지며 ADF가 유용성인 것에 반해 수용성이어서 사용시 lipiodol과 쉽게 섞이지 않으며 혼합주입시 lipiodol과 교대로 주입하는 sandwich technique을 사용하거나 cisplatin주입 후 일정용량을 남겨 lipiodol과 혼합하여 주입하기도 한다. CDDP는 신독성(nephrotoxicity)을 초래할 수 있기 때문에 시술전 충분한 수분공급(hydration)은 필수적이며 당뇨병과 같이 콩팥기능이 좋지 않은 환자에서는 사용량을 줄이거나 다른 약제를 사용하는 것이 좋다.

· Mitomycine-C(보라색)

방선균(Streptomyces caespitosus)에서 얻어지는 항균작용을 갖는 성분으로 항암,항생물질로 이용되는데 골수억제 등의 부작용이 있다. 분자 내에는 아지리딘, 우레탄, 아미노퀴논의 3개의 항암작용을 하는 기가 있고 알킬화작용을 한다. 세포에서 환원하여 아지리딘기가 활성화되어 DNA의 dG, dT 등의 염기와 결합하여 DNA속의 구아닌잔기에 가교형으로 결합하여 DNA중합효소반응을 저해한다. 백혈병, 위암, 대장암, 유암, 폐암, 간암 등 암치료약으로 광범위하게 사용된다.

② 색전물질

· Lipiodol

Iodized oil 중 대표적인 것이 lipiodol로서 양귀비 씨앗에서 추출한 지방산을 첨가한 점성이 높은 유용성 조영제이다. 이 lipiodol의 기능은 간동맥에 주입시 항암제의 운반체로 작용하며 항암제와 혼합주입시 종괴의 종양조직에 침착하여 항암제를 서서히 방출하고 선택적으로 간암에 오랫동안 남아있는 성질을 이용한다. CT검사에서 TACE의 결과를 판정할 수 있고 재시술의 시기를 결정하는데 도움을 준다. 일반적으로 enhance CT에서 작은간암을 찾는 예민도가 80~85%에 비해 lipiodol CT는 94%로 예민도를 높여준다.

또한 lipiodol은 종양 및 종양 주위의 미세혈관 색전의 효과가 있으며 간동맥으로 주입된 후 굴모양혈관(sinusoid)에 침착 되어 간문맥으로도 역류하여 간문맥의 가지(branch)로도 항암제를 유리시켜 종괴의 피막부위로도 항암제를 도달시키는 효과 등이 있는 것으로 알려져 있다. 그러나 lipiodol이 동맥으로 주입된 후 정상 경로가 아닌 다양한 경로의 동문맥단락에 의해 허파로 유입하게 되면 허파에서 일시적으로 색전을 일으켜 환자의 호흡을 힘들게 하는 경우가 발생할 수 있으며 지나치게 많은 양의 사용은 오히려 간실질의 손상이 심하여 간기능 상실(hepatic failure)등을 초래할 수도 있으므로 주의를 요한다.

· Gelatine sponge(젤폼 : Gelfoam)

Gelfoam은 gelatin성분의 absorbable sponge로 외과수술 시에 지혈목적으로 사용되고 있다.

색전술에는 sheet type을 사용하며 gelform의 단면적을 1mm 간격으로 세로, 가로로 잘라서 조영제와 생리식염수를 섞어서 사용한다 gelfoam은 흡수성 색전물질이므로 장기간의 독성이 없고 색전된 후 21~23일 후에 흡수되어 부분적 재개통이 가능하며 30~35일 후에는 완전히 재 개통된다.

Gelfoam의 작용은 동맥의 혈류를 감소시켜 침착된 항암제가 wash-out되는 것을 방지하며 종양으로의 산소공급을 차단하여 저산소손상(hypoxic damage)을 유발함으로써 종양의 항암제에 대한 감수성을 배가시키는 효과가 있다. TACE에 영구 색전물질을 사용하지 않는 것은 재개통이 발생할 때 색전술을 다시 시행하기 힘들게 하기 때문이다.

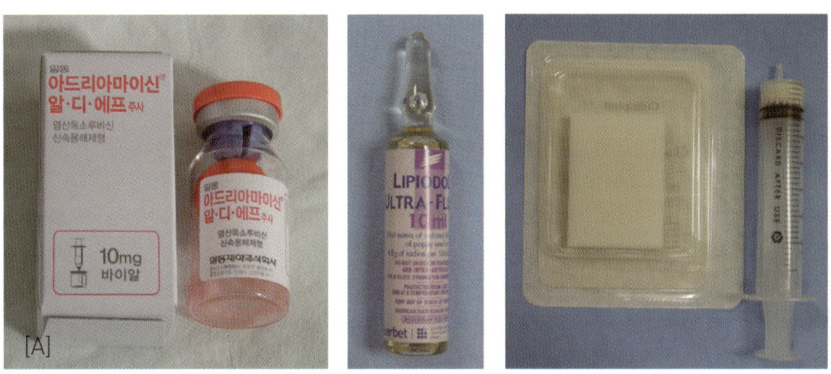

[A] 항암제, 리피오돌, 젤라틴스펀지 준비

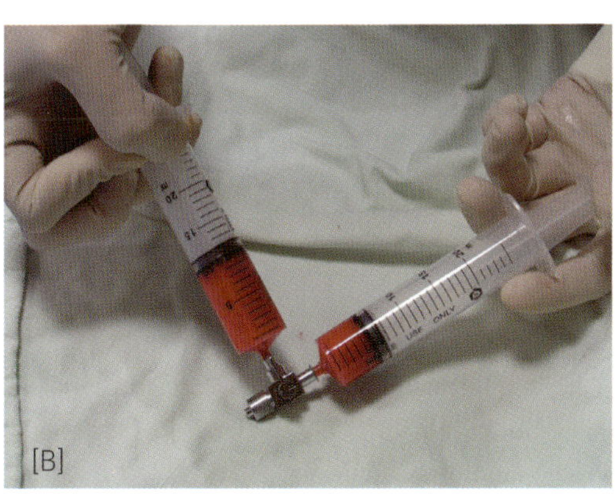

[B] 항암제와 리피오돌을 1:2로 섞는다.

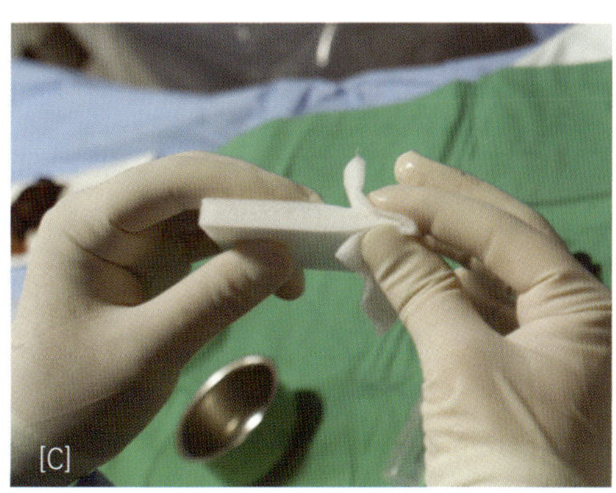

[C] 젤라틴스펀지를 끝부분을 누른다.

| 그림 6-9-1 | Cancer drug and embolic material preparation

VI

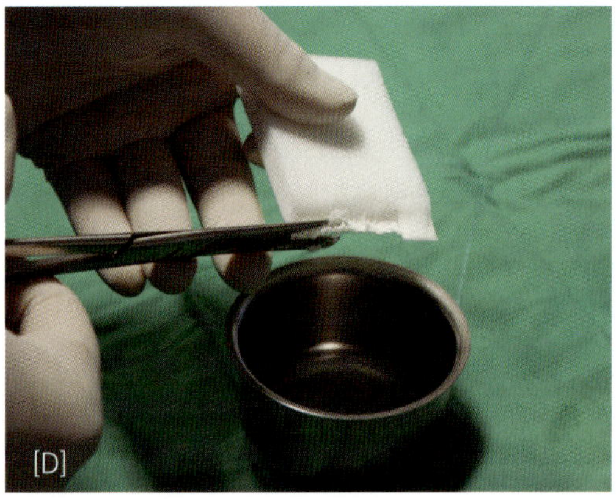

[D] 젤라틴스펀지를 1㎣로 자른다.

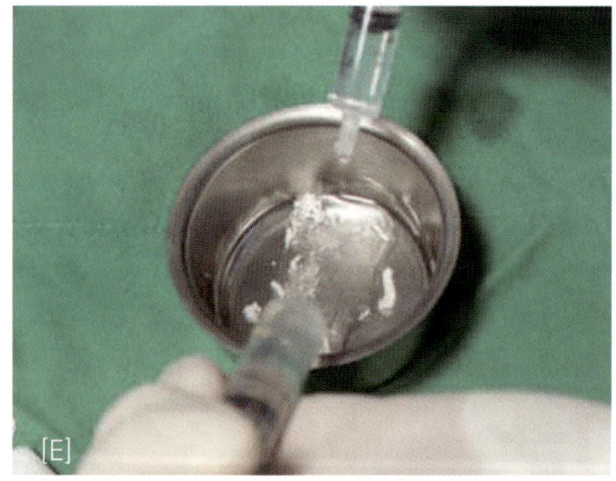

[E] 젤라틴스펀지,생리식염수,조영제를 썩는다.

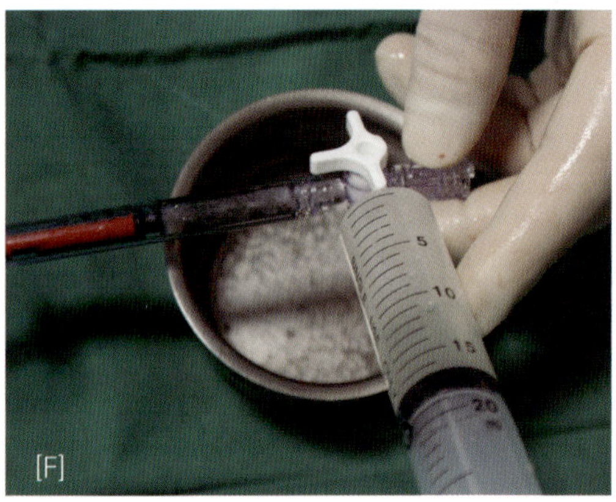

[F] 3way에 2개 주사기연결

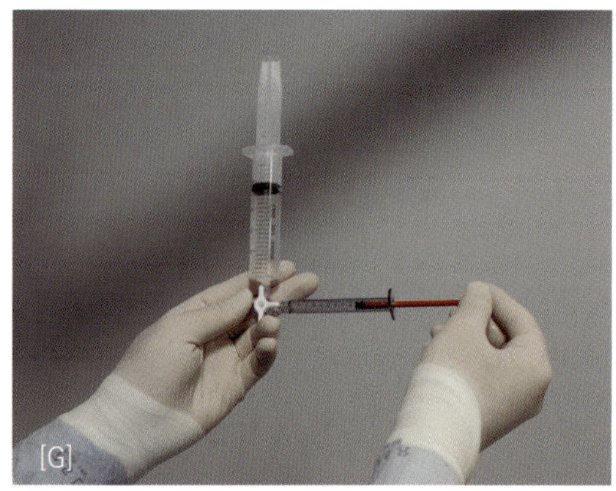

[G] 10cc는 보관용, 1cc는 주입용

| 그림 6-9-2 | Cancer drug and embolic material preparation

(2) 시술방법

① 넙다리동맥을 천자한 후 5F 카테터를 사용하여 위창자간막동맥(SMA)을 선택 후 혈관조영술을 실행한다(그림 6-10).
문맥이 막혀 조영제가 지라 쪽으로 주행하면 간동맥화학색전술을 실시할 수가 없게 된다. 이러한 이유로 위창자간막동맥조영을 실시 때에는 항상 문맥의 개통여부를 확인하도록 한다.

② 복강동맥(celiac artery)을 선택하여 조영술을 3f/s로 실시한다. 복강동맥조영술을 시행하여 혈관의 변이 등을 관찰할 수 있으며 색전술이 시술될 부위의 진단학적 arteriogram의 baseline을 바탕으로 간암의 진위여부 및 해부학적인 위치와 변이 그리고 간정맥과 문맥사이의 단락(hepatic vein-portal vein shunt) 유무 등을 평가한다.

③ 마이크로카테터(microcatheter)와 마이크로 가이드와이어를 이용하여 종양에 혈액을 공급하는 간동맥을 선택한다.

④ 종양에 가장 가깝께 마이크로카테터를 위치시키고 항암제와 리피오돌 혼합액을 주입한다.

⑤ 조영제와 생리식염수를 혼합한 용액에 젤라틴스폰지를 1 mm^2 정도의 크기로 잘라서 혼합한 후 영양혈관을 색전한다.

⑥ 색전 유무를 확인하기위하여 온간동맥조영술을 시행한다.

⑦ 종양이 간의 경계부위에 있는 경우 기생혈관(parasitic supply)의 존재를 확인한 후 기생혈관이 있으면 이곳도 색전술을 시행한다. 기생혈관으로는 아래가로막동맥(inferior phrenic artery), 부신동맥(adrenal artery), 배막동맥(omental artery), 창자간막동맥(mesenteric artery), 콩팥피막동맥(renal capsular artery), 갈비사이동맥(intercostal artery), 속가슴동맥(internal mammary artery)이 있다.

⑧ 색전술 후 1~3개월 간격으로 CT, AFP(alpha-fetoprotein) 추적검사를 시행하여 색전술의 시행여부를 결정한다. CT에서 새로운 병변이 발견되거나 AFP 수치(<20ng/㎖)가 증가하였을 경우 1~2개월 간격으로 시행할 수 있다.

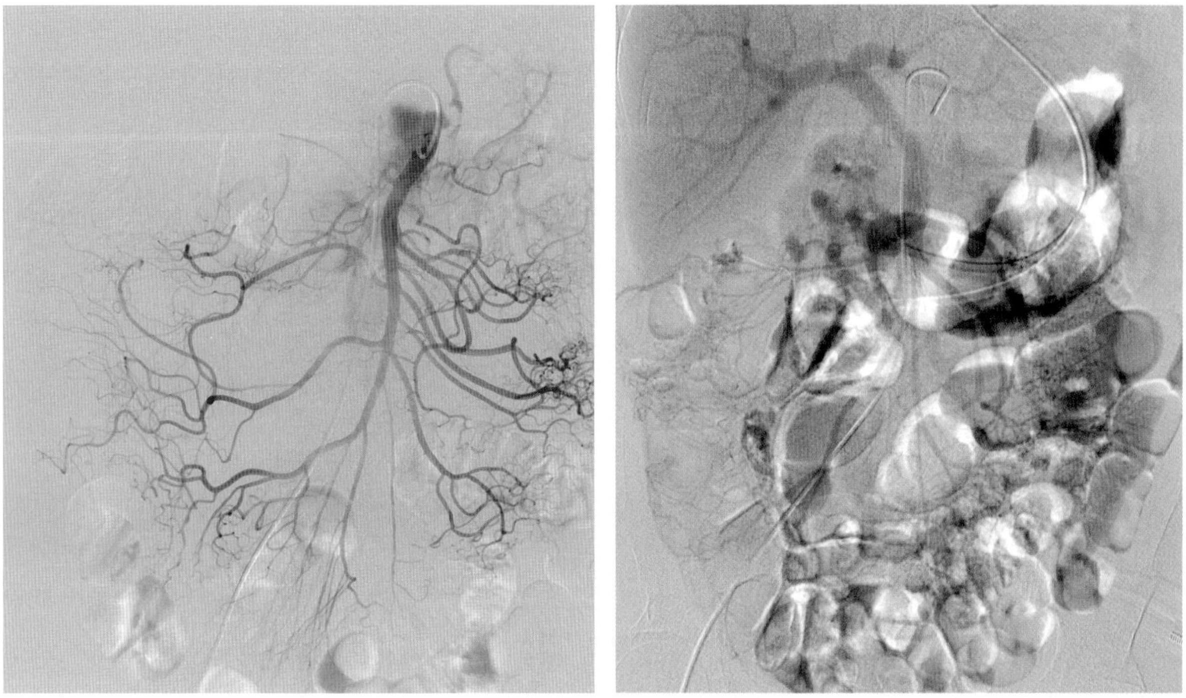

| 그림 6-10 | SM arteiography

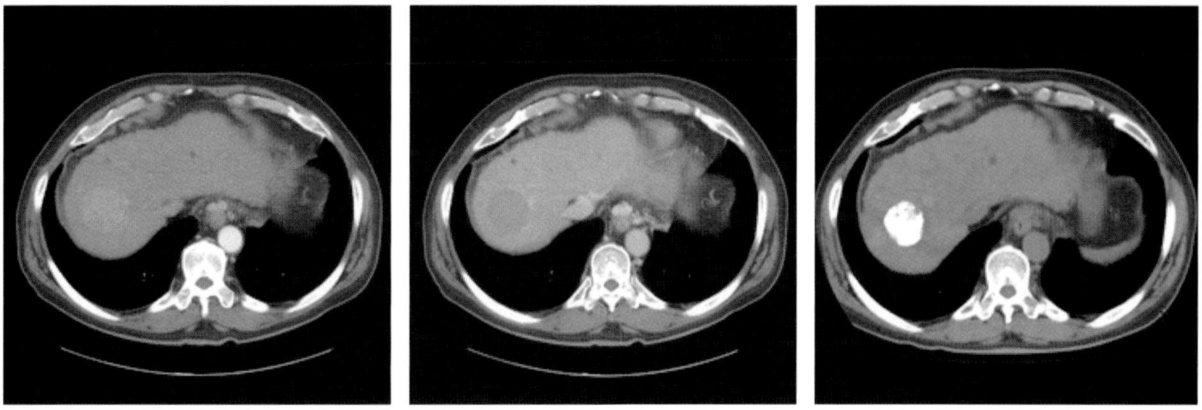

| 그림 6-11 | CT image of Hcc

VI

(3) TACE의 장점

전신마취와 개복술에 따른 위험이 없으며, 치료 후 회복되는 기간이 짧고 수술이 불가능한 경우에도 시술이 가능하다. 또한 경과에 따른 반복시술이 가능하다.

(4) 적응증과 금기증

① 적응증

- 과혈관성 간세포암(hypervascular hepatocellular carcinoma)
- 주문맥 폐쇄가 없어야 하며 폐쇄가 있는 경우 문맥주위 곁순환이 발달된 경우
- Total bilirubin이 2 mg/dL 이하, albumin 3.0 mg/dL 이상으로 간기능이 양호한 환자
- 과혈관성의 전이성 간암

② 금기증

- 심한 복수, 간성 뇌증, 주문맥이 종양혈전으로 폐쇄되고 곁순환도 없어 간실질에 문맥혈류가 없는 경우
- 무혈관성 간세포암(avascular hepatocellular carcinoma)
- 종괴에 의한 압박이나 종양의 쓸개관 침윤에 의한 폐쇄성 황달이 있는 경우
- 쓸개관 폐쇄없이 total bilirubin이 3 mg/dL 이상으로 간기능이 저하되어 있는 환자

③ 합병증

천자부위의 혈종, 복강동맥의 박리, 색전후 증후군(postembolization syndrome/구토, 고열, 복통), 패혈증, 간실질의 손상, 간기능저하, 간부전, 간내쓸개관 손상, 간농양, 상부위창자관 출혈, 쓸개경색, 지라경색, 허파동맥색전, 척추동맥 색전 등이 나타날 수 있어서 시술 후 환자의 관찰에 주의를 기울여야 한다.

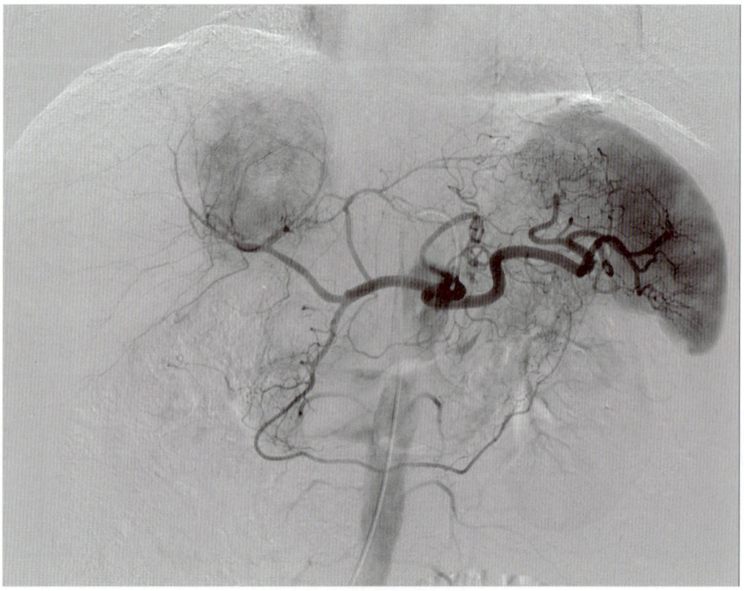

| 그림 6-12 | Celiac arteriography(HCC)

(5) TACE 시술 영상

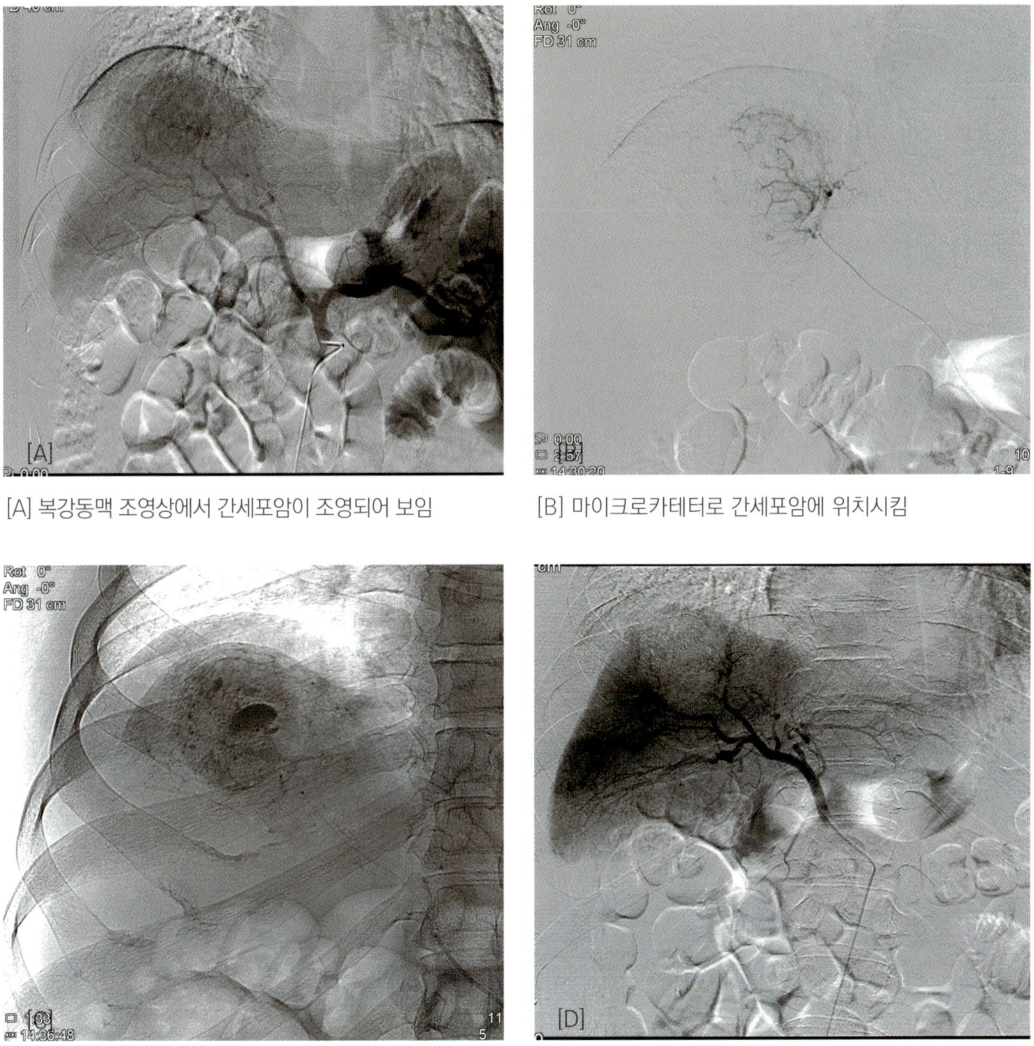

[A] 복강동맥 조영상에서 간세포암이 조영되어 보임

[B] 마이크로카테터로 간세포암에 위치시킴

[C] 간세포암에 항암제 주입 후 색전술을 시행

[D] 간동맥조영상에서 간세포암이 색전된 것이 보임

| 그림 6-13 | TACE treatment process

간동맥 방사선색전술(transcatheter arterial radioembolization, TARE)

넙다리동맥을 천자하여 간동맥화학색전술과 같이 마이크로카테터를 혈관을 따라 간암부위까지 접근시킨 후 최대 1 cm 정도 투과하는 투과도가 약한 베타선을 방출하는 Yttrium-90 미소세구(microspheres)를 주입하여 종양을 괴사시키는 중재적시술이다.

미세구들이 종양이외에 다른 곳으로 이동하면 정상조직이 괴사하는 부작용 및 치료효과 감소가 있으므로 시술 전에 혈관조영술이나 핵의학검사 등을 통한 사전검사가 반드시 필요하다.

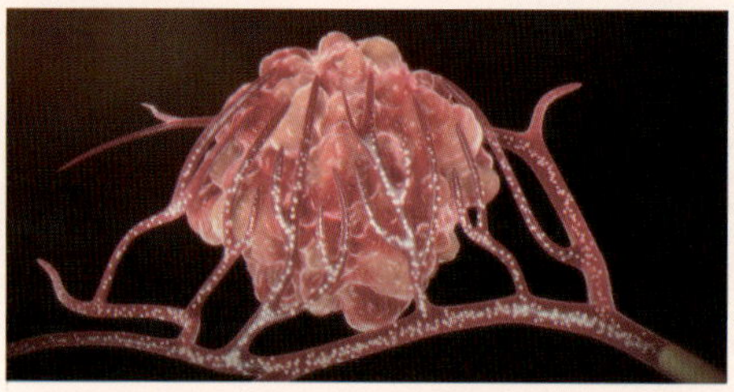

microspheres insertion

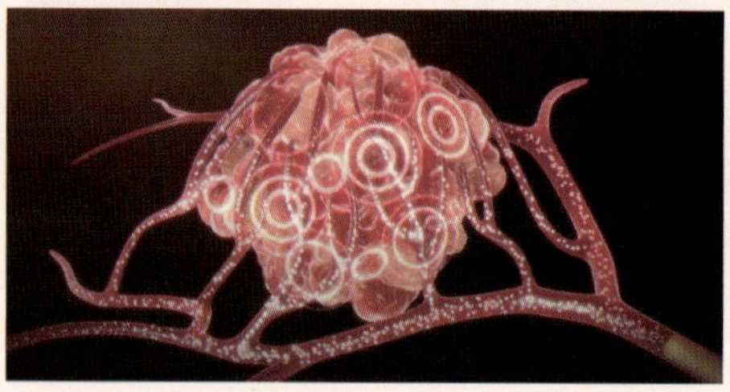

acting on the tissue

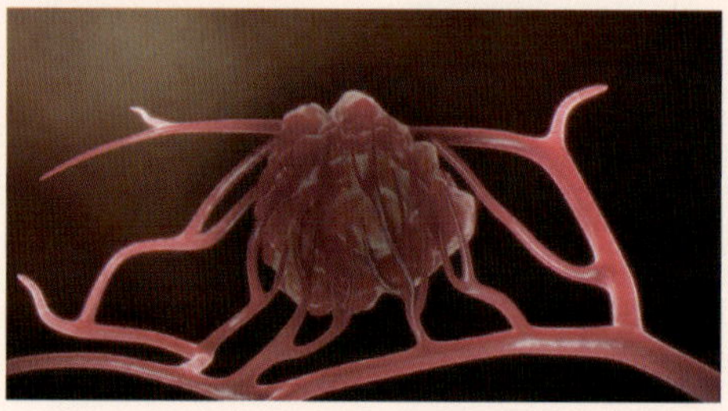

tumor necrosis

경피적 에탄올 주입술(percutaneous ethanol injection, PEI)

경피적(피부경유) 에탄올주입술은 초음파기기를 이용하여 암의 정확한 위치를 찾아 100% 에탄올, 즉 순수 알코올을 간암 부분에 주사해서 알코올의 화학작용(탈수작용 및 단백변성)과 종양혈관에 손상을 주어 암조직을 사멸시키는 치료법이다.

암의 전역에 빈틈없이 알코올을 접촉시키면서도 암 이외의 주변 조직과 알코올과의 접촉을 최소화시켜 부작용을 얼마나 경미하게 할 수 있는가 하는 것이 큰 관건이다.

암이 간장 내부의 중요한 혈관에 접하면서 존재하는 경우, 초음파검사로 알아보기 힘든 성질의 간암인 경우, 비만 체격이라 초음파검사를 통해서도 보이지 않는 간의 부위가 있는 경우 등에서는 알코올 주사가 안전하게 또 충분히 이루어질 수 없기 때문에 모든 경우에 가능하다고는 할 수 없다. 일반적으로 암의 크기가 3cm 보다 작고 그 수가 3개 이하인 경우가 이 치료법의 대상이 된다.

02 경정맥간내문맥간정맥단락술

경정맥간내문맥간정맥단락술(transjugular intrahepatic portosystemic shunt, TIPS)이란 문맥고혈압(portal hypertension)에 의해 문맥압의 비정상적인 상승과 문맥의 비정상적인 순환 형성에 의해 유발되는 위, 식도정맥류(gastroesophageal varix)의 출혈을 치료하는 방법이다. 간정맥과 문맥 사이에 단락을 만들어 줌으로서 문맥압을 감소시켜 정맥류의 혈류를 단락쪽으로 유도하여 급성 정맥류 등에 대한 출혈을 치료하는 시술이다.

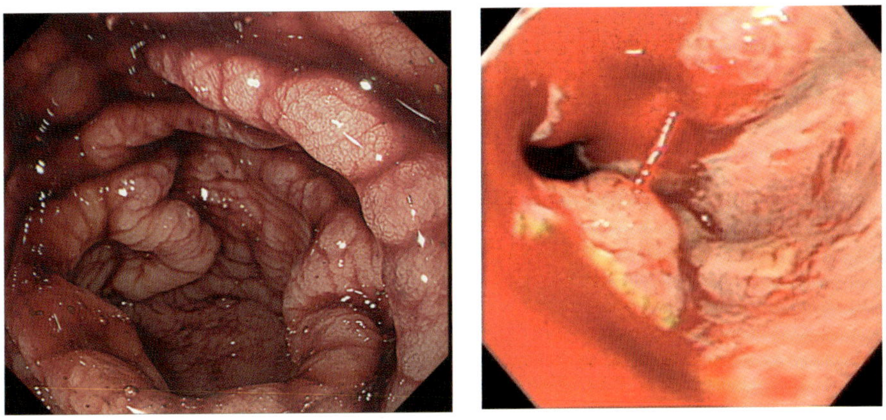

ㅣ그림 6-14ㅣ Endoscopic image of variceal bleeding

1) 적응증

① 내과적 치료로 지혈되지 않는 정맥류 출혈이 있는 환자
② 내시경적 경화술로 지혈되지 않거나 재발되는 출혈이 있는 환자
③ 조절이 되지 않는 복수가 있는 환자
④ 문맥고혈압으로 위병증(portal hypertensive gastropathy)이 있는 환자
⑤ 버드-키아리증후군(Budd-Chiari syndrome / 간정맥이나 아래대정맥이 좁아지거나 폐색되는 것으로 하지부종을 동반하기도 하며 간암을 유발시킬수 있는 확률도 높다)이 있는 환자
⑥ 간이식을 받을 환자에서 정맥류출혈(variceal bleeding)의 조절

2) 금기증

① 심한 폐동맥 고혈압, 우심 부전증이 있는 환자
② 간동맥의 급성 폐쇄가 있는 환자
③ 진행중인 간내 감염이 있는 환자
④ 문맥혈전이 있는 환자

VI

⑤ 심한 간성 혼수(hepatic encephalopathy) 환자

⑥ 간암은 악성종양이 전이를 발생시킬수 있어 이론적으로 금기증에 속하나 정맥류 출혈이 심하고, 간세포암이 말초부위에 있는 경우 TIPS를 고려할 수 있다.

3) 합병증

복강 내 출혈, 간성 뇌증 및 간의 기능부전 발생, 심장기능상실 및 심근경색, 용혈(hemolysis), 급성 간 부전, 조영제에 의한 콩팥기능 손상.

4) 시술 전 준비

TIPS 시술전에 sonography, CT를 통해 간문맥과 간정맥의 해부학적 관계와 간정맥을 통해 간문맥을 천자시 경로 관련 질병(암, 혈관기형, 문맥혈전) 등의 정보를 수집한다. 또한 시술재료는 micro-puncture set, pressure gauge, Transjugular needle 16GA-Colapinto, Transjugular catheter 9F, introduce, long guide wire, teflon van adnel catheter, torcon NB advantage catheter, stent, angioplasty balloon catheter 등을 준비하여야 한다.

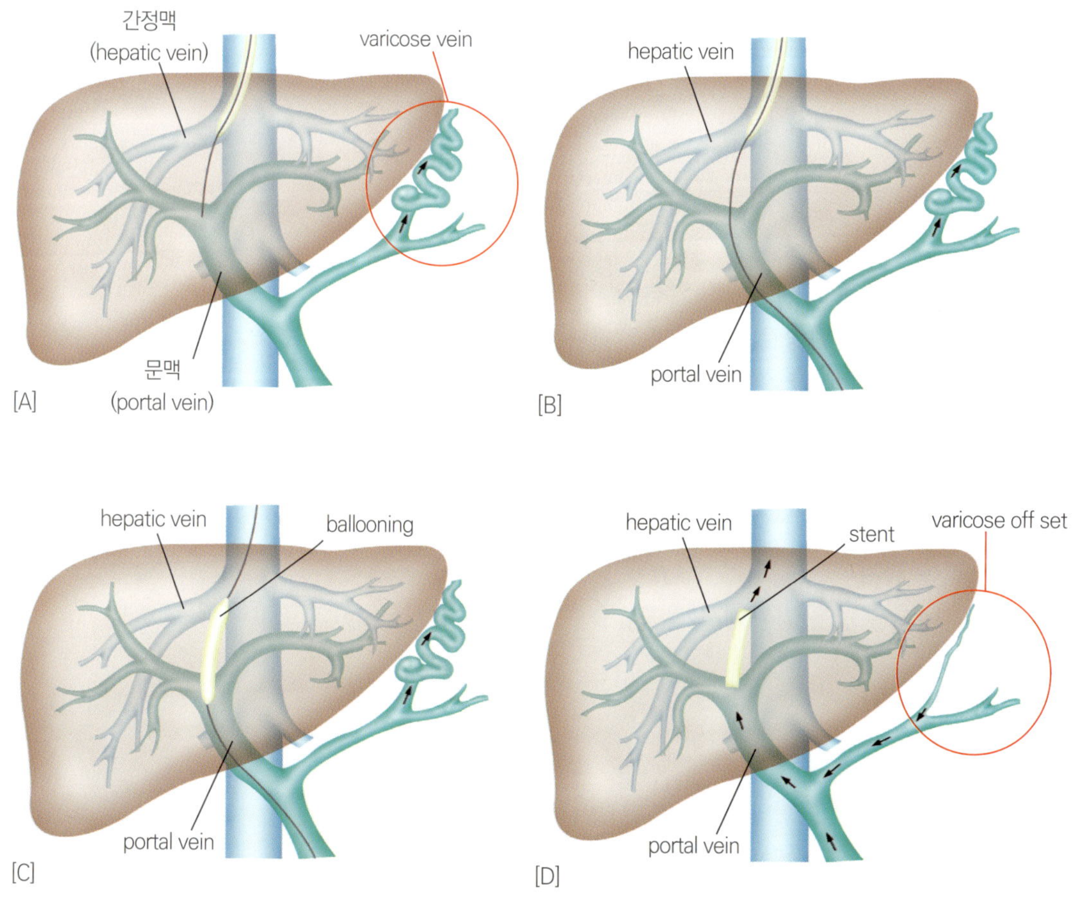

| 그림 6-15 | TIPS procedure schematic diagram
(arrow : blood flow)

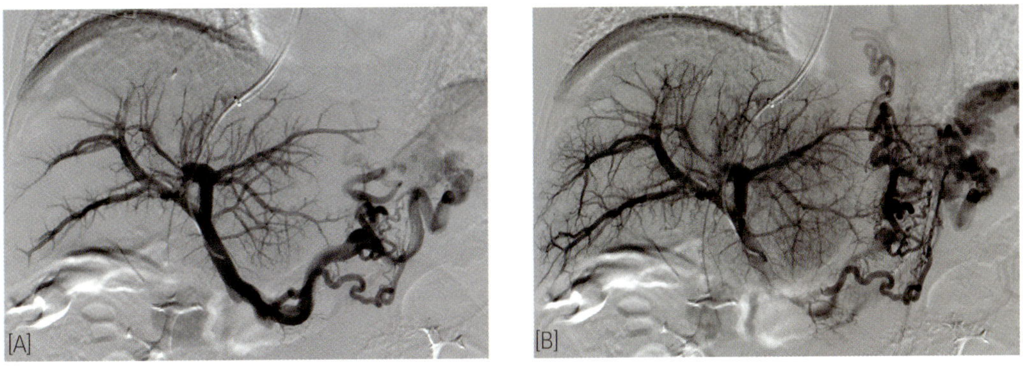

ㅣ그림 6-16ㅣ Gastric varices

5) 시술 방법

① 문맥과 간정맥의 개통성을 CT로 확인하고 오른속목정맥의 주행과 개통여부를 초음파로 확인한다.

② 오른속목정맥(right internal jugular vein)을 천자하여 접근(access)한다.
(long 40 cm, 9 F 쉬스를 right atrium, RA안으로 삽입)

③ 9F 쉬스는 아래대정맥(IVC)의 origin 안으로 advance 되게 하고 curved 5 F diagnostic 카테터를 쉬스를 통해서 적합한 hepatic vein(the right or middle hepatic vein) 안으로 select 되게 한다.

※ 대부분의 증례(case)들에서 right hepatic vein이 이용되는 것은 손쉽게 catheterize 되고, right portal vein의 antero-posterior branch에 cephalad posterior 방향으로 위치하고 있기 때문이다. 이러한 해부학적 관계는 right portal vein에 도달하기 위해서 portal puncture needle이 anterocaudal로 pass할 수 있도록 해준다. 만약에 right hepatic vein이 TIPS를 하기 위해서 너무 좁아져 있다면, middle or left hepatic vein이 이용될 수 있다.

※ TIPS 전용 needle
Colapinto needle(curved colapinto needle 16 G + 45 cm long teflon sheath)
이러한 stiff needle이 상대적으로 large diameter인 이유는 hard cirrhotic liver parenchyma를 passage controll 되도록 하기 위함이다.

④ 16 G transjugular needle로 오른간정맥(Rt. hepatic vein)에서 오른문맥(Rt. portal vein)을 천자, 천자바늘에 조영제를 주입하며 천자부위가 간문맥안인지 확인한다(천자의 방향은 앞·아래방이다).

⑤ 문맥이 확인되면 가이드와이어를 간문맥안으로 삽입하고 needle을 제거한 후 5 F angio catheter를 지라정맥(splenic vein)에 위치시킨 후 문맥조영술을 시행한다(문맥천자 후 쉬스를 문맥안으로 삽입한 후 천천히 후퇴시키며 조영제를 주입하며 간내 문맥이 천자가 되었는지 확인한다).
간외 문맥천자 시 조영제가 복강내로 유출이 되며 출혈이 발생할 수 있으므로 다른 문맥을 선택하여 천자해야 한다.

⑥ 문맥조영후 쉬스 tip을 RA(오른심방)에 위치 시킨 후 central pressure를 측정하고, 5 F 카테터를 문맥안에 위치시킨 후 portal pressure를 측정하여 pressure gradient를 기록한다(정상인 경우 central과 portal의 pressure gradient는 10~12 mmHg이내).

VI

⑦ 문맥안의 카테터 안으로 stiff wire를 넣고 카테터를 제거한 후 balloon catheter를 사용하여 간정맥과 간문맥 사이의 간실질 경로를 ballooning 한다(balloon waist는 대개 hepatic vein exit site와 portal vein entry site에서 나타난다).

⑧ 풍선카테터를 빼고 스텐트를 삽입한다(현재에는 stent graft를 많이 사용하고 있다).

⑨ 스텐트의 위치는 간정맥과 간문맥을 충분히 위치하도록 하며, 간이식 환자의 경우에는 주문맥과 아래대정맥 안으로 스텐트를 삽입하지 않는다.

⑩ 스텐트 삽입 후 조영술을 시행하고 다시 central과 portal의 pressure를 기록하여 시술 전후의 pressure gradient를 비교하여 평가한다(시술 후의 pressure gradient는 10~12 mmHg 이내이어야 한다).

⑪ 필요시 다른 shunt를 만들어 주거나, ballooning을 할 수 있으며 다른 case들에서는 residual varice를 선택적으로 catheterize하여 fibered coil 또는 ethanol(99.9%)로 embolization을 한다.

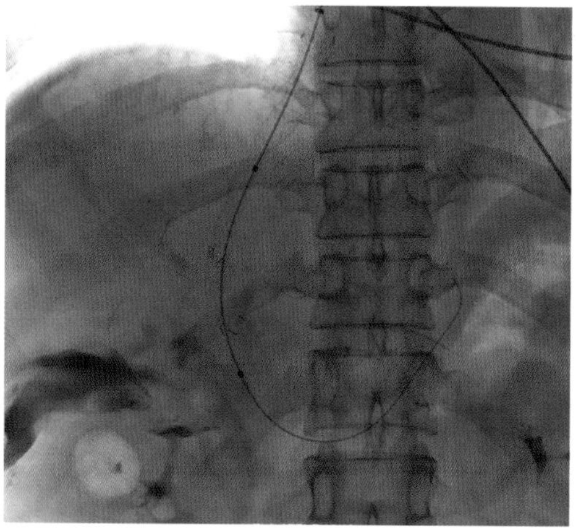

ǀ 그림 6-17 ǀ Stent insertion image

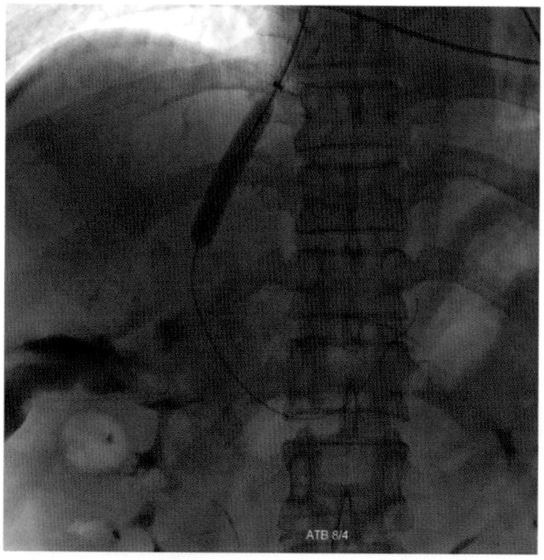

ǀ 그림 6-18 ǀ Ballooning after stent insertion

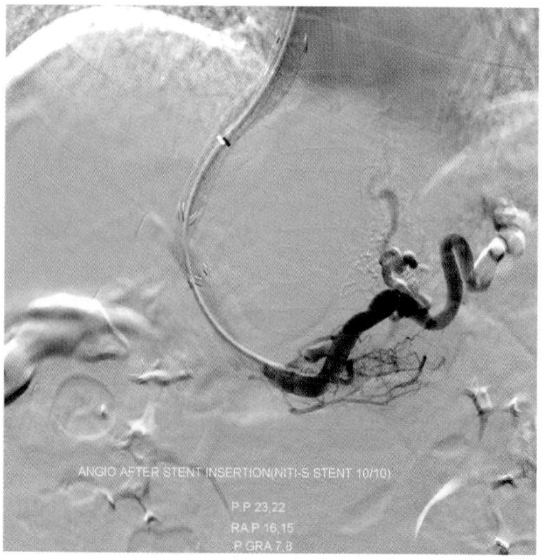

ǀ 그림 6-19 ǀ Gastric varix are not shown above

시술 예후

1. TIPS 후 90% 이상 정맥류출혈 지혈.
2. TIPS 시술 후 shunt의 폐색이나 협착으로 인해 재출혈이 발생할 수 있다.
3. TIPS 시술 후 30일 이내 사망률은 3~15%, 1년 생존율은 60~70%, 2년 생존율은 51~62%로 발표되어 있다.

6) 시술영상

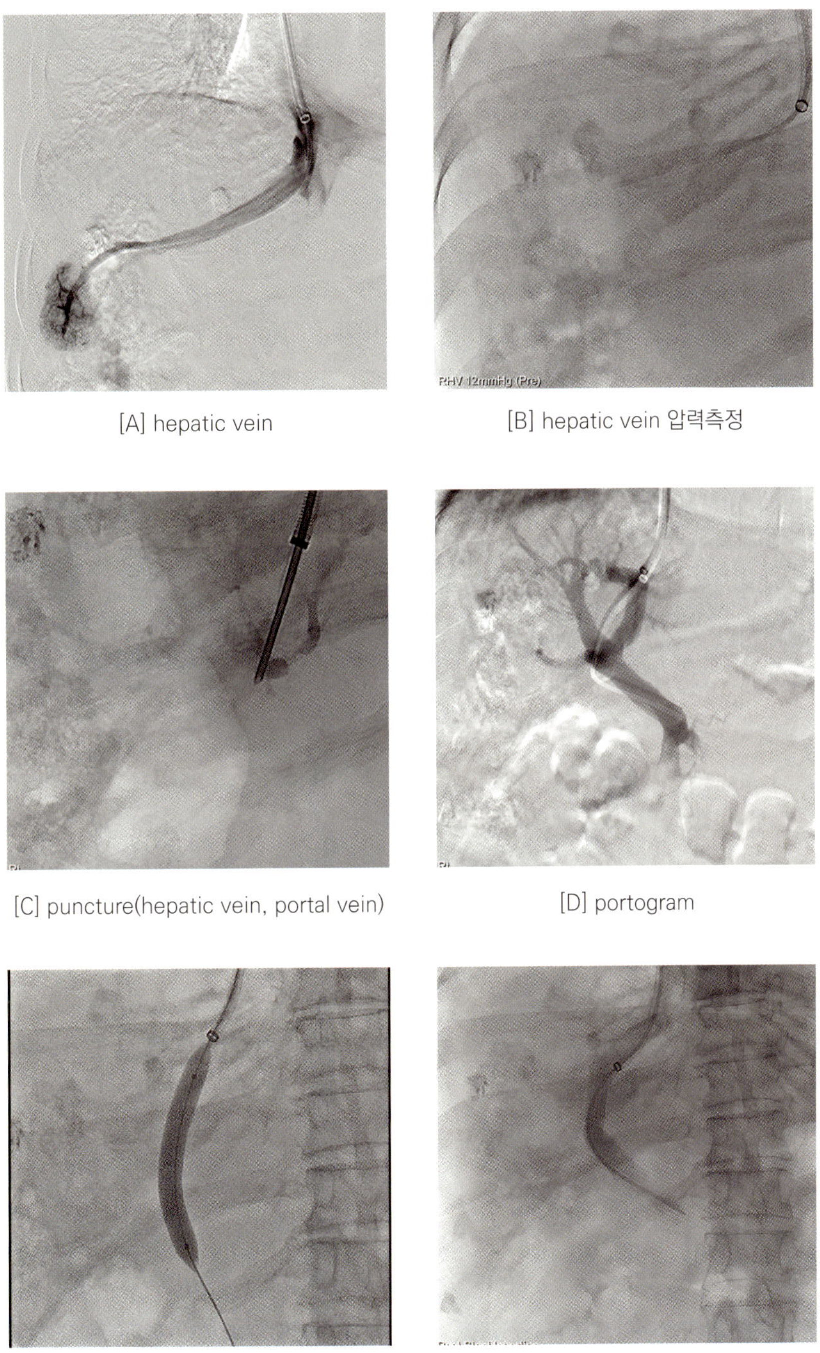

[A] hepatic vein

[B] hepatic vein 압력측정

[C] puncture(hepatic vein, portal vein)

[D] portogram

[E] ballooning

[F] stent insertion

| 그림 6-20 | TIPS treatment process

03 역행성경정맥위정맥류 폐색술

간경변증(liver cirrhosis) 환자에서 식도, 위정맥류의 유병률은 25~75%로 광범위하다. 이는 말기 간질환과 밀접한 관련이 있으며 식도정맥류를 가진 간경변증 환자의 65% 정도는 첫 진단 후 2년 내에는 출혈하지 않으나 매 출혈시 마다 사망률이 약 50%를 차지할 만큼 응급질환이다. 또한 정맥류 출혈의 20~30%는 위정맥류 출혈로 보고되고 있다.

역행성경정맥위정맥류폐색술(balloon-occluded retrograde transvenous obliteration, BRTO)이란 위정맥류(gastric varix)의 치료방법으로 TIPS와 달리 침습적으로 간을 천자하지 않아도 되며 TIPS 시술의 금기인 간성혼수(hepatic encephalopathy)의 환자와 간문맥이나 간정맥의 색전증이 있어도 시행할 수 있는 시술로 속목정맥이나 넙다리정맥을 천자하여 폐색성풍선(occlusion balloon)을 사용하여 위콩팥정맥 단락(gastrorenal shunt)을 막아 역행적으로 경화제를 주입하여 정맥자루를 치료하는 시술이다. BRTO는 위콩팥정맥단락을 막아 문맥의 혈류를 증가시켜 간기능을 상승시키는 데에 반해 문맥 혈류의 증가에 따른 문맥압의 증가로 인해 식도정맥류 또는 복수 등의 합병증을 악화시키는 단점이 있다.

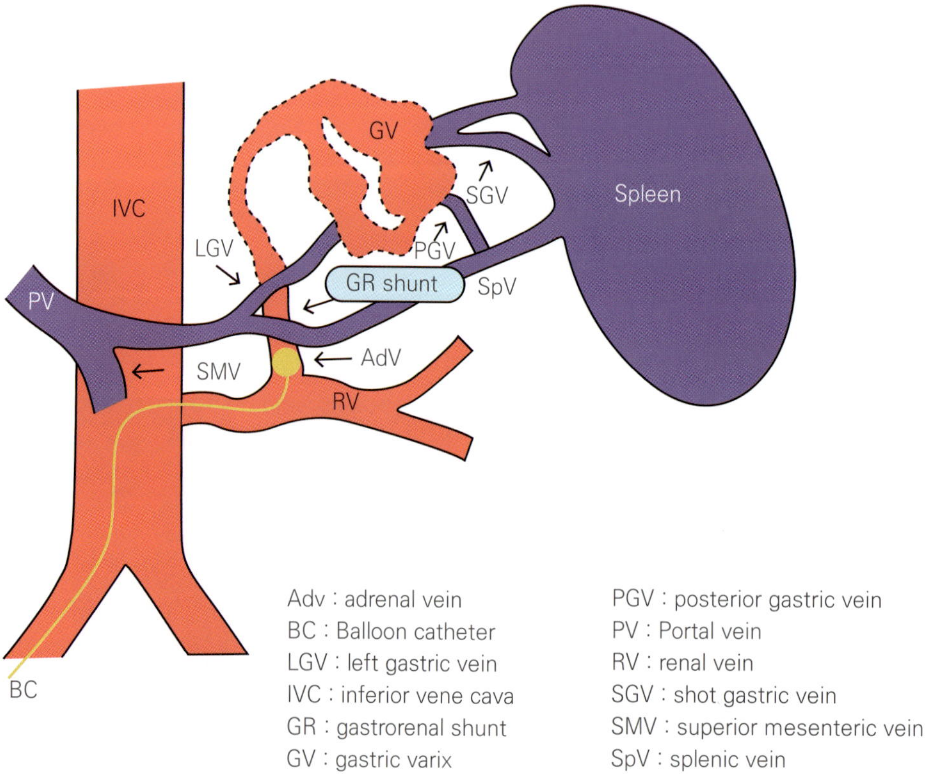

| 그림 6-21 | Diagram of the hemodynamic the GV and collateral veins

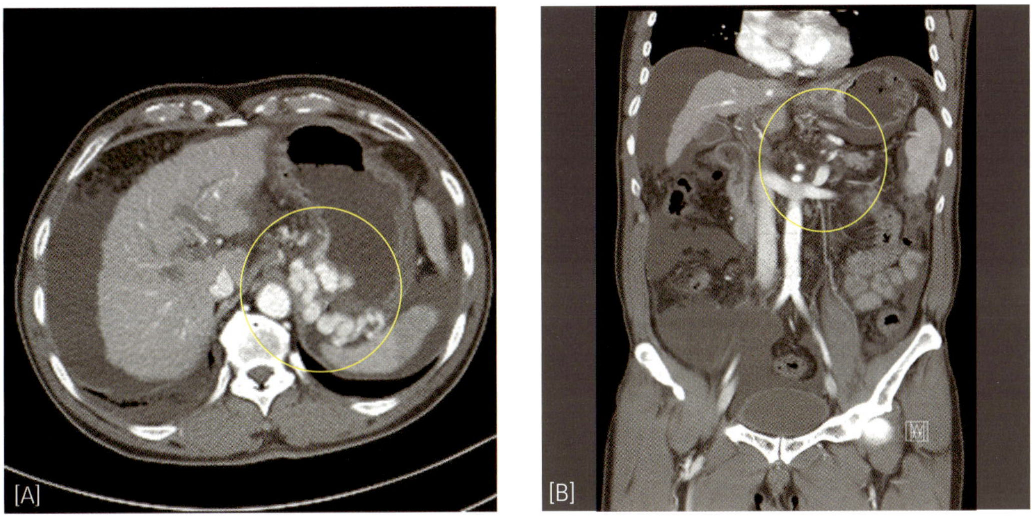

| 그림 6-22 | CT image of varix and gastrorenal shunt

1) 적응증

시술의 적응증으로 위콩팥정맥단락(gastrorenal shunt)이 있어야 한다. 그러므로 시술 전에 CT를 시행하여 위콩팥정맥단락의 유무를 확인하도록 한다.

BRTO 시술은 간성혼수가 있는 환자에게도 시술이 가능하며, 간문맥의 혈류량을 증가시키고 간기능을 향상시켜 TIPS 시술 후 합병증으로 오는 간성혼수의 부작용을 염려하지 않아도 된다. 출혈의 관리도 내시경적 방법이나 TIPS보다도 효과적이며 재출혈 발생율도 이들에 비해 낮은 편이다.

2) 금기증

① 측부순환 혈관(collateral vein)이 많은 경우
② 왼쪽 부신정맥(left adrenal vein)의 크기가 매우 큰 경우

3) 합병증

① 콩팥 기능 상실(renal failure)
② 폐부종(pulmonary edema)
③ 문맥압 항진으로 인한 복수(ascites)
④ 복통(abdominal pain), 구토(vomiting)

4) 시술 전 준비

CT, MRI, 초음파, 혈관조영검사 등 영상의학장비를 이용하여 위콩팥정맥단락(gastrorenal shunt)을 확인하여야 하며 시술 재료는 introduce set, 5F cathter(cobra), occlusion balloon cathter, sclerosing agent(5% ethanolamine oleate) 등이 있다.

5) 시술 방법

① 8F 쉬스를 초음파 유도 하에 오른쪽 넙다리정맥(right femoral vein) 또는 오른속목정맥(right internal jugular vein)에 삽입한다.

② 5F 카테터와 가이드와이어로 Lt. renal vein으로 drain되는 gastrorenal shunt를 선택하여 혈관조영상을 얻는다.

③ 곁혈관(collateral vessel)이 있을 시 경화제(ethanolamine olate)의 유출을 방지하기 위해 코일, 젤폼을 사용하여 곁혈관을 색전한다(collateral vessel을 occlusion한다).

④ 카테터를 폐색용 풍선카테터로 교체하기 위해 카테터 안에 가이드와이어를 넣어 위정맥자루에 위치시킨 후 카테터를 빼고 풍선 카테터를 삽입한다.

⑤ 폐색용 풍선카테터를 focal narrowing에 위치시킨 후 ballooning을 하고 angiogram을 시행하여 단락, 정맥류, 곁혈관을 재확인한다(ballooning을 하고 조영제를 주입할 때는 조영제가 풍선 아래 문맥쪽으로 역류는 없는지, 다른 곁행로의 유무 등을 확실히 체크하여야 한다).

⑥ 혈관조영을 위해 주입된 일부 조영제를 주사기로 제거한 후 경화제와 lipiodol을 5:1로 혼합하여 주입하며(최대용량인 40cc) 위정맥류를 폐색(obliteration)한다.

⑦ Ballooning은 최소 1시간 정도 유지하여야 하며, 유지 후에 카테터내로 조영제를 주입하여 단락을 통한 혈류 유무를 확인하고 혈류차단시 주입된 조영제와 경화제를 흡입하여 제거하고 시술을 종료하도록 한다(balloon 제거시 조영제와 경화제를 천천히 흡입하며 정맥류내 경화제의 역류 유무를 확인하도록 한다).

⑧ 24시간 지연영상으로 복부단순촬영을 하여 경화제가 정맥자루내에 남아있는지 확인한다(경화제가 남아있으면 단락의 혈류는 차단된 것이다)

에탄올아민 올레이트(ethanolamin oleate 5%)

정맥류의 경화효법제(식도정맥류 출혈)로 혈관내피세포를 탈수, 괴사시켜 혈전을 형성하여 폐색시키는 작용을 한다. 그러나 이 경화제가 정맥류 밖으로 유출되어 적혈구와 닿으면 용혈(hemolysis) 작용을 일으켜 신부전을 일으킬 수 있으므로 사용에 주의하여야 한다.
용혈 : 혈액속 적혈구가 깨져 생기는 현상, 적혈구가 파괴되어 산소의 운반이 되지 않음.

3% tromboject

정맥의 내피세포를 자극하여 혈전을 생성하는 색전원리로서 하지정맥류 치료에 많이 사용됨

6) BRTO 시술영상

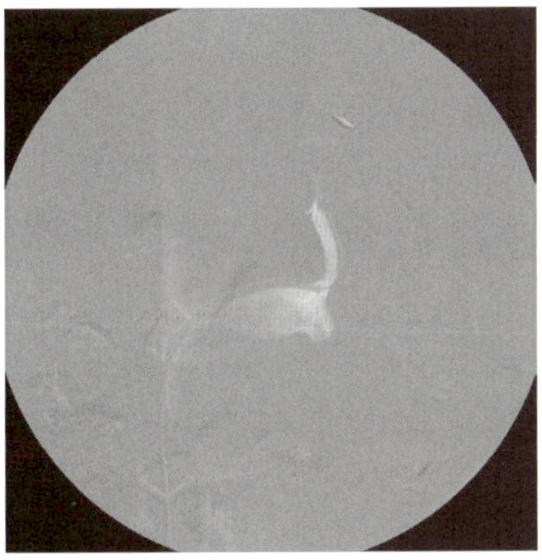

[A] Road map 시행 후 RV shunt 선택

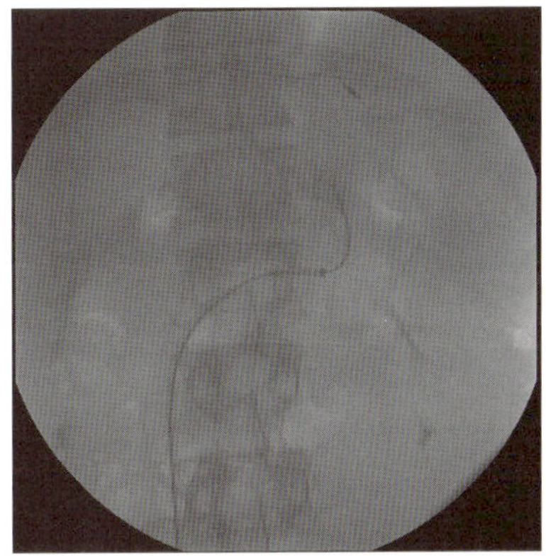

[B] Renal guiding 안에 5F 카테터 RV shunt 안으로 삽입

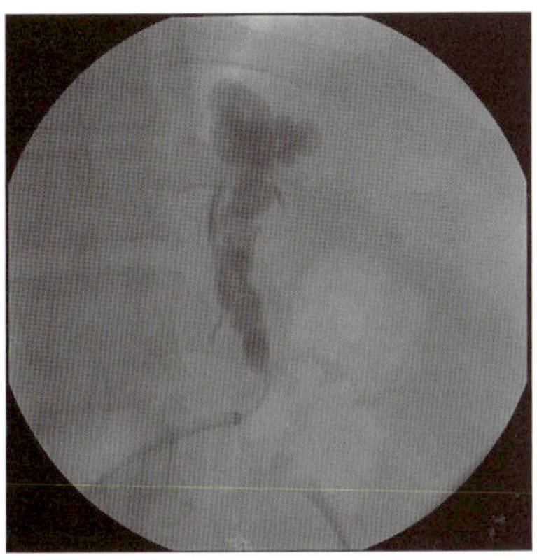

[C] 조영술 시행. 정맥류의 크기와 위치를 확인하고 곁혈로가 없는지 확인한다.

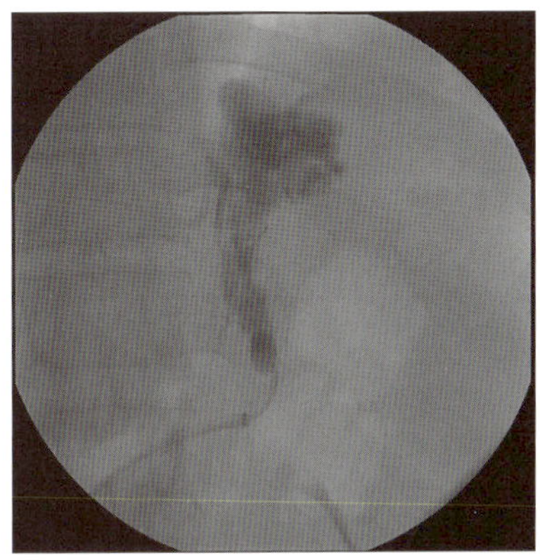

[D] 조영제를 주입 후 문맥으로의 역류 유무를 확인한다.

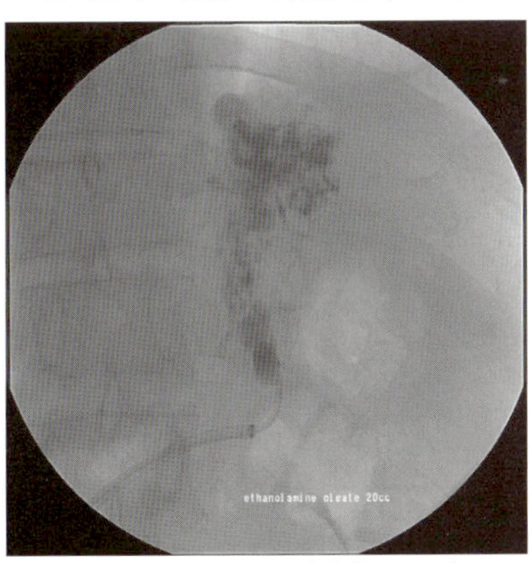

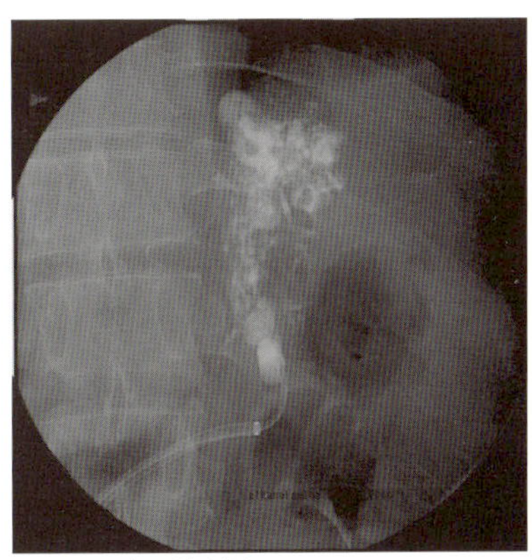

[E], [F] 경화제(ethanolamine olerate) 주입 영상

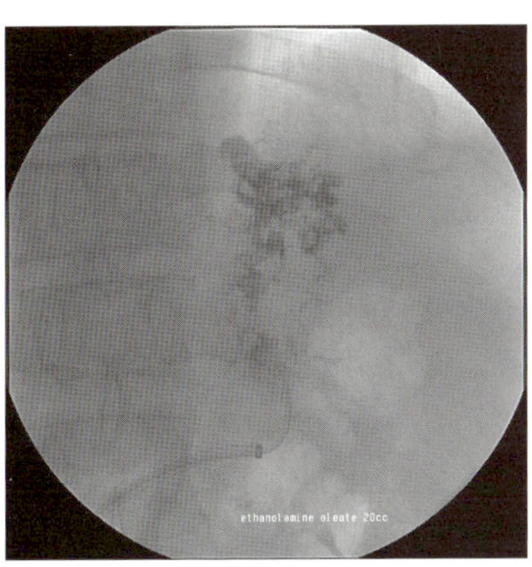

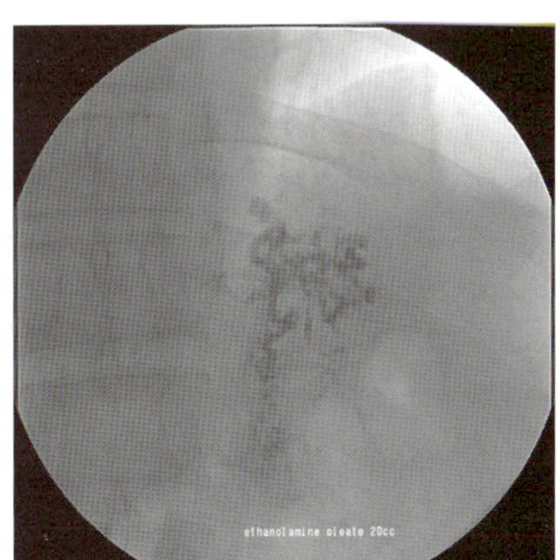

[G], [H] Balloon을 deflation하며 경화제의 변화와 정맥류 폐색 관찰

| 그림 6-23 | BRTO treatment process

04 자궁근종 색전술

자궁근종 색전술(uterine fibroid embolization, UFE)은 현재까지의 발표에 의하면 최소 85% 이상의 임상적 증상호전을 나타냈으며, 근육종의 크기도 평균 3개월 후 추적검사에서 46.4%의 감소를 보이고 있다. 또한, 한 번의 시술로 여러 개의 근육종을 치료할 수 있으며 수술시간, 입원기간 및 정상적인 일상으로의 회복기간 등이 기존 외과적 수술방법보다 더욱 효과적이라 할 수 있다.

자궁근종 색전술은 자궁적출술을 1차적 방법으로만 시행하던 과거와는 달리 수술을 두려워하거나 자궁을 보존하고자 하는 환자 등에게 근육종의 치료방법을 선택할 수 있도록 해주며 자궁근종 색전술이 만약 실패하더라도 다른 방법을 다시 시도할 수 있기에 더욱 안전한 방법이라 할 수 있겠다.

자궁을 적출하는 방법만이 유일한 치료라고 믿고 있는 많은 여성 환자들에게 치료의 방법을 선택할 수 있도록 해주며 여러 가지 방법이 있다는 것을 알 수 있도록 영상의학과 영역에서의 많은 홍보를 필요로 한다.

자궁근종은 자궁을 이루고 있는 민무늬근(smooth muscle)에 생기는 양성종양이다. 여성에게 흔하게 발생하는 질환이며 35세 이상 여성의 40~50%에서 나타난다.

자궁근종은 단독(single) 또는 다발성(multiple)으로 발생되고 크기도 다양하다.

처음의 자궁동맥색전술은 자궁적출술(hysterectomy)을 받을 환자에게 수술 중 출혈 등의 합병증을 줄이기 위해 시작되었으나 색전술을 받은 환자에서 근육종의 크기가 감소되며 증상이 완화되어 이후 자궁보존치료법으로서의 자궁동맥색전술로 현재에는 자궁근종을 치료하기 위한 1차적인 방법으로 시술되고 있다.

자궁근종은 허혈에 민감하여 자궁근종에 영양을 공급하는 자궁동맥을 색전하면 허혈성 괴사를 일으키고 크기가 감소하게 된다.

이에 비하여 자궁근육층의 정상조직은 자궁동맥이 색전되면 자궁동맥 이외의 다른 혈관에서 혈액을 공급받을 수 있어 허혈성 괴사를 피할 수 있게 된다. 이것이 자궁근종 치료의 원리로 자궁근종이 난소동맥 등 다른 혈관에서 혈액을 공급받는다면 완전히 괴사시키기는 힘들다.

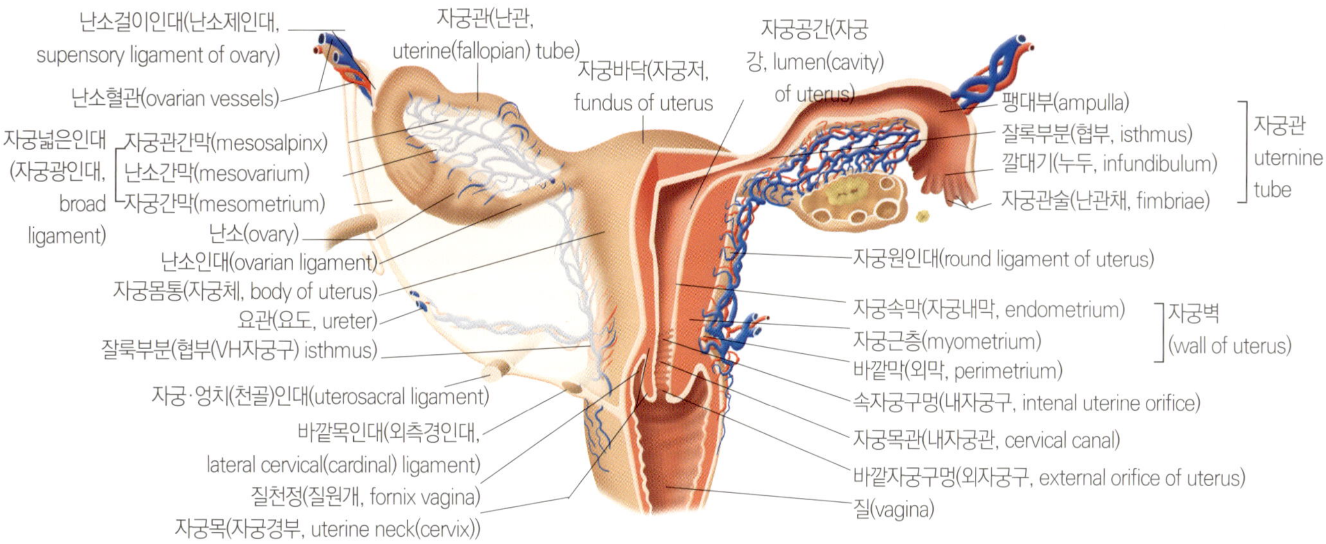

| 그림 6-24 | The structure of the uterus

1) 해부학적 구조

골반 안쪽에 위치하며 위쪽은 수정관에 아래쪽은 질에 연결되어 있다. 위쪽이 아래쪽보다 넓으며 중앙은 비어있다. 두께는 2~2.5cm로서 두꺼운 근육층과 점막층으로 이루어져 있으며, 평상시에는 자신의 주먹 정도의 크기이지만 임신하게 되면 평소 부피의 500배인 5ℓ까지 늘어난다.

2) 분 류

자궁근종(myoma)의 분류는 위치와 자궁층에 영향을 미치는 것에 따라 기초가 된다.

자궁근종은 발생부위에 따라서 자궁 바깥층으로부터 "장막밑 근육종 → 근층내근육종 → 점막밑근육종"으로 구분된다.

(1) 위치(location)

① 자궁목(경부, cervical)
② 자궁잘룩(협부, isthmic)
③ 자궁몸통(체부, corporal)

(2) 자궁층(uterine layer)

① 장막밑조직(subserous)

자궁을 덮고 있는 복막 바로 아래서 발생한다. 근육종이 늘어져서 목(pedicle)을 형성하기도 하며, 자각증상이 없는 것이 특징이다.

② 점막밑조직(submucous)

자궁내막 하층에 발생한 근육종으로서 가장 예후가 나쁘며, 합병증이 가장 많고 작은 크기로도 출혈의 원인이 되기 쉽다.

육종변성의 위험이 크며 감염, 화농, 괴사가 되기 쉽고 방사선치료에 내성이 있다.

③ 벽내의 조직(intramural)

자궁근층내 깊숙히 위치하는 것으로 자궁의 크기 자체가 커지므로써 자궁내막의 면적이 증가하고, 따라서 월경량이 증가하게 된다. 자각증상이 없는 것이 특징이다.

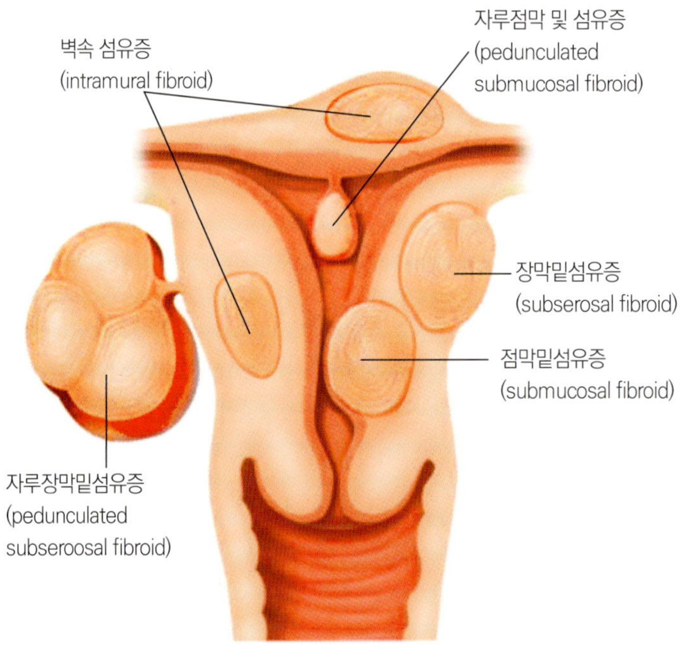

Ι 그림 6-25 Ι Classification of myoma

3) 진 단

자궁근종의 진단은 US와 MRI가 진단방법으로 많이 시행된다.

MRI는 근육종의 위치와 크기 등을 자세히 알 수 있을 뿐만 아니라 조영제를 사용한 MRA로 근육종의 혈관분포를 알 수 있어 시술 후 근육종의 괴사여부를 판단할 수 있다.

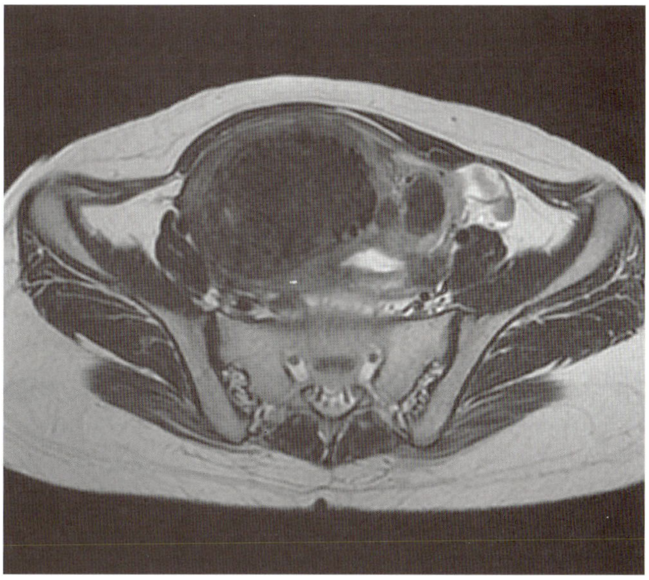

[A] 자궁근종 환자의 MRI T2 FSE axial

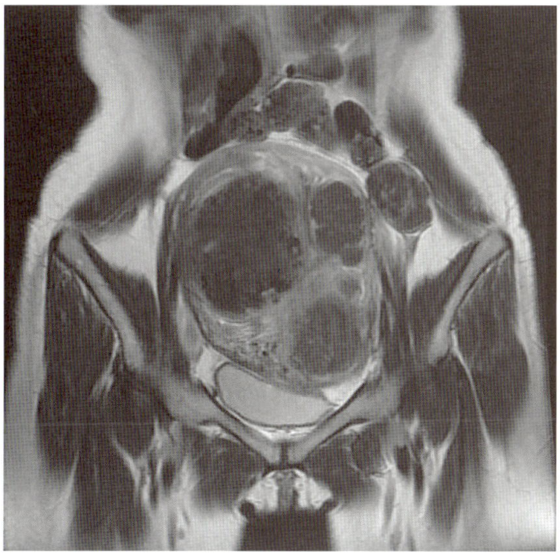

[B] MRI T2 FSE

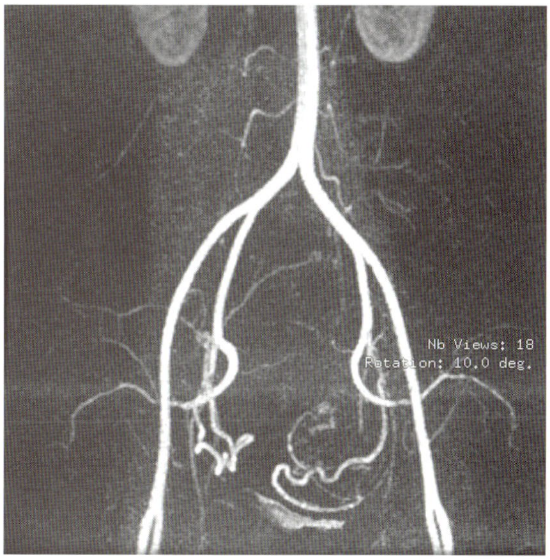

[C] MRA(uterine artery expansion)

| 그림 6-26 | Multiple myoma(MRI and MRA image)

4) 적응증

① 자궁근종과 관련된 과다출혈
② 종괴에 의한 아랫배 불편감
③ 통증을 유발하는 자궁근종
④ 갑자기 자라는 자궁근종
⑤ 출산능력을 보존하고자 하는 환자
⑥ 수술을 거부하는 환자
⑦ 전신마취가 불가능한 환자

5) 금기증

① 자궁목암이나 내막암 등 다른 악성종양이 동반되어 있는 경우
② 골반내 염증이나 내막염이 있는 환자
③ 내막종(endometrioma) 또는 예전에 골반내 방사선치료를 받은 환자

6) 자궁근종에 사용되는 색전물질

자궁동맥 색전술에 사용되는 색전물질로는 polyvinyl alcohol(PVA) particle과 gelfoam이 있다.

PVA particle은 여러가지의 입자 크기를 사용하였는데 작은 크기의 particle(250~355 μm)을 사용한 사례가 큰 크기의 particle(500~700 μm)을 사용한 사례보다 근육종의 크기 감소율은 더 좋은 반면 염증이나 통증과 같은 합병증이 더 많이 발생하였고, PVA particle을 사용하고 추가로 gelfoam을 사용한 군과 사용하지 않은 군이 보고되고 있으나 그 결과는 큰 차이가 없다.

또한 gelfoam 만을 사용해도 근육종의 크기 감소와 증상 치료효과는 큰 차이가 없다는 보고도 있다. 그러나 몸쪽부의 자궁동맥을 결찰하거나 coil과 같은 색전물질로 막는 방법으로 혈액공급을 차단하는 것은 난소동맥으로의 곁경로로 인해 효과적인 색전효과를 거둘 수 없게 된다.

7) 시술방법

① 넙다리동맥에 6F 쉬스를 삽입한다.
② 5F pigtail 카테터로 골반동맥조영술(pelvic arteriography)을 시행한다.
pigtail 카테터의 위치는 엉덩동맥(iliac artery)이 보이도록 그 위에 위치시킨다.
③ pigtail 카테터를 제거 후 5F 카테터(Yashiro, RHR, cobra)를 삽입하고 왼속엉덩동맥(Lt. internal iliac artery)을 선택하여 검사각도는 반대측 전후사위(contralateral AP oblique view) 방향으로 roadmap을 실시한다. 자궁동맥의 주행을 확인한 후 마이크로카테터를 사용하여 자궁목동맥의 기시부를 선택을 한다. 반대측 전후사위 방향에서 혈관이 겹쳐 자궁동맥의 주행이 잘 확인되지 않으면 같은쪽 전후사위(ipsilateral AP oblique) 방향으로 실시한다.
④ AP로 혈관조영술을 시행한다(자궁근종 및 자궁의 혈관분포 및 종양의 형태를 확인).
⑤ 적절한 PVA(contour) 크기를 선택하여 색전술을 시행한다.
⑥ 색전술을 혈류의 흐름이 10cardiac/sec(혈류의 박동수)가 되어도 색전물질에 의해 조영제가 자궁동맥에 거의 정지해 있을 때까지 시행한다.
⑦ 색전술 후 마이크로카테터를 제거하고 조영술을 시행하여 색전유무를 확인하고 반대쪽 자궁동맥을 위와 같이 시행하도록 한다.
⑧ 양쪽 자궁동맥의 색전술을 끝낸 후에 5F pigtail 카테터를 사용하여 골반동맥조영술을 시행하여 시술의 성공유무를 확인한다(이때의 pigtail 카테터의 위치는 콩팥동맥의 위 쪽에 위치시켜 난소동맥의 자궁동맥으로의 혈류공급이 있는지를 확인하도록 한다).
⑨ 자궁동맥의 색전술 시행 후 환자가 아랫배의 통증을 호소하는 경우가 많으므로 적절한 약제 사용으로 통증을 조절하여야 한다.

8) 자궁근종 색전술 영상

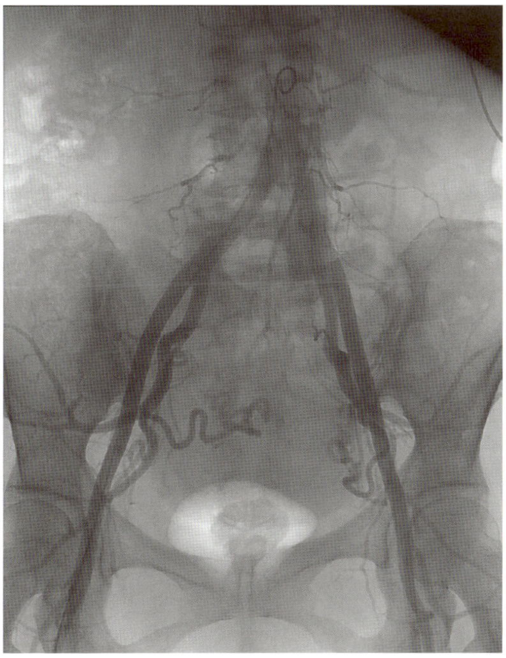

[A] 양쪽 엉덩동맥 기시부 위쪽에서의 골반동맥조영술

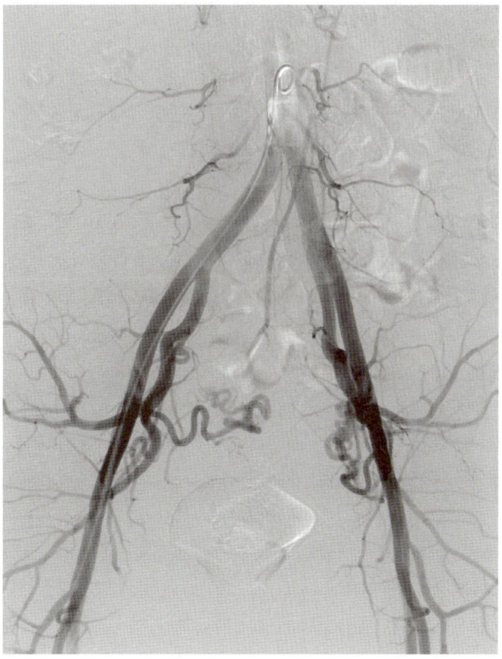

[B] 안쪽 엉덩동맥과 자궁동맥이 확장되어 있다.

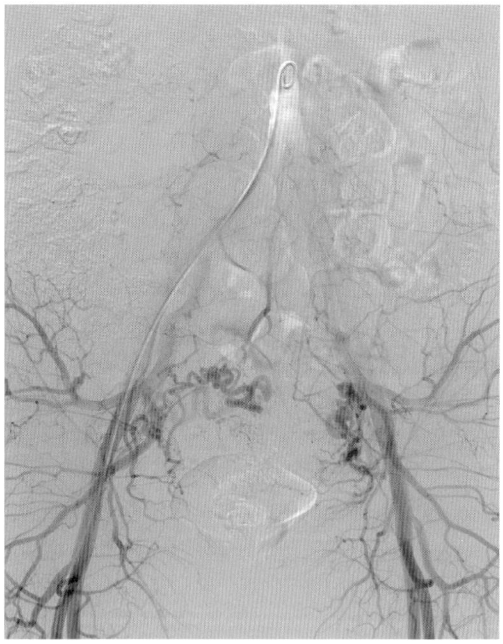

[C] 자궁동맥의 주행이 관찰되고 있다.

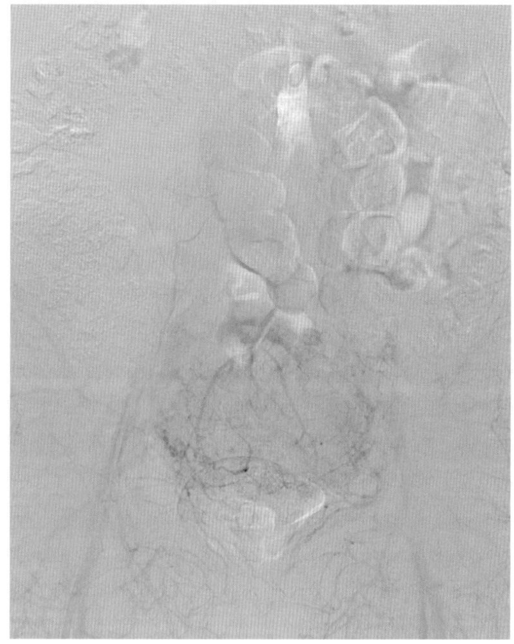

[D] 자궁근종이 조영제에 staining 되고 있다.

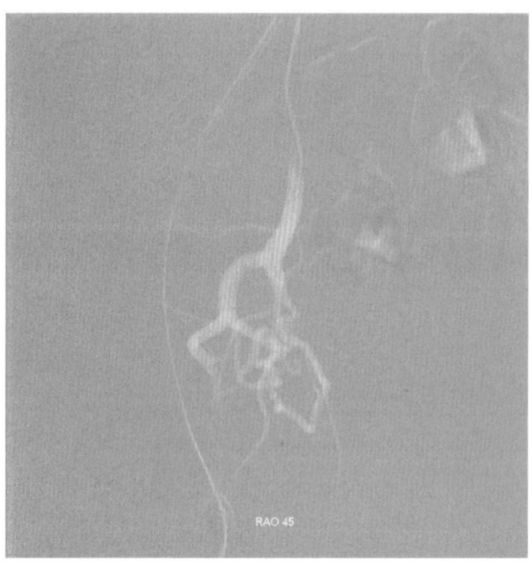

[E] 왼측의 엉덩동맥을 5F 카테터로 선택 후 대측성 사방향 방향으로 road map 영상을 얻는다.

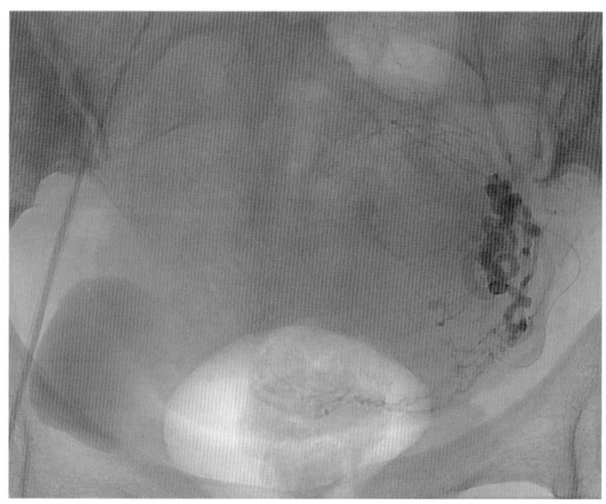

[F] coaxial(동축)기법으로 카테터안에 마이크로카테터를 삽입 후 자궁목동맥안까지 삽입후 혈관조영술실시

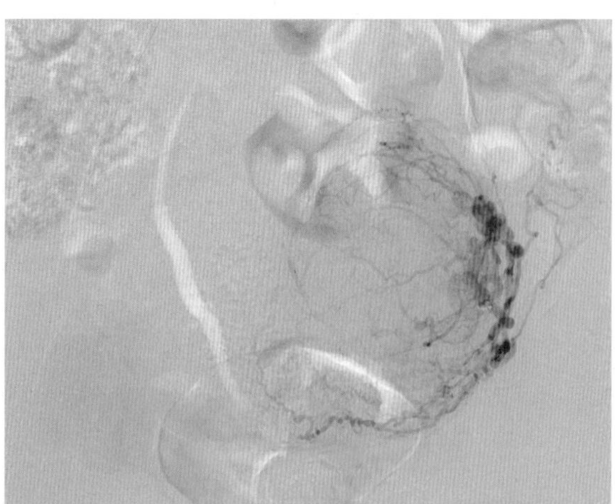

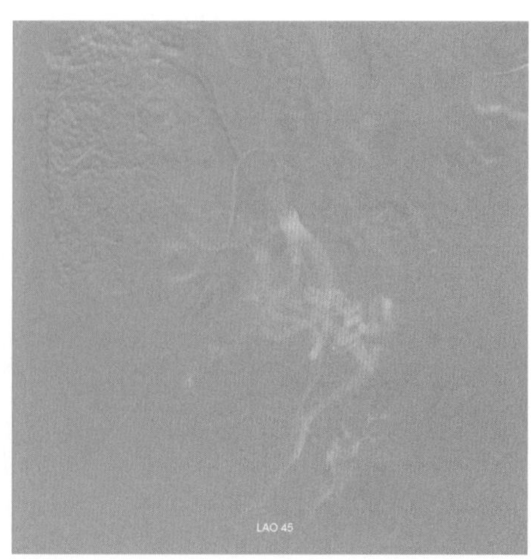

[G] 확장된 자궁동맥과 자궁근종의 형태와 주행혈관들을 볼 수 있다.

| 그림 6-27-1 | Uterine artery embolization procedure

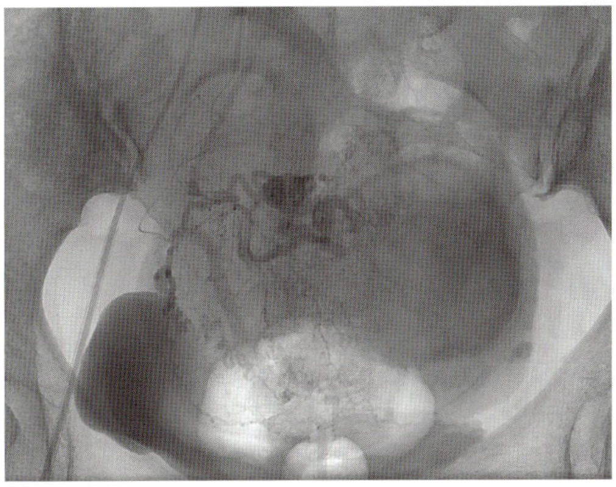

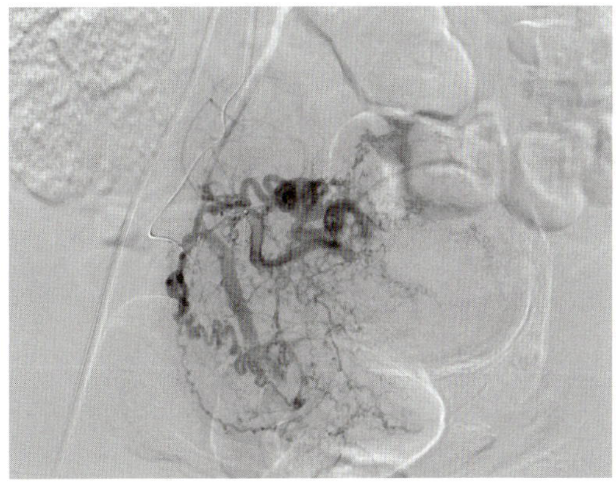

[H]~[J]. 왼쪽의 색전술을 마치고 오른쪽의 자궁동맥을 색전시키기 위한 순서(자궁동맥색전술을 항상 양쪽 동맥을 색전시켜야 성공적인 효과가 나타나며, 색전술 시 위와 같이 collimation을 해주고 필요 시에만 Fluoro를 시행하면 자궁에 대한 피폭선량을 줄일 수 있다).

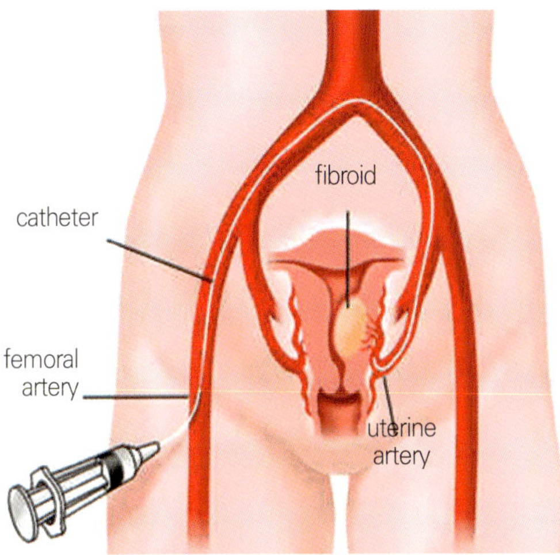

[K] 위 그림과 같이 카테터로 자궁동맥을 선택한다.

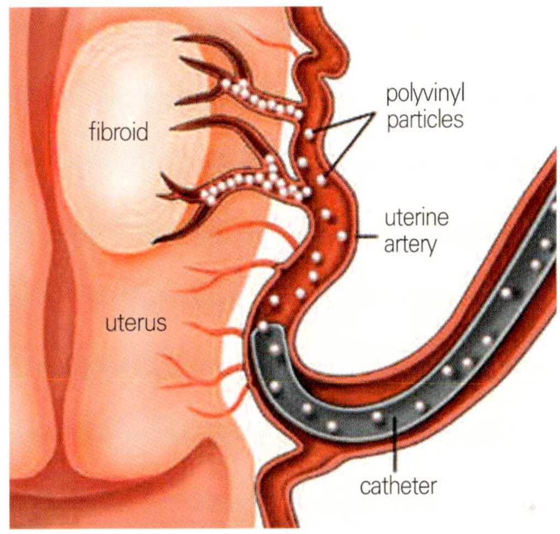

[L] 색전물질(PVA)를 주입하면 입자가 혈류를 막게 된다.

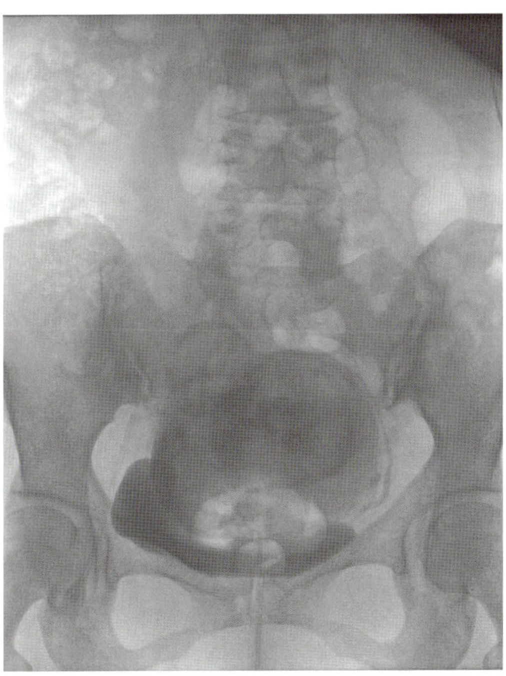

[M] 색전술 후 자궁근종의 staining

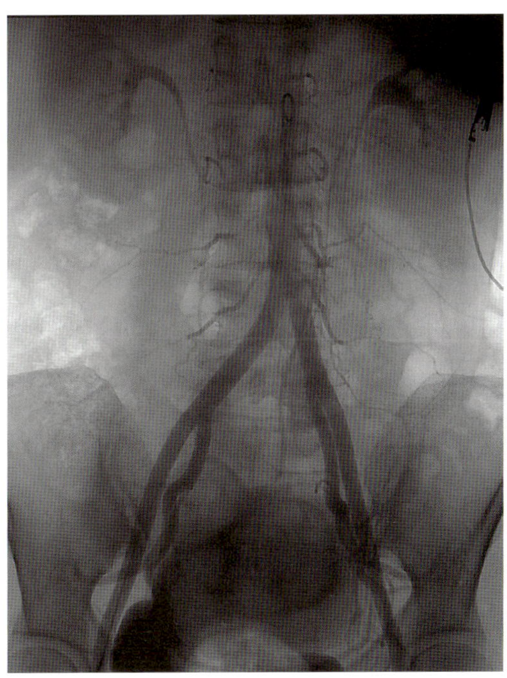

[N] 색전술 후 골반동맥 조영술

| 그림 6-27-2 | Uterine artery embolization procedure

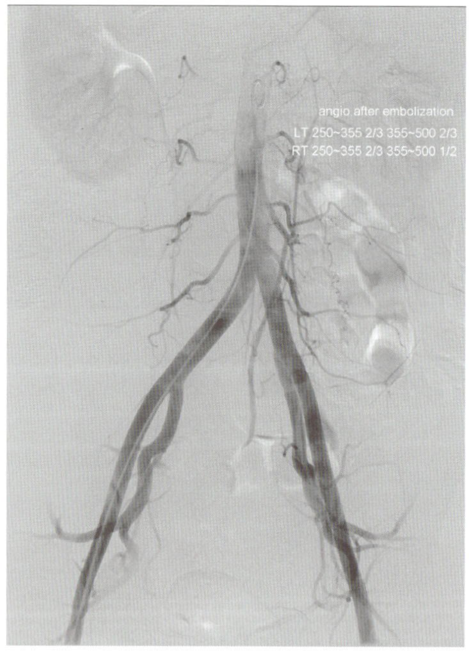

[O] 색전술 후 혈관조영술(자궁근종으로의 혈류가 차단되어 있다)

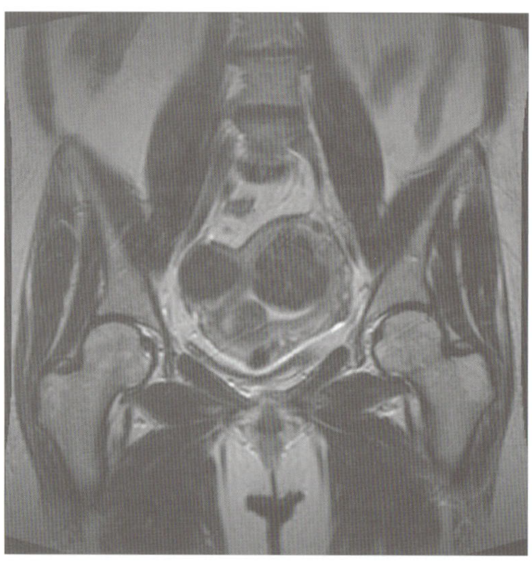

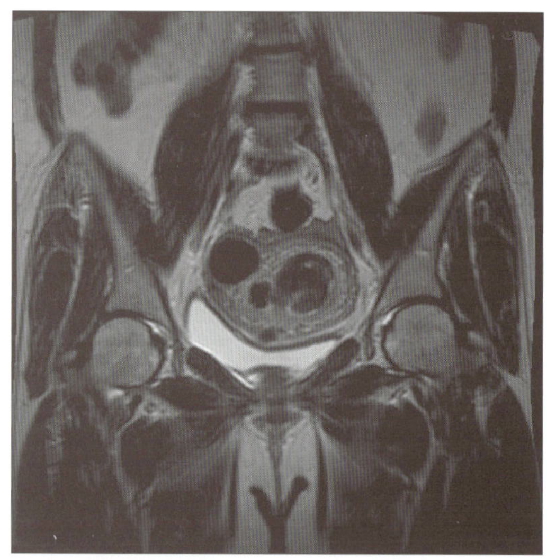

[P]~[Q] 시술 전, 후의 MRI 영상으로 근육종의 크기가 감소되었으며 근육종이 저신호로 변화되어 나타난 것을 알 수 있다.

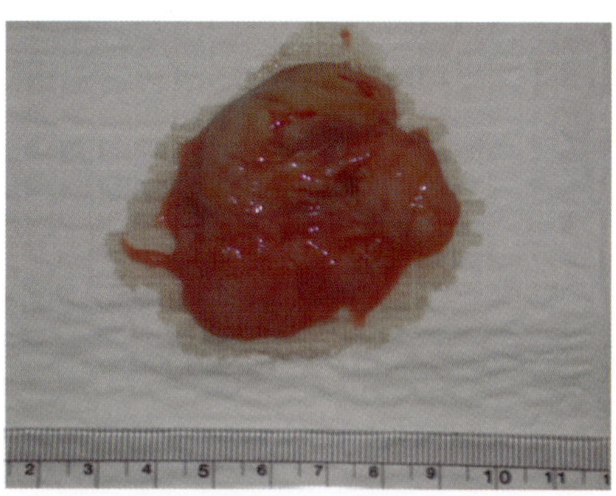

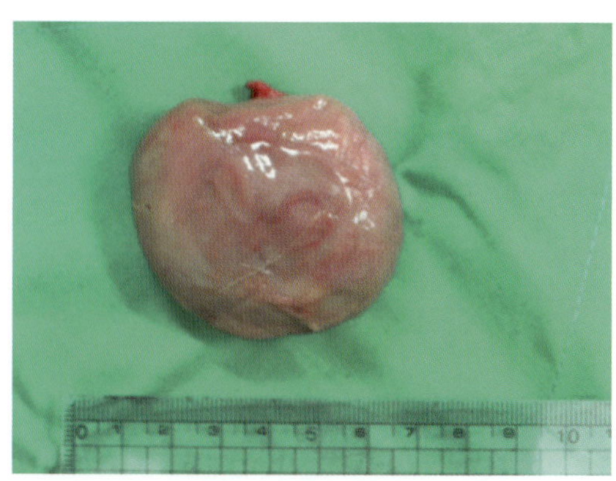

[R]~[S] 자궁동맥 색전술후에 분리되어 밖으로 배출된 자궁근종

I 그림 6-27-3 I Uterine artery embolization procedure(O~Q) and Pedunculated myoma type[R~S]

05 기관지동맥 색전술 (Bronchial artery embolization)

1) 목 적

기관지동맥 색전술은 객혈의 가장 흔한 원인이 되는 혈관인 기관지 동맥의 혈관을 조영하여 출혈의 원인으로 의심되는 동맥에 색전을 함으로써 지혈을 유도하는 시술이다. 외과적 절제술을 시행할 수 없는 경우 효과적인 대치 요법으로 이용되며, 급성 출혈을 조절하여 상태를 안정시킨 후 외과적 절제술을 선택적으로 시행할 수 있다.

2) 적응증

① 1회 100 ㎖ 이상의 객혈
② 1회 500 ㎖ 이상의 대량객혈

3) 합병증

① 발열
② 가슴통증
③ 원위부 색전
④ 기관지 샛길
⑤ 하반신마비 등

4) 시술기구

① 5 Fr. Bronchial catheter, Pigtail catheter
② introduce set
③ guide wire
④ Gelatin sponge, PVA particle, Coil

5) 시술방법

① 접근 방법은 기관지동맥 조영술과 동일하다.
② 출혈 의심 부위를 발견하면 혈관의 먼쪽부터 색전 물질(gelatin sponge, PVA particle, coil)을 사용하여 출혈 부위를 색전한다.
③ 색전술 후, 기관지동맥 조영술을 시행하여 시술 결과를 평가한다.

VI

6) 기관지 동맥 색전술 영상

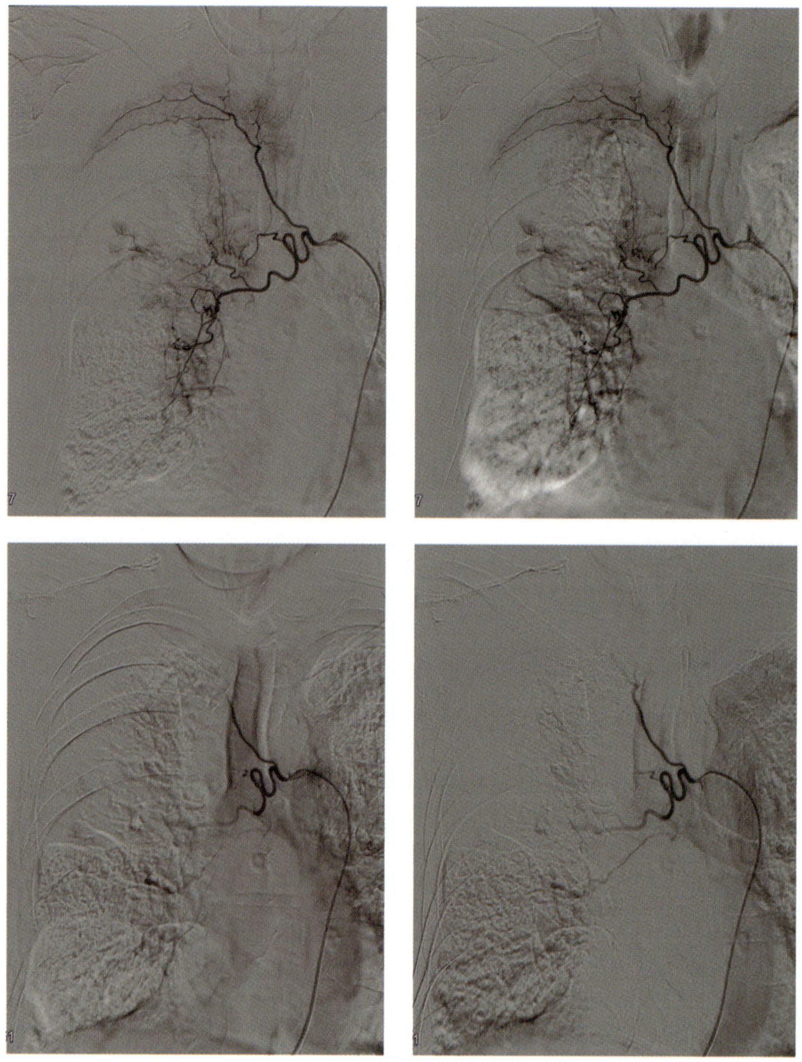

| 그림 6-28 | comparison of image before and after embolization

Chapter 7

기타 혈관계 중재적시술

학습목적

- 진단과 치료목적으로 외과적 수술 대신에 시행하는 중재적 시술의 장점과 중재적 시술의 여러 종류별 시술법을 학습하는 것을 목적으로 한다.
- 중재적 시술법에는 혈관이 막히거나 좁아진 경우 시술을 통해 확장시켜 혈류를 증가시키며 종양치료를 하는 색전술 뿐만 아니라 하대정맥 필터설치술 등 새로운 시술기법들이 소개되고 있다. 이외에도 비혈관계 중재적 시술 또한 다양한데 이 모든 시술의 기법과 적용범위를 학습하는 것을 목적으로 한다.

학습목표

- 중재적 시술의 적용부위를 설명할 수 있어야 한다.
- 중재적 시술용으로 개발된 기구와 스텐트 등의 용도와 적용 부위를 설명할 수 있어야 한다.
- 혈관계 중재적 시술의 기법을 설명할 수 있어야 한다.
- 비혈관계 중재적 시술의 적용부위를 설명할 수 있어야 한다.
- 혈관색전술에 관하여 설명할 수 있어야 한다.
- 피폭선량 및 환자관리에 관해 설명할 수 있어야 한다.

01 동맥 내 항암 카테터 및 피하포트 삽입술 (intra arterial catheter and chemoport insertion)

문맥에 혈전이 있거나 다발성의 간세포암, 동맥·문맥간 단락(shunt) 또는 간기능의 감소로 인하여 TACE를 시행하기 어려운 경우는 간동맥 내에 항암제를 지속적으로 주입할 목적으로 동맥 내 폴리우레탄 재질의 카테터를 설치하고 피부 밑에 피하포트(intra arterial chemoport)를 설치한다.

1) 적응증

① 주변장기나 조직에 부작용을 줄이며 표적장기에 약물농도를 높일 필요가 있는 경우
② 화학색전술 후 간기능이 떨어지는 등의 합병증의 가능성이 있는 경우
③ 화학색전술이나 에탄올 주입술등의 시술 후에 종양의 크기가 커진 경우
④ 색전물질에 의해 폐색전증의 가능성이 있는 경우

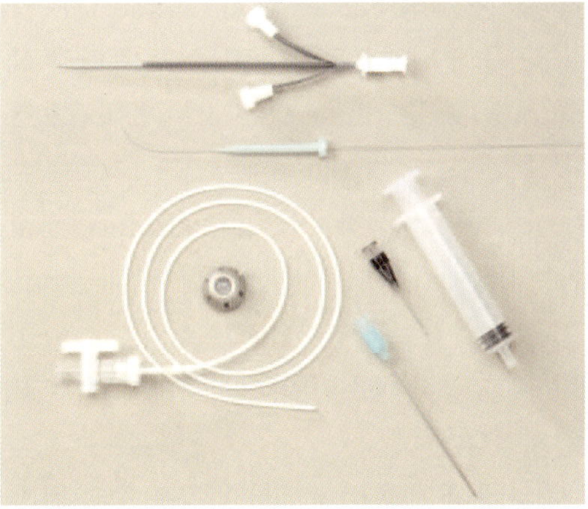

[a] Chemoport set

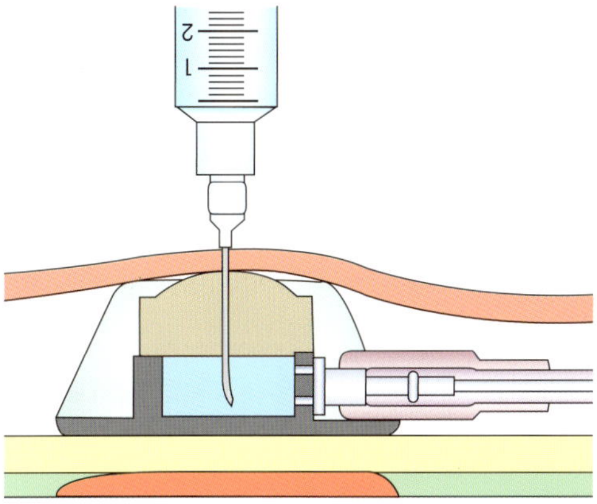

[b] Injection

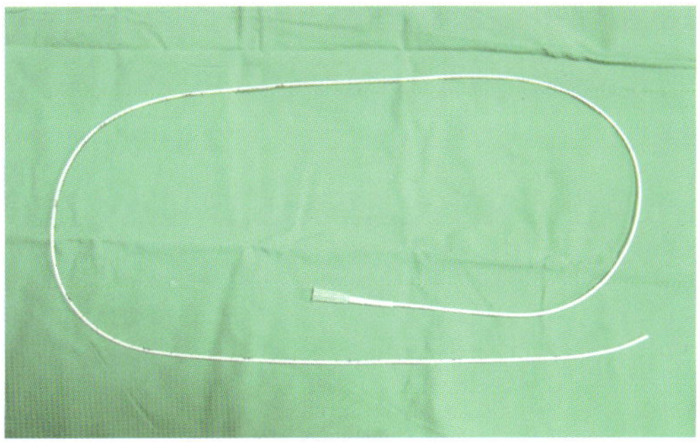

[C] Port catheter

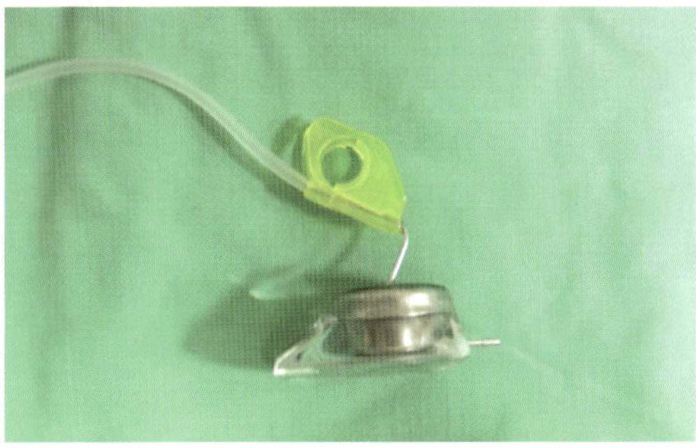

[D] Port와 port needle

그림 7-1 Port system

2) 금기증 및 합병증

특별한 금기증은 없으며 다음과 같은 합병증이 나타날 수 있다.

① 카테터 끝의 움직임으로 인한 표적동맥 이탈

② 간동맥과 카테터의 폐쇄

③ 포트 주변의 감염이나 조직괴사

④ 포트와 카테터의 꼬임이나 분리 등으로 인한 약물유출

⑤ 항암제의 일반적인 부작용인 구역, 구토, 식욕감퇴, 발열, 골수기능저하, 간기능저하

3) 간세포암의 시술방법

동맥 내 포트 삽입법은 넙다리 또는 상체의 겨드랑이에 포트를 설치하는 시술로 dressing을 넓게 준비하여야 한다(넙다리에 설치술이 주로 행해지는 시술이므로 넙다리에 삽입술로 설명).

① 넙다리동맥을 천자하여 0.035 가이드와이어를 삽입한 후 쉬스를 삽입하지 않고 곧바로 5F 카테터를 삽입한다(sheath를 삽입하게 되면 포트 설치후 삽입부위에 혈액이 스며(oozing) 나올수 있어 삽입하지 않는다).

② 카테터(RH, RHR)로 SMA, celiac artery를 선택하여 조영술을 시행하고 간동맥의 해부학적 구조를 파악한다.

③ 카테터를 고유간동맥에 위치시키고 가이드와이어를 삽입하여 위샘창자동맥(gastro-duodenal artery/GDA)을 선택한 후 5F 카테터를 제거하고 arterial chemoport 카테터의 상단부 3~5cm 부위에 측공(side hole)을 인위적으로 만들고 wire를 따라 삽입하여 위샘창자동맥에 위치하도록 한다(chemoport catheter의 위치는 인위적으로 만든 측공이 고유간동맥에 위치하여야 한다).

④ 같은 방법(co-axial)으로 마이크로카테터를 삽입하여 위샘창자동맥(gastroduodenal artery)과 오른위동맥(right gastric artery)을 fibered coil로 색전을 한 뒤 마이크로카테터는 제거한다.

⑤ 포트가 위치할 곳을 넙다리부 피하 부위에 자리를 잡고 국소마취하에 피하매몰 후 포트와 포트 카테터를 피하 터널을 만들어 연결시킨다.

⑥ 연결 후 카테터의 위치와 포트의 위치를 투시 하에 확인하고 포트가 위치한 곳과 천자부위를 봉합한다.

⑦ 봉합 후 포트 천자용 전용바늘로 포트 dome을 천자하여 혈액응고로 인한 마이크로카테터 내부에 혈전형성을 예방하기 위하여 항 혈액응고제인 헤파린 2,000~3,000unit를 주입하여 카테터 내에 헤파린 블록을 형성한다.

⑧ 동맥 내 항암 포트는 사용 후 항상 헤파린 블록을 실시하여 포트 카테터 내부에 혈전생성을 방지하도록 한다.

4) 동맥 내 항암 카테터 및 피하포트 삽입술 영상

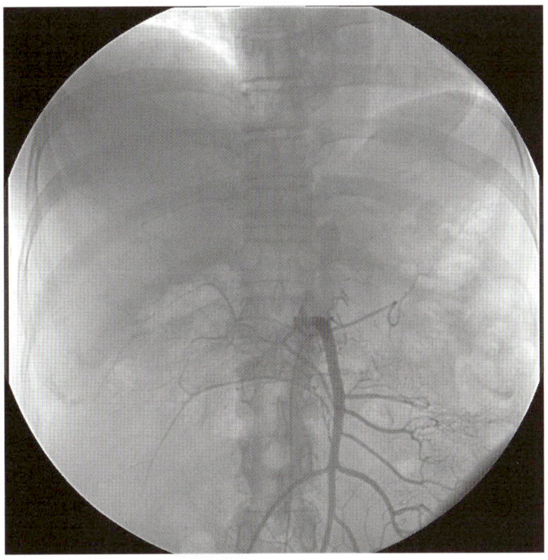

[A] SMA의 혈관조영상

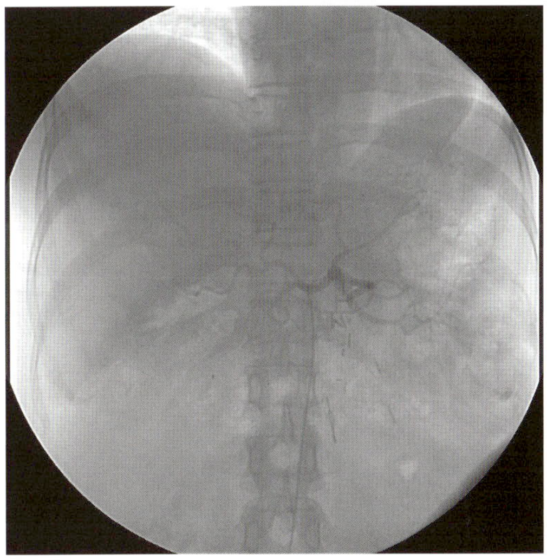

[B] Celiac artery의 혈관조영상

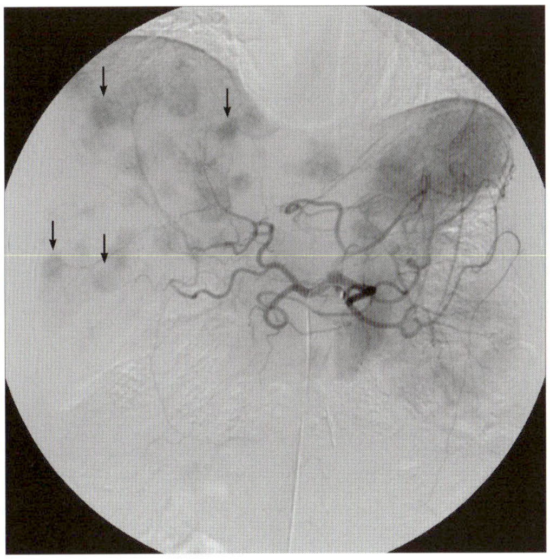

[C] Celiac arteriography에서 multiple한 간세포암(HCC)이 있음을 알 수 있다.

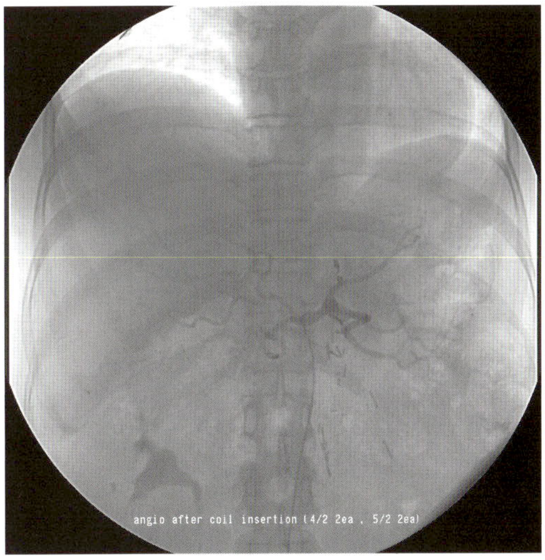

[D] 마이크로카테터를 사용하여 Lt. hepatic artery와 gastroduodenal artery를 coil색전술 시행

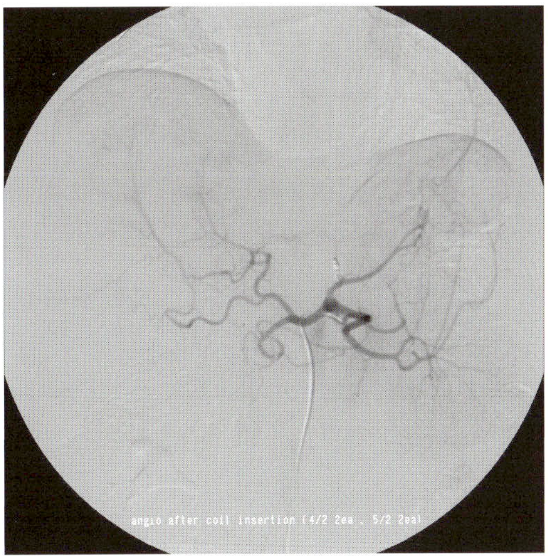

[E] coil 색전술 후 혈관조영상으로 혈관이 색전되었음을 알 수 있다.

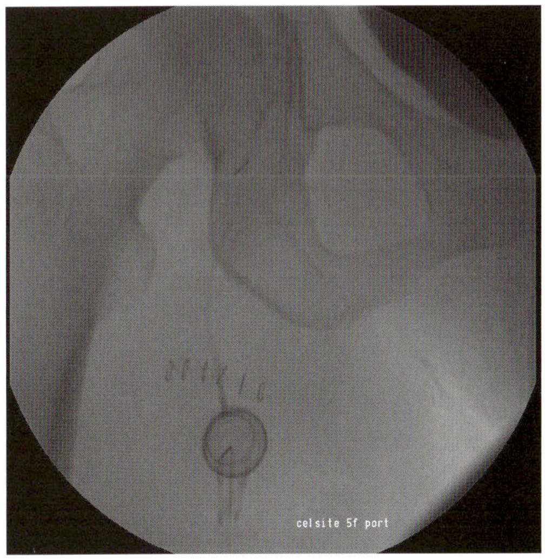

[F] port와 port catheter가 넙다리부에 피하터널방식으로 연결

| 그림 7-2 | Chemoport insertion

02 중심정맥관 카테터 설치술 (central venous catheterization/CVC)

중심정맥이란 우리 몸에서 가장 큰 정맥인 대정맥을 말하며 인체에 분포되어 있는 정맥들은 모두 대정맥과 연결되어 있다. 이 대정맥의 안에 비경구영양요법(total parenteral nutrition, TPN), 혈액투석(hemodialysis), 화학요법(chemotheraphy), 혈액 샘플(blood sampling) 등의 목적으로 장기간 정맥에 삽입되어 약물을 주입하는 치료의 수단으로 시술되는 것을 중심정맥관 삽입술이라고 한다.

또한 중심정맥관 삽입술은 장기간의 정맥주사 및 약물투여 등에 따른 혈관손상으로 인해 정맥 확보가 어려운 경우에 시행이 되기도 하여 정맥의 혈관손상을 최소화시키며, 매회 실시하는 주사로 인한 불편과 고통을 덜어주는 시술이다.

중심정맥관 삽입술은 수술실에서 전신마취하에 시행되었으나 현재에는 영상의학과에서 부분마취를 하고 초음파영상 유도를 통해 더욱 신속, 안전하며 저렴하게 비침습적으로(non invasive) 시술되며 영상의학과의 중재적 시술에서 주된 업무로 시행되고 있다.

1) 적응증

① 비경구영양요법(total parenteral nutrition, TPN), 혈액투석(hemodialysis), 화학요법(chemotheraphy) 등의 목적으로 장기간 정맥에 약물을 주입
② 반복되는 장기간의 혈액샘플 체취나 약물 주입시 혈관 보호
③ 불필요한 환자의 고통감소
④ 혈관 손상의 최소화

2) 합병증

시술도중 발생할 수 있는 부작용으로는 기흉(pneumothorax), 공기색전증(air embolism), 혈액가슴증(hemothorax), 혈관손상(vessel injury) 등의 부작용이 있을 수 있다.

① 기흉(공기가슴증, pneumothorax)

영상유도하에서 21G needle로 천자할 경우 공기가슴증(pneumothorax)이 생기는 경우는 매우 드물고 생기더라도 작은 양이 생겨 수 시간 후에는 자연적으로 없어진다.

② 공기색전증(air embolism)

공기색전증(air embolism)은 매우 치명적인 합병증(complication)으로 peel away sheath만 남기면서 dilator와 wire를 제거하고 catheter를 삽입하기 전 venous lumen이 peel away sheath를 통해 연결되어 있을 때 환자가 심호흡을 할 경우 발생한다. 따라서 이때 환자의 호흡을 멈추도록 시술 전에 설명하여 카테터를 삽입하기 전에 공기가 들어가지 않도록 주의하여야 한다.

고전적인 처치법으로 환자를 left decubitus시켜 공기가 오른심방(right atrium)에 포획하는 방법이 있지만 실제 상황에서는 이미 오른심실(right ventricle)로 지나간 상태에서 발견되므로 환자를 바로누운 상태로 유지하고 산소를 투여하면서 vital sign을 monitor하여 환자 호흡곤란시 산소를 공급하여 처치를 하는 방법이 바람직하다.

③ 카테터를 통한 감염(infection)

카테터 감염에는 skin exit site infection, subcutaneous tunnel infection, catheter-related bacteremia이 있다. 피부 출구쪽 감염이나 터널링 감염과 같은 local infection은 감염부위의 굳음, 고름의 발생, 피부가 상하는 현상이 나타나게 되며 카테터 관련 부패현상의 경우 다른 fever focus 없이 지속적인 발열로 나타난다.

이런 감염증상이 나타나면 성급히 카테터를 제거하지 말고 충분한 local care나 항생제 치료를 하여 반응이 없는 경우 제거한다.

④ 카테터 안쪽과 주변의 혈전증(catheter thrombosis)

카테터와 관련된 혈전증은 카테터 주변을 둘러싸는 혈전과 카테터나 정맥을 폐쇄시키는 혈전이 있다. 카테터 주변에 발생되는 혈전은 카테터 삽입 후 24시간째부터 모든 카테터에 생긴다. 종종 카테터의 막힘이 유발될 수 있으며 이때는 적은양의 혈전용해제(urokinase)를 카테터에 주입하여 해결하거나 이에 반응하지 않을 경우 카테터를 바꿔주어야 한다.

카테터 안쪽의 혈전은 카테터나 정맥을 전체적 혹은 부분적으로 폐쇄시키며 주입은 되지만 흡입은 되지 않는 현상이 생긴다. 수술적으로 삽입한 경우와 비슷한 비율로 발생하며 heparin lock을 하면 줄일 수 있다. 이 경우도 urokinase 주입으로 해결할 수 있다. 거의 모든 정맥은 오랫동안의 카테터에 의한 외상으로 인해 혈전이 생기지만 증상 유발은 드물다. 혈전관련 폐색이 발견될 경우 카테터를 제거하고 적절한 heparization이 필요하다.

3) 카테터의 종류

(1) 터널식(tunneled catheter) 주입용 카테터

1973년 Broviac이 실리콘 재질의 카테터를 장기간 삽입하여 사용한 보고가 있고, 1979년 Hickman이 이를 보완하여 발표한 이후에 많은 형태의 터널식 카테터가 개발되었

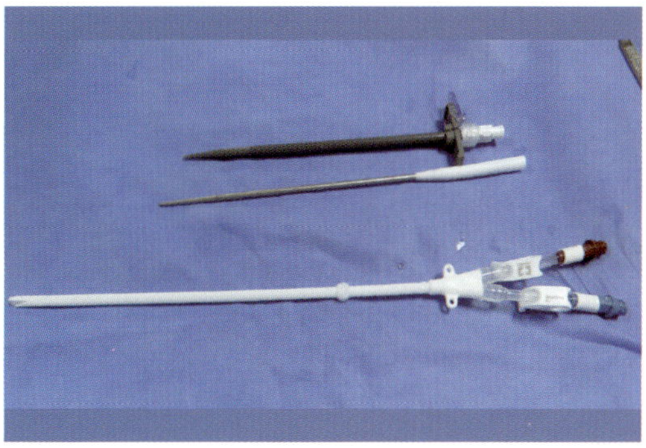

| 그림 7-3 | Nontunneled catheter

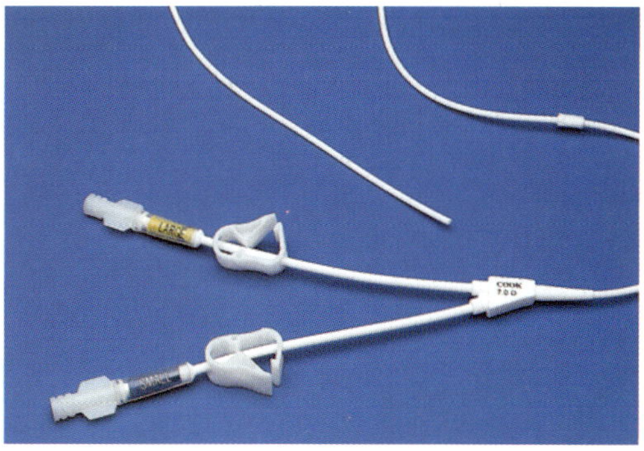

| 그림 7-4 | Tunnelde catheter

VII

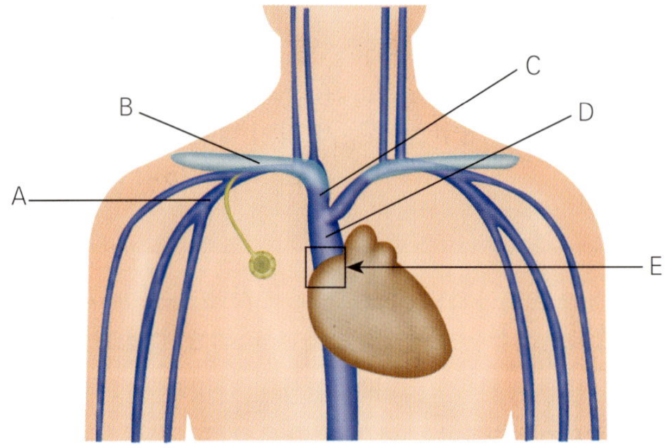

Ι 그림 7-5 Ι Central venous anatomy

A : subclavian vein B : clavicle C : Brachiocephalic vein D : SVC E : catheter tip location (distal SVC과 RA junction)

다. 카테터의 끝부분이 end-hole모양의 Hickman/Broviac 카테터와 slit-valve모양의 Groshong 카테터가 있으나 우리나라에서는 대부분 Hickman/Broviac 카테터를 사용한다. 카테터 내의 관이 2~3개 있는 것이 많이 사용되며 굵기도 10~12Fr를 주로 사용한다. 카테터가 외부에 유출되지 않아 감염을 줄이게 되며 2개월 이상 장기간 사용목적으로 설치한다. Dacron cuff가 있어 피하 섬유화(fibrosis)를 유도한다. 주로 항암요법, 장기항생제 투여 등에 사용된다.

(2) 비터널식(nontunneled catheter) 주입용 카테터

주로 응급상황에서 수액요법이 필요한 경우나 시술을 위하여 단기간 삽입할 때 사용한다.

속목정맥(internal jugular vein), 빗장밑정맥(subclavian vein), 자쪽피부정맥(basilic vein)을 접근경로로 한다. 카테터의 먼쪽부를 위대정맥과 오른쪽 심방사이에 위치 하고, 카테터 먼쪽부를 피부에 봉합, 고정하여 단기간 사용을 목적으로 한다(말초삽입 중심정맥 카테터, peripherally inserted central catheter, PICC). 카테터 내의 관이 1~2개 있는 것이 많이 사용되며 굵기도 소아는 4~5 Fr, 성인은 6~7 Fr를 주로 사용한다.

(3) 매몰형 포트(implantable subcutaneous port)

접근 혈관은 터널식(tunneled catheter)과 같으며 카테터 끝부분을 port라고 하는 dome과 연결하여 dome부분까지 피하에 매몰하는 방식으로 장기간 사용목적으로 설치되는 카테터이다. 어느 정맥으로 삽입하느냐에 따라 중심정맥포트와 말초삽입포트로 구분한다.

전체가 체내에 고정되므로 감염의 확률이 가장 낮다는 장점이 있어 감염에 취약한 환자에게 용이하다. 반복적으로 시행하는 화학항암요법에 가장 적합하다.

중심정맥 카테터의 삽입은 주로 오른쪽으로 접근을 많이 하나 유방암 환자의 경우에는 유방의 절제를 통해 터널식이나 매몰형 포트 방식이 어려운 경우가 있으므로 접근이 용이한 부분으로 결정하여 삽입시킨다. 혈관투석을 받는 환자의 경우에는 환자의 팔정맥을 사용하여 중심정맥을 연결하므로 수술할 부위의 반대쪽 혈관을 접근경로로 한다.

(4) 투석용 카테터

혈액투석의 경우 정맥혈을 체외에서 장비나 기구를 이용하여 처리하여 동맥혈로 만들어 체내로 주입한다. 이때 사용되는 터널식 카테터는 2개의 넓은 관이 붙어있는 모양으로 제작되었다. 카테터의 끝부분은 투석된 피가 다시 체외로 나오지 않게 층이 지거나 갈라져 있는 모양으로 되어있다. 길이가 짧거나 빨간색 부분이 동맥측 관이고 길이가 길거나 파란색으로 표시된 부분이 정맥측 관이다. 혈액투석 외에 혈장분리나 말초혈액 줄기세포 수집에도 사용될 수 있다.

투석용 카테터는 dacron cuff가 있는 것(영구적 사용)과 없는 것(일시적 사용)이 있으며 거의 모두 2개의 관을 가진 카테터로 silicon 재질이지만 고압의 혈류를 견디기 위하여 hickman catheter보다는 단단하다.

사용하는 혈관은 대개 속목정맥과 빗장밑정맥을 사용하나 투석환자의 동정맥 샛길(arteriovenous fistula, AVF) 수술 전에 투석목적으로 삽입될 경우에는 빗장아래정맥(subclavian vein)은 혈전(thrombotic)을 유발할 수 있으므로 피하는 것이 좋다.

4) 시술방법

(1) 겨드랑(axillary) 및 빗장밑(subclavian) 정맥

초음파를 이용하여 혈관의 개통성 및 정확한 위치를 확인한 후 천자한다. 이 방법은 될 수 있는 한 말초부위를 천자할 수 있어 기흉(공기가슴증, pneumothorax)과 pinch-off syndrome의 가능성을 줄이고 주변조직의 손상없이 직접 정맥을 천자할 수 있는 장점이 있다.

다른 방법으로 조영제 주입하의 투시유도 방법으로 천자하고자 하는 측의 팔정맥에 조영제를 주입하면서 천자하는 방법으로 정맥의 주행경로와 개통성을 알수 있다.

(2) 속목정맥(internal jugular vein)

속목정맥을 사용하는 경우는 터널 방식이므로 천자 후 터널링이 용이하도록 천자부위를 높게 잡지않도록 한다. 초음파 유도하에 바늘을 혈관안에 삽입하고 부드럽게 전, 후진시켜 needle의 위치를 확인하며 천자한다.

(3) 위팔정맥(upper extremity veins)

자쪽피부정맥(basilic vein), 위팔정맥(brachial vein), 겨드랑정맥(axillary vein)을 이용하며 초음파 유도하에 천자한다.

이 방법은 바늘로 팔정맥을 천자하여 조영제를 주입 후 투시 유도하에 혈관의 위치를 확인하며 천자할 수도 있다.

(4) 터널 설치술(tunneling and catheter placement)

카테터를 피하에 매몰하는 방법으로 카테터의 피부삽입 부분과 정맥천자 부위를 터널기구를 사용하여 피하로 연결하는 것이다.

피부삽입 부분과 정맥입구 부분 그리고 두 지점 사이, 즉 피하터널(subcutaneous tunneling) 할 곳을 충분히 마취시키고 피부삽입 부분과 정맥입구 부위에 2~3 cm 정도 절개하고 catheter kit에 있는 tunneling tool을 이용하여 피하터널을 만들고 catheter를 skin exit에서 venous entry site로 꺼낸다. Retention cuff는 skin exit site에서 약 1~2 cm에 위치하도록 한다. Retention cuff의 재질은 collagen sponge로써 수 일이 지나면 조직성장(tissue ingrowth)과 섬유증(fibrosis)에 의해 catheter가 고정되게 한다.

Wire를 따라 dilator를 삽입한 후 투시 유도하에 wire의 끝이 심방과 위대정맥의 경계부에 위치하도록 한 후 wire에 mosquito 등으로 표시를 하여 그 길이를 기준으로 catheter를 잘라 길이를 조절한다. Dilator를 따라 0.038 inch wire를 넣고 transition dilator를 제거한 후 peel away sheath를 혈관내로 삽입한다. 환자에게 호흡을 멈추게 한 후 peel away sheath만 남긴채 dilator와 wire를 제거하고 즉시 catheter를 삽입한다. 이때 환자가 호흡(inspiration)을 할 경우에는 공기색전증(air embolism)으로 사망할 수 있으므로 특히 주의 하여야 한다.

Catheter를 위대정맥 끝부분(distal SVC)이나 오른심방(right atrium)과의 경계부까지 삽입하고 peel away sheath를 찢어 제거한다. 두 절개부이를 봉합한 후 heparin을 이용하여 heparin lock을 하고 봉합 후 소독(occlisive dressing)을 한다.

5) 카테터의 관리와 제거

중심정맥 카테터의 관리는 교육된 간호사에 의해 행해져야 하며 카테터를 사용할 경우 무균술적 기술이 필요하고 매일 dressing 후 사용하고 적절한 heparization이 절대적이다.

중심정맥 카테터(central venous catheter), 특히 터널식 카테터의 제거는 삽입한 담당자가 책임지는 것이 바람직하다. 터널식 카테터의 경우 충분한 국소마취를 한 후 catheter exit site에 1~2 cm 절개 후 삽입하고 dacron cuff와 주변조직 사이의 fibrosis를 박리하고 catheter를 제거한 후 지혈한다. 필요에 따라 카테터 제거부위의 봉합이 이루어질 수도 있다.

6) CVC 영상

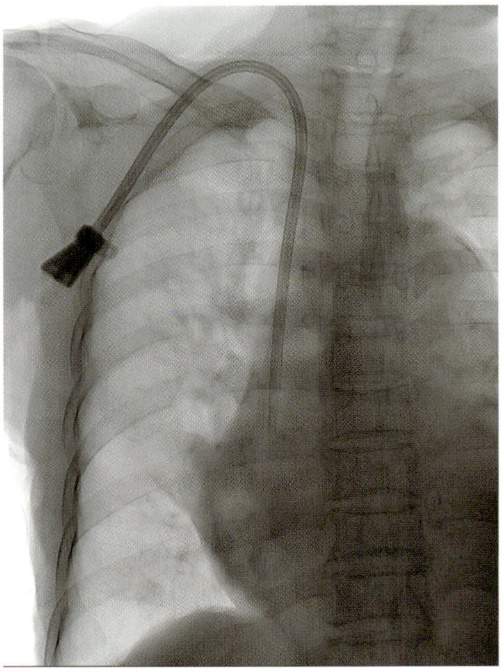

[A] Perm cath

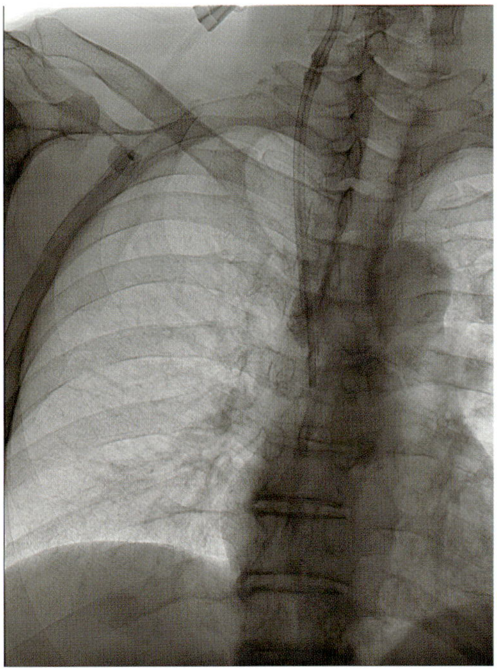

[B] HD cath

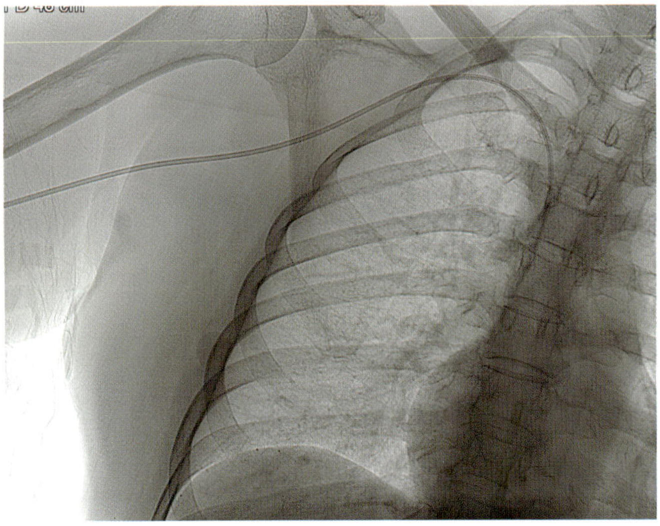

[C] PICC

| 그림 7-6 | CVC

03 속목정맥을 통한 간 생검술 (Transjugular Liver Biopsy/TJLB)

간생검은 급·만성 간질환 환자를 대상으로 하며 방법으로는 수술실에서 복부를 개복하여 간조직을 쐐기형으로 잘라내는 쐐기형 간생검과 복강경을 이용한 침생검(needle biopsy), 경피적으로 짐작을 해 천자바늘로 행하는 간천자의 3가지 방법이 이루어지고 있다. 이 가운데 다양한 생검 바늘 및 영상 도구들의 개발과 함께 더욱더 안전하고 확실한 방법으로 발전한 천자침에 의한 간천자가 간편하고 통증도 적다는 점에서 가장 많이 사용되고 있다.

생검을 통하여 얻은 간조직을 병리조직학적으로 검사하여 급성간염, 만성간염, 알콜성간염, 간경변증, 간암등의 진단에 이용되고 있다.

1) 적응증

① 미만성 간질환(diffuse liver disease)이 의심되어 조직검사가 필요한 경우
② 간의 혈류역학적 평가가 필요한 상황에서 직접적인 경피적 간천자가 금기시될 때
③ 응고장애(coagulation disorder)
④ 광범위한 간질환 - 간염, 간경변, 지방간, 결핵, Wilson's disease 등
⑤ 많은 양의 복수나 비만이 심한 환자

2) 금기증 및 합병증

① 특별한 금기증은 없다.
② 접근 가능한 정맥이 없는 경우
③ 합병증으로는 복강내 출혈, 혈종, 패혈증 등이 있다.

3) 시술기구

① Venous access set,
② 9 Fr×35cm vascular sheath,
③ 0.035in×180cm Bentson guide wire(Cook Medical, Bloomingtoon, IN), 0.035in×180cm Rosen wire(Cook), Amplatz superstiff wire(Boston Scientific, Natick, MA)
④ 간생검 kit system[LABS-100 또는 LABS-200 set (Cook)] 등

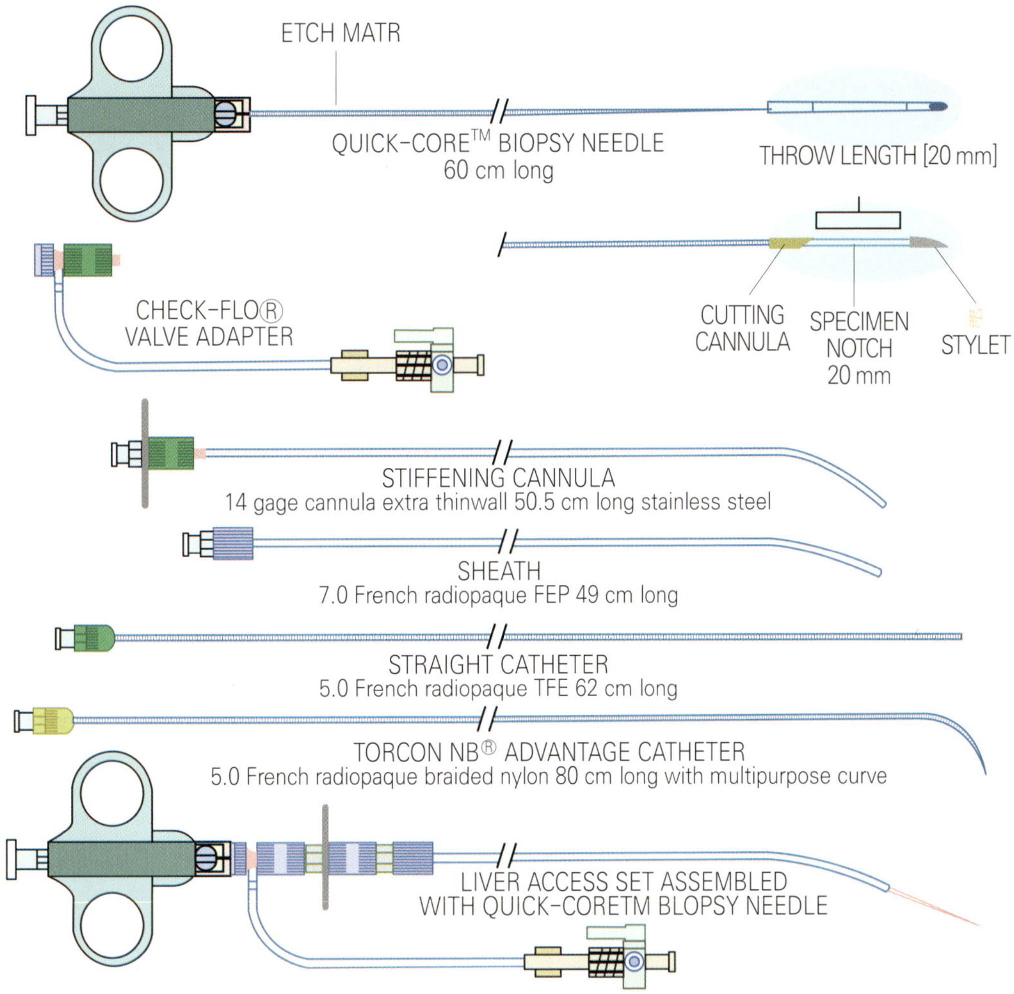

| 그림 7-7 | Liver biopsy set

4) 시술방법

① 초음파를 이용하여 영상을 보면서 우측 속목정맥(right internal jugular vein)을 천자
② 가이드와이어와 9F 쉬스 삽입
③ 가이드와이어와 카테터를 사용하여 오른 간정맥 조영술 시행
④ 쉬스 안으로 forcep이나 생검바늘(biopsy needle)을 사용하여 2~3회 정도 생검 시행
⑤ 쉬스를 제거하고 지혈

5) 간 생검술 영상

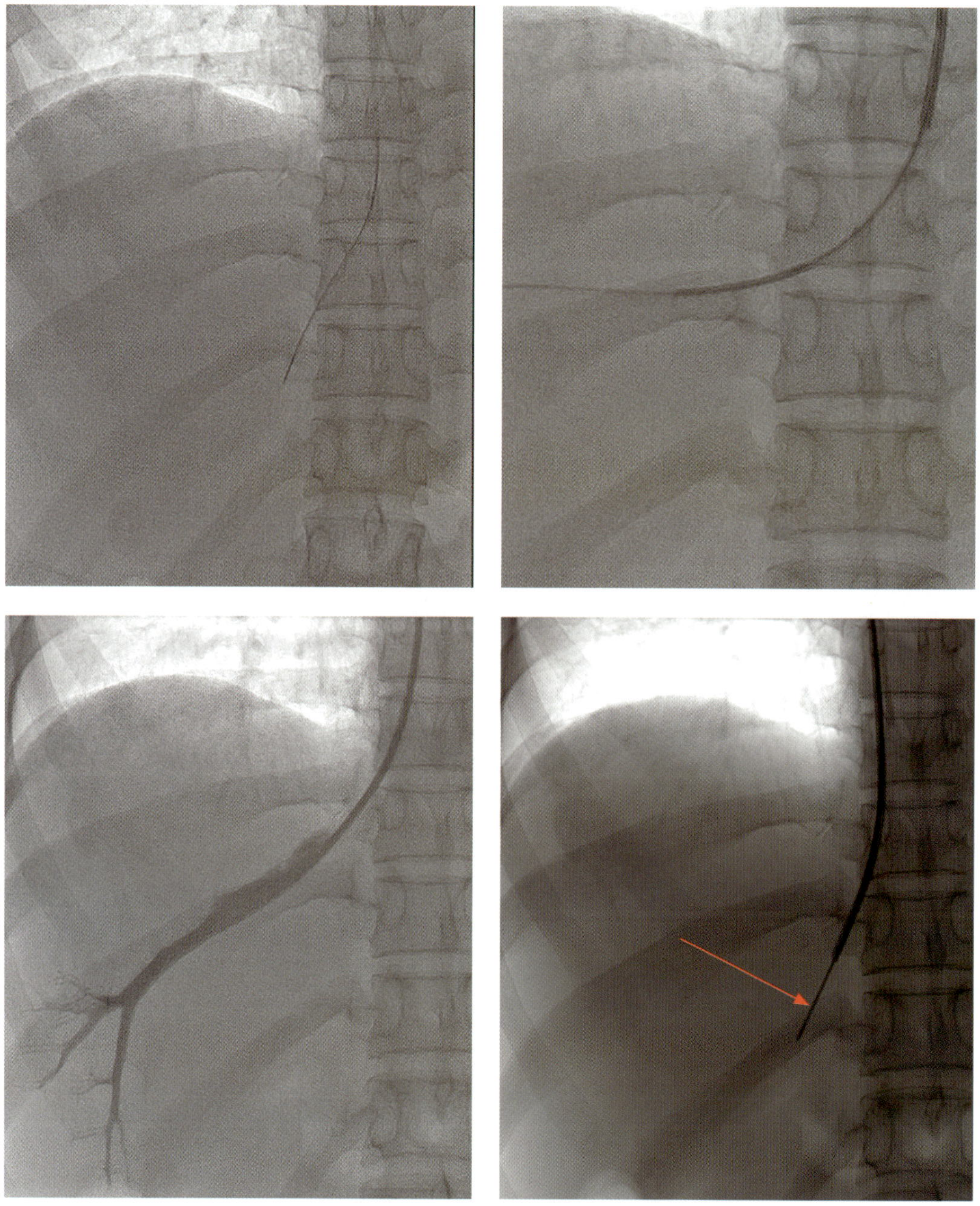

ㅣ그림 7-8ㅣ TJLB Image(arrow : Biopsy needle)

(guide wire passage → catheter insertion → venogram(right hepatic vein) → biopsy)

04 고주파 열치료법(radiofrequency ablation, RFA)

고주파 열치료법(RF ablation)이란 초음파 유도하에 병변 안에 바늘 형태의 전극을 피부를 경유(percutaneous)하여 삽입하고 고주파 전류(400~500 kHz)를 가하여 순간적으로 고열을 발생시켜 종양을 괴사시키는 시술이다. 현재 우리나라에서 많이 이용하는 치료부위는 간, 갑상샘, 자궁근종이 대표적이다.

원래에는 초음파 유도하에 시술하기 때문에 초음파실에서 시술되었으나 초음파유도 하에 시술이 불가능한 경우, 혈관조영장치에 CT 기능이 향상되어 투시와 CT의 동시기능이 가능해져 CT & fluoro 유도하에 혈관조영실에서 시행되고 있다.

1) 적응증

① 간염, 간경변 등에서 생긴 간세포암
② 큰창자암 등 다른 암에서 간으로 퍼진 전이암
③ 암종의 수가 4개 이하이고, 크기가 5 cm 이하인 경우
④ 갑상선 양성종양
⑤ 갑상선 수술 시 미용에 문제가 되는 경우

2) 금기증

① 직경 3 mm 이상의 간내 혈관이나 주요 장기와 인접한 종양
② 종양의 길이는 5 cm 이상이고, 5개 이상인 경우
③ 영상 유도가 불가능한 경우
④ 협조가 되지 않는 환자
⑤ 조절되지 않은 간성 혼수와 응고장애 환자

3) 치료 전 평가 및 검사

영상유도하 종양치료는 아래와 같이 5단계로 나눈다.

① 계획(planning) : 종양의 분석(CT, MR, US)
② 표적(targeting) : 종양을 표적으로 삽입
③ 관찰(monitoring) : 초음파를 통한 열치료의 관찰
④ 조정(controlling) : 전극 위치의 재조정
⑤ 평가(assessment) : 영상을 통한 치료의 평가

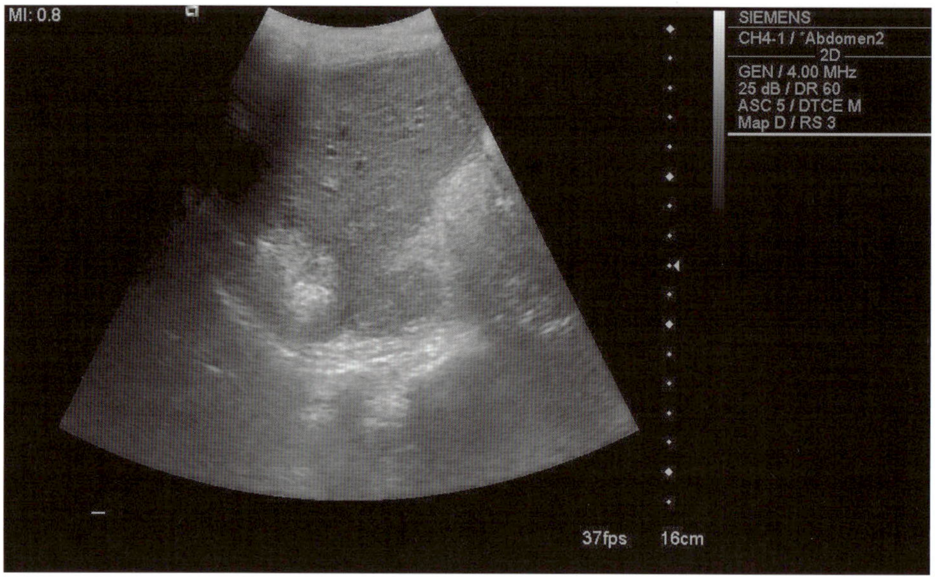

| 그림 7-9 | Sonography(planning)

4) 시술방법

RFA의 접근방법은 크게 2가지로 나눌 수 있는데 첫 번째는 피부경유, 두 번째는 개복하는 방법이다. 혈관조영실에서는 피부경유인 방법으로 접근을 하며 수술실에서 개복 하에 시술을 시행하게 된다(여기서는 피부경유인 방법으로의 접근을 설명).

※ 시술시 환자의 몸을 고열로 치료하기 때문에 통증관리(pain control)를 위해 약물투여(medication)를 시행한다.

① 시술준비 전 초음파로 타깃장기(target organ)의 접근경로를 피부에 표시한다.
② 환자의 넙다리에 각각 1개의 대극판을 부착한다(대극판이 제대로 밀착되어 있지 않으면 환자가 화상을 입을 수 있다).
③ 피부경유 접근경로를 멸균소독(dressing, aseptic)하고 시술을 준비한다.
④ 국소마취 후 영상유도 하에 타깃장기(target organ) 내에 삽입(targeting)한다.
⑤ Targeting이 되면 고주파열치료를 시작한다(시술 중에는 초음파를 사용하여 종양과 그 주위 조직에 거품(bubble) 등이 발생하는 것을 관찰할 수 있음).
⑥ 종양의 크기와 위치에 따라 전극의 위치를 이동시키며 시술을 시행한다.
⑦ 시술이 끝나면 전극을 제거하기 전에 응고(coagulation)를 시행한다(전극이 삽입되었던 경로를 전극의 온도를 70℃ 정도로 유지하며 전극을 제거, 경로를 응고시키는 방법이다).
⑧ 전극제거 후 지혈한다.

5) 합병증

① 환자의 통증(pain)
② 농양(abscess)
③ 출혈(RFA에 따른 혈관의 손상)
④ 대극판의 부착부위의 화상

6) 시술장점

① 단 1회 치료로 3cm 이내 종양을 완전 괴사시킨다.
② 간암의 경우 TACE나 수술에 보조적으로 사용하고 전이암에 효과적으로 사용한다.
③ 입원기간이 짧다(시술 전날 입원, 시술 후 다음날 퇴원 가능).
④ 환자의 고통이 적다.

7) 장치의 구성

① 발전기(generator)
② 대극판(pad)
③ 전극침(needle electrode)

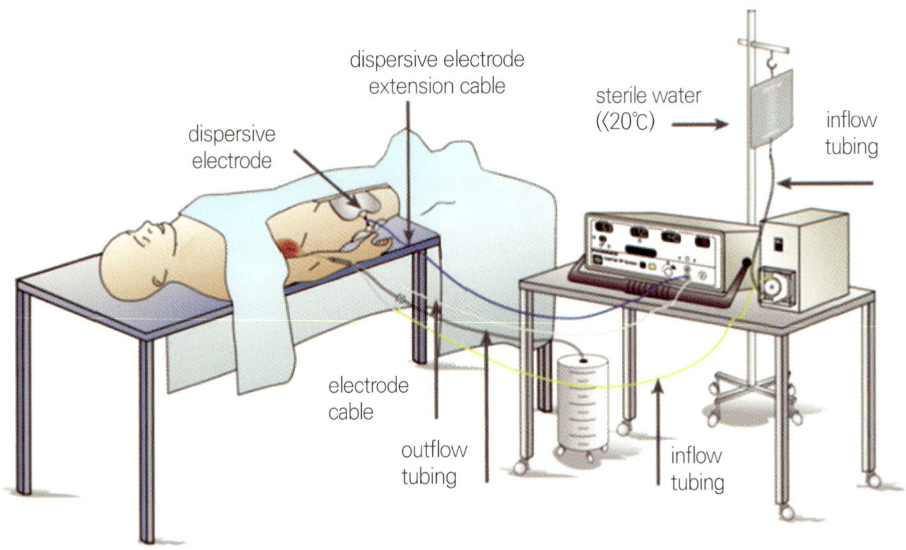

[A] RF ablation system

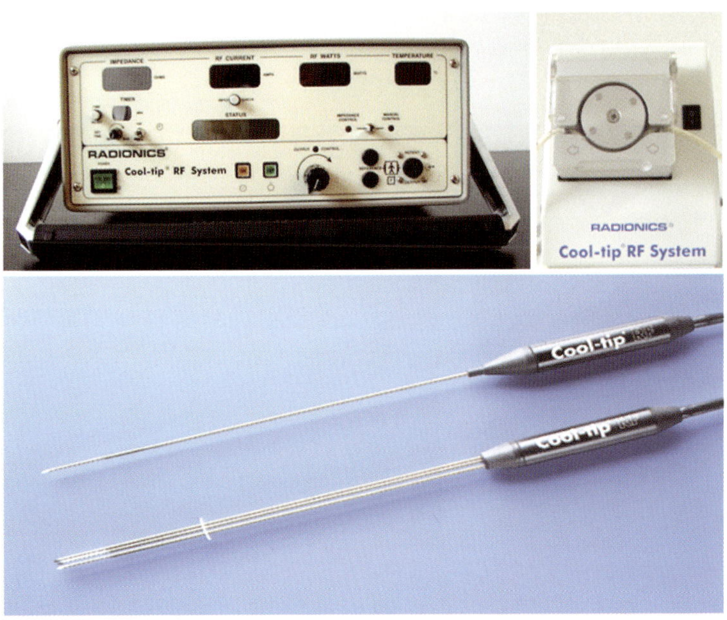

[B] RFA 조절기 및 전극침

Ⅰ그림 7-10Ⅰ RFA equipment and appliances

VII

8) RFA 영상

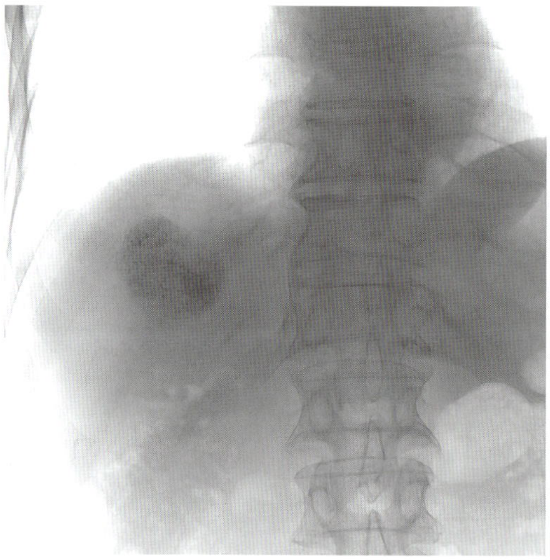

[A] Fluoroscophy(planning)

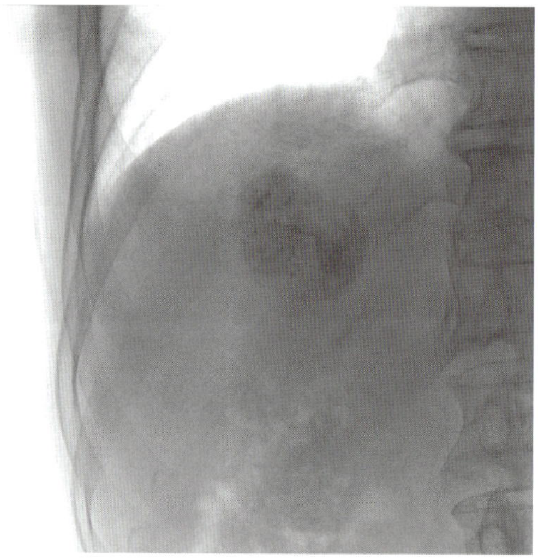

[B] Fluoroscophy(planning)

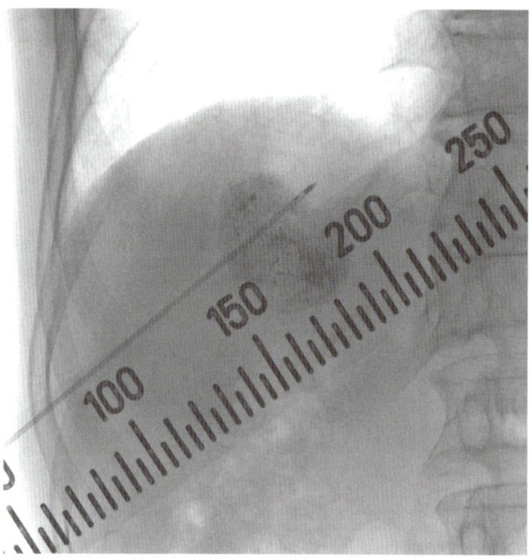

[C] Targeting

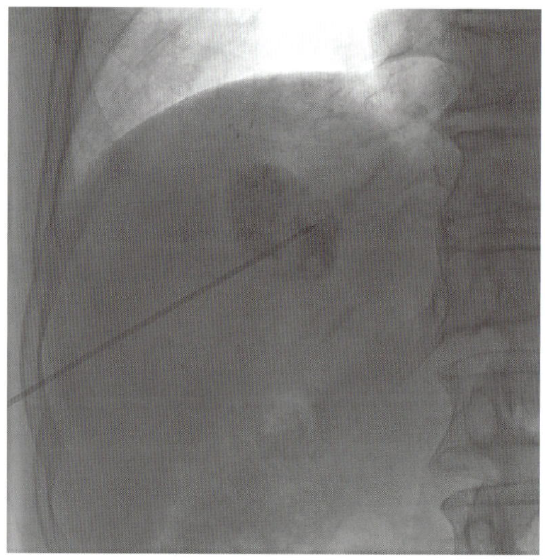

[D] Controlling

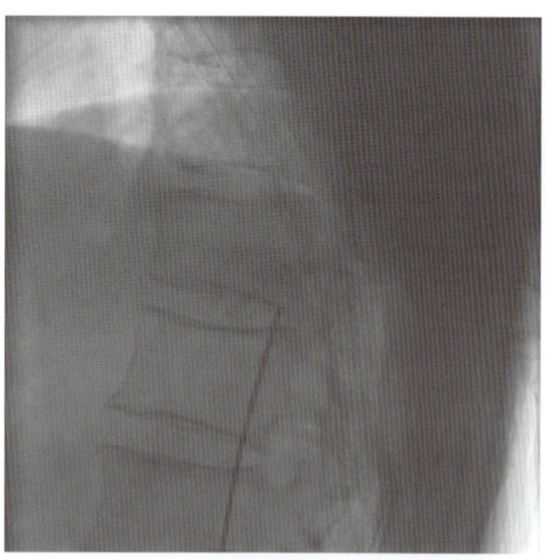

[E] Controlling

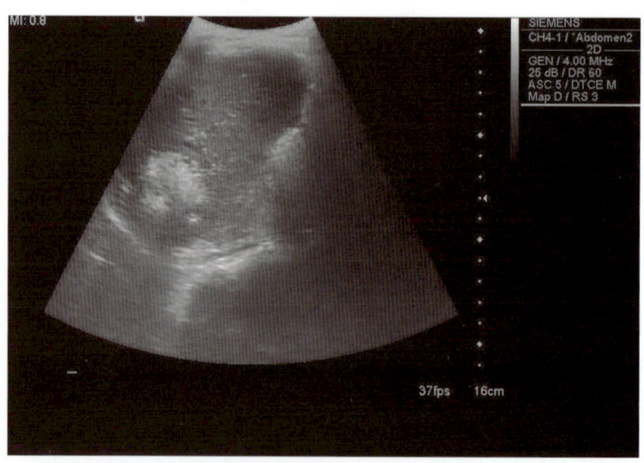

[F] Assessment

그림 7-11 RF ablation treatment process

Chapter 8
비 혈관계 중재적시술

학습목적

- 진단과 치료목적으로 외과적 수술 대신에 시행하는 중재적 시술 장점과 종류별 시술법을 학습하는 것을 목적으로 한다.
- 비혈관계 중재적 시술법에는 공기의 통로, 소화기관, 기타 체액이 흐르는 통로 등이 막히거나 좁아진 경우 시술을 통해 확장시키거나 개통하는 시술과 적용범위를 학습하는 것을 목적으로 한다.

학습목표

- 중재적 시술의 적용부위를 설명할 수 있어야 한다.
- 중재적 시술용으로 개발된 장비, 부속기구, 소모품 등의 용도를 설명할 수 있어야 한다.
- 비혈관계 중재적 시술의 적용부위를 설명할 수 있어야 한다.
- 피폭선량 및 환자관리에 관해 설명할 수 있어야 한다.

01 기관지 스텐트 설치술 (bronchial stent insertion)

기관지(bronchus)란 호흡기를 이루고 있는 부분으로 기관에서 양쪽 허파로 갈라져 허파의 입구까지 이르는 기도의 한 부분으로 외부의 산소를 흡입하여 허파로 공급하고 신체 내부에서 발생한 이산화탄소를 밖으로 배출하는 역할을 한다. 호흡의 통로 역할을 하는 기관지에 양성 및 악성질환으로 인해 협착(stenosis)이 생기게 되면 호흡곤란 등으로 인해 질식의 원인으로 사망에 이르게 된다. 기관지 스텐트 설치술은 호흡곤란 질환을 치료하기 위한 시술로 기관지의 협착 부위를 CT, 기관지 내시경(bronchoscopy) 등으로 위치와 크기 등을 진단 후 스텐트를 설치하여 기도(air way)를 확보하기 위한 시술이다.

1) 해부학적 구조

기관(trachea)은 제6번째 목뼈와 제5번째 등뼈사이에 수직으로 위치하며 10~12 cm 정도의 길이로 구성되어 있고 이 기관의 끝 부분에는 좌우로 갈라져 허파로 공기를 공급하는 2개의 기관지(bronchus)로 갈라진다.

기관지는 왼쪽이 오른쪽보다 가늘고 긴 구조로 이루어져 있고 기관지 끝에서 2, 3차 기관으로 갈라지고 세기관지(bronchiole)와 종말세기관지(terminal bronchiole)로 각각 갈라진다. 기관을 통한 호흡의 전달은 기관지에서 허파꽈리관(폐포관, alveoli)으로 허파꽈리주머니(폐포낭, alveolar sac)로 전달 허파꽈리(폐포)에 이르게 된다.

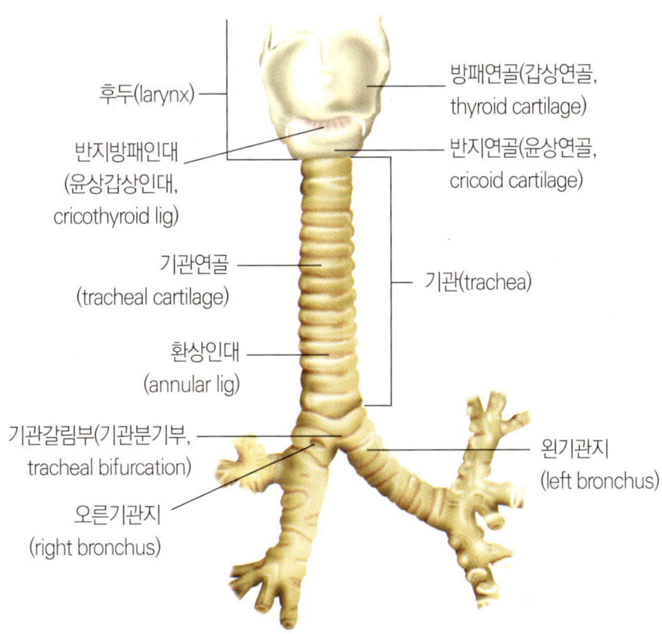

| 그림 8-1 | The structure of the trachea and bronchus

2) 적응증

① 악성 질환에 의한 수술 불가능한 기관지 협착
② 선천적 기관지 협착
③ 기관수술 후 기관지 협착
④ 기관내 삽관술 이후의 협착
⑤ 수술거부 환자(기관지 협착증 환자)
⑥ 양성 질환 협착 환자
⑦ 기관지 결핵으로 인한 협착

3) 협착증의 진단

기관지 협착증 환자는 CT와 기관지내시경(bronchoscopy) 등으로 진단할 수 있으며 시술 전 병변의 위치와 정상 기관의 크기를 측정하기 위해 시행되어야 한다.

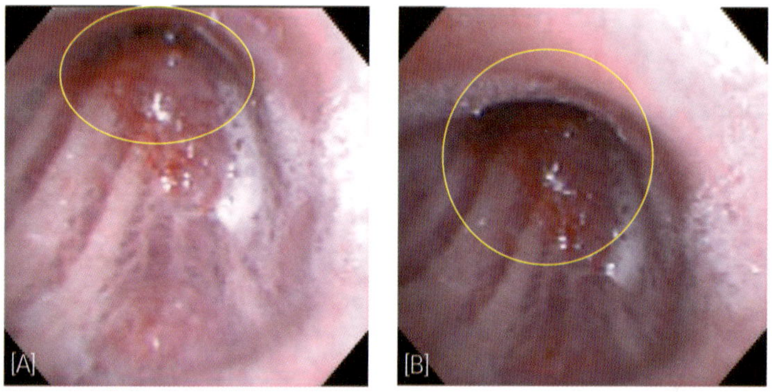

ㅣ그림 8-2ㅣ Bronchoscope image(circle : bronchial stenosis)

Bronchoscopy image. 왼쪽의 기관지가 mass로 막혀있으며 sputum이 흘러나오고 있다.

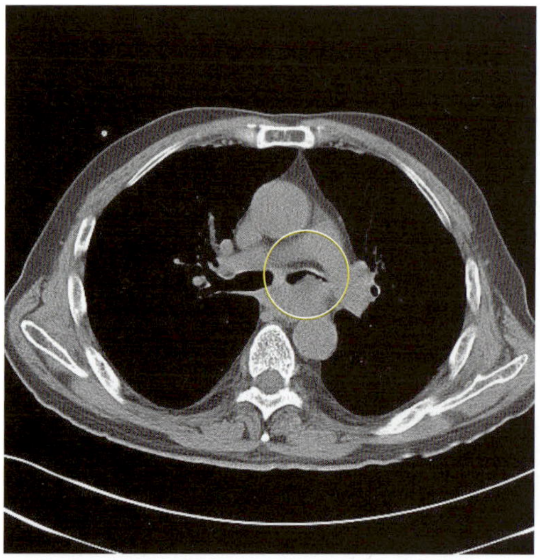

[A] Chest CT axial image

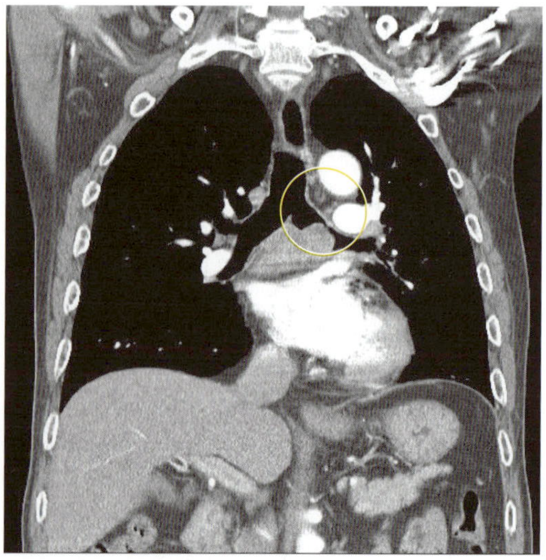

[B] Enhanced chest CT coronal image

ㅣ그림 8-3ㅣ CT image(circle : bronchial stenosis)

Axial과 coronal image에서 Lt. bronchus에 협착이 있음을 알 수 있다.

4) 전처치

환자에게 시술에 대한 충분한 설명을 하고 동의서를 받아야 한다. 시작 전 4~6시간 동안 금식하고 30분 전에 팔에 수액을 연결하고 premedication을 시행한다. 시술을 위하여 준비해야 될 재료는 nelaton tube(trachial intubation), spray lidocaine(local anesthesia), 7F long sheath, 5Fr cobra catheter, 0.035 inch guide wire, lipiodol (bronchial tree opacification), 5Fr/8~10mm balloon catheter, bare stent와 covered bare stent 또는 covered stent 등이 있다.

5) 시술 방법

① 환자의 입안부위를 국소마취제(2% spray lidocaine)로 국소마취를 한다.
② 기관지 내시경(bronchoscophy)을 입안을 통해 환자의 기관으로 삽입하여 협착부위와 범위를 확인한다.
③ 가이드와이어를 내시경 내에 삽입한 후 투시 하에 가이드와이어를 병소부위의 기관지로 삽입하고 내시경을 제거한다.
④ 내시경이 제거된 가이드와이어를 통해 7F long 쉬스를 넣고 5F DAV 65cm 카테터를 가이드와이어를 통해 쉬스에 삽입하고 카테터를 기관지 협착부위 몸쪽부까지 접근시킨다.
⑤ 접근 후 가이드와이어를 빼내고 조영제를 주입하여 협착부위의 영상을 확인한 후 가이드와이어를 다시 넣고 협착부위를 통과시킨 후 가이드와이어만 남겨두고 카테터와 쉬스를 제거하고 가이드와이어를 통해 병소에 적합한 길이와 너비의 스텐트를 삽입한다 (stent는 bare stent와 covered stent 두 종류 사용이 가능하나 covered 스텐트를 사용하면 스텐트 내에 발생하는 종양의 과도 증식을 방지할 수 있다).
⑥ 스텐트를 설치한 후 곧바로 기관지내시경을 시행하여 스텐트의 설치 성공 여부를 확인 후 종료한다.

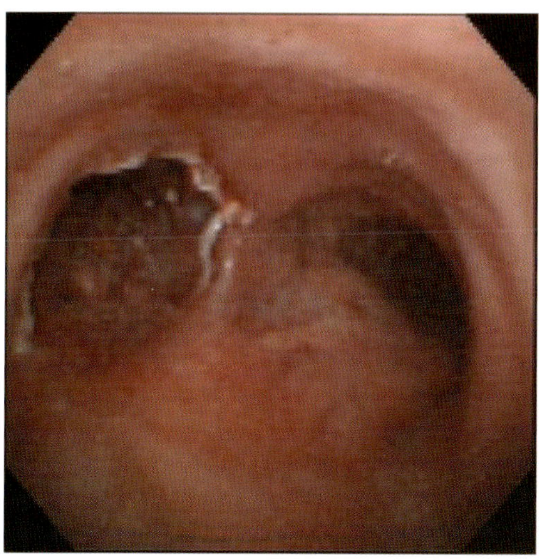

| 그림 8-4 | Bronchial stent placement image

bronchoscophy를 이용하여 stent insertion의 성공여부와 병변에 맞게 삽입되었는지 확인한다.

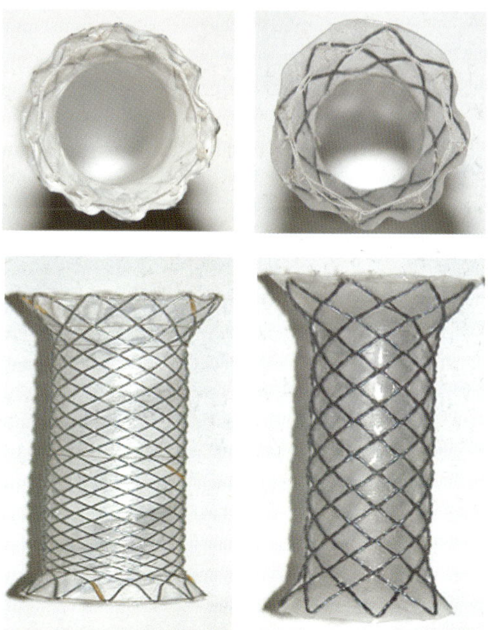

| 그림 8-5 | Stent graft

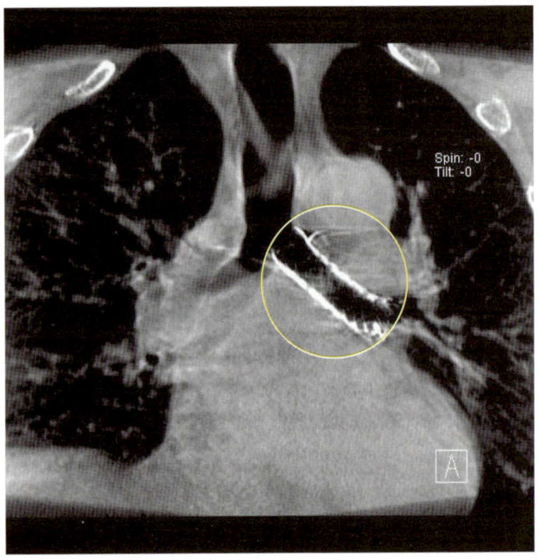

ㅣ그림 8-6ㅣ Post stent image(coronal)

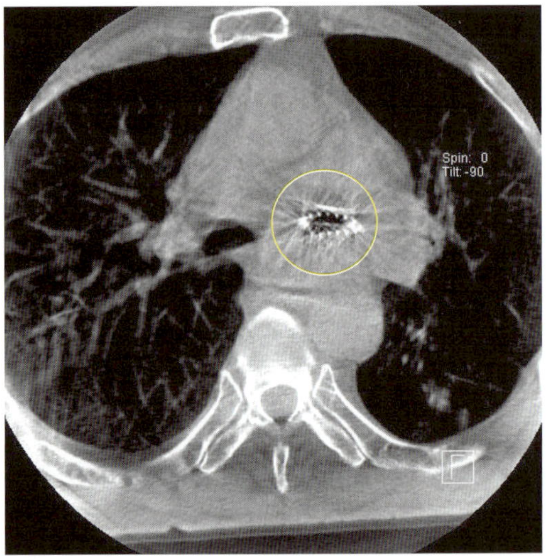

ㅣ그림 8-7ㅣ Stent insert CT image

스텐트 내부로 air way가 잘 유지되어 있다

6) 합병증

① 스텐트의 이동(migration)
② 스텐트의 재협착(스텐트 끝부위의 육아조직 형성)
③ 스텐트의 골절

7) 시술영상

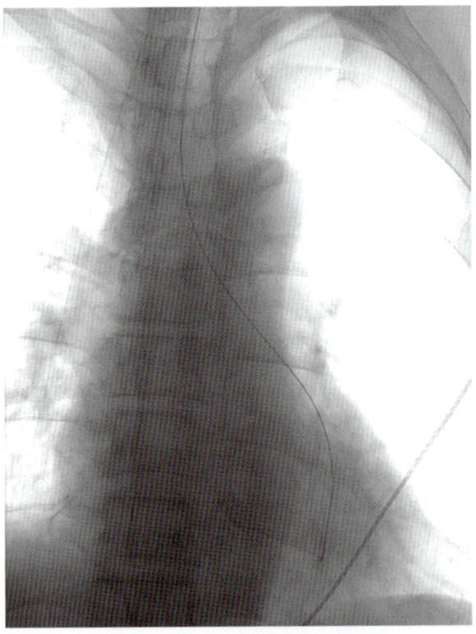

[A] guide wire insertion

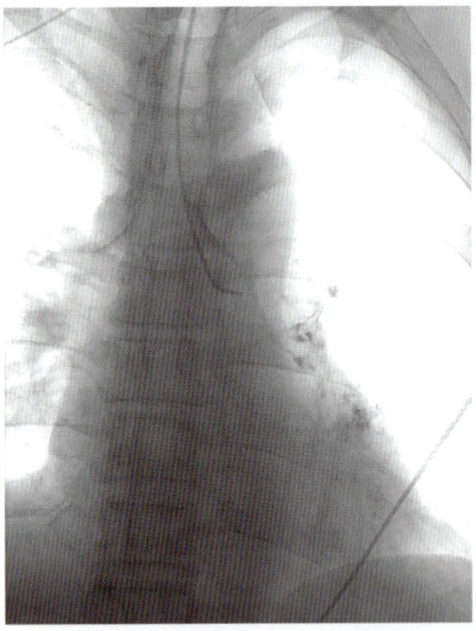

[B] 조영제를 주입하여 협착부위 확인

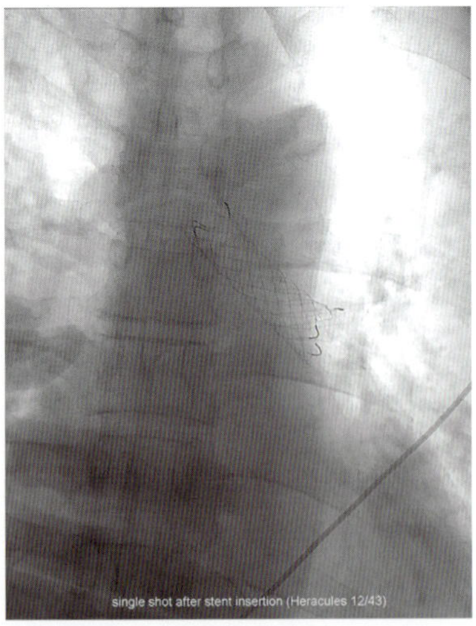

[C] 스텐트 설치

ㅣ그림 8-8ㅣ Bronchial stent insertion process

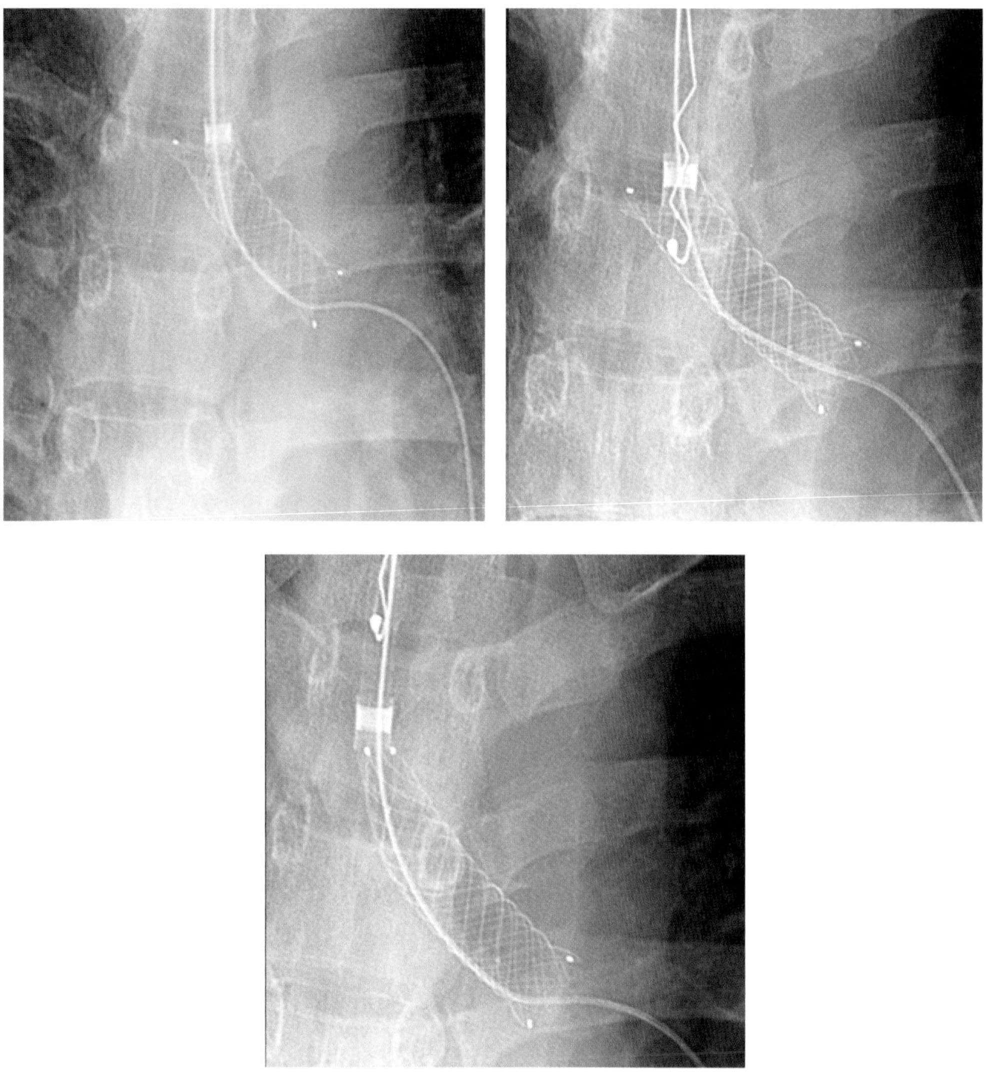

| 그림 8-9 | Bronchial stent remove

02 경피경간담즙배액술

경피경간담즙배액술(percutaneous transhepatic biliary drainage, PTBD)이란 간쓸개계통에서 만들어진 쓸개즙(bile juice)이 간·쓸개관에 생긴 쓸개돌(GB stone)이나 협착, 폐색에 의해 밖으로 배출되지 못하고 폐쇄성 황달(jaundice), 쓸개관 결석으로 인한 혈중 빌리루빈수치의 상승, 수술 전 빌리루빈의 수치를 낮추기 위하여 쓸개즙을 피부경유인 방법으로 외부로 배출시키는 시술을 말한다.

쓸개즙을 배출시키는 방법에 따라 내류법(internal drainage method)과 외류법(external drainage method)으로 나누어지는데 PTBD를 통한 배출법은 경피를 통해 체외로 쓸개즙을 배출하는 방법으로 외류법이라 하며, 내류법은 쓸개관내에 풍선확장술을 시행하거나 스텐트를 설치하여 쓸개즙을 샘창자로 배출하는 방법을 말한다.

1) 해부학적 구조

간쓸개관은 간내부의 간내관(intrahepatic duct), 간외부의 간외관(extra hepatic duct)으로 나뉘며 간외관은 온간관(common hepatic duct)에서 쓸개주머니관(cystic duct)과 만나 온쓸개관(common bile duct)이 된다. 이 온쓸개관은 이자관(pancreatic duct)과 만나 샘창자(duodenum)의 바터팽대부(ampullar of Vater)와 연결된다.

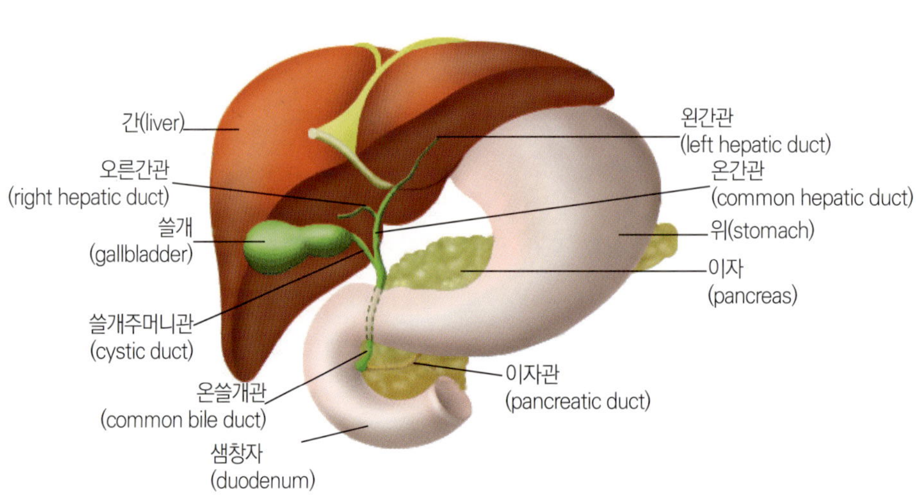

그림 8-10 The structure of the liver and biliary tract

2) 적응증

① 폐쇄성 황달환자, 쓸개돌에 관련된 간·쓸개관의 협착 또는 폐색환자
② 간암에 의한 간·쓸개관의 협착 또는 폐색환자
③ 수술 전 쓸개관내 감압과 악성종양의 고식적 요법
④ 확장(stricture dilatation), 쓸개돌제거(biliary stone extraction), 관류(perfusion), 방사선조사(internal radiation)등의 2차적인 치료계획 수립

3) 금기증

① 복강(abdominal cavity)이나 간내 출혈(infrahepatic bleeding)이 있거나 복수(ascites)가 있는 환자
② 중증빈혈(severe anemia), 미만성 간전이(diffuse liver metastasis), 비쓸개관의 패혈증(non-biliary sepsis), 다병소협착증(multifocal stenosis) 환자
③ 샘창자의 협착(duodenal obstruction)으로 담즙의 흐름이 작은창자에서 제한을 받는 환자

4) 전처치

환자에게 시술에 대한 충분한 설명을 하고 동의서를 받아야 한다. 시작 전 4~6시간 동안 금식하고 30분 전에 팔에 수액을 연결하고 premedication을 시행한다. 시술을 위하여 준비해야 될 재료는 21G chiba needle, 0.018inch/60㎝ hair wire, introduce sheath(yellow & green), 0.035inch/150㎝ guide wire, dilator(7Fr~14Fr), drainage catheter(7Fr~14Fr), skin fixation device, bile bag 등이 있다.

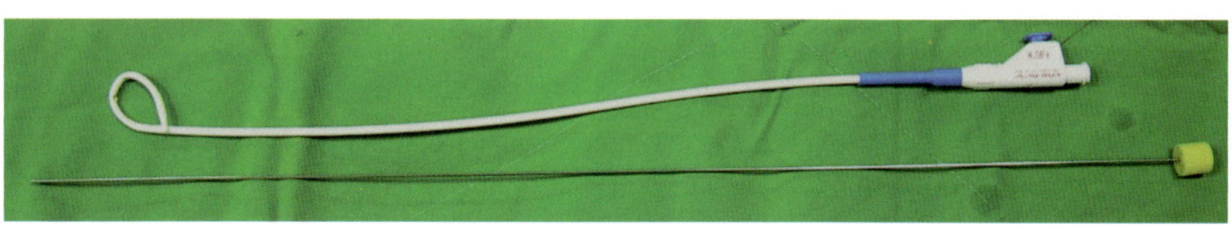

[A] 외류법 목적의 배출카테터(Pigtail drainage catheter)

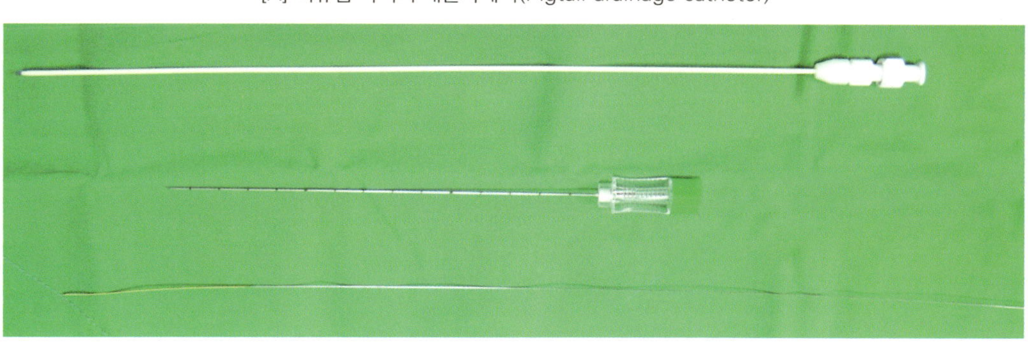

[B] PTBD 천자시에 사용되는 PTBD set

| 그림 8-11 | PTBD 시술기구

VIII

5) 시술방법

① 피부경유담즙배액술(PTBD) 시술시 간내 쓸개관을 피부경유로 선택 천자하는 방법에는 초음파유도와 CT image유도 하에 천자하는 방법이 있다(왼쪽편의 간내 쓸개관을 천자하는 경우에는 초음파유도 하에 많이 시행되고 있으며 오른쪽 쓸개관이 쓸개즙에 의해 많이 확장되어 있는 경우에는 CT image유도 하에 천자를 시행하는 경우가 많다).

② 환자를 바로 누운(supine) 상태로 준비를 하고 베타딘용액으로 소독을 한다.

③ 국소마취제(2% lidocaine)를 사용하여 국소마취를 시행 후 투시유도하에 21G Chiba needle(fine needle)을 사용하여 피부경유로 천자한다. 가능한 가장 끝부위의 쓸개관을 천자하여 간실질을 통과하는 길이를 짧게하여 간의 손상을 최소화하도록 한다.

④ 천자 바늘의 내침을 제거하여 조영제를 천천히 주입하며 바늘을 조영제가 쓸개즙에 조영될때까지 천천히 빼낸다.

조영제가 쓸개관을 조영하게 되면 바늘에 음압을 걸어 쓸개즙을 배출해보고 배출이 되면 쓸개관안쪽이 확실하므로 조영제를 주입하여 온쓸개관까지 조영한 후 hair wire를 바늘안으로 삽입하여 온쓸개관까지 밀어 넣는다.

Hair wire가 온쓸개관까지 삽입되면 천자바늘을 제거하고 옐로우 쉬스를 hair wire를 따라 삽입하여 피부경유로 간속쓸개관으로 가는 경로를 확장하며 좀 더 굵은 가이드와이어가 들어갈 수 있도록 해준다.

⑤ 옐로우 쉬스(yellow sheath)도 안쪽의 카테터를 빼내고 0.035 inch 가이드와이어를 온쓸개관까지 삽입하고 옐로우 쉬스를 제거한다. 배출용 카테터의 굵기에 맞추어 피부경유로 경로를 확장한다. PTBD는 거의 8.5F의 카테터를 사용하므로 8F dilator를 가이드와이어를 따라 삽입하여 피부경유 경로를 확장 후에 배액카테터를 쓸개관내에 삽입하고 카테터의 위치를 확인한 후 피부에 봉합사로 봉합하여 고정한다.

카테터는 bile bag을 연결하여 카테터를 통해 나오는 쓸개즙을 배출하도록 한다. 경피확장기를 사용하여 쓸개관을 확장한 후 확장기를 빼낼때 확장된 부분을 통해 쓸개즙이 간외로 유출되는 경우가 발생할 수 있는데 이런 경우에는 환자가 고통을 많이 호소하므로 확장기를 빼낸 후에는 신속하게 배출카테터를 삽입할 수 있도록 하여야 한다.

6) PTBD 영상

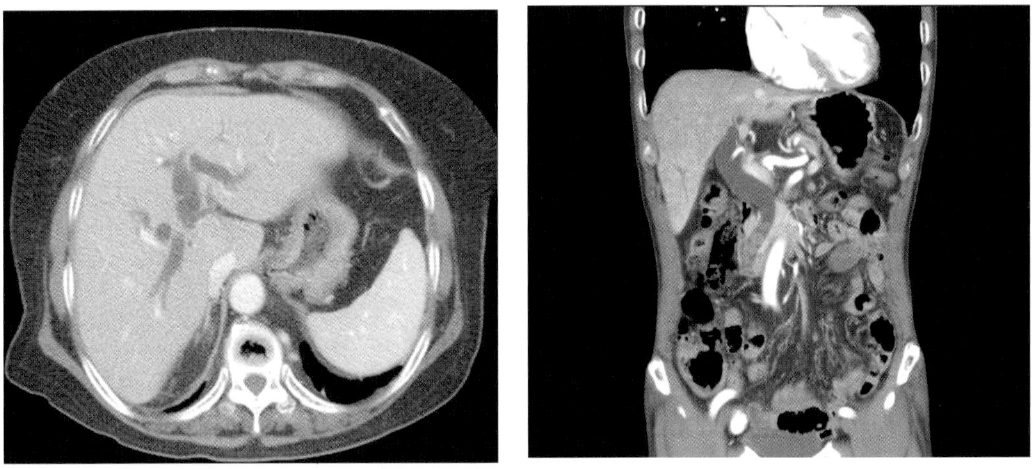

[A] CT영상

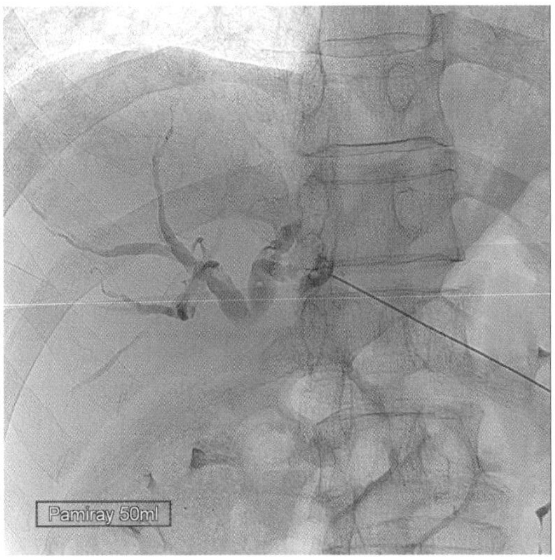

[B] 쓸개관 천자 Chiba needle

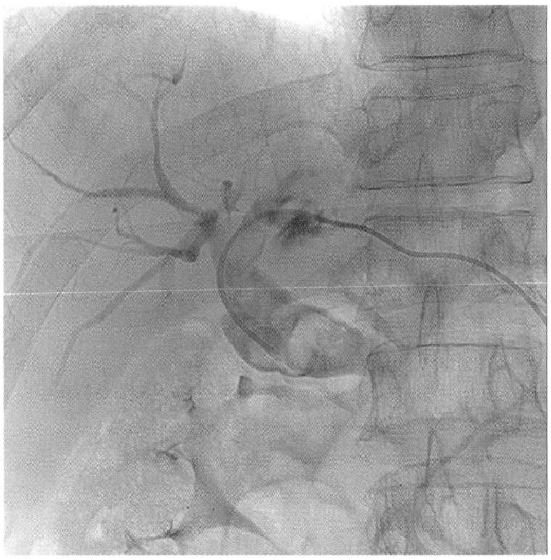

[C] Yellow sheath

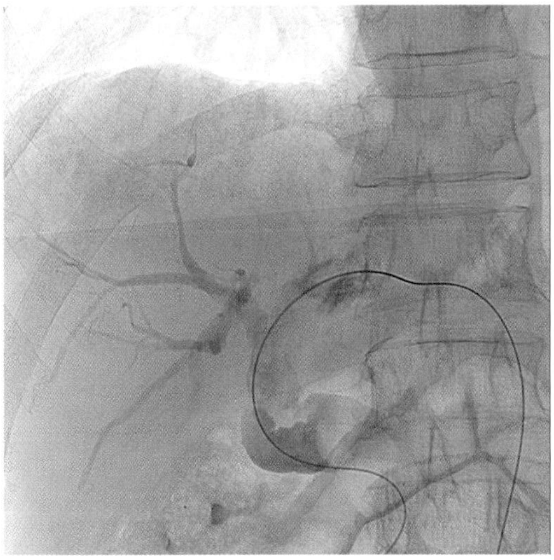

[D] hair wire

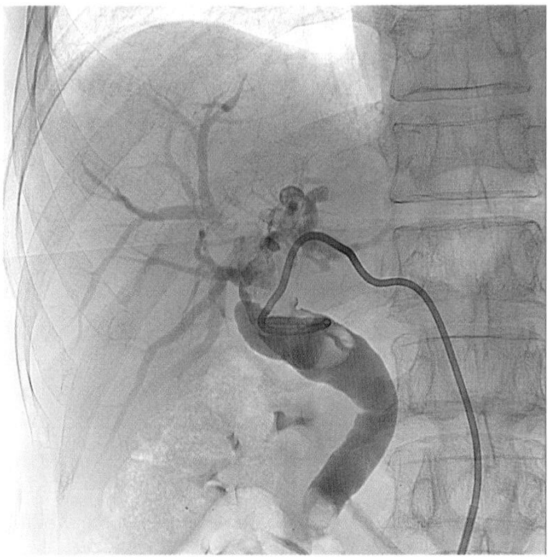

[E] 배출카테터

| 그림 8-12 | PTBD process

03 담관 확장술(biliary dilatation)과 담석 제거술(stone remove)

간쓸개관내에 온쓸개관과 샘창자의 연결부위에 협착이나 쓸개돌로 인해 쓸개즙이 샘창자로 배출이 안되는 경우가 있는데 이러한 경우에 간쓸개관의 협착을 풍선카테터를 사용하여 확장하여 쓸개즙을 배출시키는 방법이 담도관확장술(biliary dilatation)이다.

쓸개돌의 배출이 어려운 경우나 많은 쓸개돌로 인해 폐쇄성 황달이 진행되었을 경우 피부경유로 쓸개돌을 제거하는 방법을 경피적 담석 제거술(percutaneous transhepatic extraction of biliary stone)이라 한다.

1) 담관확장술

PTBD와 같은 방법으로 쓸개관을 천자한 후 협착 부위에 풍선카테터를 사용하여 확장시켜준다.

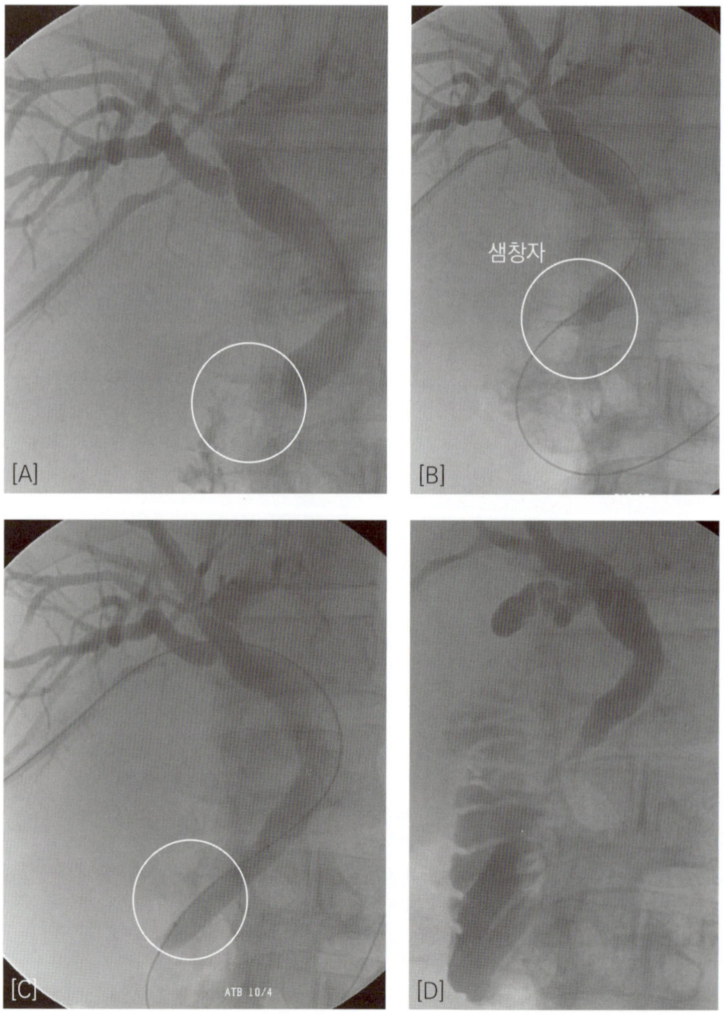

| 그림 8-13 | Biliary dilation process

2) 담석제거술(stone remove)

풍선카테터로 쓸개관을 확장 후 쓸개돌을 샘창자쪽으로 제거하거나 바스켓(wire basket) 또는 풍선(balloon)으로 제거한다.

경우에 따라서는 쓸개돌을 잘게 부수어 간쪽으로 반대로 제거하기도 한다.

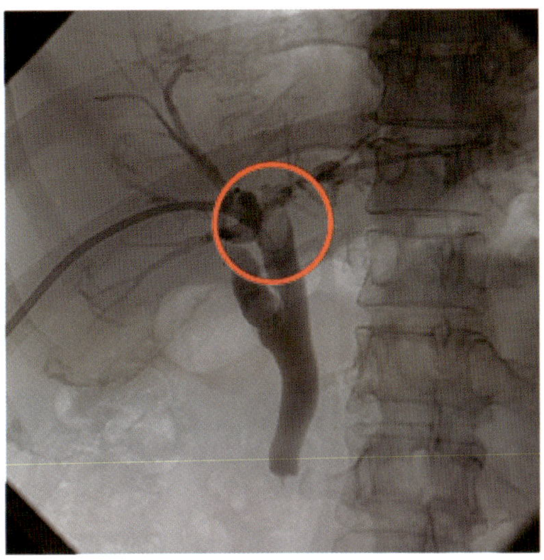

[A] 담관조영술 후 쓸개관안의 쓸개돌이 보이고 있다.

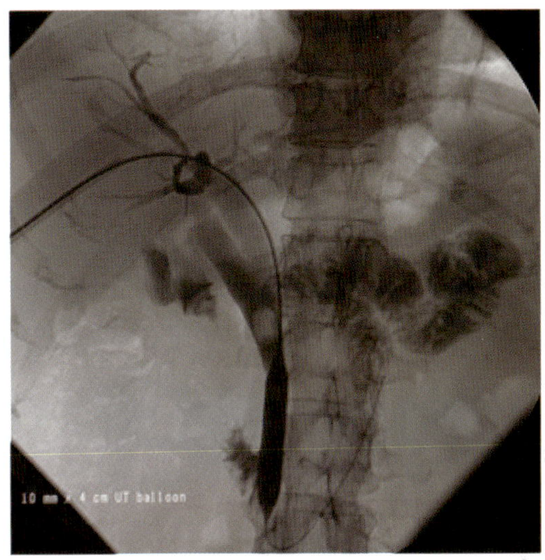

[B] 풍선카테터를 사용하여 쓸개관과 샘창자 연결부위인 바터팽대부를 확장하여 쓸개돌이 잘 빠져나가도록 한다.

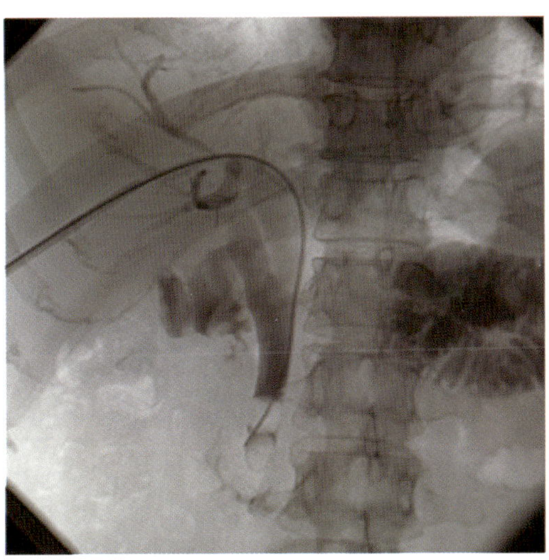

[C] 쓸개돌제거용 풍선을 사용하여 쓸개관몸쪽부에서 먼쪽부까지 유도철사를 따라 풍선확장상태로 전진하여 쓸개돌을 샘창자쪽으로 제거한다.

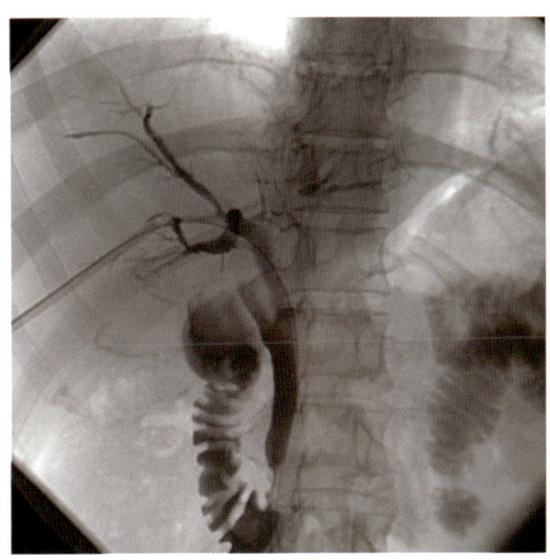

[D] 쓸개돌제거 후의 담관조영술(잔여 쓸개돌이 없음)

| 그림 8-14 | Stone remove process

04 담도관 스텐트 설치술(biliary stent insertion)

쓸개관의 폐색으로 인한 황달(jaundice)환자에게 시행할 수 있는 배출술은 외류법과 내류법 2가지가 있다. 그 중 외류법인 PTBD는 카테터가 피부경유로 삽입된 것으로 장기적인 유지와 일상생활에 많은 문제가 발생하게 된다.

또한 카테터 자체가 폐쇄되는 경우도 있고 카테터의 소독에 따른 감염에 대한 문제가 있다. 피부경유인 카테터의 문제점을 해결하고 장기간 카테터의 교체 없이 쓸개즙을 체내로 배출할 수 있는 방법으로 스텐트 설치술을 시행하고 있다.

쓸개관의 스텐트로는 플라스틱(plastic)과 금속성(metal) 스텐트와 스텐트 그라프트 3가지로 나누어서 사용하며 영상의학과에서 중재적으로 사용되어지는 스텐트로는 금속성 스텐트와 스텐트 그라프트 2가지가 사용되어 지나, 금속성 스텐트의 사용이 대부분이다. 그러나 스텐트 설치 후에 담도관이 막히는 확률이 높아 환자의 생존기간 등을 고려하여 시술여부를 결정하여야 한다.

1) 적응증

쓸개관 암종, 이자머리암, 쓸개암 등으로 쓸개관의 협착이나 폐색된 환자

2) 금기증

양성종양으로 인한 협착 또는 수술 가능한 악성 협착 환자

3) 시술방법

① 스텐트 삽입술은 PTBD를 시행한 후 2~3일 후 시술하며, 한 번에 PTBD와 스텐트 삽입술을 시행하는 경우도 있다.
② PTBD 경로를 통해 가이드와이어를 삽입하여 샘창자 부위로 통과시킨다.
③ Sizing 카테터를 사용하여 협착부위의 길이를 측정하여 병변부위에 적합한 크기의 스텐트를 결정한다.
④ Sizing 카테터를 제거 후 투시 하에 협착이나 폐색부위에 스텐트를 설치한다.
⑤ 설치 후 가이드와이어를 따라 배출카테터를 다시 설치하고 3~4일 후에 조영제를 주입(tubogram)하여 스텐트의 기능(쓸개즙이 스텐트를 통해 배출이 잘되는지를)을 확인 후에 배출카테터를 제거한다.

4) 시술 영상

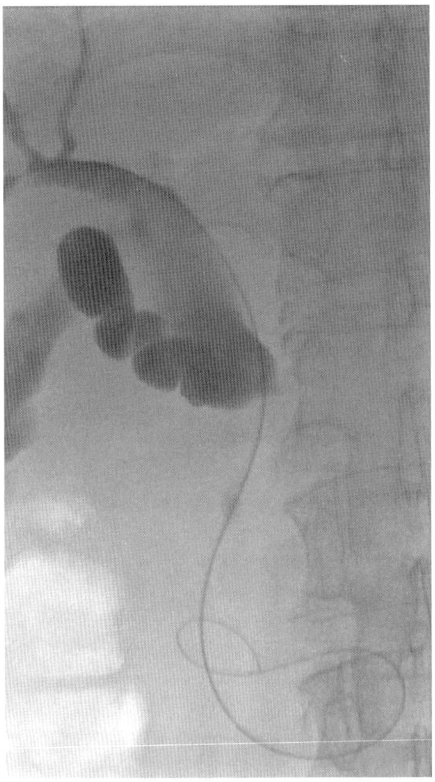

[A] 가이드와이어를 샘창자부위에 위치

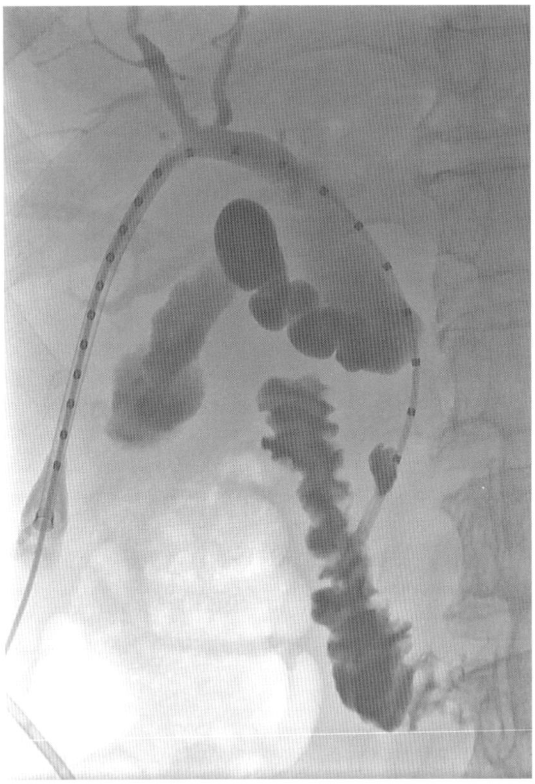

[B] 크기 측정용 카테터를 삽입

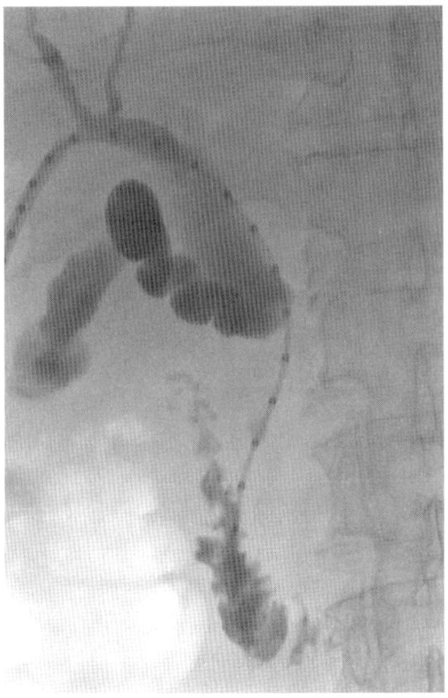

[C] 협착부위의 길이를 측정(마디당 1cm 이다)

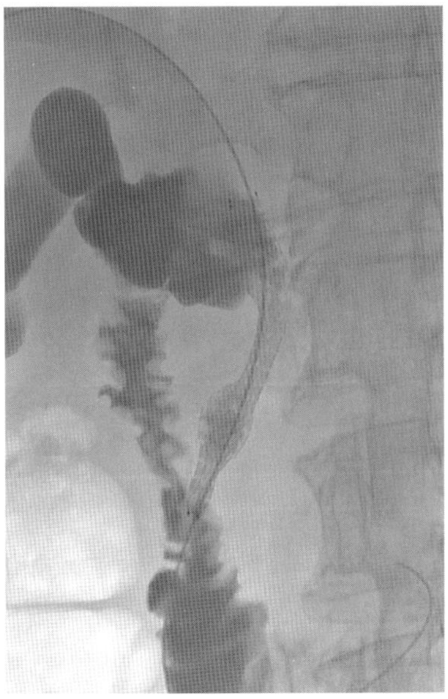

[D] 가이드와이어를 통해 스텐트가 설치 된 영상이다.

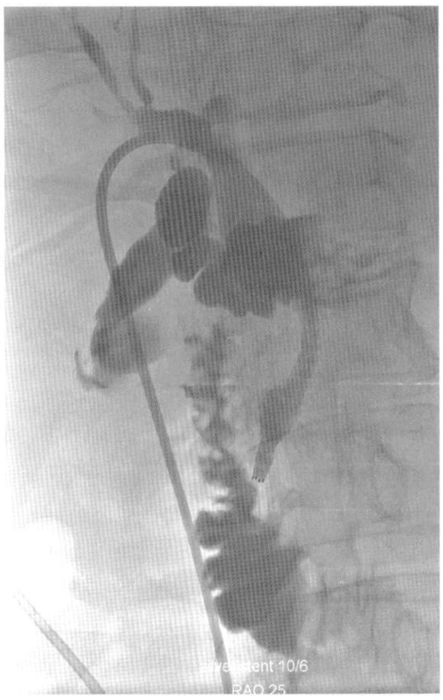

[E] 가이드와이어를 따라 배출 카테터를 삽입한 후 시술을 끝낸다.

| 그림 8-15 | Biliary stent insertion process

05 경피적 신루설치술

경피적 신루설치술(percutaneous nephrostomy, PCN)은 요로결석, 요관결석 및 종양 등에 의한 요로의 협착, 폐쇄 등에 의해 콩팥에서 걸러낸 소변이 자연적으로 배설되지 못하는 경우와 비뇨기계에 발생한 결석을 제거하기 위해 시행되는 비뇨기계 중재적 시술방법이다.

1) 해부학적 구조

비뇨기계는 크게 콩팥(kidney), 요관(ureter), 방광(bladder)으로 구성되어 있다.

콩팥은 배막뒤공간 장기로서 좌·우 한 개씩 위치하며 허리근육(psoas muscle)을 따라 비스듬히 놓여 있으며 등뼈 11번과 허리뼈 1, 2번 사이에 위치하고 있으며 강낭콩 모양을 하고 있다. 간의 하중에 의해 오른쪽이 왼쪽보다 약간 아래에 위치하고 있다.

요관은 콩팥의 콩팥깔대기(renal pelvis)에서 이어지며 콩팥과 방광을 연결하는 관이며 꿈틀운동을 통해 소변을 방광까지 배출하는 역할을 한다. 요관은 해부학적으로 3군데 협착부위가 있는데 콩팥깔대기와 요관의 연결부위(ureteropelvic junction)와 요관과 온엉덩동맥(ureter-iliac vessel)이 갈라지는 곳 그리고 요관과 방광의 연결부위(ureterovesical junction) 세 곳이다.

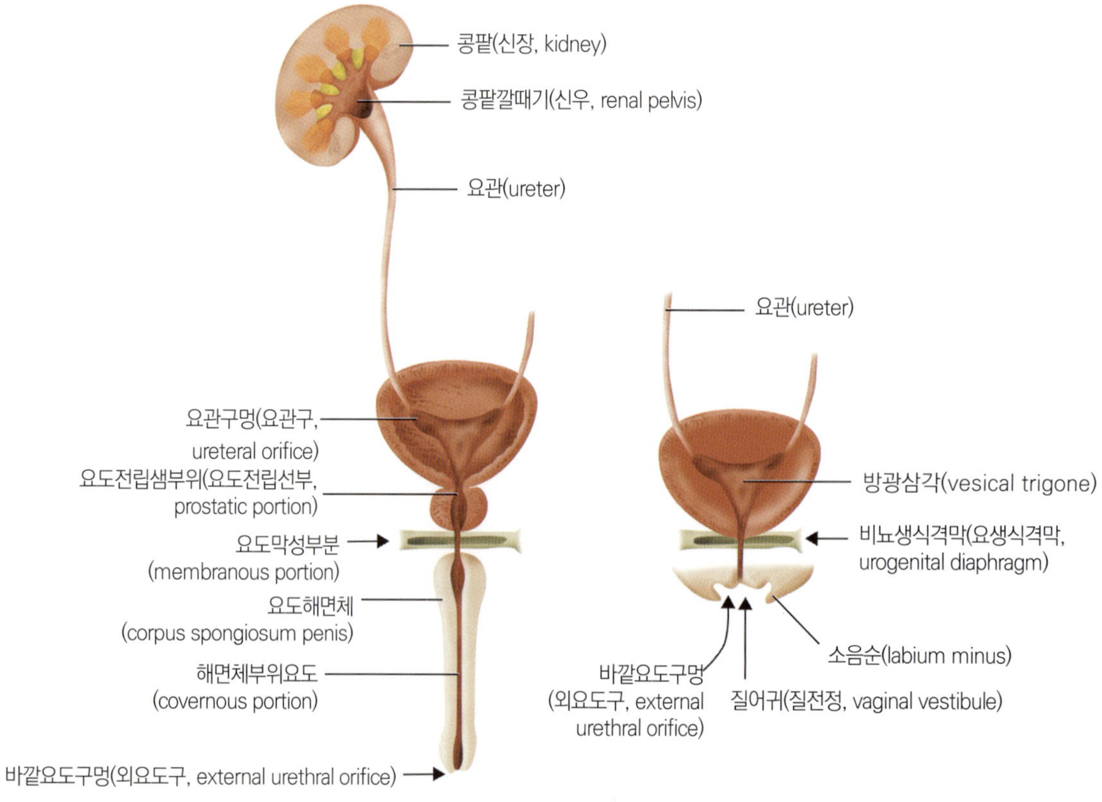

| 그림 8-16 | Male and female urinary anatomy

방광은 요관과 연결되어 소변을 모아 요도로 내보내는 역할을 하는 곳으로 용적은 500ml 정도이다.

요관과 방광은 요관이 방광의 뒤에서 만나므로 연결부위를 보기 위해서는 사방향으로 잘 관찰할 수 있다.

2) 적응증

① 수신증(물콩팥증, hydronephrosis) : 결석, 종양, 협착
② 요석제거를 위한 통로의 확보시
③ 농신증(고름콩팥증, pyonephrosis)에 의한 비뇨기계의 폐색
④ 비뇨장치의 급성적 폐색에 의한 급성신부전

3) 금기증

① 출혈경향이 있는 경우
② 혈소판 50,000/cm^3 이하인 경우
③ 프로트롬빈 시간(prothrombin time, PT) 15sec 이상인 경우

4) 시술 전처치

환자에게 시술에 대한 충분한 설명을 하고 동의서를 받아야 한다. 시작 전 4~6시간 동안 금식하고 30분전에 팔에 수액을 연결하고 premedication을 시행한다. 시술을 위하여 준비해야 될 재료는 21G chiba needle, 0.018inch/60㎝ hair wire, introduce sheath(yellow & green), 0.035inch/150㎝ guide wire, dilator(7Fr~14Fr), drainage catheter(8.5Fr~14Fr), skin fixation device, connection tube, urine bag 등이 있다.

5) 시술방법

① 경피적신루 설치술(PCN)은 콩팥의 콩팥깔대기에 배출 카테터를 설치하는 시술로서 배막뒤 장기로 환자는 엎드린자세(prone position)를 하도록 한다.
② 시술 전 초음파로 콩팥깔대기의 위치를 확인하고 물콩팥증을 확인하도록 한다.
③ 시술할 부위를 베타딘볼로 소독하고 시술할 부위를 국소마취한다.
④ 초음파 유도하에 21G Chiba needle(fine needle)을 사용하여 콩팥깔대기를 천자한다.
⑤ 물콩팥증이 있는 경우는 바늘로 콩팥깔대기를 천자하였을 경우 바늘의 내침을 제거할 때 소변이 바늘을 통해 배출이 된다(천자 후 조영제를 천천히 주입하면 콩팥깔대기에 조영제가 조영된 후 요관으로 배출되는 것이 관찰된다).
⑥ 투시하에 바늘을 통해 hair wire를 콩팥깔대기를 통해 요관을 지나도록 삽입을 하고 옐로우 쉬스를 가이드와이어를 통해 삽입을 한다.

⑦ Hair wire와 옐로우 쉬스의 안쪽 카테터를 제거하고 0.035 inch 가이드와이어를 삽입하여 콩팥깔대기에 와이어가 동그랗게 말리며 감기도록 한다.
⑧ 옐로우 쉬스를 가이드와이어만 남긴채 완전히 제거하고 8F 확장기를 사용하여 배출카테터가 진입할 경피부분과 경로를 확장하도록 한다.
⑨ 확장기를 제거하고 가이드와이어를 통해 배출카테터를 삽입하고, 콩팥깔대기에 동그랗게 말리도록 조정한 후 카테터만 남기고 모두 제거한다.
⑩ 카테터를 통해 조영제를 주입하여 콩팥과 요관, 방광의 조영상을 얻는다(중재적 시술이 필요시 시술 계획을 세울 수 있다).
⑪ 카테터와 배출용 비닐 백(urine bag)을 연결한 후 카테터를 경피에 봉합을 통해 고정하고 시술을 끝낸다.

6) 시술 영상

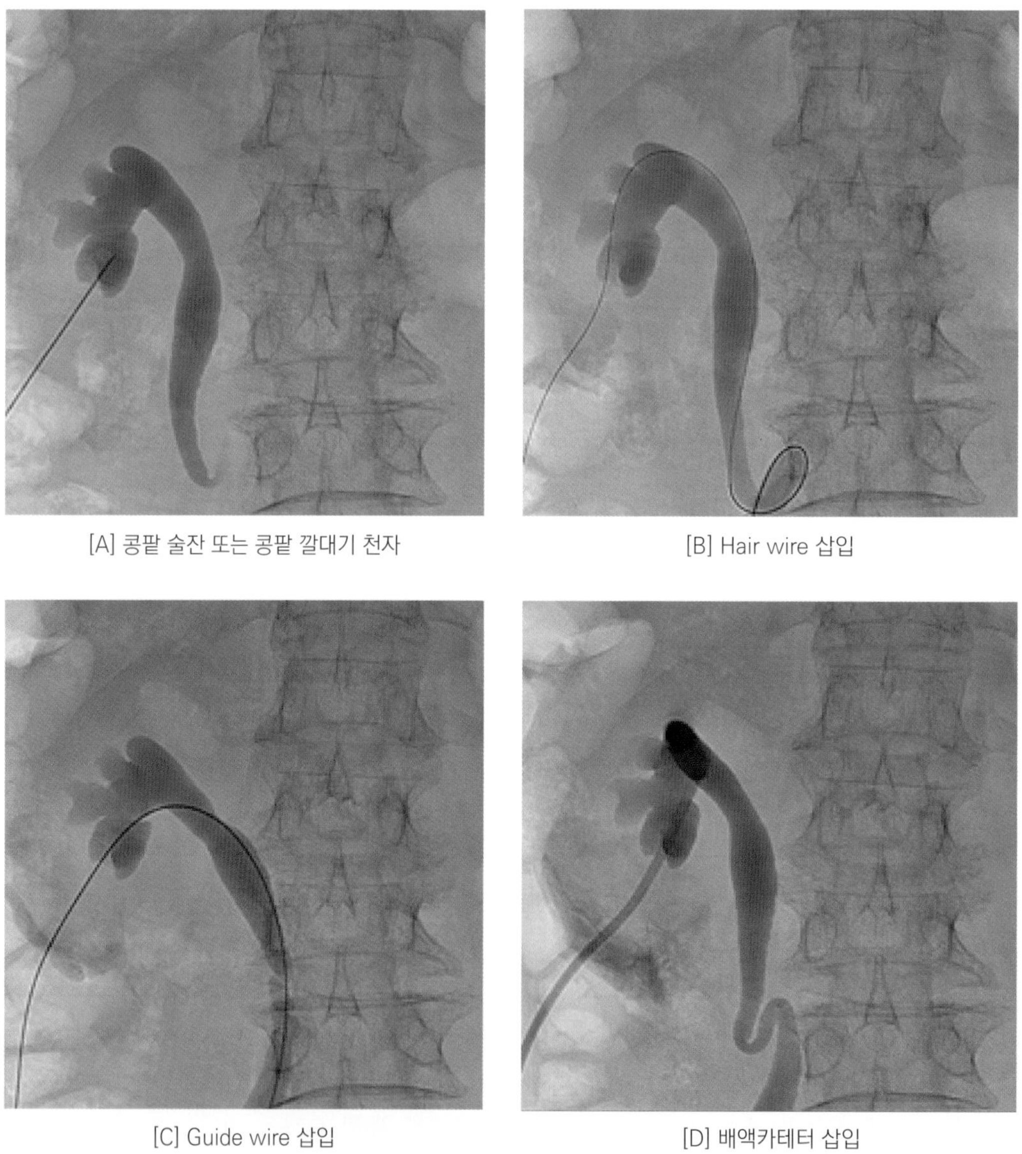

[A] 콩팥 술잔 또는 콩팥 깔대기 천자

[B] Hair wire 삽입

[C] Guide wire 삽입

[D] 배액카테터 삽입

| 그림 8-17 | PCN procedure

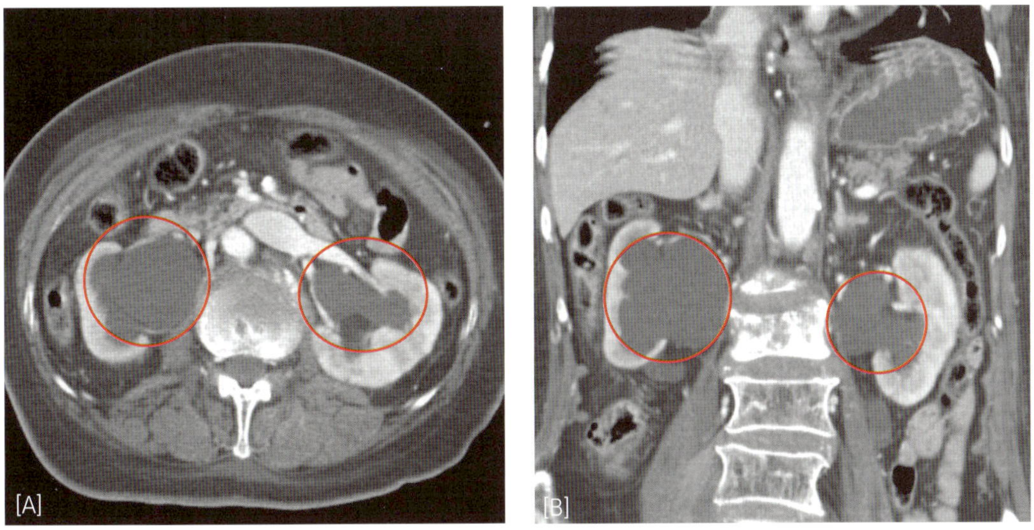

| 그림 8-18 | Kidney CT image(circle : hydronephrosis)

VIII

06 요관 스텐트 설치술(ureter stent insertion)

요관의 스텐트 설치술은 피부경유로 신루 설치술(PCN)을 시행한 후에 시술되어지는 경우가 대부분이며 피부경유 쓸개즙배출술과 마찬가지로 카테터의 관리와 사회생활의 문제 등이 발생하여 외류법이 아닌 스텐트를 설치하여 내류, 즉 자연적으로 배설되도록 스텐트를 설치한다.

주 적응증은 요관의 협착, 폐쇄, 결석에 의한 요관 손상이다. 스텐트를 설치하는 방법은 콩팥깔대기와 방광을 스텐트로 연결시켜주는 double J stent insertion과 요관의 협착부위에 금속성(metal) 스텐트를 설치하는 방법으로 나뉜다. 최근에는 금속성 스텐트를 설치하는 빈도는 낮다.

설치된 스텐트는 특별한 증상이 없더라도 매 3개월마다 새것으로 교체하여 주어야 한다.

1) Double J stent insertion 시술방법

이 시술은 스텐트의 양쪽 끝 부분이 배출용 카테터의 돼지꼬리 모양처럼 말리도록 되어 있으며 양쪽 tip부분을 한 방향은 콩팥깔대기에 다른 한쪽은 방광에 위치시켜 스텐트를 통해 콩팥깔대기에서 방광으로 내부적으로 배출시키는 방법이다.

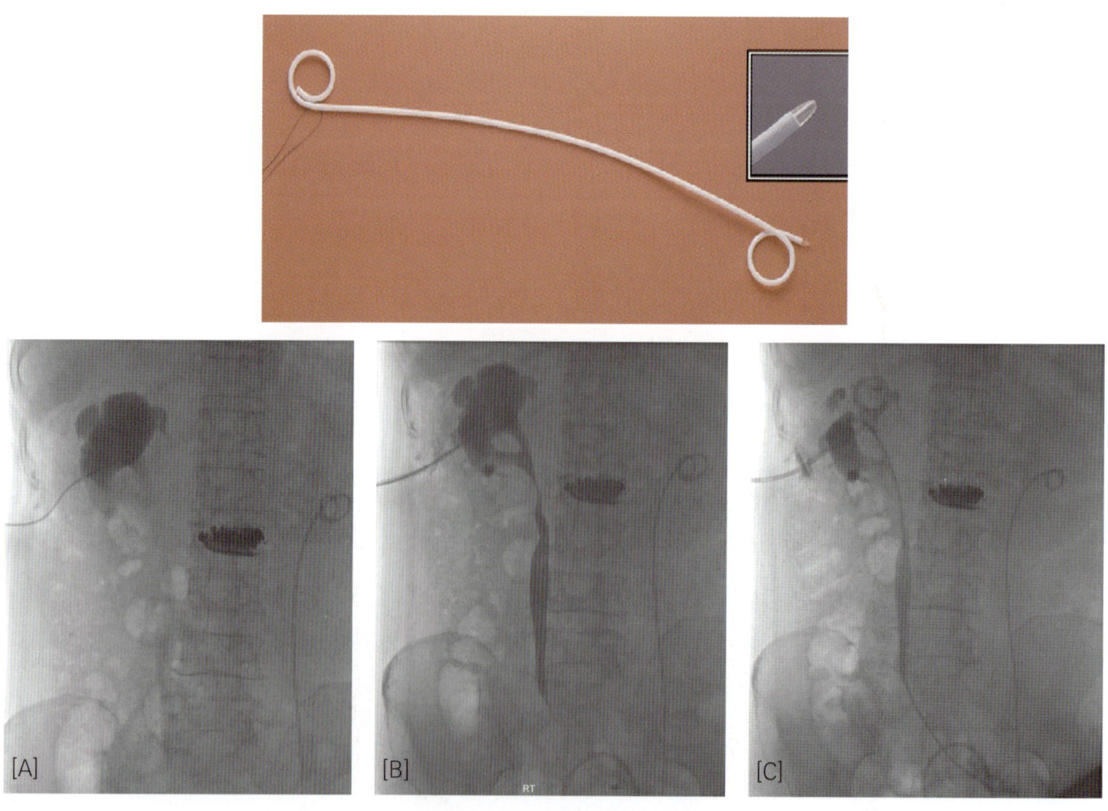

I 그림 8-19 I Double J stent

콩팥깔대기에 조영제를 천천히 주입하여 요관으로 흘러가게 한 후[A] 유도 와이어를 삽입한 후[B] double J stent를 삽입[C]하였다.

2) Ureter stent insertion 시술방법

콩팥깔대기를 초음파 유도하에 천자하여 조영제를 주입하여 투시 하에서 가이드와이어를 요관에 삽입한 후 방광까지 가도록 진행시킨다.

방광까지 진행한 후 5F sizing 카테터를 삽입하여 협착된 부위의 길이를 측정하고 협착길이에 적합한 스텐트를 협착 부위에 설치하여 요관의 소변배출경로를 확보하는 시술이다(그림 8-20).

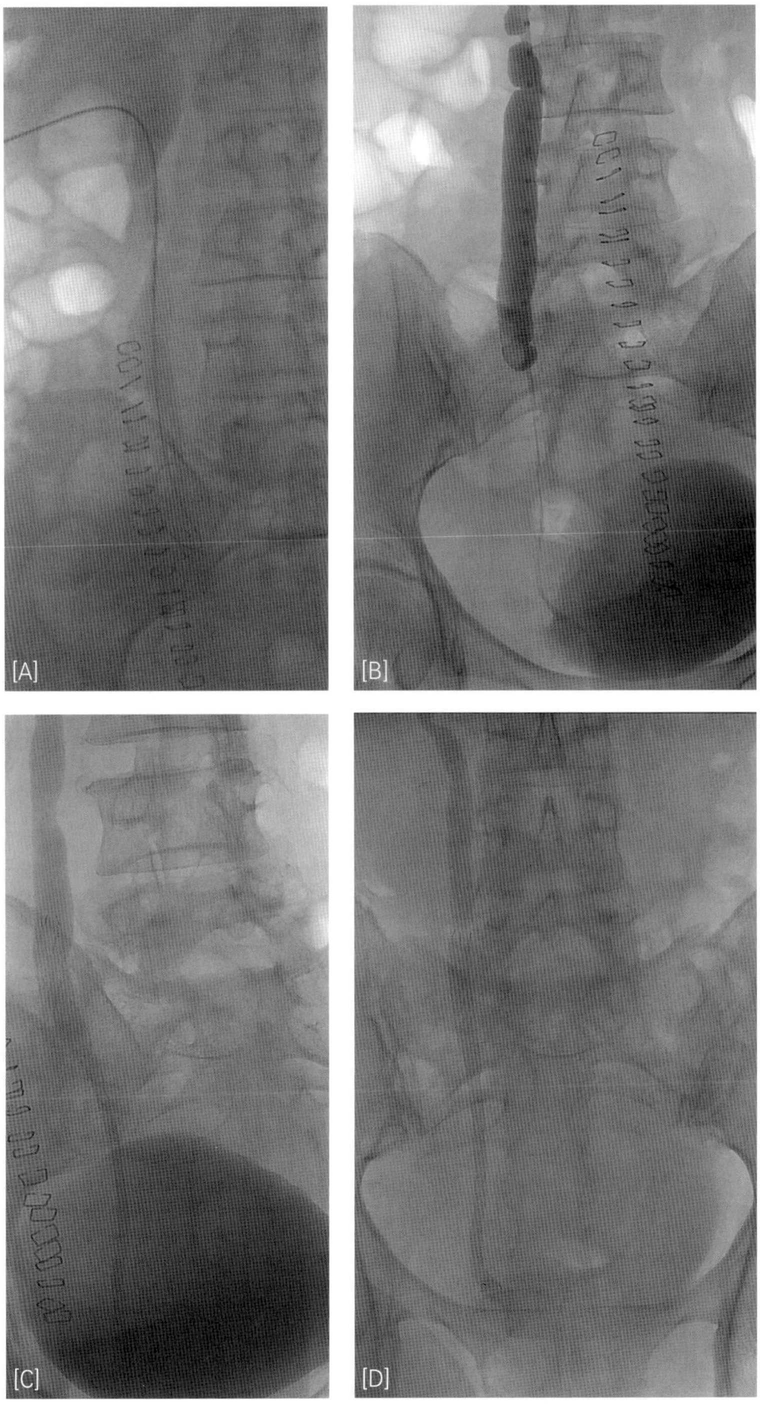

| 그림 8-20 | Ureter stent insertion

가이드와이어를 콩팥깔대기를 통해 방광을 통과한 후 sizing 카테터로 협착길이를 측정하여 스텐트를 설치한 영상이다.

07 경피적 배액술 (percutaneous drainage, PCD)

경피적 배액술(percutaneous drainage)은 중재적시술에서 많이 시행되고 있는 시술로서 초음파 및 CT 등의 영상장치를 통해 진단된 농양(abscess)과 낭(cyst) 내의 액체(fluid) 등을 체외로 배출시키는 시술로 발열, 통증, 호흡곤란 등의 증상이 적응증이 된다.

경피적 배액술은 시술 전에 CT, US 등을 통해 배출할 부위의 해부학적 위치, 주변 장기 및 혈관과의 관계 등을 확실하게 파악하여 천자부위와 접근경로 및 환자의 자세, 배출 카테터의 위치를 시술 전에 계획을 세워 안전하고 정확하게 시술되도록 한다.

1) 적응증

① 간농양(liver abscess)
② 가슴막삼출액(pleural effusion)
③ 복부 또는 골반내 복수(abdomen & pelvic abscess, ascites), 림프낭종(lympocele)
④ 수술 후 발생한 삼출액(effusion fluid)

2) 진단방법

경피적 배액술의 대상이 되는 질환은 농양이나 낭내의 액체 등으로 초음파, CT, MRI 등을 사용하여 진단한다.

그림 8-21[C], [D] 영상에서 엉덩동맥(iliac vessel) 아래 다량의 복수가 발견되고 있다. 이와같은 경우 천자시 바늘이 혈관을 관통하지 않도록 주의해야 한다.

3) 시술방법

혈관조영실에서의 경피적 배액술은 초음파 가이드 하에 정확하게 액체(fluid)가 고여있는 부위를 천자하여 배출카테터를 삽입할 수 있으므로 효과적으로 치료할 수 있다.

① 시술 전 초음파를 이용하여 카테터가 접근할 경로를 확인한다.
② 피부에 marking을 한 후 베타딘볼을 이용하여 피부를 소독한다(dressing).
③ 초음파 프로브를 소독된 커버를 사용하여 준비한다.
④ 프로브가이드를 사용하여 피부를 통해 바늘이 삽입될 통로를 확인하고 천자바늘(18~21G Chiba needle)을 사용하여 target한 부위까지 needle을 삽입한다.
⑤ Needle 내침을 제거하고 주사기 등을 사용하여 음압을 걸어 fluid를 흡입(aspiration)하여 목적부위에 targeting이 되었는지를 확인한다. fluid가 기질화(organization) 되었을 경우에는 흡입이 안될 경우도 있다.
⑥ Needle을 통해 0.035 inch 가이드와이어를 삽입한 후 needle 제거 후에 사용하고자 하는 카테터의 구경에 맞추어 확장기를 사용하여 피부에서부터 목적부위까지 확장을 한 후 카테터를 삽입한다.

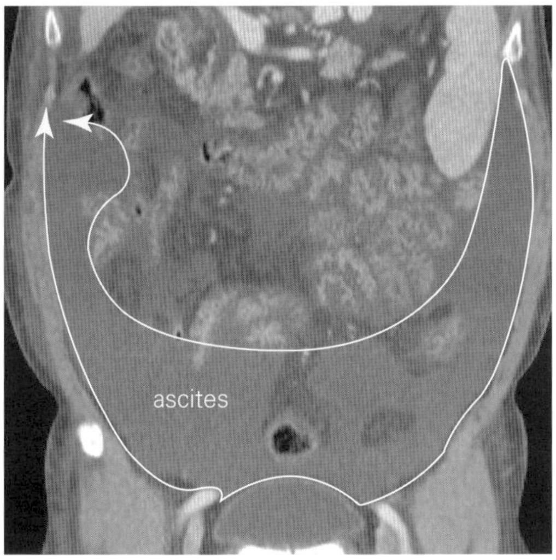

[A] 복수로 충만한 환자의 CT 영상(coronal)

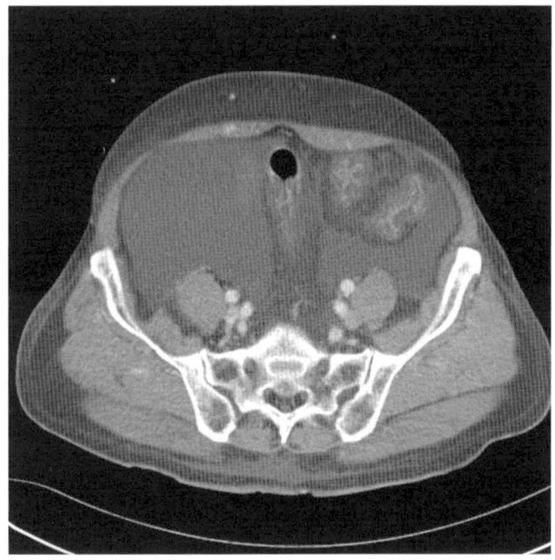

[B] 복수로 충만한 환자의 CT 영상(axial)

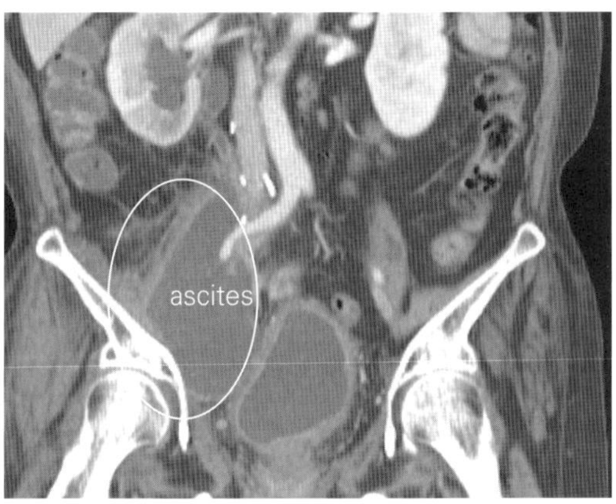

[C] 배 CT 영상(coronal)

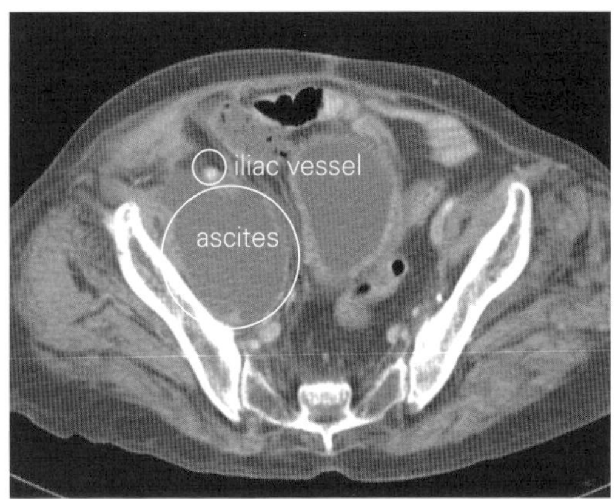

[D] 배 CT 영상(axial)

| 그림 8-21 | CT image of ascites

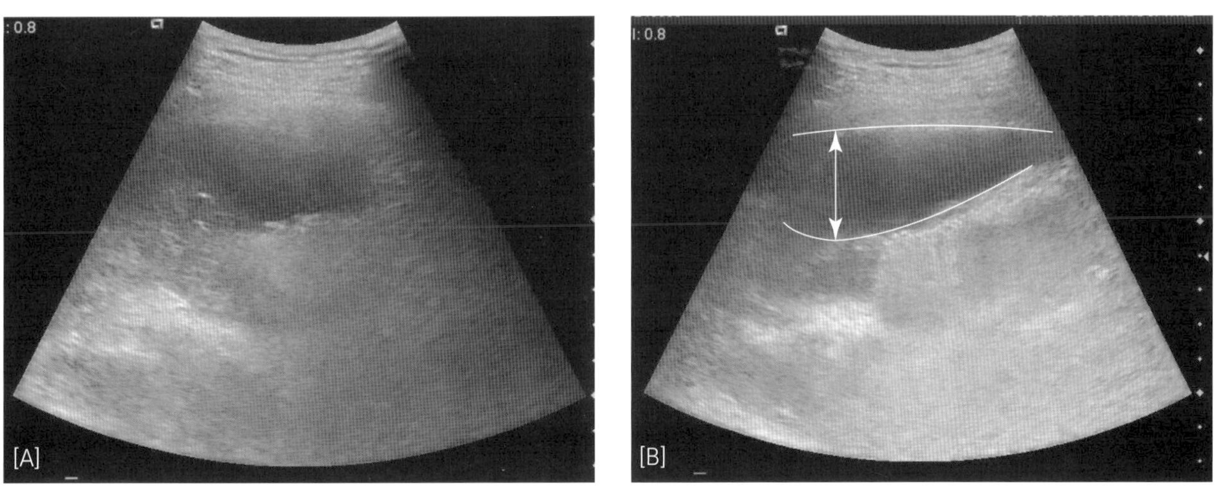

| 그림 8-22 | sonogram of pleural effusion

Pleural effusion(가슴막삼출액) 환자의 초음파진단 영상(fluid뒤로 posterior acoustic enhance를 형성하고 있다).

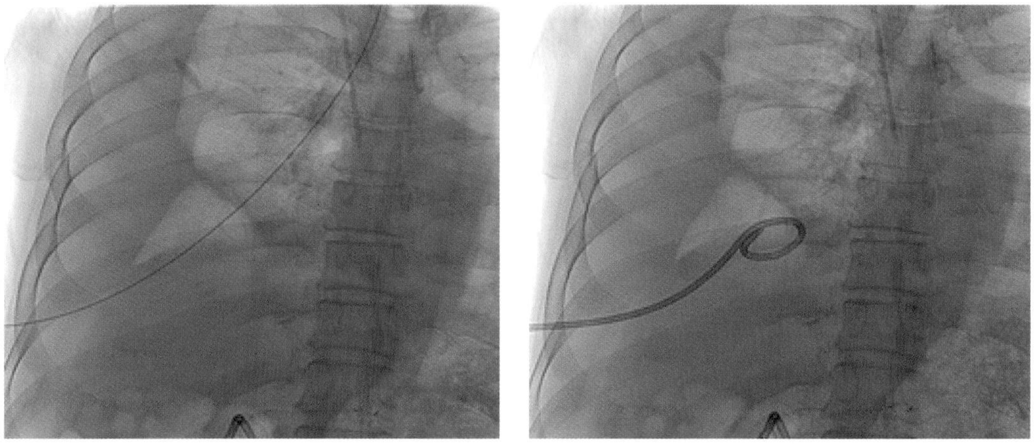

[A] Pleural effusion환자의 needle 천자 후 가이드와이어 삽입

[B] Pigtail(drainage catheter 삽입)

I 그림 8-23 I PCD procedure

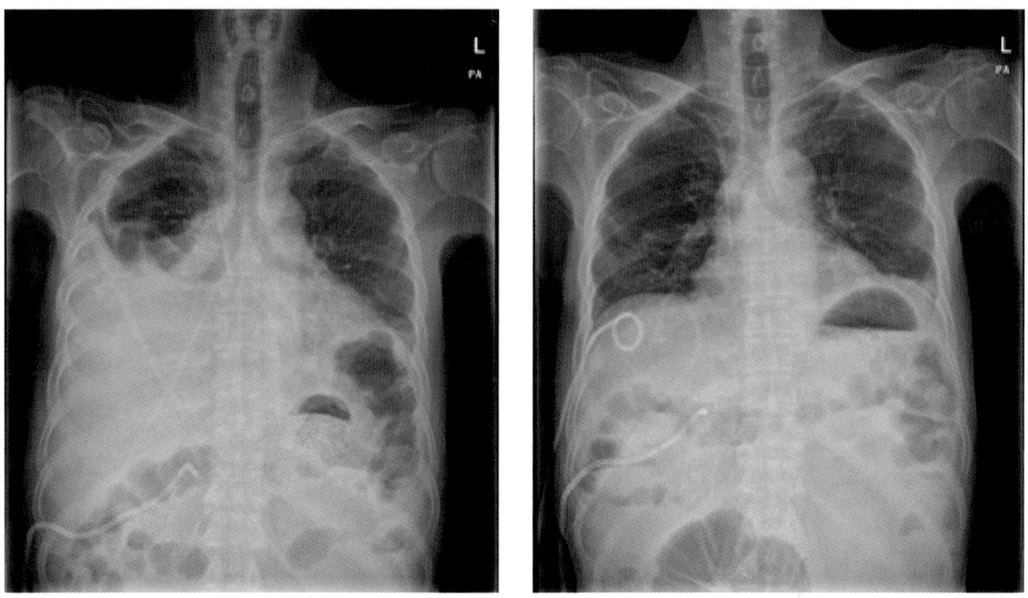

I 그림 8-24 I Chest X-ray images before and after the PCD insert

08 식도 풍선확장술과 스텐트 삽입 및 제거술

1) 해부학적 구조

식도는 속이 빈 근육성 관으로 기관과 후두 뒤편에 있으며 척추의 앞쪽에 있는 길이는 약 25~30㎝이다. 식도벽은 안으로부터 점막, 점막밑 조직, 근육층, 장막으로 되어있다. 식도의 기능은 음식물을 통과시키는 것 외에는 특별한 것이 없으나 근육층에서 점액을 분비한다.

2) 식도암의 진단

① 내시경(endoscope) : 내시경 장비를 이용하여 병변을 정확히 보면서 일차적인 진단을 하고, 이차적으로 조직의 생검(biopsy)을 시행하여 조직학적 검사를 한다.

② 식도조영술(esophagography) : 식도암의 진단과 더불어 내경 폐쇄 유무 및 병변의 길이를 측정한다.

③ 컴퓨터단층촬영(CT) : 식도 협착, 폐쇄, 종양의 침습 정도 및 전위 등을 검사한다.

④ 양전자방출단층촬영(PET) : 식도암의 전이 여부 진단 면에서 특이도는 약 95%, 민감도는 약 65%로 높은 편이다.

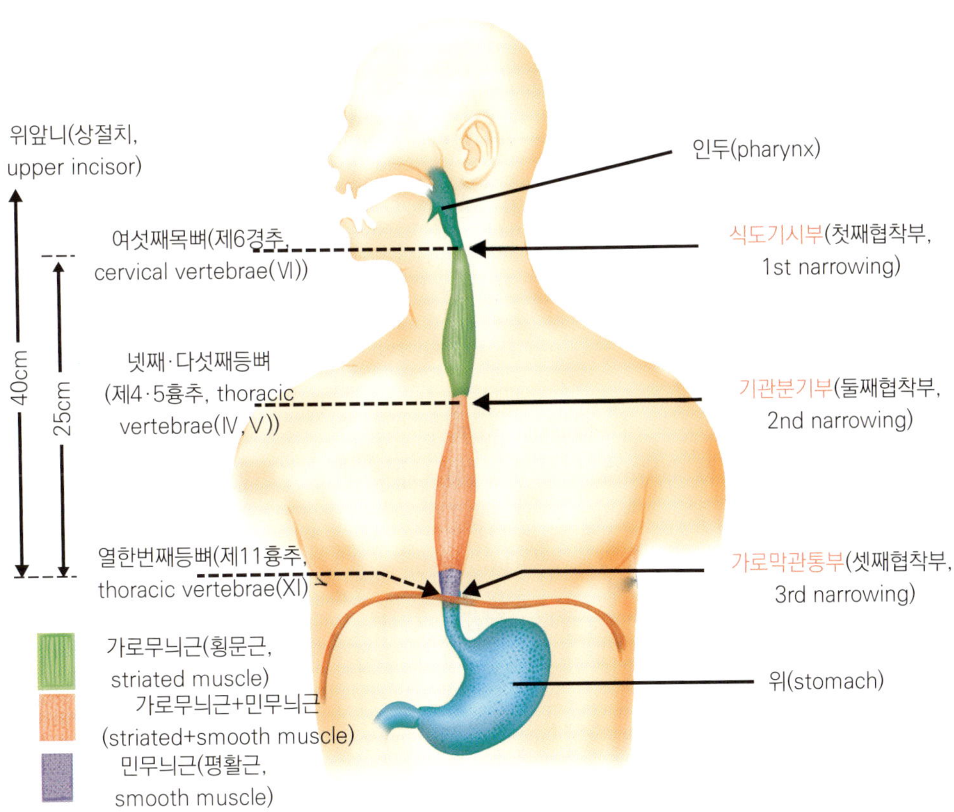

| 그림 8-25 | The structure of the esophagus

3) 적응증

① 환자가 수술을 거부하거나 수술을 할 수 없는 식도암
② 악성종양에 의하여 기도나 식도가 천공된 환자
③ 수술 혹은 항암 방사선치료 전에 영양 공급이 필요한 환자
④ 풍선확장술에 내성이 있어 풍선확장술로 넓혀지지 않는 양성 식도 폐색이 심한 환자
⑤ 종격동 종괴에 의한 식도의 외인성 압박
⑥ 수술 후 재발한 종괴로 인하여 협착이 발생한 경우

4) 시술방법

① 투시장치를 이용하여 식도조영술을 실시하여 식도의 협착 위치와 범위를 파악한다.
② 국소마취제(4% lidocaine)를 이용하여 식도부위를 국소 마취한다.
③ 가이드와이어를 입(mouth)을 통하여 위(stomach)까지 삽입한다.
④ 가이드와이어를 통하여 사이징카테터(sizing catheter)를 삽입하고 협착부의 길이를 측정한다.
⑤ 카테터를 이용하여 기존의 가이드와이어는 제거하고 hard한 가이드와이어를 삽입 후 카테터는 제거한다.
⑥ 가이드와이어를 통해 풍선카테터를 협착부위에 삽입하여 천천히 확장시킨다.
⑦ Introduce set을 협착 아래부위까지 삽입하여 스텐트를 설치하고 가이드와이어를 제거한다.
⑧ 식도조영술이나 내시경을 이용하여 개통유무를 확인한다.

5) 스텐트 제거의 적응증

양성 식도협착으로 일시적 스텐트 설치나 심한 동통, 스텐트 이동, 스텐트 변형 등의 합병증이 발생한 환자

6) 금기증

① 혈우병, 백혈병, 간경변 등의 원인으로 조절할 수 없는 출혈이 있는 환자
② 고농도 항암제치료 및 방사선치료를 받은 지 1개월 전후인 환자
③ 임종을 앞둔 임상 상태가 심각한 환자
④ 심한 성대 장애가 있는 경우(성대 주변이 심하게 폐쇄된 경우)
⑤ 소장부터 그 이하의 부위에 장 폐쇄가 동반된 환자

7) 합병증

식도파열, 출혈, 통증, 스텐트 위치의 이동, 스텐트의 재협착, 음식물이나 위산의 역류, 음식물 연동시 이물감이나 불쾌감 등.

8) 스텐트 삽입술 영상

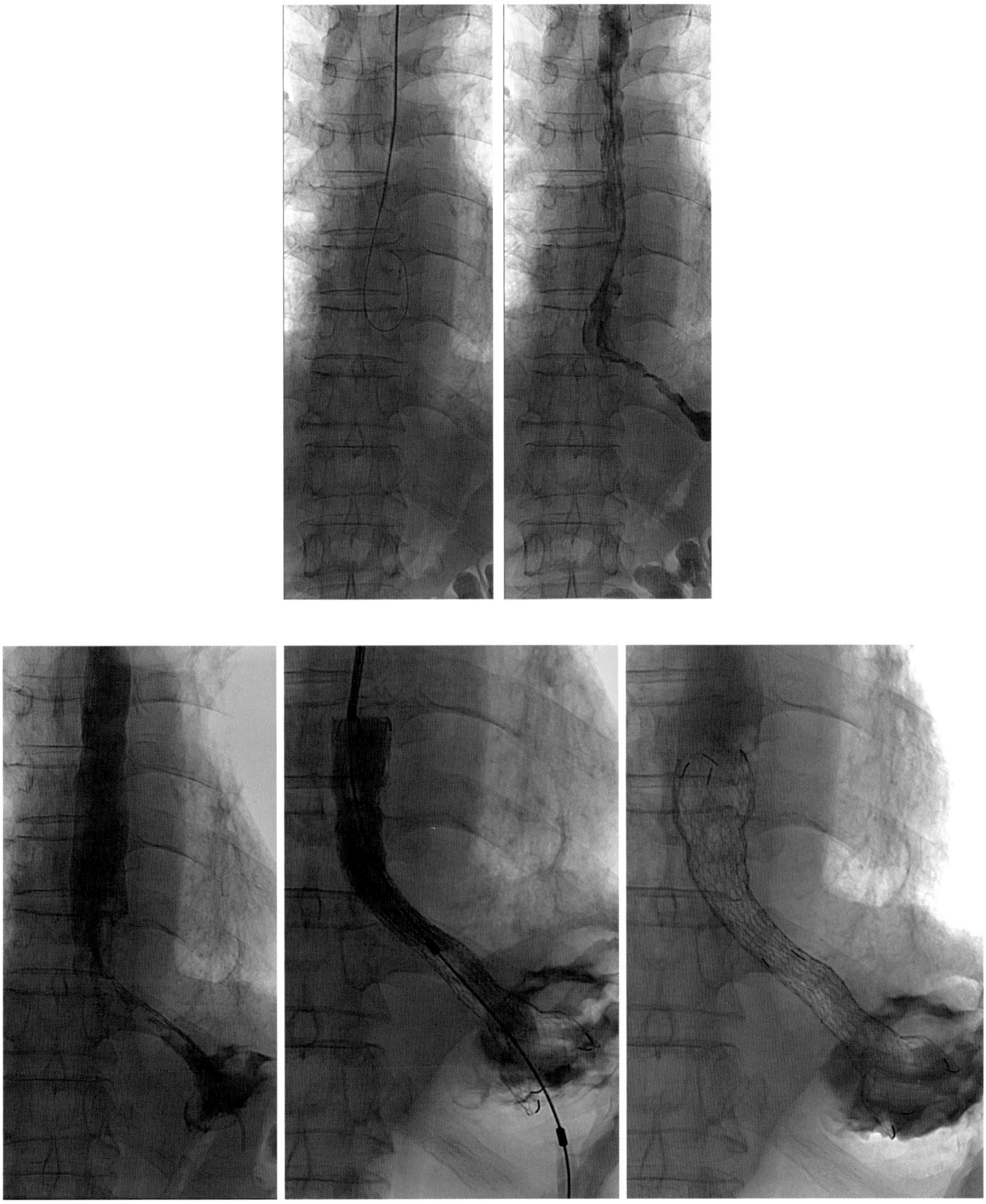

| 그림 8-26 | Esophageal stent placement

09 위루 설치술(Gastrostomy)

입을 통하여 음식물을 섭취하지 못하는 환자의 영양 섭취 방법으로 복부에서 피부와 위를 연결하는 카테터를 설치하여 영양을 공급하는 시술을 위루설치술이라 한다. 또한 위의 하부 장관의 폐쇄로 가스 등으로 인하여 위의 압력이 증가한 경우 감압을 위하여도 사용한다. 또한 당뇨병을 원인으로 한 위마비(diabetic gastroparesis)에서는 위루설치술과 위공장루설치술(gastrojejunostomy)을 동시에 시행하여 위에 삽입된 관으로는 위감압을, 공장에 삽입된 관으로는 영양공급을 시도하기도 한다.

1) 해부학적 구조

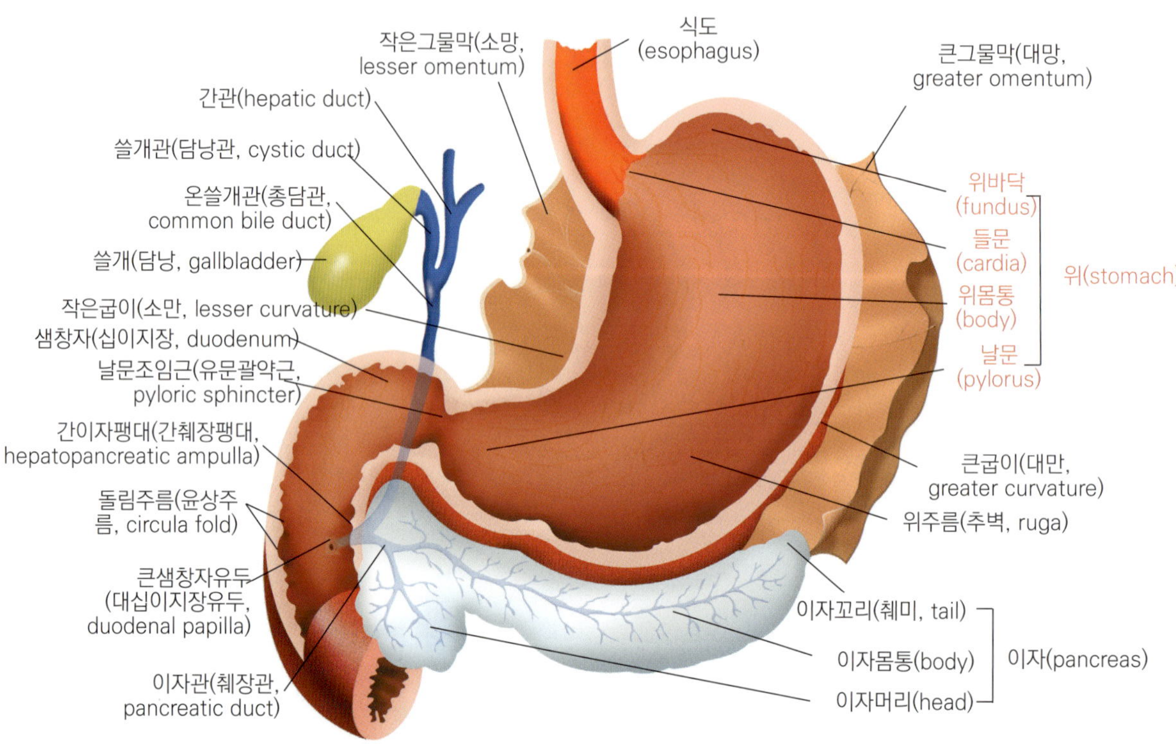

Ⅰ그림 8-27Ⅰ Stomach and organs

2) 위루설치술 영상

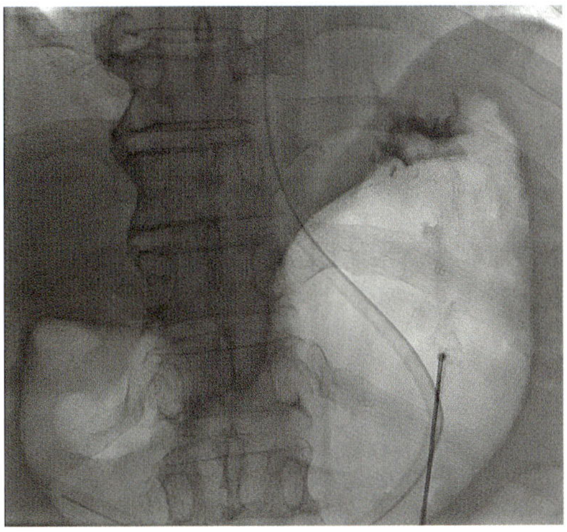

puncture

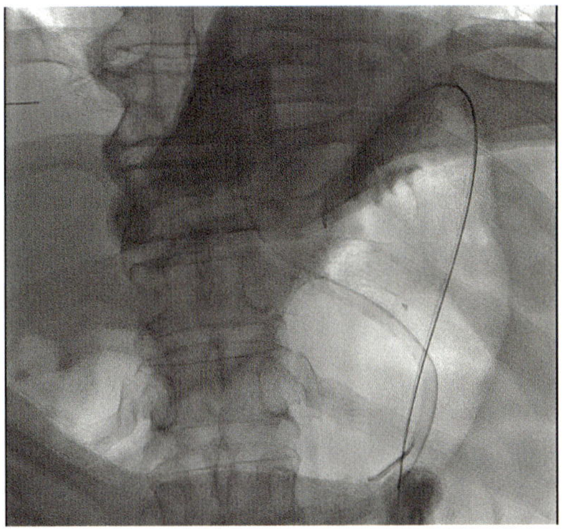

guide wire insertion

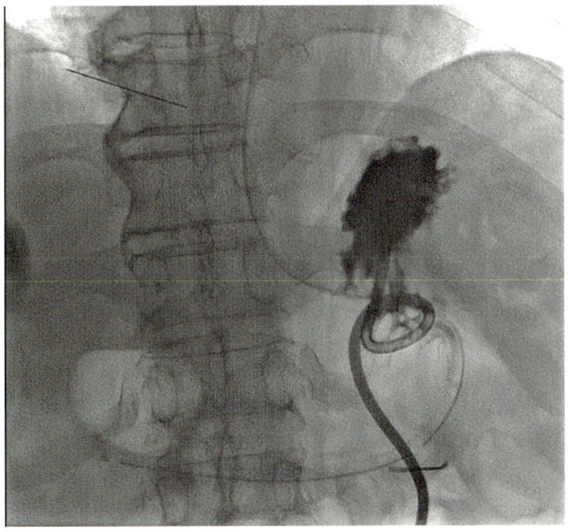

catheter insertion check

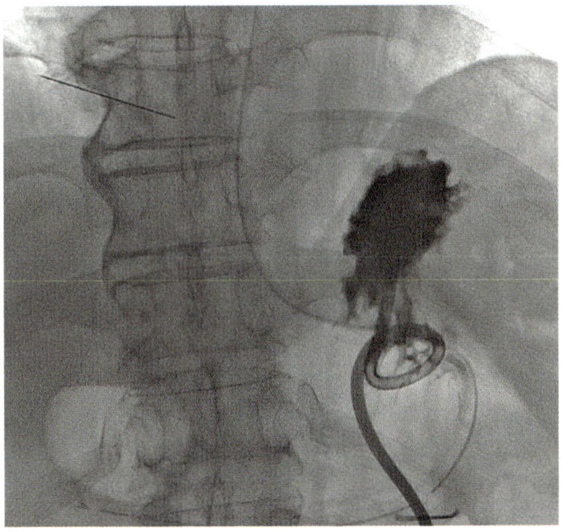

catheter fixation

ǀ 그림 8-28 ǀ Gastrostomy procedure

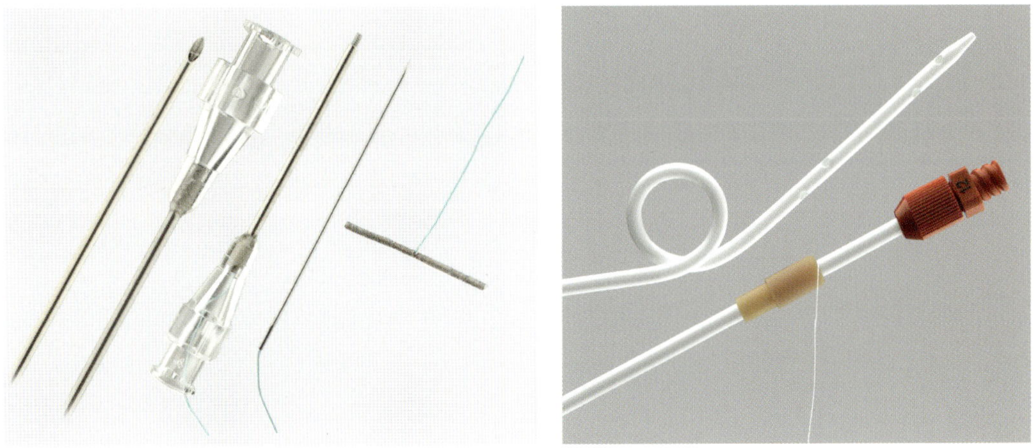

ǀ 그림 8-29 ǀ Anchor set and gastrostomy catheter

10 위·십이지장 풍선확장 및 스텐트삽입술 (Gastroduodenal ballooing and stent placement)

위·샘창자 부분이 악성 또는 양성 종양으로 인하여 협착되어 위(stomach)에 있는 음식물이 소장으로 진행되지 못하는 경우에 수술적 치료가 있으나 수술에 적합하지 않은 병변인 경우 위·십이지장 스텐트삽입술을 고려해 볼 수 있다. 또한 수술할 수 있는 종양이라 할 지라도 환자의 전신상태가 고령, 만성질환 등으로 나쁜 경우, 수술 후 재발한 경우, 환자가 수술을 거부하는 경우에 적응증이 된다. 양성 협착에 대한 스텐트설치술은 풍선확장술의 효과가 없거나 반복치료에도 불구하고 계속 재발하는 경우에 제한적으로 시도해 볼 수 있다. 특별한 금기증은 없으나 소장폐쇄가 있는 환자는 시술효과가 없다는 것을 고려해야 하고 장천공에 의한 복막염, 정복되지 않는 출혈 등의 소견이 보일 경우도 시술하면 안된다.

1) 풍선확장술 영상

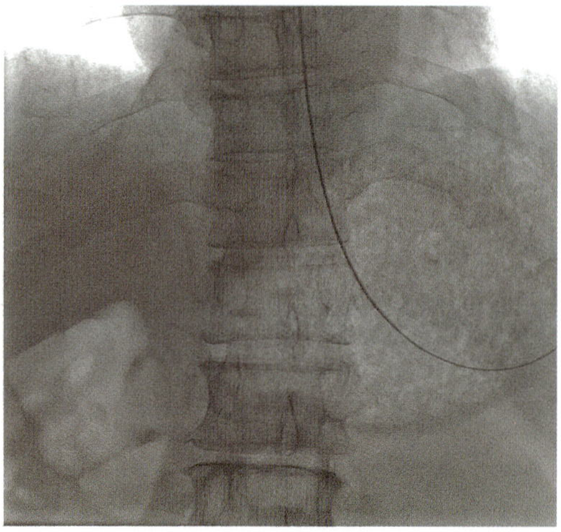

guide wire and catheter insertion

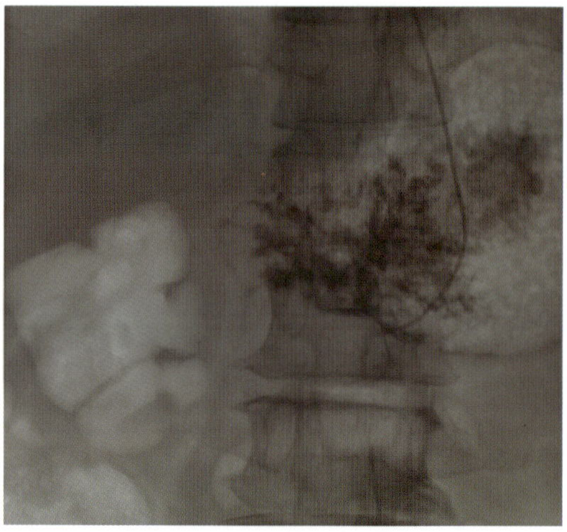

stenosis check

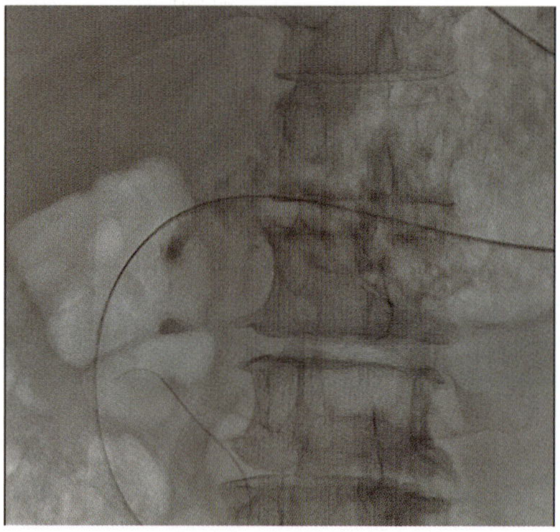

guide wire insertion

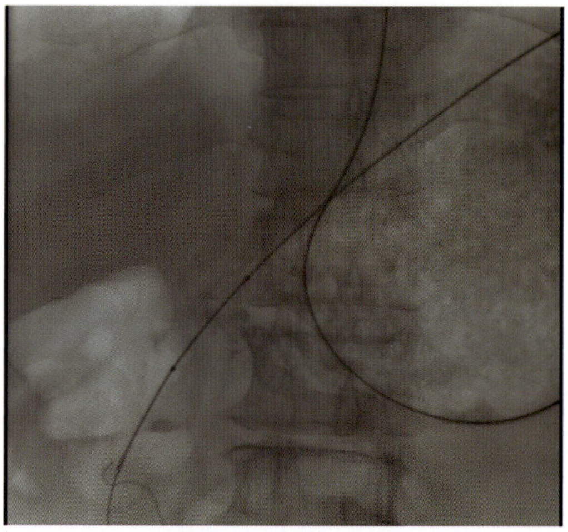

balloon catheter insertion

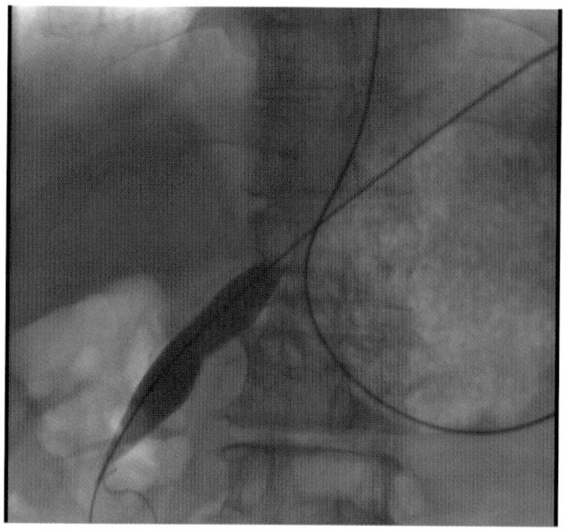

balloon expanding

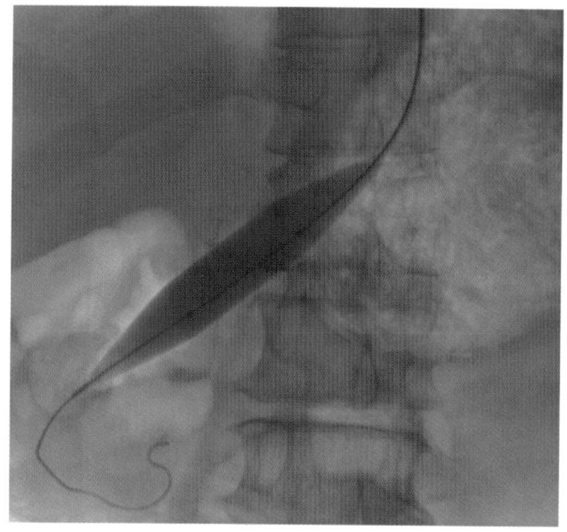

balloon full expand

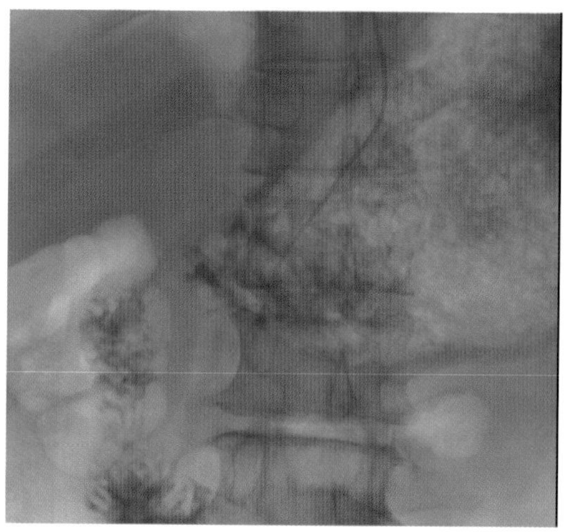

final flow check

| 그림 8-30 | Gastroduodenal balloon dilatation process

2) 스텐트삽입술 영상

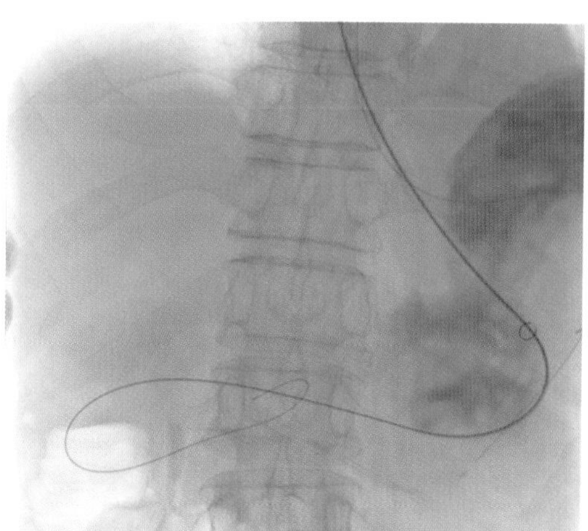

guide wire insertion

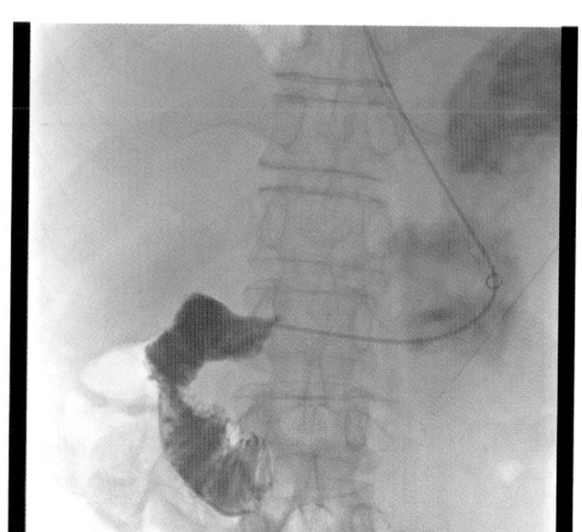

confirmation of stenosis

VIII

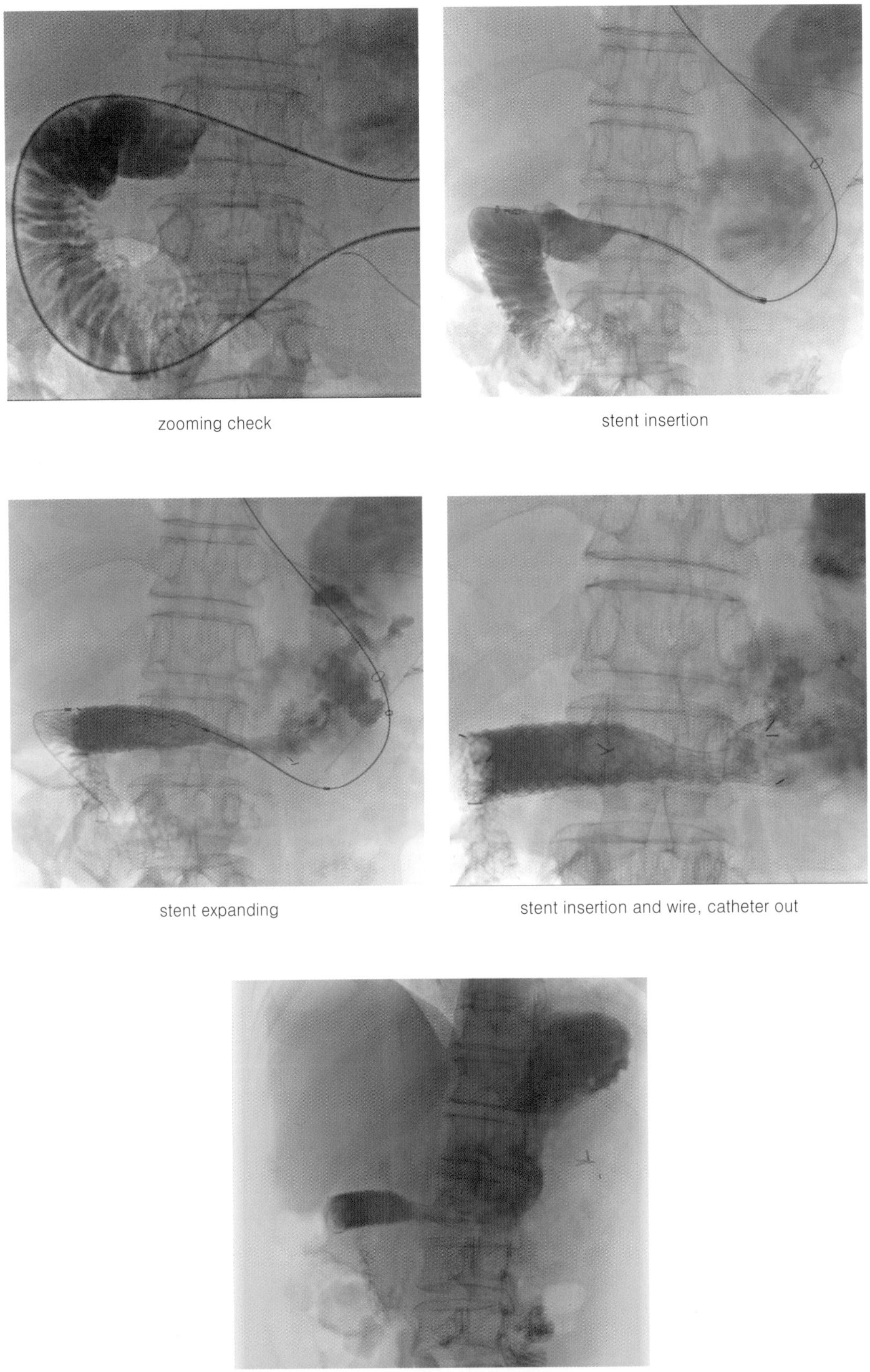

zooming check

stent insertion

stent expanding

stent insertion and wire, catheter out

final image

ㅣ그림 8-31ㅣ Gastroduodenal stent insertion process

11 하부장관 스텐트삽입술 (lower bowel stent placement)

식생활의 서구화 등을 원인으로 하여 최근 우리나라의 대장암 발병율이 급격히 증가하고 있다. 대장암으로 인한 장폐쇄는 흔한 부작용이며 이를 해결하기 위한 방법으로 수술이 시행되지만 그에 따른 사망률도 높은 편이다. 따라서 장폐쇄의 급성기에 수술을 하지 않고 전신상태를 호전시키기 위하여 금속스텐트를 삽입하는 시술을 한다. 또한 암이 많이 진행되어 발견된 경우와 전신으로 전이된 경우, 그리고 수술의 위험도가 높은 경우에도 금속스텐트를 삽입술을 시행한다.

초기에는 풍성확장술을 병행하였으나 천공, 출혈 등의 부작용이 발생하고 최근에 개발된 스텐트는 팽창력이 우수하여 곧바로 스텐트 삽입술을 시행한다.

1) 대장암의 진단

대장암 등 대장의 협착 혹은 폐색을 초래하는 질환은 대장조영술, MRI, 대장내시경 그리고 CT로 진단할 수 있다.

2) 부작용

① 장천공 : 시술시 가이드와이어를 밀어 넣는 과정에서 장천공이 발생할 수 있으므로 주의해야 한다.

② 스텐트의 이동 : 스텐트의 직경이 적은 것을 선택한 경우나 항암이나 방사선치료에 의하여 병변의 크기가 줄어든 경우 스텐트의 이동을 초래할 수 있다.

③ 스텐트의 폐쇄 : 스텐트 사이로 종양이 증식하여 재협착과 폐쇄가 일어난다.

④ 통증과 잔변감 : 항문에 가깝게 스텐트가 설치된 경우 통증과 잔변감을 느낄 수 있다.

3) 대장스텐트 삽입 영상

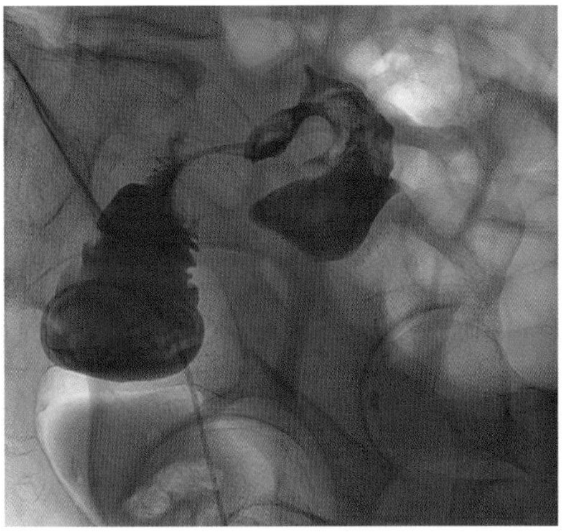

stenosis confirmation of location

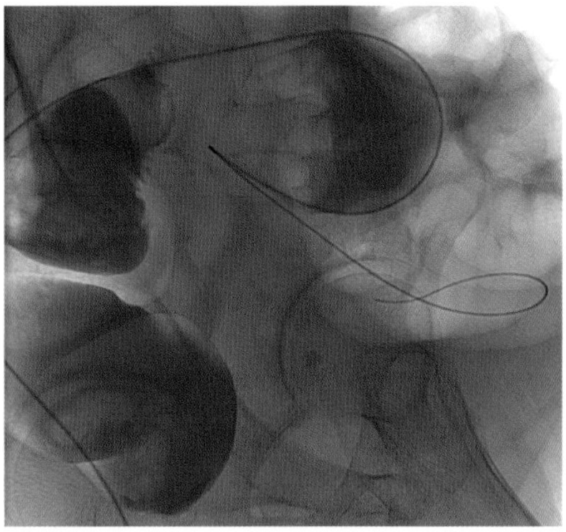

guide wire insertion

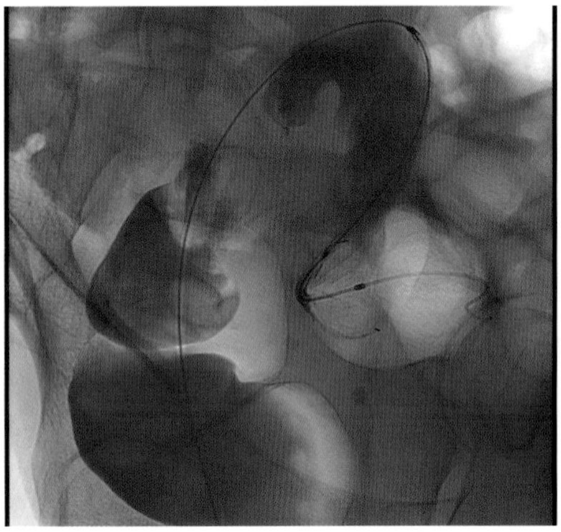

stent expanding

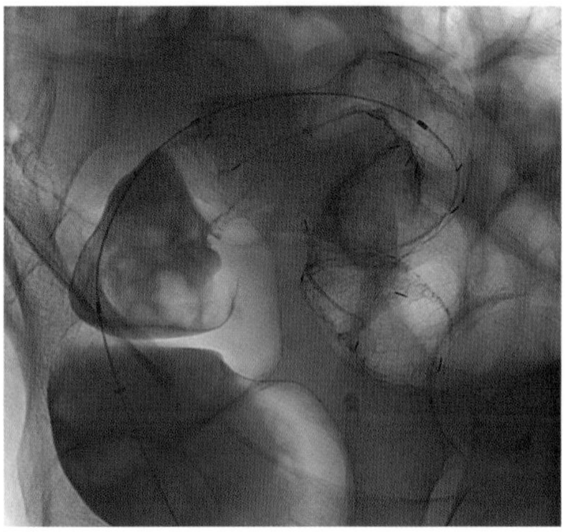

stent full expand

| 그림 8-32 | Lower bowel stent placement process

경피적이물제거술(foreign body removal)

중재적시술이나 중심정맥관 삽입등의 시술에서 이물이 혈관내로 완전히 삽입되는 경우 초기에는 혈관내 이물을 외과적 방법으로 제거하였으나 올가미형태의 와이어나 기타 기구를 이용하여 경피적으로 제거한다.

Snare의 방향에 따른 이물 포획의 차이

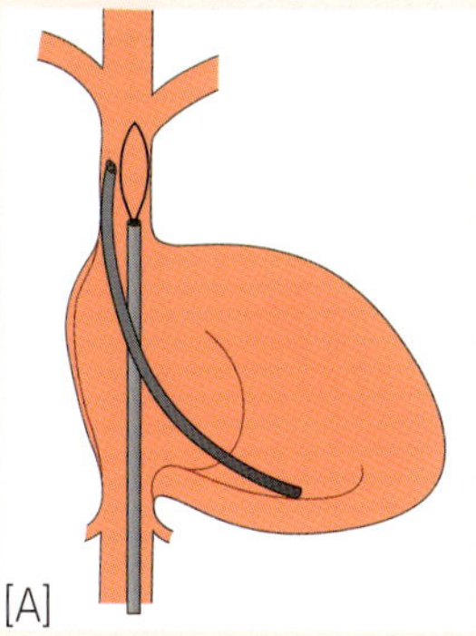

[A]

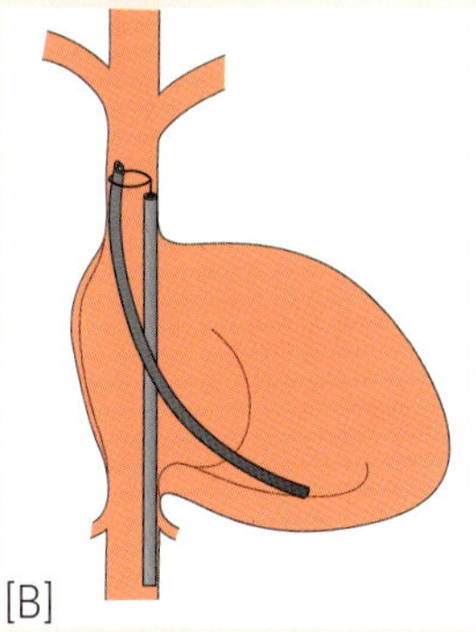

[B]

Pigtail 카테터를 사용한 잘린 카테터의 위치 이동이나 제거

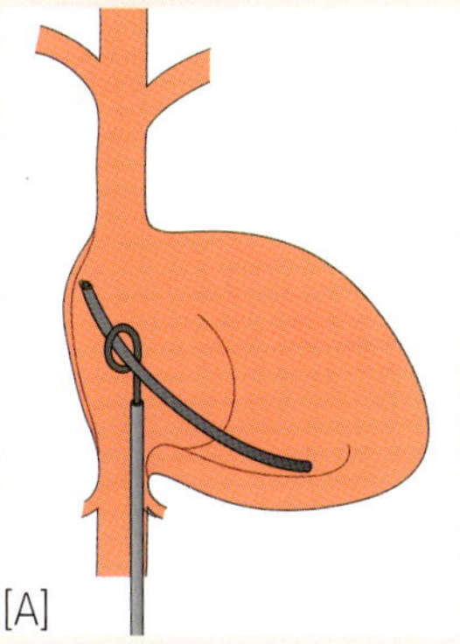

[A]

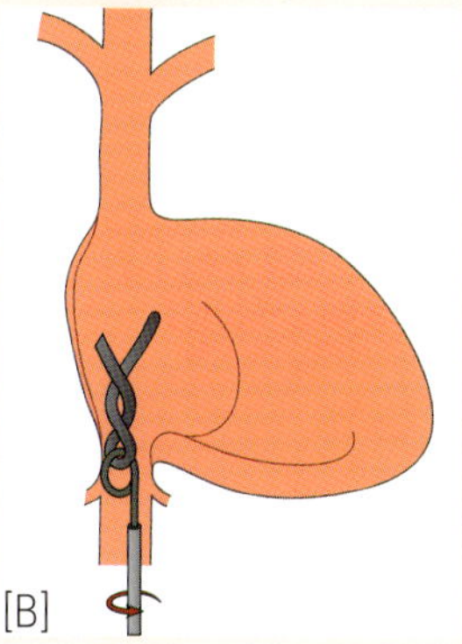

[B]

참고문헌

1. 진료영상학연구회 ; 혈관조영·중재적 방사선과학, 대학서림, 2001.
2. 김준명 ; 병원직원의 감염관리, 군자출판사, 2007.
3. 서울아산병원 영상의학팀 ; 혈관조영/중재적시술, 대학서림, 2008.
4. 한만청 외 ; Interventional radiology, 일조각, 1999.
5. 대한방사선의학회 ; 혈관 및 중재적 방사선과학 증례집, 성문각, 1999.
6. 성영순 외 ; 기관지동맥색전술의 임상적 고찰, 대한방사선의학회지, 28(4), 1992.
7. 이호규 ; 뇌동맥의 해부학, Neurovascular annual course, p31~42, 1998.
8. 진료영상학연구회 ; 방사선영상학 Ⅲ, 대학서림, 2002.
9. 박수성 ; X선 진단의 approach 영상진단, 일중사, 1992.
10. 김함겸 외 ; 영상진단학, 대학서림, 1997.
11. 대한인터벤션영상기술학회 ; 인터벤션영상기술학, 군자출판사, 2011.
12. 가톨릭대학교 의과대학 방사선과학교실 : Essentials of radiology, 한우리, 2000.
13. Jean-Francois H. Geschwind, Micheal D.Dake. ; ABRAMS' Angiography :Interventional Radiology(3rd edition), Wolters Kluwer Health, 2013.
14. Barth K.H, Matsurnoto A.H ; Patient care in interventional radiology : aprospective, Radiology, Vol.178, 1991.
15. Baum S., et al. ; Abram's angiography, 4th ed, Boston : Little, Brown and Company, p204~221, 1997.
16. Bruce A., et al. ; Vascular interventional clinical approach, Thieme, 1998.
17. Dondelinger R., et al. ; Interventional radiology, Thieme, 1990.
18. Ferrucci J., et al. ; Interventional radiology of the Abdomen, Williams & Wilkins, 1985.
19. Huber P. ; Cerebral angiography, 3rd German ed. stuttgart, Georg Thieme Velag, 1982.
20. Osborm A. ; Introduction to cerebral angiography, Hagenstown, Hrper & Row, 1980.
21. Peters R., et al. ; Management of common bile duct stones with a biliary endoprosthesis, Repont on 40 cases, Gut, Vol33, 1992.
22. Ballinger P.W. ; Merrill's atlas of radiographic positions and radiologic procedures, Mosby, 1991.
23. Novelline R.A. ; Squire's fundamentals of radiology, Harvard University press, 2004.
24. Swallow R.A. et al ; Clark's positioning in Radiography, William Heinemann Medical Books LTD, 1986.
25. Keats T.E. ; Atlas of roentgenographic measurement, Mosby, 1990.
26. Jacobi C.A ; Textbook of Radiologic technology, Mosby, 1977.
27. 中村實 ; X線 撮影法, 医療科學社, 2004

찾아보기

ㅎ

INDEX

P

R

S

T

U

V

W

Y

Z

번호

집필위원

고인호(제주한라대학교) 공창기(원광보건대학교) 곽병준(호산대학교) 구본열(전주비전대학교)
구효근(마산대학교) 김 광(동서대학교) 김낙상(송호대학교) 김동현(부산가톨릭대학교)
김부순(前대구보건대학교) 김선희(마산대학교) 김태형(강원대학교) 김현진(가야대학교)
김형균(김천대학교) 김흥태(前신한대학교) 류영환(동강대학교) 문일봉(광주보건대학교)
박철수(한림성심대학교) 박철우(동의과학대학교) 배석환(건양대학교) 서선열(한림성심대학교)
서영현(동신대학교) 서정범(건국대병원) 손순룡(원광보건대학교) 송월수(대전보건대학교)
신정섭(선린대학교) 안병주(남부대학교) 안봉선(前대전보건대학교) 양오남(목포과학대학교)
여진동(신경주대학교) 유신영(동강대학교) 윤진완(차병원) 이기백(충북보건과학대학교)
이종성(차병원) 이종웅(강동경희대병원) 이현용(부산가톨릭대학교) 이화준(원광보건대학교)
임인철(동의대학교) 임재동(대원대학교) 장광현(삼성의료원) 장현철(수성대학교)
정봉재(방사선과학기술연구소) 정재은(대구보건대학교) 조광호(백석문화대학교) 조평곤(대구가톨릭대학교)
지명호(차병원) 지연상(광주보건대학교) 지태정(가야대학교) 최준석(차병원)
한범희(백석문화대학교) 한용수(한림성심대학교) 홍동희(신한대학교)

-제6판- 혈관조영술

2009년 8월 30일 초판 발행
2012년 8월 30일 제2판 발행
2015년 8월 30일 제3판 발행
2018년 3월 10일 제4판 발행
2020년 9월 10일 제5판 발행
2024년 9월 10일 제6판 발행

지은이 : 의료영상기술연구회
펴낸이 : 이상태
펴낸곳 : 청구문화사
주 소 : (03706) 서울특별시 서대문구 성산로11길 15
전 화 : 02-332-0541(代)
전 송 : 02-337-9577
등 록 : 1990년 11월 2일 제9-247호

가격 50,000원

ISBN 978-89-5616-940-8 93510